U0945546

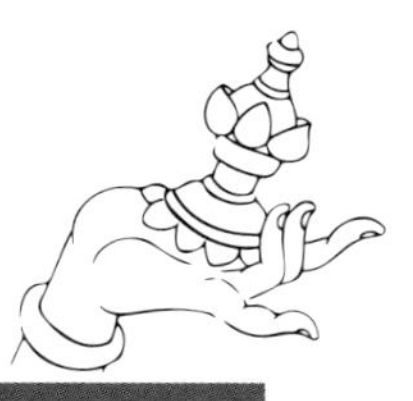

国家名老中医药专家学术经验传承丛书

仇湘中骨伤科临床经验集

仇湘中　张信成　主编

清華大學出版社
北京

内容简介

本书首次对仇湘中近40年临床经验进行了系统总结。全书分为七个部分：第一部分学术思想与传承，总结了仇湘中的学医成才之路及学术思想。第二部分用药心得，归纳整理了仇湘中临床常用药物及药对。第三部分经验处方集锦，归纳整理了仇湘中临床治病的常用有效方剂。第四部分临床经验，从辨病要点、病因病机、辨证论治、典型医案几方面归纳整理了仇湘中治疗脊柱骨关节病、骨折筋伤病、骨科杂病等25个骨伤科病种（如腰椎间盘突出症、颈椎病、膝骨关节炎、椎间盘源性腰痛、股骨头坏死、强直性脊柱炎、骨折病）的经验，所附典型医案对仇湘中学术思想予以临床佐证，同时在每一个病案的最后对其经验进行小结，从理论高度总结其辨治规律，以利于读者参考。第五部分手法治疗，简要介绍了仇湘中及其弟子对整脊手法、骨病针法进行整理、传承、创新、应用的体会。第六部分论文选读，收集了仇湘中及弟子们对其学术经验进行总结的论文多篇，反映了仇湘中个病辨证和遣方用药的经验。第七部分科研探索，简要整理了仇湘中在强骨颗粒对骨质疏松症骨骼质量的影响、补肝健腰方防治椎间盘退变及突出的临床及机制研究、舒筋通络液外治腰椎间盘突出症、补肝健膝方治疗膝骨关节炎的临床及机制研究等方面的成果，并附部分研究论文。

本书对临床医师，特别是中青年骨伤科医师和基层全科医师有重要的指导意义，亦可供骨伤患者及其家属求医问药时参考。

图书在版编目（CIP）数据

仇湘中骨伤科临床经验集 / 仇湘中，张信成主编. —北京：清华大学出版社，2021.11

ISBN 978-7-302-58384-4

Ⅰ. ①仇…　Ⅱ. ①仇…　②张…　Ⅲ. ①中医伤科学－中医临床－经验－中国－现代
Ⅳ. ① R274

中国版本图书馆 CIP 数据核字（2021）第117385号

责任编辑：罗　健
封面设计：常雪影
责任校对：李建庄
责任印制：丛怀宇

出版发行：清华大学出版社
网　　址：http://www.tup.com.cn, http://www. wqbook. com
地　　址：北京清华大学学研大厦A座　　**邮　　编：**100084
社 总 机：010-62770175　　**邮　　购：**010-62786544
投稿与读者服务：010-62776969，c-service@tup.tsinghua.edu.cn
质量反馈：010-62772015，zhiliang@tup.tsinghua.edu.cn
印 刷 者：三河市铭诚印务有限公司
装 订 者：三河市启晨纸制品加工有限公司
经　　销：全国新华书店
开　　本：185mm×260mm　　**印　张：**19.5　　**插　页：**8　　**字　数：**480千字
版　　次：2021年12月第1版　　**印　次：**2021年12月第1次印刷
定　　价：198.00元

产品编号：088480-01

主编简介

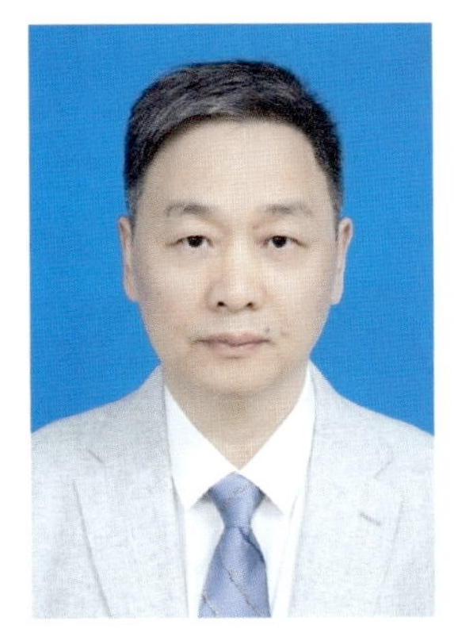

仇湘中，一级主任医师，二级教授，硕士研究生导师，第五批全国老中医药专家学术经验继承工作指导老师，全国名老中医药专家传承工作室指导老师，湖南省名中医，享受国务院及湖南省政府特殊津贴，湖南省中医药研究院附属医院暨湖南中医药大学附属中西医结合医院资深专家，国家中医药管理局重点中医学科——中医骨伤科学学术带头人，担任中国康复医学会颈椎病专业委员会委员，中国医师协会中西医结合医师分会委员，湖南省中医药和中西医结合学会理事，湖南省中医药和中西医结合学会骨伤科专业委员会副主任委员，湖南省健康服务业协会中医骨伤科分会常务副理事长，世界疼痛医师协会中国分会臭氧治疗专业委员会常务委员，湖南省医学会医疗事故技术鉴定专家，湖南省中医药科技评审专家，湖南省卫生系列高级职称评审专家，《湖南中医药大学学报》编委，《中医药导报》审稿专家等。曾任湖南省中医药研究院附属医院暨湖南中医药大学附属中西医结合医院骨伤科主任兼外科主任，中国农工民主党湖南省委员会第六届、第七届委员会委员。

仇湘中教授从事中医临床工作近 40 年，长期工作在医疗卫生临床第一线，专业理论基础扎实，临床经验丰富，擅长中医及中西医结合骨伤科各类疑难杂症的临床诊治。主持和参加科研课题 20 项；获湖南省科技进步二等奖 2 项、三等奖 1 项，中国中医药促进会科技进步二等奖 1 项、三等奖 1 项，湖南省中医药科技一等奖 1 项、二等奖 3 项、三等奖 2 项；主编医学著作 3 部，参编医学著作 5 部，发表医学论文 100 余篇。

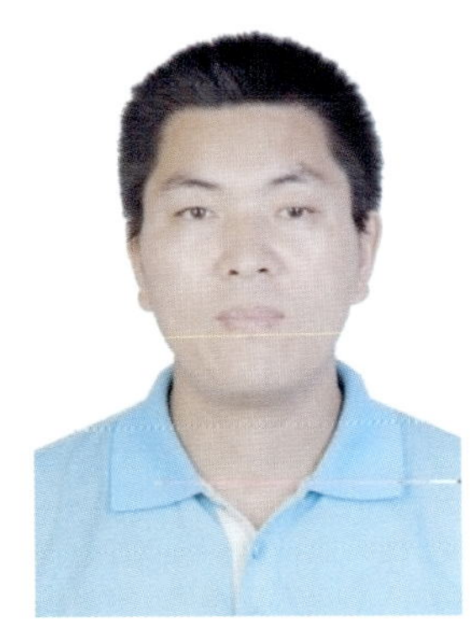

张信成，副主任医师，医学博士，中华中医药学会疼痛分会委员，湖南省残疾人康复协会职业康复专业委员会常务委员，湖南省健康服务业协会第一届中医骨伤健康服务分会理事。

2012 年师从全国名老中医药专家仇湘中教授，系统学习、整理仇湘中教授的学术思想。长期从事中医骨伤科的科研、临床、教学工作，擅长以中医及中西医结合的方法诊治骨伤科常见病、多发病及疑难杂症，对脊柱骨关节退行性疾病、颈肩腰腿疼痛、骨质疏松症、痛风、股骨头坏死、强直性脊柱炎、创伤骨折等疾病的辨证论治有丰富的经验。主持和参与省部级科研课题 12 项，获中国中医药促进会科技进步二等奖 1 项、三等奖 1 项，湖南省中医药科技二等奖 3 项、三等奖 2 项；副主编医学著作 2 部，参编医学著作 3 部；发表医学论文 30 余篇。

《仇湘中骨伤科临床经验集》编委会

主　编　仇湘中　张信成

副主编　蒋盛昶　陈　坚　戎　宽　蒋益兰　仇　杰
　　　　　唐　皓　夏爱民　张旭桥　匡建军

编　委（以姓氏笔画为序）

仇　杰　仇湘中　尹晨东　邓　豪　邓咪朗　戎　宽
匡建军　许　辉　张旭桥　张信成　陈　中　陈　坚
易振宇　郑　阳　夏爱民　郭绍勇　唐　皓　蒋益兰
蒋盛昶　谭旭仪　缪旭东　薛　凡

序

仇湘中医生 1977 年参加高考，以优异成绩考入湖南中医学院（现湖南中医药大学），系统地学习中医学知识，为从事中医药事业打下了坚实基础。

仇湘中聪颖沉稳，治学严谨，不慕虚华，耐得住寂寞，致力于中医骨伤科近 40 年，已然成为骨伤科名家。视其临床经验集，设有学术思想与传承、用药心得、经验处方集锦、临床经验、手法治疗、论文选读、科研探索等章节，从不同层面和角度阐述其临床经验和学术思想。本书收集脊柱骨关节病、骨折筋伤病、骨科杂病等 25 种骨科病的诊治经验，如腰椎间盘突出症、颈椎病、膝骨关节炎、椎间盘源性腰痛、股骨头坏死、强直性脊柱炎、骨折病等。可知其不仅精于骨伤科常见病，而且对骨伤科疑难杂症，亦有独到经验；不仅精于中药的辨证内服、外用，而且对中医正骨、整脊手法亦颇有心得。

从本书可以看出，他熟于经典，既坚持中医辩证思维，又勤于思考，广纳近代创新成果，善于传承，又勇于创新。此书对骨伤科临床工作有很大指导意义和实用价值，骨伤科临床医生不可不读，故乐为之序。

湖南省中医药研究院原院长

国医大师 刘祖贻

2021 年 6 月 1 日

前言

中医药学是中华传统文化的瑰宝，几千年来，为中华民族的健康发挥了不可替代的作用，如今越来越显示其旺盛的生机和活力。

名老中医学术经验的总结、研究、推广是时代赋予我们的责任。传承发展、守正创新是中医药发展的主旋律。全国名老中医药专家仇湘中教授潜心中医骨伤科领域近 40 年，长期在医疗卫生临床第一线工作，专业理论基础扎实，临床经验丰富，医术高超，治疗疑难、危重病症成绩突出，其学术经验重点体现在对中医骨伤科疾病的辨证论治规律和治法、方药、手法及骨科微创技术的临床应用研究方面，他主张以临床资料为立论依据，以临床疗效为检验标准，以方案、方药为研究目标，辨证上强调肝虚络痹，重视中西医结合，在国内具有颇高的影响和学术地位。深入挖掘其对骨伤疾病辨治规律独到的理论思考和丰富的临床经验，探讨如何提高中医临床疗效，促进中医骨伤科学理论的发展，这是编撰本书的目的。

本书的作者为仇湘中本人及其师承弟子和研究生，全书从不同层面、不同视角对仇湘中学术思想和临床经验进行整理，编者虽尽力而为，但由于时间仓促，加上自身的学术水平有限，书中难免有不当之处，请广大读者不吝指正。

编者

2021 年 6 月 10 日

目　录

Contents

第一章 学术思想与传承

第一节 医家小传

仇湘中（1961— ），男性，汉族，中国农工民主党党员。1961 年 3 月 30 日出生于湖南省长沙市。仇湘中是湖南省中医药研究院附属医院暨湖南中医药大学附属中西医结合医院资深专家，一级主任医师，二级教授，骨伤科硕士研究生导师，第五批全国老中医药专家学术经验继承工作指导老师，第三批湖南省名中医，全国名老中医药专家传承工作室指导老师，享受国务院及湖南省政府特殊津贴专家。

仇湘中在 16 岁时（1977 年 12 月）参加“文化大革命”后恢复的第一次高考，以优异成绩考入湖南中医学院（现湖南中医药大学）。他在湖南中医学院读书期间十分刻苦，治学严谨务实。在熟读经书的同时，经常在阅览室遍览医学杂志，一有心得，便摘录成笺。1982 年 12 月大学毕业，获得医学学士学位，分配到涟源湘中机械厂职工医院，开展中医药诊疗工作。厂里及附近乡镇患者就医，经他细心医治，多能获效，求医者遂日渐增多。1986 年 3 月调入湖南省中医药研究院附属医院，跟随国医大师刘祖贻研究员临证学习 2 年，1988 年 5 月调入外伤科工作，1989 年 3 月至 1990 年 2 月在中南大学湘雅二医院骨科进修 1 年，1990 年晋升为主治医师，1994 年 9 月晋升为副主任医师，同年被湖南省中医药研究院聘任为硕士研究生导师，并担任附属医院外伤科副主任。1996 年筹建成立骨伤科并担任第一任主任。1998 年在参加抗洪救灾、防病治病工作中表现突出，被湖南省卫生厅记三等功。2001 年晋升为主任医师。2013 年起兼任医院外科主任。

1995 年起一直担任湖南省中医药学会骨伤科专业委员会副主任委员，自 2000 年起一直担任湖南省中医药学会理事，兼任中国康复医学会颈椎病专业委员会委员，世界疼痛医师协会中国分会臭氧治疗专业委员会常务委员，湖南省中医药和中西医结合学会理事，湖南省中医药和中西医结合学会骨伤科专业委员会副主任委员，湖南省中医药和中西医结合学会骨科专业委员会副主任委员，中国医师协会中西医结合医师分会委员，湖南省医学会医疗事故技术鉴定专家，湖南省中医药科技评审专家，湖南省卫生系列高级职称评审专家，《湖南中医药大学学报》编委，《中医药导报》审稿专家等，曾任中国农工民主党湖南省委员会第六届、第七届委员会委员及医疗卫生工作委员会副主任委员。

仇湘中教授一直在一线从事中医药临床、科研及教学工作，理论基础扎实。在潜心研习传统骨伤科理论的同时，注重学习现代医学骨科知识。长期担任临床科室主任，擅长运用中医药理论和中西医结合方法诊治骨伤科疑难病，特别是在运用中医药及中西医结合疗法治疗骨关节退行性病变、颈腰椎间盘突出症、骨质疏松症、股骨头缺血坏死等方面经验丰富，造诣颇深。20 世纪 80 年代末期在国内较早开展微创介入配合中药治疗椎间盘突出症，获得满意疗效，享有较高的声誉。

仇湘中主任医师在繁忙的临床工作之余，还致力于科研、教学工作。先后在《热带药学研究杂志》(*Tropical Journal of Pharmaceutical Research*)、《北京中医药大学学报》、《中国中西医结合外科杂志》、《中医正骨》、《中国中医骨伤科杂志》、《湖南中医药大学学报》、《中医药导报》等杂志发表学术论文102篇；以主编、副主编身份参编专著6部，如《中医外科名师指导手册》(主编)、《骨伤科中西医诊疗套餐》(主编)、《现代中西医结合·骨伤科手册》(副主编)、《实用辨病论治大全》(副主编)、《中药炮制大全》(副主编)，作为编委参编了现代中医丛书《中华医书集成》，并负责"伤科类"的整理工作（伤科类主编）等；主持各级科研课题13项，参加各级科研课题7项，获湖南省科技进步二等奖2项、三等奖1项，获中国中医药促进会科技进步二等奖1项、三等奖1项，获湖南省中医药科技一、二、三等奖多项。

第二节 学术思想

仇湘中从事中医临床医疗及科研、教学工作近40年，长期致力于椎间盘疾病和骨关节退行性疾病的研究，临证特别强调局部与整体并重，内治与外治兼顾，也十分注重手法的应用和研究。他认为，中医是一门根植于临床的实用性科学，其理论检验的标准就在于能否有效地指导临床实践。他熟读经典（《黄帝内经》《伤寒论》《金匮要略》《温病条辨》)，泛读诸家（如《类证治裁》《正体类要》《临证指南医案》《医宗金鉴》《医学衷中参西录》等），主张依据经典，纳百家之长，重在医术，贵在创新。在实践中，他对"肝主筋""肾主骨""脾肾相关"的经典理论做了深入研讨，开展了"骨病虚瘀痰致病，辨治重在肝脾肾"的理论思考，他认为骨伤病辨证以"三辨六治"为核心，贯穿临床，强调"辨虚、辨瘀、辨痰"，从"治肝、治肾、治脾、治筋、治骨、治肉"着手，提出了"脊柱、骨关节退行性疾病以肝虚络痹为病机核心""骨质疏松症以脾虚、肾虚为本，瘀痰阻骨为标"的思想，立补肝通络、除痹止痛治疗之法，治疗强调固护胃气，同时注重三因制宜，合用经方治疗兼症、杂症，擅长用藤类、虫类药通痹痛，以及筋骨并重之整脊理筋特色手法。注重养身保健，重视人文关怀，主张"治未病"，推崇综合诊疗、微创理念，遵循中西医结合原则，"辨病、辨因、辨证"，注重科研引领，强调学术传承。

一、创肝虚络痹病机核心，立补肝通络治疗之法

仇湘中从"肝肾同源"入手，认为骨病的发生不仅仅与肾密切相关，与肝的关系更为密切。《素问·痿论》："肝主身之筋膜"，指明肝对筋的主导、调控作用。《素问·经脉别论》："食气入胃，散精于肝，淫气于筋"，肝之气血亏虚，筋膜失养，则筋力不健，运动不利。《素问·脉要精微论》："膝者筋之府，屈伸不能，行则偻附，筋将惫矣。"《杂病源流犀烛·筋骨皮肉毛发病源流》："筋也者，所以束节络骨，绊肉绷皮，为一身之关纽，利全体之运动者也，其主则属于肝。"指出了筋属于肝，筋的各项生理功能的实现得益于肝的濡养，说明肝与筋在生理与病理上关系密切。仇湘中认为软骨、椎间盘、韧带等软组织皆属于筋的范畴，而临床大多数的骨科疾病皆与上述软组织的病变息息相关，提出治疗骨病从肝论治的学术观点。

骨病疼痛属于中医学"痹证"的范畴。《素问·痹论》："风寒湿三气杂至合而为痹

也。”说明风寒湿等外邪的侵袭是痹病发生的外在因素。《素问·评热病论》：“邪之所凑，其气必虚。”《济生方》云：“皆因体虚腠理空疏，受风寒湿气而成痹也。”说明正气亏虚，腠理不固，不能御邪于外，肝肾亏虚，不能濡养筋骨，为痹病发生的内在原因。仇湘中认为腰椎间盘退变及突出症、颈椎病、膝骨关节炎等引起的颈肩腰腿痛皆属于痹证，其发病机制为在肝肾亏虚的基础上，复感风寒湿邪，三邪合而侵袭人体，使气血凝滞，经络痹阻，发为痹病。肝肾亏虚，筋骨失养，不荣则痛。外邪侵袭，邪阻络瘀，不通则痛。

仇湘中宗《黄帝内经》的“肝主筋”理论，提出脊柱及骨关节退行性病变引起的颈肩腰腿痛疾病的病机核心为“肝虚络痹”。他指出肝虚为病本，适逢外伤跌扑闪挫或风寒湿邪外侵，经络痹阻，导致颈肩腰腿疼痛发作，遂立补肝通络治疗之法，取法《医学六要·治法汇》之“补肝汤”（生地黄、当归、白芍、枣仁、川芎、木瓜、炙甘草），创“补肝健腰方”“颈复方”“补肝健膝方”，均以“补肝”为本，兼顾化瘀及随症加减，观其症而侧其重，他强调这类疾病为筋骨同病，以筋病为主，但治疗上应筋骨同治，尤重治筋。《医宗金鉴》曰：“肝虚损，筋缓不能自收持，目暗䀮䀮无所视。”《石室秘录》曰：“诸痛治肝也。”《黄帝内经》中也阐述了“活血通络”的重要性：“是故血和则经脉流行，营复阴阳，筋骨劲强，关节清利矣”“疏其血气，令其调达，而致和平”，通过“活血通络”使人体达到气血平和、阴阳平衡，从而使筋骨强盛，关节滑利。

二、先后天之本同调，活血化瘀治骨痿

中医学虽无骨质疏松这一病名，但其临床症状与“骨痹”“骨痿”等的描述颇为相似。早期无明显疼痛症状者，当属骨痿，至出现骨痛时，则应视为骨痹。祖国医学对骨的结构一贯很重视。骨是人体的支架，承担着支持人体与保护内脏的作用。《灵枢·经脉》记载“骨为干”，可见骨骼在人体内有极为重要的作用。

仇湘中认为骨痿是一种衰老性疾病，发病的根本原因在肾虚，但与脾脏密切相关。《素问·上古天真论》：“女子七岁肾气盛，齿更发长……五七阳明脉衰，面始焦，发始堕。六七三阳脉衰于上，面皆焦，发始白。七七任脉虚，太冲脉衰少，天癸竭……丈夫八岁肾气实，发长齿更……五八肾气衰，发堕齿槁。六八阳气衰竭于上，面焦，发鬓斑白。七八肝气衰，筋不能动，天癸竭，精少，肾脏衰，形体皆极。八八则齿发去。”《素问·痿论》曰：“肾气热，则腰脊不举，骨枯而髓减，发为骨痿。”肾藏精生髓，骨为髓之府。肾精充足则骨髓的生化有源，骨骼得到髓的滋养而坚固有力，若肾气不足，精髓生化无源，髓海空虚，则骨骼脆弱。

骨骼的强弱除了依靠肾精的滋养之外，还与脾脏密切相关。肾精的盛衰除了先天之禀外，水谷精微的吸收与补充可使肾气充盛输布于骨髓。正如《黄帝内经》曰：“谷入气满，淖泽注于骨。”华佗在《中藏经·五痹》中亦曰：“骨痹者，乃嗜欲不节，伤于肾也。肾气内消，则不能关禁，不能关禁，则中上俱乱，中上俱乱，则三焦之气痞而不通。三焦痞而饮食不糟粕；饮食不糟粕，则精气日衰，精气日衰，则邪气妄入，邪气妄入……下流腰膝，则为不遂，旁攻四肢，则为不仁。”随着年龄的增长，老年人阴阳、气血、脏腑、形体的功能下降，先天温煦无力，后天运化呆顿，生机日益消减而渐趋绝灭。肾虚导致三焦之气机不畅，脾失健运，水谷精微不化，骨骼得不到水谷精微的濡养，外邪常乘虚而入，从而导致发病。说明肾脾虚损是导致骨质疏松的根本因素。

原发性骨质疏松症是一个长期渐进的过程，在脏腑虚衰、阴阳气血失调的生理过程中，加上外邪的入侵，产生瘀血、痰等病理性代谢产物，阻滞气机运行，进一步加重骨质疏松。由此可见，骨质疏松症以脾虚、肾虚为本，瘀痰阻骨为标。肾藏精，主骨生髓，精生髓，髓养骨，肾气足，肾精充实则骨髓生化有源，骨骼坚固，强健有力；若肾气不足，肾精亏虚，则骨髓生化乏源，骨骼失养，脆弱无力。尤其老年人肾气渐衰，肾精虚少，骨髓化源不足，同时气血虚少，气虚无力推动血脉，使经络不通，气血不畅，加之机体失去濡养，虚火灼伤津液，导致血行瘀滞，瘀血一旦形成，经脉不畅，不通则痛；水谷精微得不到布散，使骨骼失养，脆性增加，发生骨痿。肾虚血瘀是原发性骨质疏松症的主要病机，肾虚是基础，瘀血是肾虚产生的重要病理产物，二者共同作用加速了骨质疏松症的发生，乃本虚标实之证。仇湘中主张标本兼治，整体调理，立补肾健脾益气、活血化痰通络之法，创制强骨颗粒（益肾健骨颗粒），在改善症状、提高骨骼质量方面优势明显。

诊治原发性骨质疏松症，仇湘中同时强调：

（1）肾主骨理论。肾为先天之本，肾主藏精，主骨生髓，与生殖、内分泌、性腺系统密切相关。肾的生理作用与骨的旺、盛、平、衰有极大的相关性。“骨痿”其标在骨，其本在肾。

（2）先后天相关论。脾为“后天之本”，主运化水谷精微。脾气散精，上输于肺，下归于肾，脾肾相互促进、相互依存，常有“脾肾同病”之说。脾肾虚弱是骨质疏松症的主要病理变化。

（3）瘀痰互结论。骨质疏松症患者脏腑功能失调，经气不利，产生瘀血、痰等病理性代谢产物，阻滞气机运行，影响气血运行，导致经络气血运行不畅，不通则痛，因此出现疼痛、功能障碍。血瘀可致气血运行障碍，营养物质不能濡养脏腑，引起脾肾俱虚而加重症状。

（4）辨证论治观。骨质疏松症的中医辨治除了重点辨别肾虚、脾虚、血瘀等以外，还要结合疾病出现的其他兼症进行辨证论治。

（5）整体调节观。骨质疏松症的治疗不但要针对骨骼局部，还要考虑患者全身情况的变化。

（6）机体平衡观。治疗骨质疏松症的目的是调整机体内环境，使之达到新的平衡，以恢复机体的正常功能。

（7）根据中医整体观和辨证论治观念，认为骨质疏松症的病变主要部位在肾、脾、经络，其次在肝、气血。

（8）骨质疏松症的病机特点可概括为多虚、多瘀、多脏器的全身性骨骼疾病。本病涉及肾、肝、脾等多个脏器，本因在肾虚，继而见于肝肾、脾肾俱虚；多虚而致气血虚弱，气血运行不畅，瘀滞于脏器及骨的脉道之内，脏器及骨失于气血濡养而发为本病。

三、治疗强调固护胃气，同时注重三因制宜

对于脊柱骨关节退行性病变所致颈肩腰腿痛，仇湘中认为，治疗上需把握主症，兼顾次症，耐心调养，切不可急于求成而一味攻伐或盲目补益。《灵枢·寿夭刚柔》：“人之生也，有刚有柔，有弱有强，有阴有阳。”仇湘中认为人各有异，不同的人群也存在不同病理类型。根据人群的差异，用药方式也有所不同。他根据中老年人阴阳气血脏腑渐亏，

先天无力，后天呆顿，生机渐趋绝灭的生理特点，强调中老年患者药需重补益轻攻伐，加大健脾补肾之功，使机体驱邪有力。同时，老年患者天癸衰竭，脾胃虚弱，尤其需要顾护脾胃；同时也不可因为久病必虚而盲目峻补，否则因虚不受补而适得其反。"冰冻三尺非一日之寒"，需待复杂的兼症、次症消除后，或"标实"之症消除，而"本虚"症候显现出来后，再逐渐加强补益肝肾的治疗。

《医学源流论》曰："人禀天地之气以生，故其气随地不同。"张介宾云："地势不同，则气习有异，故治法亦随而不一也。"东南地势低下，居处卑湿，气候温暖或炎热潮湿，水土薄弱，多为湿邪、湿热、暑湿、风湿所犯。仇湘中指出南方气候潮湿而多热，特别是夏秋两季，空调的使用更加重了风湿热痹的症状。脊柱骨关节退行性病变患者就医时往往出现全身多处疼痛，伴有晨僵，出现滑膜炎、膝关节积液等病症。他认为，中老年患者天癸衰竭，肝肾不足，温煦无力，寒湿易入里或滋生内寒，郁久化热。因此，他非常强调要因时、因地施治，配合清利湿热，常以独活寄生汤合四妙散、二仙汤合二妙散临证，加用白芷、苍术、独活、萆薢等祛风祛湿、通痹止痛之药，效果颇佳。

《素问·痹论》："风寒湿三气杂至合而为痹也。其风气胜者为行痹，寒气胜者为痛痹，湿气胜者为着痹。"风寒湿邪之为病，各有所长。六淫之邪，各有所对应的时节，春季多风，长夏多湿，冬季多寒，不同季节的患者，也需因时制宜。风为阳邪，其性轻扬，故风邪为胜者，常见肢体疼痛游走无定处。风邪易于祛除，风邪偏盛者易于痊愈，用药以祛风固表，佐以活血养营，用量偏轻。寒为阴邪，寒性收引凝滞，故寒邪为胜者，以肢体关节剧烈疼痛为特征，治以散寒止痛，佐以通阳温经之品。湿邪黏腻重浊，病情迁延，常见痛处固定、重着、麻木不仁，常用祛湿止痛，佐以健脾渗湿。寒湿之邪，难以痊愈，用药量宜大。脊柱骨关节退行性病变、骨关节炎所致颈肩腰腿痛，常常因受寒等诱因复发或加重，故仇湘中认为天寒时需多加温补之药，同时告知患者注意局部保暖。而天暖之时，也可遵循"冬病夏治"思想，顺应温暖之天时，稍用温补之药。

四、合用经方治疗兼症、杂症，善用藤类、虫类药祛痹痛

主症与兼症、杂症之间常有密切联系。主症的长期存在会导致兼症、杂症的发生，兼症、杂症的存在也会影响主症的治疗。解决兼症、杂症可以更好地调整患者内在的阴阳平衡，有利于患者疾病的康复。仇湘中非常注重对兼症、杂症的治疗，他师古不泥古，灵活应用经方。在诊治脊柱退行性病变相关疾病时，注重从"虚""瘀"辨治，并灵活应用经方治疗杂症、兼症，如将"补肝健腰方"或"颈复方"合经方组成的复方用于临证，屡试不爽。如对颈、腰椎退行性病变兼有阳虚寒盛之全身疼痛、畏寒者，以"补肝健腰方合四逆汤"；兼有营卫不和者以"益颈方合桂枝汤"、兼见血虚受寒者用"补肝健腰方合黄芪桂枝五物汤"、合并妇人脏燥者以"补肝健腰方合甘麦大枣汤"等。

治疗骨科痹病时，藤类、虫类是临床常用药物。仇湘中认为凡藤类药物皆有通筋骨、利关节之功效。《本草汇言》载"凡藤蔓之属，皆可通经入络"。同时强调藤类药物各有所长，对于不同兼症的患者常需选用不同的藤类药物。如钩藤长于熄风通络，常用于肝阳上亢兼有手足游走性疼痛或痉挛拘急者；《饮片新参》载鸡血藤长于"去瘀血，生新血，流利经脉"，常用于血虚或血瘀所致腰膝酸软、麻木不仁者；青风藤长于祛风、除麻、止痒，《本草纲目》亦有"治风湿流注，历节鹤膝，麻痹瘙痒，损伤疮肿"的记录，

仇湘中常用它与雷公藤合用（外洗），用于风湿痹痛、关节麻木瘙痒者；《饮片新参》载夜交藤“养肝肾，止虚汗，安神催眠。”临床上仇湘中常将其与珍珠母、远志等安神定志之药相配伍，用于筋骨疼痛兼阴虚失眠者。

仇湘中擅用虫药，驱逐顽痹。叶天士云：“久则血伤入络”“百日久恙，血络必伤”“邪留经络，须以搜剔动药”“借虫蚁搜剔以攻通邪结”。痹邪日久，瘀血内生，伤血耗气，血伤入络，阳动之气无以旋运，使瘀血痰凝，痹阻络脉，以致痼结难解，需用虫类药物治疗。虫类药物为血肉之质，又具有动跃攻冲之性，体阴用阳，能深入隧络，攻剔痼结之瘀痰，旋转阳动之气。临床痹痛患者病程常以数年甚至数十年计，根据叶天士“久痛入络、久病入络”理论，瘀血积久往往与气滞、痰聚相互交织结为顽疾，对于此类久痛、宿瘀之症，仇湘中认为非一味活血化瘀药能胜其责，需加破血逐瘀、搜风通络的虫类药，疗效颇佳。如炮穿山甲，《医学衷中参西录》载其能“走窜之性，无微不至，故能宣通脏腑，贯彻经络，透达关窍。”

仇湘中指出虫类药虽皆有搜风通络功效，但各有偏性。地龙、僵蚕偏治风湿热痹；全蝎、蜈蚣偏治风寒湿痹；穿山甲、土鳖虫偏治痰瘀兼痹；而乌梢蛇可用于各种痹证。仇湘中同时指出在使用虫类药物时应注意配伍，如蜈蚣、全蝎等性燥之药，应配伍地黄、麦冬等滋阴之品；穿山甲、水蛭等破血逐瘀药性寒，应配伍桂枝、细辛等辛温之品，使“邪去而不伤正，效捷而不猛悍”。同时注意脾胃功能的调治，兼以黄芪、人参补气生血，气血调畅，痹痛可除。

仇湘中同时十分注重引经药的巧妙使用。《医学读书记》载“兵无向导则不达贼境，药无引使则不通病所”。在临证中，仇湘中常根据患者病症部位结合脏腑经络辨证，选择合适引经药以增强疗效。如后枕部太阳经用羌活、川芎；两侧少阳经用黄芩、柴胡；前额阳明经用升麻、白芷、葛根；巅顶厥阴经用吴茱萸、藁本；颈部用白芷、葛根；肩臂用姜黄；上肢用羌活；下肢用独活；腰背部用威灵仙、防风、狗脊、杜仲、续断；病在上部用羌活加桔梗、柴胡、升麻载药上行；病在下部用独活加牛膝、旋覆花载药下行。

五、特色整脊理筋手法

《素问·血气形志篇》云：“病生于不仁，治之以按摩醪药。”手法是中医治疗骨伤疾病的传统特色，是祖国医学的重要组成部分，历史悠久，源远流长。

中医传统正骨技术是通过各种推拿手法和器具施术于患者受损部位，使患者的骨、筋、皮、肉、气血等受病组织恢复正常的解剖位置，使疾病得以康复。据《医宗金鉴·正骨心法要旨》记载，“一旦临证，机触于外，巧生于内，手随心转，法从手出。或拽之离而复合，或推之就而复位，或正其斜，或完其阙，则骨之折断、碎断、斜断，筋之弛、纵、卷、弯、翻、转、离、合，虽在肉里以手扪之，自悉其情，法之所施，使患者不知其苦，方称为手法也”，该书总结了摸、接、端、提、按、摩、推、拿等伤科八法理论，同时对正骨手法也提出了很高的要求：“盖正骨者须心明手巧，既知其病情，复善用夫手法，然后治自多效。诚以手本血肉之体，其宛转运用之妙，可以一己之卷舒，高下徐疾，轻重开合，能达病者之气血凝滞，皮肉肿痛，筋骨挛折，与情志者之苦欲也。较之以器具，从事于拘制者，相去甚远矣。是则手法者，诚正骨之首务哉。”《伤科补要》曰：“接骨者，使已断之骨合拢一处，复归于旧位也。凡骨之断而两分，或折而陷下，或破而散乱，或岐而旁突。相其情势，徐徐接之。使断者复续，陷者复起，碎者复完，突者复平，皆赖手法施之也。”

中医传统正骨理筋手法的临床应用广泛，对人体各系统都具有很大影响。人体四肢部位的骨折（包括粉碎性骨折）及人体各骨关节的脱臼错位，通过摸、接、端、提等手法的作用，即可使折断的骨骼、脱位的关节整复；骨错必然伤筋，再施以推拿按摩等手法调理伤筋，各种症状就会得到缓解。

中医正骨手法不仅适用于骨伤科的疾病，在临床应用上，对五脏六腑、经络气血、组织器官的诸多慢性病亦有神奇的疗效。对经络气血有通关开锁的作用，正所谓骨错筋歪，肉僵皮硬，经络痹阻不通，气血流通不畅，对人体就会造成很多疾患，进而引起疼、痛、胀、痒、麻等症状。《正体类要》曰：“肢体损于外，则气血伤于内，荣卫有所不贯，脏腑由之不和。”病之所生，都是由于经络气血不能贯而通之也。经过正骨理筋的手法调节，就会使失去正常解剖位置的组织恢复正常，达到骨正筋柔，肉软皮松，经通络活，气血畅达，百症皆消，五脏安和，阴阳调顺。

仇湘中十分重视正骨理筋手法的传承和创新，认为医生必须重视手法技能的练习，掌握手法要领和操作流程，辨证施法，方能屡试不爽。他指出掌握手法技巧必须学习经典，多多练习。“练心、练意、练手法，学人、学事、学理论”。所谓练心就是对心态的掌握，以便在临证时不惊、不忙、不乱，使人保持在一个冷静的思维状态，才能够不失其机，详加辨证；练意就是练意念力，思维敏捷，旷达八极、意接千载，寓天下奇症于心中，存睿智的感应力于指端，察微知著，洞察毫厘，一定要做到意到手到、手到心明；练手法就是对临床的各种手法的练习，如摸、接、端、提、按、摩、推、拿、拔、伸、摇、转、归、合、捺、正等手法。要想在临床上很好地发挥，就必须勤学苦练，熟能生巧，巧能生智。只有手法烂熟于心、得心应手时，运用起来才会挥洒自如。

中医整脊手法是在中医传统正骨技术的基础上派生出来的，仇湘中以中医经络学说、骨伤医学、脊柱病因治疗学为基础，带领弟子们从人体脊柱生物力学角度出发，对民间戎式整脊手法进行研究、整理、规范，通过辨证思维正确认识各种人体疾病与脊柱的关系，并加以正确的判断。对人体的颈椎、胸椎、腰椎、骶椎、尾椎及骶髂部位的各种错位体征及临床症状详加辨证，掌握病情施以救治，根据不同的椎体、不同的错位方式，施以不同的脊椎矫正手法。

六、重视人文关怀，注重养生保健

仇湘中平易近人，极富同情心，非常重视患者的心理变化，强调情志在疾病中的重要影响及情志致病的重要性。他强调治疗疾病时需注重心理疏导治疗，常嘱患者要精神舒畅，使气血畅行，以利于疾病的治疗，很多久治不愈的患者在仇湘中的治疗下很快康复，这与仇湘中重视人文关怀也有很大的关系。脊柱骨关节退变患者，疼痛日久，活动不便，患者多有肝气郁结、疏泄不利，会出现焦虑和抑郁的症状。因此在治疗中除常规内外用药治疗之外，仇湘中常常对患者进行一定的心理疏导，缓解焦虑的情绪，改变生活方式，提高生活质量。针对发病季节、居处环境、当地气候、患者劳作性质、性别、年龄和情志状态等综合考虑和斟酌处方遣药，临床上取得良好的疗效。

仇湘中非常重视“治未病”，在治疗骨科疾病时，他强调需关注患者发病前、发病后、病愈后全过程，做到未病先防，有病早治，既病防变，病盛防危，新愈防复。《素问》指出："是故圣人不治已病，治未病，不治已乱，治未乱，此之谓也。夫病已成而后药之，乱已成而后治之，犹渴而穿井，斗而铸锥，不亦晚乎。"仇湘中指出，脊柱骨关节退行性病变的特点是慢性积累性疾病，早期无明显征兆，对患者日常工作和生活影响不大，发病后进入中期，治疗方法虽多却不能治愈，晚期会出现畸形甚至致残。因此在临床中他强调普及疾病预防保健方面的知识，促使民众能做到自我保护，防病于未然。他重视疾病科普知识的宣传和教育，推广治未病的思想，让每一个人都清楚地认识到，在日常生活中，积极的预防可以避免脊柱骨关节退行性病变发展，或减轻其严重程度。他指出必须持之以恒、整体协调地将预防的思想贯穿于日常生活之中，使之成为工作、生活中的一部分，其中一个突出特点，就是顺四时、适寒温，防范风寒和潮湿侵袭，合理调配饮食，使体内阴阳平衡，邪无从侵入；在工作、生活中保持良好的心态，肝气舒畅，骨正筋柔，是预防疾病的重要环节。如骨质疏松症，仇湘中强调要在儿童生长发育时期就注重补钙，青年时则建议提高体内钙的峰值。到了中年，尤其是中年女性，更要注重补钙和骨质疏松的筛查。要做到有病早治，以免病变继续加重，给患者带来病痛。对于一些椎间盘退行性病变的患者，也会提醒患者注意平时坐姿，加强腰背肌锻炼，以预防腰椎间盘突出症和颈椎病的发生。

对于已经患病的骨伤科患者，如脊柱退行性病变、骨关节炎、骨质疏松等引起的颈肩腰腿痛，仇湘中注重既病防变，提倡早期治疗，早期康复，延缓疾病的进展过程，以免病痛日久导致患者活动行走障碍，影响患者的生活质量。对于病情急重的患者，如腰椎滑脱、腰椎管狭窄、脊髓型颈椎病、股骨头缺血性坏死、化脓性骨髓炎等，或唯有手术才能根本缓解者，多建议患者尽快选择手术治疗，病盛防危，以免出现不可逆性损伤，导致残疾甚至威胁生命。

对于已经康复的患者，仇湘中仍会建议患者进行巩固治疗，并在根源上要求患者改变不良的生活方式。他非常讲究"三分治七分养"，从人体生物力学的角度评估和指导患者的坐、卧、立、行和持重，防止患者因体位或活动不当而引起新的损伤，加重疼痛。及时指导患者进行肌力功能锻炼，做到使相关部位肌肉有规则地收缩与松弛，改善血液循环，促进新陈代谢，从而加强肌肉的力量，防止复发。

仇湘中十分注重养生保健，他认为"生命在于运动，也在于静养"，指出保健的重点在于防病，防病的关键在于养生。他强调要根据个人体质选用养生之法，使之"法于阴阳，和于术数，饮食有节，起居有常"，只有动静结合，恰如其分，一张一弛，张弛有度，才是健康长寿的最佳选择。按照《周易》的阴阳原理，动则生阳，静则生阴。相对而言，运动属阳，运动可以化生阳气，可通畅经脉，促进气血运行，增强心肺功能，有利于胃肠对食物的消化吸收，增强精力，提高工作效率；静养属阴，静养可以化生阴气，降低人体的消耗，延长人的寿命，人的情志与机体功能密切相关，当人的情感变化过于突然、强烈、持久时，就会影响机体各脏腑的功能，甚至会导致疾病的发生。人体是个阴阳相合体，只有阴阳平和了，才能保证正常的生理功能，所以正确的养生方法应该是动静相兼，刚柔相济，阴阳平和。

仇湘中提出了不同季节的运动原则：

春为四时之首，气候逐渐转暖，万物复苏，翠柳如烟，自然界一派生机勃勃的景象。要顺应春令阳气升发舒畅的特点，春季以养阳为首要原则。

夏季运动要注意“避热”，健身的原则是避免剧烈运动。尽量选择使心跳保持在每分钟 120 次以下的相对温和的运动，只有保证科学的锻炼方式，“夏练三伏”才能真正地有益健康。

秋季养生不能离开“收”“养”的原则，要选择轻松平缓的运动，宜“小劳”，不宜“大劳”，以防止汗出过多，耗损阳气，这样才能达到强身健体、延年益寿的目的。正如《黄帝内经》云：“秋三月，此为容平，天气以急，地气以明。早卧早起，与鸡俱兴；使志安宁，以缓秋刑；收敛神气，使秋气平；无外其志，使肺气清；此秋气之应，养生之道。”

《黄帝内经》云：“冬三月，此谓闭藏，水冰地坼，无扰乎阳，早卧晚起，必待日光……”。冬主藏，运动“必待日光”。此季节正是人体养藏的最好时刻，应养精蓄锐，让健康陪你慢慢走过这个冬天。

仇湘中认为太极拳、五禽戏、八段锦是几种实用的运动养生方法。他编排了颈椎、腰椎保健操，用于防治颈腰疼痛。

颈椎保健操

站位：①左顾右盼。分腿站立，与肩同宽，双手叉腰。头缓缓向左旋转至最大限度，稍停片刻即还原，头缓缓向右旋转至最大限度，稍停片刻再还原。8～16 次。②前俯后仰。分腿站立，与肩同宽，双手叉腰。抬头望天至最大限度，稍停片刻即还原，低头看地至最大限度，稍停片刻，再还原成预备姿势。8～16 次。③耸肩颈。分腿站立，与肩同宽。两臂垂直，两肩用力向上耸起，再后旋放下。8～16 次。④回环摇头。分腿站立，两手叉腰，头颈和全身放松。头部缓慢大幅度环转运动，以先顺时针后逆时针作为 1 次，反复交替进行。该动作如有眩晕即可停止。

坐位：①坐在椅子上，腰背挺直，尽量让颈部伸展，下颌略收，双臂放松下垂，肩膀向后微微张开。感觉整个身体充分拉伸，保持 5 秒钟，然后慢慢放松。注意不要闭眼，目视前方。②坐在椅子上，腰背挺直，头缓缓向前屈至最大限度，稍停片刻还原，头缓缓向后伸至最大限度，稍停片刻还原，缓缓向左屈至最大限度，稍停片刻还原，缓缓向右屈至最大限度，稍停片刻还原。8～16 次。

腰椎保健操

急性期功能锻炼方法：①足背伸。患侧锻炼为主，兼顾健侧。慢慢勾脚至最大限度，停留 3～5 秒后放松为 1 次，建议 1 组 10 次开始，1 组后休息，一天 5～8 组，以不加重症状为度。②屈伸膝关节。双侧锻炼（健侧患侧均需锻炼）。勾脚的前提下，行膝关节屈曲伸直动作，动作和缓，伸直时停留 3～5 秒，同样建议 1 组 10 次开始，一天 5～8 组，以不加重症状为度。③直腿抬高。患侧锻炼为主，兼顾健侧。下肢上抬至最大限度时停留 3～5 秒，同样建议 1 组 10 次开始，一天 3～5 组即可，以不加重症状为度。

缓解期功能锻炼方法：拱桥式（5 点支撑）法，“5 点”一般指头、双肘、双足，因为以头为支撑对颈椎压力较大，平时锻炼时可以双肩背代替双肘及头部。

七、推综合治疗，崇微创理念，遵中西互补，循病证结合

正确地选择治疗方法，使患者得到最大益处，这是仇湘中一直坚持的原则。他不仅重视辨证论治应用中药，而且特别重视非药物治疗，强调内治、外治结合，中药煎剂在口服的基础上一药两用，再予以外洗、熏蒸、烫熨等治疗，既能充分发挥药物的疗效，

又可减轻患者的经济负担。通过数十年对腰椎间盘突出症治疗的悉心研究，仇湘中总结了一整套包括牵引、手法、针灸、药物外用（如药物外敷、熏洗、涂擦等）、中药内服及微创手术相结合的综合治疗方案。

微创技术是21世纪临床医学的发展方向之一，具有疗效好、损伤小、副作用少、安全可靠、患者容易接受等优点。它不仅仅是一门技术，更是一种理念。仇湘中常常强调，正确地选择治疗方法，应以最小的损伤让患者获得最大的疗效。20世纪80年代，仇湘中率先在湖南开展经皮穿刺介入微创溶解术配合中药治疗腰椎间盘突出症，并陆续引入椎间盘镜、椎间孔镜、射频、激光、臭氧等微创治疗方法，形成了以中医药疗法为主配合微创术的综合治疗模式。在临床工作中，他不断地以科学理论基础为指导，严格筛选适应证、术中影像监测下谨慎操作，术后严密观察，严格遵守操作规程，建立起同事之间相互沟通、共同提高的学术氛围，真正使微创技术规范健康发展，更好地造福于患者。

仇湘中积极主张中西医结合，优势互补，强调“辨病、辨因、辨证”的临证诊疗思维。在临床工作中将中医的辨证论治同西医的辨病求因和局部分析结合起来，相互印证，取长补短，熔中西医于一炉。他指出辨病与辨证相结合，在辨病的基础上辨证，既能把握疾病的基本矛盾，又能抓住当前的主要矛盾。临证中，仇湘中非常重视中医的望闻问切与西医的视触叩听的基本功训练，同时，也强调实验室检查、影像学检查等辅助诊断的重要性。他指出详细的体查与问诊及实验室检查、影像学检查等相关检查，对于防止漏诊，弄清疾病的严重程度，有的放矢地判断疾病的预后，提出合适的精准的治疗方法至关重要。如腰椎间盘突出症，仇湘中认为其中医病因病机为“肝虚络痹”，通过辨病，了解椎间盘突出的大小、程度、合并椎管狭窄的情况、神经根受损的程度等，在中医辨证处方的同时，选择配合腰椎牵引、微创、手术等治疗，提出合适、有效的治疗方法。

第二章 用药心得

第一节 解 表 药

一、麻黄

【性味归经】

辛、微苦，温。归肺、膀胱经。

【功效与应用】

1．发汗解表，用于风寒表证表实无汗者。本品发汗作用强，通过发汗以解除表证，故适宜于外感风寒、恶寒、发热、无汗患者，并常与桂枝配伍，如麻黄汤。

2．宣肺平喘，用于各种喘咳气急病证。本品辛散苦泄，外散风寒，内宣肺气，有良好的平喘作用，不论风寒、痰浊、热邪等各种原因引起的喘咳气急者，均可配伍应用。

3．利尿消肿，用于风水浮肿。本品宣肺利尿以消肿，并可解表，适宜于水肿、小便不利兼风寒表证者。

【用法用量】

煎服，2～9g。麻黄生用发汗力强；蜜炙麻黄长于平喘止咳；麻黄绒作用缓和，适合小儿、老人及体虚者服用。

【用药禁忌】

麻黄发汗之力强，药性温燥，故体虚汗出、头痛失眠者不宜使用。

【现代研究】

含麻黄碱等多种生物碱和挥发油。麻黄碱有中枢兴奋作用，能收缩血管、升高血压、松弛支气管平滑肌。伪麻黄碱有明显利尿作用。麻黄挥发油能解热发汗，对流感病毒有抑制作用。

【临证配伍】

1．风寒表证。适宜于外感风寒、恶寒、发热、无汗、头痛鼻塞、骨节疼痛者，常与桂枝配伍，如麻黄汤。

2．喘咳气急病证。其能发汗解表，最宜于风寒表证兼有喘咳者。常与杏仁配伍，如三拗汤。若肺热咳喘，可与石膏配伍，以清肺平喘，如麻杏石甘汤。若寒饮喘咳，可配伍细辛、干姜，如小青龙汤。

3．水肿。本品宣肺利尿以消肿，并可解表，适宜于水肿、小便不利兼风寒表证者。

4．风湿关节痛。配薏苡仁或白术等，通过发汗祛湿以缓解疼痛。

【文献摘录】

《神农本草经》：“主中风、伤寒头痛。”

《名医别录》："止好唾，通腠理，解肌。"

《药性论》："治身上毒风顽痹，皮肉不仁。"

《现代实用中药》："对关节疼痛有效。"

【用药心得】

仇湘中常用该药治疗因外感风寒诱发的腰腿疼痛，配伍桂枝、白芍以解表散寒，也常配伍薏苡仁或炒白术以发汗祛湿，用于风湿关节痛的治疗。

二、桂枝

【性味归经】

辛、甘，温。归心、肺、膀胱经。

【功效与应用】

1. 发汗解肌。用于风寒表虚证。

2. 温通经脉，散寒止痛。常用于寒凝血滞诸痛症。

3. 温脾扶阳，温肾行水。用于水湿停滞所致的痰饮喘咳，以及小便不利。

【用法用量】

煎服，3～10g。

【用药禁忌】

本品辛温助热，凡外感热病、阴虚火旺、血热妄行者忌用。孕妇及月经过多者慎用。

【现代研究】

桂枝对中枢神经具有镇静、镇痛、解热、抗惊厥的作用；桂枝醇提取物在体外能抑制大肠埃希菌、枯草杆菌及金黄色葡萄球菌，具有抗菌作用；桂枝成分桂皮醛有组胺释放作用，有抗炎和影响免疫系统的作用；桂枝能增加冠状动脉血流量，桂皮油被吸收后，经肺排泄，可降低其分泌液的黏稠度，发挥祛痰、止咳作用；适量桂枝有芳香健胃作用。

【临证配伍】

1. 寒凝血滞诸痛证。本品能温通经脉、散寒止痛。若风寒湿痹，肩臂疼痛，常配伍附子，如桂枝附子汤。

2. 助阳化气，用于心悸、痰饮及蓄水证。本品辛甘性温，助阳化气，用于心阳不振所致的心动悸、脉结代，可与甘草、麦冬同用，如炙甘草汤。用于脾阳不运所致痰饮眩悸，以及膀胱气化不行所致水肿小便不利，常与茯苓、白术同用，如苓桂术甘汤、五苓散。

【文献摘录】

《医学启源》："去伤风头痛，开腠理，解表，去皮肤风湿。"

《本草经疏》："实表祛邪。主利肝肺气、头痛、风痹骨节挛痛。"

《药品化义》："专行上部肩臂，能领药至痛处，以除肢节间寒凝血滞。"

《本草备要》："温经通脉，发汗解肌。"

【用药心得】

仇湘中认为桂枝善散寒解表，故对于风邪、寒邪侵袭人体所致的疼痛可起到疏风散寒止痛的作用，可与麻黄、葛根等药配伍；桂枝又可温通经脉，可与附子、生姜配伍，用于寒邪闭阻经络肢体关节所致的疼痛；同时桂枝温助阳气的作用对气血亏虚所引起的

"不荣则痛"可起到助阳、补气、补血的作用。桂枝常与白芍、黄芪等药配伍。

三、生姜

【性味归经】

辛，温。归肺、脾、胃经。

【功效与应用】

1．发汗解表，用于风寒感冒。本品发汗力较弱，适用于风寒感冒轻证，或加入其他辛温解表剂中作辅药使用，以增强发汗解表之力。

2．温中止呕，用于胃寒呕吐。本品有"呕家圣药"之称，胃寒呕吐，可配伍半夏，如小半夏汤。胃热呕吐，可配伍黄连同用。还可用于炮制其他止呕药，以增强止呕作用。

3．温肺止咳，用于风寒咳嗽。本品辛温发散，能温肺散寒，化痰止咳，对风寒客肺，痰多咳嗽，恶寒头痛者尤为适宜。

此外，生姜能解半夏、天南星及鱼蟹毒。

【用法用量】

煎服，3～10g；或捣汁服。

【用药禁忌】

本品伤阴助火，故阴虚内热者忌服。

【现代研究】

本品含挥发油，油中主要成分为姜醇、姜烯、水芹烯、莰烯、柠檬醛、芳香醇、甲基庚烯酮、壬醛、d-龙脑等；尚含辣味成分姜辣素。姜辣素能促进胃液分泌和肠管蠕动，助消化；能兴奋血管运动中枢、呼吸中枢及心脏，升高血压，并有一定的抗炎消肿及镇痛作用，对伤寒杆菌、霍乱弧菌、堇色毛癣菌及阴道滴虫有不同程度的抑制作用。

【临证配伍】

1．发散风寒。本品解表散寒之力较弱，故适用于风寒感冒轻证，亦常与麻黄、桂枝等辛温解表药配伍，以增强发汗解表之功效。

2．降逆止呕。生姜辛温，其味辛辣，有开豁冲散之功，功善祛痰下气，尤善于降浊阴而止呕。

3．温化痰饮。生姜辛温，入肺、脾、胃经，能宣散水气。

【文献摘录】

《日用本草》："入肺开胃，去腹中寒气，解臭秽。"

《长沙药解》："以经络寒湿，生姜温血海而行经脉也。"

《本草乘雅半偈》："(姜)味辛气温，宣发生阳之气，充益火大之源，以消阴翳冷气，寒酸木僵"。

【用药心得】

仇湘中认为生姜除了有常见的解表散寒、温中止呕和温肺止咳三个方面的作用，还能温里散寒，温中益脾胃，脾胃之气温和健运，则湿气自去，常与细辛、桂枝、附子、吴茱萸相配伍；还能入血分以温通血脉，常与补气药黄芪，补血药当归、芍药，活血化瘀药川芎、桃仁等配伍；同时还能宣通阳气，温通心阳，通利血脉。生姜常与桂枝等药配伍。

四、荆芥

【性味归经】

辛，微温。归肺、肝经。

【功效与应用】

1．祛风解表，用于外感表证。本品药性和缓，表寒、表热均可应用。

2．透疹疗疮，用于麻疹不透、风疹瘙痒及疮疡初起。本品能祛风止痒、透疹、解毒。

3．炒炭止血，用于吐衄下血。本品炒炭长于理血、止血，可用于多种出血证。

【用法用量】

煎服，3～10g，不宜久煎。发表透疹宜生用，止血宜炒用。

【用药禁忌】

表虚自汗、阴虚火旺者禁服。

【现代研究】

本品含挥发油，油中主要成分为右旋薄荷酮、消旋薄荷酮及右旋柠檬烯。水煎剂可增强皮肤血液循环，增加汗腺分泌，有微弱的解热、镇静作用。对金黄色葡萄球菌、白喉杆菌有较强的抑菌作用，对炭疽杆菌、乙型链球菌、伤寒杆菌、志贺菌、铜绿假单胞菌、人型结核杆菌也有抑制作用。荆芥炭有止血作用。荆芥甲醇及醋酸乙酯提取物有镇痛和抗炎作用。荆芥油有较好的平喘作用。

【临证配伍】

1．解表散风。风寒感冒常与防风等药同用，如荆防败毒散；风热感冒每与金银花、连翘等药同用，如银翘散。

2．宣毒透疹。常配伍蝉蜕、薄荷等药，用于小儿麻疹不透，如透疹汤。或配伍苦参、防风等药，治疗风疹瘙痒、湿疹痒痛，如消风散。还可与金银花、连翘、柴胡等药配伍，治疗疮疡初起，如银翘败毒散。

3．消疮止血。生地黄、白茅根、侧柏叶等凉血止血药同用，治疗血热妄行，吐血、衄血。或与地榆、黄芩炭等药同用，治疗便血、痔血。或与棕榈炭、血余炭、莲房炭等固崩止血药同用，治疗妇女崩漏下血。

【文献摘录】

《神农本草经》：“主寒热，鼠瘘，瘰疬生疮，破结聚气，下瘀血，除湿痹。”

《本草纲目》：“荆芥，入足厥阴经气分，其功长于祛风邪，散瘀血，破结气，消疮毒。盖厥阴乃风木也，主血而相火寄之。故风病、血病、疮病为要药。”

《本草经疏》：“阴虚火炎面赤因而头痛者，慎勿误人。”

【用药心得】

仇湘中认为荆芥辛温发散，具有风药发散祛邪的作用，能使外感六淫之邪从表而解，而其透泄之性，又可祛除里邪，如内湿、内热、郁火，故可开发郁结闭塞，流畅气血运行。治疗四肢关节疼痛，肌肤麻木不仁者乃风邪走窜、湿邪与之相兼为病时，荆芥为疏风圣品，可宣散湿浊、搜剔经络。荆芥与理气药相配，可助气机疏达；与理血药相配，可使气血流动；与清解药相配，可促宣发清散；与祛湿药相配，可协芳化疏通；与补益药相配，则可升运清气。

五、防风

【性味归经】

辛、甘，微温。归膀胱、肝、脾经。

【功效与应用】

1. 祛风解表，用于感冒头痛，风疹瘙痒。防风善于祛风，微温而不燥，为“风药中之润剂”。

2. 胜湿止痛，用于风湿痹痛。本品祛风散寒，胜湿止痛，可用治风寒湿痹。

3. 祛风止痉，用于破伤风证。本品可用于风毒内侵、角弓反张的破伤风证。

此外，本品炒用还能止泻，用治肠风下血。

【用法用量】

煎服，3～10g。

【用药禁忌】

阴虚火旺，血虚发痉者慎用。

【现代研究】

本品含挥发油、甘露醇、苦味苷、酚类、多糖类及有机酸类。煎剂有解热、抗炎、镇痛、抗惊厥作用。鲜品防风对铜绿假单胞菌和金黄色葡萄球菌有一定的抑菌作用。

【临证配伍】

1. 解表散风。防风既可用治风寒表证，如荆防败毒散；又可用治外感风湿，如羌活胜湿汤；配伍薄荷、蝉蜕等辛凉解表药，可治风热表证；配伍散风止痒、活血消瘀药，可治疗风疹瘙痒，如消风散。

2. 祛湿止痛。常配伍羌活、姜黄等，如蠲痹汤。

3. 祛风解痉。常配伍天麻、白附子，如玉真散。

【文献摘录】

《本草纲目》：“去上焦风邪，头目滞气，经络留湿，一身骨节痛。除风去湿仙药。”

《药类法象》：“治风通用。泻肺实，散头目中滞气，除上焦邪。”

【用药心得】

仇湘中认为防风可用于脊痛项强，腰脊似折之风湿痹证，常与羌活、独活、防风、藁本、川芎等辛、温药配伍，以祛湿除痹。

六、羌活

【性味归经】

辛、苦，温。归膀胱、肾经。

【功效与应用】

1. 散寒祛风，用于风寒感冒，头身疼痛。本品发表力较强，主散太阳经风邪及寒湿之邪，有散寒祛风、胜湿止痛之功。

2. 胜湿止痛，用于风寒湿痹，肩臂疼痛。

【用法用量】

煎服，3～10g。

【用药禁忌】

本品气味浓烈，用量过多，易致呕吐，脾胃虚弱者慎用。血虚痹痛、阴虚头痛者慎用。

【现代研究】

本品含挥发油、β-谷甾醇、欧芹素乙、有机酸及生物碱等，有镇痛、解热作用，并对皮肤真菌、布氏杆菌有抑制作用。水溶性部分有抗实验性心律失常的作用，挥发油亦有抗炎、镇痛、解热作用，并能对抗垂体后叶素引起的心肌缺血和增加心肌营养性血流量。

【临证配伍】

1．风寒湿邪所致恶寒发热、肌表无汗、头痛项强、肢体酸痛者，常与防风等药配伍，如九味羌活汤；若寒湿偏重，头痛身重者，可配伍独活等药同用，如羌活胜湿汤。

2．风寒湿痹，尤以肩背肢节疼痛者佳，常与防风、姜黄等药同用，如蠲痹汤。

【文献摘录】

《唐本草》："疗风宜用独活，兼水宜用羌活。"

《本草纲目》："羌活、独活，皆能逐风胜湿，透关利节，但气有刚劣不同尔。"

【用药心得】

仇湘中临床上常用本品与补肝肾、强筋骨药配伍，治疗强直性脊柱炎、腰肌劳损、膝骨关节等病，有着良好的临床疗效。

七、白芷

【性味归经】

辛，温。归肺、胃经。

【功效与应用】

1．解表散风，用于外感风寒，头痛鼻塞。

2．通窍止痛，用于阳明头痛，牙痛，鼻渊。本品以散阳明经风湿之邪而止头额疼痛见长，且芳香上达，善通鼻窍。治疗阳明头痛、眉棱骨痛、头风疼痛等症。

3．燥湿止带，用于带下过多。本品能除阳明经湿邪而燥湿止带。

4．消肿排脓，用于疮痈肿毒。

【用法用量】

煎服，3～10g。外用适量。

【用药禁忌】

阴虚血热者忌服。

【现代研究】

白芷含白芷素、白芷醚、白芷毒素等；杭白芷根含6种呋喃香豆精和2种白色结晶物。小量白芷毒素有兴奋中枢神经、升高血压的作用，并能引起流涎呕吐；大量白芷毒素能引起强直性痉挛，继以全身麻痹；白芷能对抗蛇毒所致的中枢神经系统抑制；白芷水煎剂对大肠埃希菌、志贺菌、伤寒杆菌、铜绿假单胞菌、变形杆菌有一定的抑制作用。

【临证配伍】

1．风寒湿痹，可配伍羌活、防风等，如九味羌活汤。

2．外感风寒，可单用，即都梁丸；或与川芎等药同用，如川芎茶调散。若属外感风热，鼻渊头痛，常与苍耳子、薄荷等药配伍，如苍耳子散。本品还善治牙痛，若属风冷，配伍细辛；若属风热，配伍石膏、黄连。

3．寒湿带下，可与炮姜、白术等药同用，如白带丸；若属湿热带下，可配伍车前子、黄柏同用。

4．痈疽初起，红肿热痛，每与金银花、天花粉配伍，如仙方活命饮。还可与瓜蒌、贝母配伍治疗乳痈肿痛。

【文献摘录】

《本草求真》："气温力厚，通窍行表，为足阳明经祛风散湿主药。故能治阳明一切头面诸疾，如头目昏痛，眉棱骨痛……"

《本草正义》："白芷，气味辛温，芳香特甚，最能燥湿。"

【用药心得】

仇湘中临证常在辨证处方基础上，配伍白芷治疗骨科痛症。

八、葛根

【性味归经】

甘、辛，凉。归脾、胃经。

【功效与应用】

1．解肌退热，用于外感表证。

2．透发麻疹，用于麻疹不透。常用于治疗麻疹初起，疹出不畅，可与升麻同用，如升麻葛根汤。

3．生津止渴，用于热病口渴，阴虚消渴。

4．升阳止泻，用于热泻热痢，脾虚泄泻。本品能升发清阳，鼓舞脾胃清阳之气上长而奏止泻止痢之效。

【用法用量】

煎服，10～15g。退热生津宜生用，升阳止泻宜煨用。

【用药禁忌】

服用期间忌食用刺激性的食物，如酒、可乐、咖啡、浓茶、辣椒、韭菜、狗肉、羊肉等辛辣温热的食品。

【现代研究】

本品主要含黄酮类物质，包括大豆苷、大豆素及葛根素等。葛根能扩张冠脉血管和脑血管，增加冠脉血流量和脑血流量；葛根总黄酮能降低心肌耗氧量，增加氧供应；葛根能直接扩张血管，使外周阻力下降，从而降低血压；葛根素能抑制血小板聚集；葛根有广泛的β-受体阻滞作用，明显的解热作用，并有轻微降血糖作用。

【临证配伍】

1．症见发热重，恶寒轻，常与柴胡配伍，如柴葛解肌汤；若症见恶寒无汗，项背强直，可与麻黄配伍，如葛根汤。

2．胸胁胀痛、月经不调，常与当归、白芍同用，如逍遥散。或与香附、川芎等药配伍，如柴胡疏肝散。

3．生津止渴，常配伍天花粉，用治热病津伤口渴及内热消渴。

4．湿热下利，与黄芩、黄连同用，如葛根芩连汤。治脾虚泄泻，与茯苓、白术等同用，如七味白术散。

【文献摘录】

《本草经疏》："葛根，解散阳明温病热邪主要药也，故主消渴，身大热，热壅胸膈作呕吐。发散而升，风药之性也，故主诸痹。"

《名医别录》："疗伤寒中风头痛，解肌发表出汗，开腠理，疗金疮，止胁风痛。"

【用药心得】

仇湘中临床常重用葛根为君，以舒挛通络、解肌缓急，配伍桂枝、羌活、安痛藤等，治疗风湿痹阻之头身疼痛、颈臂酸楚者。

九、细辛

【性味归经】

辛，温。有小毒。归肺、肾、心经。

【功效与应用】

解表散寒，祛风止痛，通窍，温肺化饮。

1．用于风寒感冒。本品辛温发散，芳香透达，长于解表散寒，祛风止痛。同时其既能散风寒，又能通鼻窍。

2．用于头痛、牙痛、风湿痹痛。本品辛香走窜，宣泄郁滞，上达巅顶，通利九窍，善于祛风散寒，且止痛之力颇强。

3．用于鼻渊。本品辛散温通，芳香透达，散风邪，化湿浊，通鼻窍。

4．用于肺寒咳喘。本品辛散温通，外能发散风寒，内能温肺化饮，常与散寒宣肺、温化痰饮药同用，以主治风寒咳喘证，或寒饮咳喘证。

【用法用量】

煎服，1～3g；散剂每次服 0.5～1g。

【用药禁忌】

阴虚阳亢头痛，肺燥伤阴干咳者忌用。不宜与藜芦同用。

【现代研究】

1．化学成分：本品含挥发油，其主要成分为甲基丁香油酚、细辛醚、黄樟醚等多种成分。另含 N- 异丁基十二碳四烯胺、消旋去甲乌药碱、谷甾醇、豆甾醇等。

2．药理作用：细辛挥发油、水及醇提取物分别具有解热、抗炎、镇静、抗惊厥及局麻作用；大剂量挥发油可使中枢神经系统先兴奋后抑制，显示一定毒副作用。体外试验对溶血性链球菌、志贺菌及黄曲霉素的产生，均有抑制作用。华细辛醇浸剂可对抗吗啡所致的呼吸抑制。所含消旋去甲乌药碱有强心、扩张血管、松弛平滑肌、增强脂代谢及升高血糖等作用。所含黄樟醚毒性较强，系致癌物质，高温易破坏。

【临证配伍】

1．外感风寒，头身疼痛较甚者，常与羌活、防风、白芷等祛风止痛药同用，如九味羌活汤；风寒感冒而见鼻塞流涕者，常配伍白芷、苍耳子等药。细辛既入肺经散在表之风寒，又入肾经而除在里之寒邪，配麻黄、附子，可治阳虚外感，恶寒发热、无汗、脉反沉者，如麻黄附子细辛汤。

2．风寒性头痛、牙痛、痹痛等多种寒痛证。治疗少阴头痛，足寒气逆，脉象沉细者，常配伍独活、川芎等药，如独活细辛汤；用治外感风邪，偏正头痛，常与川芎、白芷、羌活同用，如川芎茶调散；治痛则如破，脉微弦而紧的风冷头痛，又当配伍川芎、麻黄、附子，如细辛散。治疗风冷牙痛，可单用细辛或与白芷、荜茇煎汤含漱；若胃火牙痛者，又当配伍生石膏、黄连、升麻等清胃泻火药；若龋齿牙痛者，可配杀虫止痛之蜂房煎汤含漱。细辛既散少阴肾经在里之寒邪以通阳散结，又搜筋骨间的风湿而蠲痹止痛，故常配伍独活、桑寄生、防风等以治风寒湿痹，腰膝冷痛，如独活寄生汤。

3．鼻渊等鼻科疾病之鼻塞、流涕、头痛者，为治鼻渊之良药，宜与白芷、苍耳子、辛夷等散风寒、通鼻窍药配伍。

4．外感风寒，水饮内停之恶寒发热，无汗，喘咳，痰多清稀者，常与麻黄、桂枝、干姜等同用，如小青龙汤；若纯系寒痰停饮射肺，咳嗽胸满，气逆喘急者，可配伍茯苓、甘草、干姜、五味子等药，如苓甘五味姜辛汤。

【文献摘录】

《本草汇言》："细辛，佐姜、桂能驱脏腑之寒，佐附子能散诸疾之冷，佐独活能除少阴头痛，佐荆、防能散诸经之风，佐芩、连、菊、薄，又能治风火齿痛而散解诸郁热最验也。"

《黄帝内经》："肾苦燥，急食辛以润之。干姜、细辛、半夏之辛，以行水气而润肾。"

【用药心得】

仇湘中临证擅用细辛配伍川芎、防风、独活、桑寄生、薏苡仁等治疗风寒湿痹痛。

第二节 清 热 药

一、石膏

【性味归经】

辛、甘，大寒。归肺、胃经。

【功效与应用】

1．清热泻火，除烦止渴，本品辛甘大寒，寒能清热泻火，辛寒能解肌透热，甘寒清泻胃火，为清泻肺胃二经气分实热之要药。

2．敛疮生肌，煅石膏性味甘辛涩寒，外用有收湿、生肌、敛疮、止血之功，用于疮疡溃而不敛、湿疹、水火烫伤等。

3．清泻胃火，用于胃火头疼、牙龈肿痛等。

【用法用量】

煎服，15～60g。内服生用，打碎先煎30分钟；外用须火煅研末。

【用药禁忌】

内服只用于实证，虚证不宜用。煅石膏严禁内服。脾胃虚寒、阴虚内热忌服。

【现代研究】

主要成分为含水硫酸钙，此外还含有人体所需的Al、Mn以及Fe、Zn、Cu等微量元素。具有解热、增强机体免疫功能、止渴、提高肌肉和外周神经的兴奋性等作用。

【临证配伍】

1. 外感热病，肺热喘咳。症见高热、烦渴、脉洪大等，常与知母相须为用，如白虎汤。若邪热深入，气血两燔，见高热不退、发斑，可配水牛角、丹皮、玄参等清热凉血药，如清瘟败毒饮。胃火上炎的牙痛、头痛，配知母、生地黄、牛膝等，如玉女煎。肺热咳喘，配麻黄、杏仁等，如麻杏石甘汤。

2. 胃火亢盛，内热消渴。本品可治胃火头疼，常与川芎等药同用，如石膏川芎汤；治胃火上攻之牙龈肿痛，常与黄连、升麻等同用，如清胃散；治胃热上蒸，耗伤津液之消渴，常与知母、生地黄、麦冬等同用。

3. 溃疡不敛，湿疹瘙痒，外伤出血。用治溃疡不敛，常与红粉配伍，如九一丹；治湿疹瘙痒，可配伍黄柏研末外用；治外伤出血，可单用煅石膏研末外撒；治烧烫伤，常与青黛同用。

【文献摘录】

《本草经集注》："石膏，味辛、甘，微寒、大寒，无毒。主治中风寒热，心下逆气惊喘。口干舌焦，不能息……"。

《神农本草经》："石膏，味辛，微寒。主中风寒热，心下逆气惊喘，口干苦焦，不能息，腹中坚痛。"

【用药心得】

仇湘中认为该药清热功效显著，被誉为"降火之神剂，泻热之圣药"，是治疗热病的代表药物，在骨科疾病中，主要运用了石膏清热泻火、解肌透表和透疹化斑的功效。配伍竹叶可治疗急性痛风性关节炎（湿热蕴结证）；配伍细辛，以生石膏清散阳明之郁火，细辛祛风散寒止痛治疗三叉神经痛（风寒入络、胃热上炎证）；配伍甘草，外用治疗褥疮、外伤性皮肤溃疡。

二、知母

【性味归经】

苦、甘，寒。归肺、胃、肾经。

【功效与应用】

1. 清热泻火，用于温热病肺胃实热证。

2. 滋阴润燥，用于阴虚火旺，肺肾阴虚所致的骨蒸潮热、盗汗、心烦等。

【用法用量】

煎服，6～12g。清热泻火生用；滋阴降火宜盐水炒用。

【用药禁忌】

本品性寒质润，有滑肠之弊，脾虚便溏者不宜用。

【现代研究】

本品含多种甾体皂苷，并含多量的黏液质。具有抗菌、解热、降血糖、影响神经体液调节功能、抑制 Na^{+}-K^{+}-ATP 酶活性、降低组织耗氧量及抗血小板聚集等作用。

【临证配伍】

1. 外感热病，证见高热、烦渴、脉洪大等，常与石膏相须为用，如白虎汤。

2. 肺热咳嗽，阴虚咳嗽，常与贝母同用，如二母散。

3．用于阴虚消渴，口渴、多饮、多尿者，常与花粉、五味子合用，如玉液汤。

4．骨蒸潮热，常与黄柏、地黄等泻火、滋阴药同用，如知柏地黄汤。

【文献摘录】

《医学启源》："知母，凉心去热，治足阳明火热，泻膀胱肾经火。"

《神农本草经》："主消渴热中，除邪气，肢体浮肿，下水，补不足，益气。"

《本草易读》："泄无根之肾火，疗有汗之骨蒸，止虚劳之热咳，治久疟之寒热。止渴润肺，清金泄肺。败脾胃，泄大肠。"

【用药心得】

仇湘中临证常巧用六经辨证方法治疗骨科杂病，如对以"关节疼痛、肢体肿胀、气冲呕逆"，少阴太阴阳明同病者，处方桂枝芍药知母汤治疗，方中的桂枝、麻黄祛风通阳，附子温经散寒止痛，白术、防风祛风除湿，知母、芍药清热养阴，生姜、甘草和胃调中。对于因风寒湿邪侵入日久，有渐次化热之象的治疗效果明显。

三、黄芩

【性味归经】

苦，寒。归肺、胆、脾、大肠、小肠经。

【功效与应用】

1．清热燥湿，用于湿温、泻痢、黄疸。善清上焦湿热。

2．泻火解毒，用于肺热证、少阳证、疮疡肿毒。入肺能清肺泻火，以清肺热见长。

3．凉血止血，治疗血热吐衄。

4．清热安胎，用于胎热不安。

【用法用量】

煎服，3～10g。清热宜生用，安胎宜炒用，止血多炒炭用，清上焦热宜酒炒。

【用药禁忌】

脾胃虚寒不宜使用。

【现代研究】

本品主含黄酮类成分，包括黄芩苷、黄芩素等。具有抗炎、抗过敏、解热、抗菌、保肝利胆、抑制血小板聚集、防治白内障、改善脂质代谢、降压、利尿、抗癌、镇静和解毒等作用。

【临证配伍】

1．湿温发热，证见胸闷、苔腻，配滑石、通草、白蔻仁等，如黄芩滑石汤。若湿热中阻，痞满呕吐，常与黄连、干姜、半夏等配伍，辛开苦降，如半夏泻心汤。

2．肺热咳嗽，单用即可，如清金丸。兼入少阳胆经，与柴胡同用，有和解少阳之功，如小柴胡汤。治火毒炽盛的疮疡肿毒，咽喉肿痛，常与金银花、连翘、牛蒡子等同用。

3．大肠湿热，泄泻痢疾，可与黄连、葛根同用，如葛根芩连汤。用治湿热黄疸，则与茵陈、栀子同用。

4．血热吐衄，常配伍生地黄、白茅根、三七等凉血止血药。

5．胎热不安，配当归、白术等，如当归散。

【文献摘录】

《神农本草经》："黄芩味苦，性平。主诸热、黄疸、肠澼泄痢，逐水，下血闭、恶疮疽蚀、火疡，一名腐肠。"

【用药心得】

仇湘中常用黄芩配伍白芍清热燥湿、解痉止痛；配伍黄连，增强其清热解毒之效；配伍柴胡和解表里、疏肝升阳，二者配伍升清降浊、调和表里、和解少阳，清少阳之邪热。

四、黄连

【性味归经】

苦，寒。归心、脾、胃、肝、胆、大肠经。

【功效与应用】

1. 清热燥湿，善清中焦湿热，为治湿热泻痢的要药。

2. 泻火解毒，用于热盛火炽、高热烦躁。本品泻火解毒，尤善清心经火热。

此外，本品善清胃火。

【用法用量】

煎服，2～5g，外用适量。炒用能降低寒性，姜汁炙用清胃止呕，酒炙清上焦火，猪胆汁炒泻肝胆实火。

【用药禁忌】

本品大苦大寒，过服久服易伤脾胃，脾胃虚寒者忌服。苦燥伤津、阴虚津伤者慎用。

【现代研究】

含大量生物碱，主要有小檗碱、黄连碱等。具有抗菌、抗炎、解热作用。对心血管系统有降压、抗心律失常、正性肌力、保护缺血心肌的作用，对消化系统的影响有抗腹泻、抗溃疡、利胆作用。并有抗血小板聚集、降脂、降血糖、中枢抑制、抗肿瘤、提高机体非特异性免疫功能等作用。

【临证配伍】

1. 泄痢腹痛、里急后重，配木香，如香连丸。

2. 泄痢身热，配葛根、黄芩、甘草，如葛根芩连汤。

3. 湿热中阻，脘痞呕恶，常与干姜、半夏配伍，如半夏泻心汤。

4. 皮肤湿疮，可用黄连制成软膏外敷。

5. 三焦热盛，高热烦躁，常与黄芩、黄柏、栀子等同用，如黄连解毒汤。

6. 水亏火旺，心烦不眠，常配黄芩、阿胶、白芍等同用，如黄连阿胶汤。

7. 心火亢盛，迫血妄行，吐血衄血，可与黄芩、大黄同用，如泻心汤。兼清肝火，治肝火犯胃、肝胃不和者，配吴茱萸，如左金丸。

8. 胃火炽盛的呕吐，常与竹茹、橘皮、半夏同用。胃火牙痛，常与石膏、升麻、丹皮同用，如清胃散。

【文献摘录】

《神农本草经》："味苦，寒。主治热气，目痛，眦伤，泣出，明目，肠澼，腹痛，下痢，妇人阴中肿痛。久服令人不忘。"

《名医别录》："微寒，无毒。主治五藏冷热，久下泄澼、脓血，止消渴、大惊，除水，利骨，调胃，厚肠，益胆，治口疮。"

【用药心得】

仇湘中将黄连与桂枝相配伍用于上热下寒，舌苔黄厚但四肢畏寒伴手脚麻木不仁的患者。桂枝具有温中散寒止痛、解肌散邪、交通上下阴阳之气、条达肝气的作用，二者配伍既可清上焦之火热，又可温下肢之寒痹。

五、生地黄

【性味归经】

甘，寒。归心、肝、肾经。

【功效与应用】

1. 清热凉血，用于温热病热入营分，温毒发斑，症见身热口干，舌绛神昏者。或热入血分，身热发斑，甚则神昏谵语者；或血热毒盛，发斑发疹，色紫暗者。

2. 养阴生津，用于津伤口渴、内热消渴。本品甘寒，清热养阴，生津止渴，滋阴润燥。

【用法用量】

煎服，鲜地黄 12～30g，生地黄 9～15g。鲜地黄味甘苦，性大寒，作用与干地黄相似，滋阴之力稍逊，但清热生津、凉血之力较强。

【用药禁忌】

本品性寒而滞，脾虚湿滞腹满便溏者，不宜使用。

【现代研究】

本品主要含 β- 谷甾醇、甘露醇、豆甾醇、菜油固醇，还含梓醇、地黄素、维生素 A 类物质。具有影响垂体 - 肾上腺皮质系统、强心利尿、降压、降血糖、补血、增强免疫、抗肿瘤、镇静催眠、抗辐射损伤、保肝、抗炎、抗真菌等作用。

【临证配伍】

1. 热入营分，壮热烦渴、舌绛神昏，多配水牛角、黄连、玄参等，如清营汤。热入血分，血热毒盛，吐血衄血，可与水牛角、赤芍、丹皮同用，如犀角地黄汤。

2. 用于血热妄行的出血症，常与侧柏叶、荷叶、艾叶等同用，如四生丸。若治血热便血、尿血，常与地榆、槐花等同用。若治血热崩漏或产后出血，可与茜草根、苎麻根等同用。

3. 治热病伤阴、烦渴多饮、舌绛者，常配伍麦冬、沙参、玉竹等，如益胃汤；治内热消渴，常与山药、黄芪、葛根等配伍，如滋膵饮。

4. 治阴虚内热、骨蒸潮热，可与知母、麦冬、地骨皮同用；治温病后期，余热未尽，阴津已伤，舌红脉数者，可与青蒿、鳖甲、知母等同用，如青蒿鳖甲汤。

5. 治温热伤阴，肠燥便秘，可与玄参、麦冬同用，如增液汤。

【文献摘录】

《本草衍义》："地黄，《经》只言干、生二种，不言熟者，如血虚劳热，产后虚热，老人中虚燥热，须地黄者，若与生、干，常虑大寒，如此之类，故后世改用熟者。"

《医心方》："生地黄汁一升二合，白胶一两，以铜器盛。蒸之令消。"

【用药心得】

仇湘中常用生地黄配伍柴胡、白芍、竹叶等以清心肝之火，其中生地黄、竹叶清热泻火、凉血生津，柴胡疏肝解郁、理气止痛，白芍柔肝缓急；配伍穿山甲、赤芍、当归等以清化郁热、疏通经脉、化痰开瘀、补益肾气，治疗郁热内蕴、经脉痹阻、痰瘀交织、肾气亏虚之痹病。

六、玄参

【性味归经】

苦、甘、咸，微寒。归肺、胃、肾经。

【功效与应用】

1. 清热养阴，用于温热病热入营分，伤阴耗液，见身热口干、舌绛等证。或邪陷心包，神昏谵语之证；或温热病热入血分，血热毒盛，吐血衄血，斑疹紫黑，用于肺热燥咳，咽喉肿痛。

2. 解毒散结，用于咽喉肿痛，瘰疬痰核，痈肿疮毒。治外感瘟毒，热毒壅盛之咽喉肿痛，大头瘟疫，治痰火郁结之瘰疬痰核。

【用法用量】

煎服，9～15g。

【用药禁忌】

不宜与藜芦同用。

【现代研究】

本品含玄参素、草萜苷类、挥发油、生物碱、L- 天冬酰胺等。具有抗菌、中和毒素、抗炎、中枢抑制、降血糖及对心血管系统的强心、降压、扩张血管等作用。

【临证配伍】

1. 热入营分，身热夜甚，身热口干，舌绛脉数者，配生地黄、黄连、连翘等，如清营汤。

2. 热陷心包，神昏谵语，可配伍连翘心、麦冬等，如清宫汤。

3. 热入血分，血热毒盛，吐血衄血，可与犀角、赤芍、丹皮同用，如犀角地黄汤。

4. 肺肾阴亏，虚火上炎，骨蒸劳咳，可与贝母、百合等配伍，如百合固金汤。

5. 肝经热盛，目赤肿痛，可与羚羊角、栀子、大黄等药配伍。

6. 热毒内盛，咽喉肿痛，常与黄芩、连翘、板蓝根等药同用，如普济消毒饮。

7. 阴虚火旺，咽喉肿痛，可与生地黄、麦冬、川贝母等药同用，如养阴清肺汤。

8. 用于痈肿疮毒，多配金银花、连翘、紫花地丁等同用，若配金银花、甘草、当归，可治脱疽，如四妙勇安汤。

9. 痰火郁结之瘰疬，配伍浙贝母、牡蛎等，如消瘰丸。

【文献摘录】

《药品化义》："独此凉润滋肾，功胜知柏，为肾脏君药。"

《玉楸药解》："清金补水，疮疡热痛，胸膈烦渴，溲便红涩，膀胱癃闭之证俱善。"

【用药心得】

仇湘中认为玄参能壮肾水以制浮游之火，可清上彻下，不仅具滋阴降火、清热润燥作用，还有凉血解毒、化斑软坚之功。

七、牡丹皮

【性味归经】

苦、辛，微寒。归心、肝、肾经。

【功效与应用】

1. 清热凉血，用于温热病，热入血分而发斑疹，及血热妄行的吐血衄血。本品能清热凉血，以去血分郁热而收化斑、止血之效。用于温病后期，邪伏阴分，津液已伤，夜热早凉，热退无汗之证，本品辛寒，善于清透阴分伏热。

2. 活血散瘀，用于血滞经闭、痛经、癥瘕；可治跌打损伤，瘀肿疼痛；可用于疮疡肿毒；或用治肠痈初起。

【用法用量】

煎服，6～12g。散热凉血生用，活血散瘀酒炒用，止血炒炭用。

【用药禁忌】

血虚有寒，月经过多及孕妇不宜用。

【现代研究】

本品含牡丹酚、牡丹酚苷、牡丹酚原苷、芍药苷、挥发油及植物甾醇等。具有抗炎、抗血栓形成和动脉粥样硬化、抗心律失常、抗心肌缺血、降压、镇静催眠、抗惊厥、镇痛、解热和降温、抗菌、利尿等作用。

【临证配伍】

1. 热入营血，迫血妄行之吐血衄血，常与水牛角、赤芍等同用，如犀角地黄汤。

2. 温毒发斑，可与栀子、大黄、黄芩等药同用。

3. 血热吐衄，常与大黄、大蓟、茜草根等药同用，如十灰散。

4. 温病后期，邪伏阴分，常配鳖甲、知母、生地黄等药，如青蒿鳖甲汤；若阴虚内热、无汗骨蒸者，常与生地黄、麦冬等药同用。

5. 血滞经闭、痛经，可配伍桃仁、川芎、桂枝等药，如桂枝茯苓丸；跌扑伤痛，可与红花、乳香、没药等同用。

6. 痈肿疮毒，可配大黄、白芷、甘草等药同用。瘀热互结之肠痈，可配伍大黄、桃仁、芒硝等药同用。

【文献摘录】

《本草纲目》："牡丹皮，治手足少阴、厥阴四经血分伏火。"

《本草经疏》："牡丹皮，其味苦而微辛，其气寒而无毒，辛以散结聚，苦寒除血热，入血分，凉血热之要药也。"

【用药心得】

仇湘中认为牡丹皮有镇静安神定志、息风止痉止痛之效，常用于治疗骨科杂病痛证。同时该药也有很好的抗过敏作用，可用于治疗荨麻疹。

八、赤芍

【性味归经】

苦，微寒。归肝经。

【功效与应用】

1．清热凉血，用于温热病热入营血，斑疹吐衄。本品苦寒，主入肝经，善走血分，能清肝火，除血分郁热而有凉血止血、散瘀消斑之功。

2．散瘀止痛，用于血热瘀滞，经闭、痛经，可治血瘀癥瘕，或治跌打损伤，瘀肿疼痛，还可用于疮疡肿毒。

【用法用量】

煎服，6～12g。

【用药禁忌】

不宜与藜芦同用。

【现代研究】

本品主含芍药苷，另含苯甲酰芍药苷、芍药内酯苷、芍药新苷等。对血液系统有抗血栓形成、抗血小板聚集、抗凝血、激活纤溶、改善血液的流变性等作用。对心血管系统有抗心肌缺血、保护心功能、降低肺动脉高压及门脉高压、抗动脉粥样硬化等作用，又有保肝、增强免疫、抗肿瘤、抗炎、抗菌、解痉和抗胃溃疡、镇静催眠、镇痛、抗惊厥、降温等作用。

【临证配伍】

1．吐血衄血，斑疹紫暗，可配伍水牛角、牡丹皮等药，如犀角地黄汤。

2．温毒发斑，血热毒盛，配伍紫草、蝉蜕、甘草等药，如紫草快斑汤。

3．血热吐衄，可配伍生地黄、大黄、白茅根等。

4．肝经风热，目赤肿痛，可配伍荆芥、薄荷、黄芩等药。

5．热毒壅盛，痈肿疮疡，可配伍金银花、天花粉、乳香等药，如仙方活命饮。

6．肝郁血滞之胁痛，可配伍柴胡、牡丹皮、郁金等药。

7．血滞经闭，常配伍当归、川芎、延胡索等药，如少腹逐瘀汤。

8．跌打损伤，瘀肿疼痛，可与虎杖、苏木、刘寄奴等同用。

【文献摘录】

《名医别录》："芍药生中岳川谷及丘陵，二月、八月采根暴干。"

《神农本草经》："芍药，味苦平。主邪气腹痛，除血痹、破坚积寒热疝瘕、止痛……生川谷。"

【用药心得】

仇湘中临床上常将赤芍用于热毒血瘀、肝郁肋痛及外伤瘀肿疼痛等证，常与生地黄、牡丹皮、丹参等药合用，以增强清热凉血、散瘀止痛、清泻肝火之功效。

第三节　祛风湿药

一、独活

【性味归经】

辛、苦，微温。归肾、膀胱经。

【功效与应用】

1．祛风湿，止痛，用于风湿痹痛，凡风寒湿邪痹着于肌肉关节者，无问新久，皆可应用。尤以下部之痹证为适宜。

2. 解表，用于风寒表证，兼有湿邪者。本品能发散风寒湿邪而解表，但其发散之力较羌活弱。

【用法用量】

煎服，3～9g。

【用药禁忌】

本品有化燥伤阴之弊，素体阴虚及血燥者慎用。内风证忌用。

【现代研究】

本品含甲氧基欧芹素、百里香酚等挥发性成分，独活醇和当归酸等。具有抗炎、镇痛、抗血小板凝聚、抗血栓、抗凝、抗心律失常、抑菌、抗肿瘤等作用。

【临证配伍】

1. 风寒湿痹，肌肉、腰背、手足疼痛，可与当归、白术、牛膝等同用。

2. 痹证日久正虚，腰膝酸软，关节屈伸不利，可配伍桑寄生、杜仲、人参等。

3. 风寒夹湿所致的头痛，一身尽痛，多配羌活、藁本、防风等药，如羌活胜湿汤。

4. 风扰肾经，伏而不出之少阴头痛，可配伍细辛、川芎等药。

【文献摘录】

《汤液本草》："独活，治足少阴伏风，而不治太阳，故两足寒湿，浑不能动止，非此不能治。"

《本草汇言》："独活，善行血分，祛风行湿散寒之药也。"

【用药心得】

仇湘中临床上常用独活寄生汤加减治疗肝肾亏虚、气血不足、风寒侵袭之颈肩腰腿痛证，屡获良效。

二、秦艽

【性味归经】

辛、苦，微寒。归胃、肝、胆经。

【功效与应用】

1. 祛风湿，舒筋络，用于风湿痹痛、肌肉或关节拘挛，及手足不遂等。

2. 退虚热，用于骨蒸潮热，为治疗阴虚骨蒸潮热的常用药。

3. 清湿热，用于湿热黄疸。本品能清利湿热退黄疸。

【用法用量】

煎服，3～9g。

【用药禁忌】

本品性寒，体质寒的人群以及孕妇慎用。

【现代研究】

本品含生物碱秦艽碱甲、秦艽碱乙以及糖和挥发油，具有抗炎、抗过敏、抗菌、抑制中枢神经系统、升高血糖等作用。

【临证配伍】

1. 热痹，多配伍防己、络石藤、忍冬藤等药；风寒湿痹，可配伍天麻、羌活、川芎等药。

2. 中风口眼歪斜，言语不利，恶风恶寒者，可与升麻、葛根、防风等药配伍；血虚中风，可与当归、熟地黄、白芍等药配伍。

3. 湿热黄疸，可与茵陈蒿、栀子、大黄等配伍。

4. 骨蒸潮热，常与青蒿、地骨皮、知母等药同用，如秦艽鳖甲汤；肺痿骨蒸劳嗽，可与人参、鳖甲、柴胡等药配伍；小儿疳积发热，多与银柴胡、地骨皮等药配伍。

【文献摘录】

《神农本草经》："主寒热邪气，寒湿风痹，肢节痛，下水，小便利。"

《本草纲目》："秦艽，手足不遂、黄疸、烦渴之病需之，取其去阳明之湿热也。阳明有湿，则身体酸痛烦热，有热则日晡潮热骨蒸。"

【用药心得】

仇湘中认为秦艽辛散苦泄，质偏润而不燥，为风药中之润剂，善行四肢，是祛风、除湿、舒筋止痛之要药。对于风湿痹痛，筋脉拘挛，骨节酸痛，无论偏寒偏热、病程新久均可配伍应用。痹证具有筋骨挛急者，首选秦艽。

三、威灵仙

【性味归经】

辛、咸，温。归膀胱经。

【功效与应用】

1. 祛风湿，通经络，用于风湿痹痛。本品辛散温通，性猛善走，通行十二经脉，既能祛风湿，又能通经止痹痛。凡风湿痹痛，麻木不仁，无论上下皆可用，为风湿痹痛之要药。

2. 消骨鲠，用于诸骨鲠咽。

【用法用量】

煎服，6～9g。

【用药禁忌】

气血亏虚者及孕妇慎服。

【现代研究】

本品含白头翁素和白头翁醇、皂苷等。具有镇痛、抗疟、抗菌、引产、利胆、抗利尿等作用。

【临证配伍】

1. 风邪偏盛，拘挛掣痛，游走不定者，可单用为末服，可与当归、附子等配伍。

2. 消骨鲠，可单用或与砂糖、醋煎后慢慢咽下。

【文献摘录】

《圣济总录》："治鸡鹅骨鲠：赤茎威灵仙五钱。井华水煎服。"

《本草原始》："治疟疾：威灵仙，以酒一钟，水一钟，煎至一钟，临发温服。"

【用药心得】

仇湘中临床常将秦艽、威灵仙配伍同用，其中秦艽质偏润而不燥，祛风湿而不伤阴，为风药中之润药，而威灵仙性猛善走，通行十二经，为治风湿痹痛要药，仇湘中将二者合用增益其祛风通络之功，且有“活血荣筋”之效，主要针对风寒湿邪痹阻引起肢体疼痛、功能障碍，尤其是下肢疼痛。

四、防己

【性味归经】

苦，寒。归膀胱、肺经。

【功效与应用】

1. 祛风湿，止痛，用于痹证，尤宜于湿热偏胜者，症见骨节烦痛，屈伸不利。

2. 利水消肿，用于水肿、腹水、脚气浮肿。本品能利水、清下焦湿热。

【用法用量】

煎服，4.5～9g。

【用药禁忌】

本品大苦大寒，易伤胃气，体弱阴虚、胃纳不佳者慎用。

【现代研究】

汉防己含汉防己甲素及乙素、丙素等，亦含黄酮苷、挥发油等。木防己含木防己甲、乙、丙素及黑褐色结晶木防己丁素，有明显的镇痛、解热、消炎、抗过敏性休克、利尿、降压、抗心肌缺血、抗心律失常、抗菌、抗肿瘤、肌肉松弛等作用。在体内，汉防己和木防己均有抗阿米巴原虫的作用。

【临证配伍】

1. 风湿痹证，湿热偏盛，肢体酸胀，关节红肿疼痛，及湿热身痛者，常与滑石、薏苡仁、蚕砂等配伍，如宣痹汤；风寒湿痹，四肢挛急，常与麻黄、肉桂、威灵仙等同用。

2. 风水脉浮，身重汗出恶风者，常与黄芪、白术、甘草等配伍，如防己黄芪汤。

3. 一身悉肿，小便短少者，常与茯苓、黄芪、桂枝等同用，如防己茯苓汤。

4. 湿热腹胀水肿，常与椒目、葶苈子、大黄合用，如己椒苈黄丸。

5. 脚气肿痛，常与木瓜、牛膝、桂枝等药同用。

【文献摘录】

《本草纲目》：“中风湿，不语拘挛，口目斜，泻血中湿热。”

《药性论》：“汉防己：治湿风口面歪斜，手足疼，散留痰，主肺气嗽喘。木防己：治男子肢节中风毒风不语，主散结气痈肿，温疟，风水肿，治膀胱。”

【用药心得】

仇湘中临床常将防己和黄芪配伍同用治疗湿邪为主的痹证。防己苦寒，有利水消肿、除湿止痛之功；黄芪甘温，有益气固表、利水消肿之效。从药物的趋向性来说，黄芪主升，偏于益气扶正；防己主降，重在驱除湿邪。两药一升一降，扶正祛邪，标本同治。

五、桑寄生

【性味归经】

苦、甘，平。归肝、肾经。

【功效与应用】

1. 祛风湿，补肝肾，强筋骨，用于风湿痹痛，腰膝酸痛等。本品能祛风湿，舒筋络，尤长于补肝肾，强筋骨。

2. 安胎，用于胎漏下血、胎动不安。本品补肝肾而安胎。

【用法用量】

煎服，9～15g。

【用药禁忌】

本品药性平和，不寒不热，且孕妇亦能使用，一般使用没有明显禁忌。

【现代研究】

本品含广寄生苷等黄酮类。具有抗菌、抗病毒、镇静、利尿作用。对心血管系统有降压、舒张冠脉、增加冠脉流量、抗动脉粥样硬化等作用。

【临证配伍】

1. 痹证日久，腰膝酸软，筋骨无力者，常与杜仲、独活、牛膝等同用，如独活寄生汤。

2. 肝肾亏虚，崩漏、月经过多，胎动不安，常与阿胶、续断、香附等药配伍。

3. 头晕目眩，肝肾不足，常与杜仲、牛膝等药配伍。

【文献摘录】

《本经逢原》："性专祛风除湿，通调血脉，故《神农本草经》取治妇人腰痛，小儿背强等病，血脉通调而肌肤眉须皆受其荫，即有痈肿亦得消散矣。"

《本草求真》："桑寄生，号为补肾、补血要剂。缘肾主骨，发主血，苦入肾，肾得补，则筋骨有力。甘补血，血得补，则发受其灌荫而不枯脱落矣。故凡内而腰痛、筋骨笃疾、胎堕，外而金疮、肌肤风湿，何一不借此以为主治乎。"

【用药心得】

仇湘中临床上常将该药与独活配伍，治疗肝肾亏虚、气血不足、风寒侵袭之下肢痹证。

六、乌梢蛇

【性味归经】

甘，平。归肝经。

【功效与应用】

1. 祛风通络，用于风湿顽痹，中风半身不遂。本品性走窜，能搜风邪，透关节，通经络，常用于风湿痹证及中风半身不遂，尤宜于风湿顽痹、日久不愈者。

2. 息风止痉，用于小儿惊风，破伤风。本品能入肝祛风以定惊搐。

3. 祛风止痒，用于麻风、疥癣。本品善行，祛风而能止痒。此外，本品又可治瘰疬、恶疮。

【用法用量】

煎服，9～12g；研末，每次2～3g；或入丸剂、酒浸服。外用，适量。

【用药禁忌】

血虚生风者慎服。

【现代研究】

1. 化学成分：本品含赖氨酸、亮氨酸、谷氨酸、丙氨酸、胱氨酸等17种氨基酸，

并含果糖 -1,6- 二磷酸酶、原肌球蛋白等。

2. 药理作用：乌梢蛇水煎液和醇提取液有抗炎、镇静、镇痛作用。其血清有对抗五步蛇毒作用。

【临证配伍】

1. 风湿顽痹，日久不愈者。常配全蝎、天南星、防风等，治风痹，手足缓弱，麻木拘挛，不能伸举，如乌蛇丸；或制酒饮，以治顽痹瘫痪，挛急疼痛，如乌蛇酒。治中风，口眼歪斜，半身不遂，宜配通络、活血之品。

2. 治小儿急慢惊风，可与麝香、皂荚等同用，如乌蛇散；治破伤风之抽搐痉挛，多与蕲蛇、蜈蚣配伍，如定命散。

3. 治麻风，配白附子、大风子、白芷等，如乌蛇丸；配枳壳、荷叶，可治干湿癣证，如三味乌蛇散。

【文献摘录】

《本草衍义》："有身长一丈余者，蛇类中此蛇入药最多。"

【用药心得】

仇湘中临证常将该药配伍用治腰椎间盘突出症，证属肝肾亏虚、血不荣筋、风湿侵袭者。乌梢蛇祛风通络、缓急止痉，但有致动风燥血之忧，故常配熟地黄，既有防动血、燥血之变，又兼有养血滋阴之功。

七、伸筋草

【性味归经】

微苦、辛，温。归肝、脾、肾经。

【功效与应用】

1. 祛风湿，用于风寒湿痹，肢软麻木。本品辛散、苦燥、温通，能祛风湿，入肝尤善通经络。

2. 舒筋活络，用于跌打损伤。本品辛能行散以舒筋活络，消肿止痛。

【用法用量】

煎服，3～12g。外用，适量。

【用药禁忌】

孕妇慎用。

【现代研究】

1. 化学成分：本品含石松碱、棒石松宁碱等生物碱和石松三醇、石松四醇酮等萜类化合物及 β- 谷甾醇等甾醇、香草酸、阿魏酸等。

2. 药理作用：伸筋草醇提取物有明显镇痛作用；水浸液有解热作用；其混悬液能显著延长戊巴比妥钠睡眠时间和增强可卡因的毒性反应；其透析液对实验性矽肺有良好的疗效；所含石松碱对小肠及子宫有兴奋作用。

【临证配伍】

1. 风寒湿痹，关节酸痛，屈伸不利，可与羌活、独活、桂枝、白芍等配伍；若肢体软弱，肌肤麻木，宜与松节、寻骨风、威灵仙等同用。

2. 跌打损伤，瘀肿疼痛，多配苏木、土鳖虫、红花、桃仁等活血通络药，内服外洗均可。

【文献摘录】

《本草拾遗》："主人久患风痹，脚膝疼冷，皮肤不仁，气力衰弱。"

《生草药性备要》："消肿，除风温。浸酒饮，舒筋活络。其根治气结疼痛，损伤，金疮内伤，去痰止咳，治疮疽卒手足。"

【用药心得】

仇湘中认为伸筋草有祛风散寒、除湿消肿、舒筋活络之功。常配伍用于治疗风湿顽痹，病久邪深，痹证附着于筋骨之症。

八、桑枝

【性味归经】

微苦，平。归肝经。

【功效与应用】

1. 本品性平，祛风湿而善达四肢经络，通利关节，痹证新久、寒热均可应用。

2. 利水，治水肿；祛风止痒，生津液，治消渴。

【用法用量】

煎服，9～15g。外用，适量。

【用药禁忌】

本品性味比较平和，无论寒症或者是热症都可以适当使用。

【现代研究】

1. 化学成分：桑枝含鞣质、蔗糖、果糖、水苏糖、葡萄糖、麦芽糖、棉子糖、阿拉伯糖、木糖等。近来从桑枝水提物中分离得到 4 个多羟基生物碱及 2 个氨基酸（γ- 氨基丁酸和 L- 天门冬氨酸）。

2. 药理作用：桑枝有较强的抗炎活性，可提高人体淋巴细胞转化率，具有增强免疫的作用。

【临证配伍】

风湿热痹，肩臂、关节酸痛麻木者。《普济本事方》单用煎服治风热痹痛，《景岳全书》记载一味熬膏，可治筋骨酸痛，四肢麻木，但因单用力弱，多随寒热新久之不同，配伍其他药物：偏寒者，配桂枝、威灵仙等；偏热者，配络石藤、忍冬藤等；偏气血虚者，配黄芪、鸡血藤、当归等；若与柳枝、杉枝、槐枝等配伍外洗，可治风毒攻手足疼痛，皮肤不仁，如桑枝汤。

【文献摘录】

《本草图经》："疗遍体风痒干燥，脚气风气，四肢拘挛。"

《本草撮要》："桑枝，功专去风湿拘挛，得桂枝治肩臂痹痛；得槐枝、柳枝、桃枝洗遍身痒。"

【用药心得】

仇湘中临床常将桑枝和桂枝配伍同用。桂枝具有发汗解肌、温通经脉、助阳化气的功效，善治寒凝血滞诸痛证，风寒湿痹，肩臂疼痛麻木者；桑枝具有祛风湿、利关节的功效，善治风湿痹证，祛风湿而善达四肢经络，尤宜风湿热痹，肩臂、关节酸痛麻木者。

两者皆善通经脉，引药入经，对于改善四肢疼痛麻木症状有着良好的作用。

九、豨签草

【性味归经】

辛、苦，寒。归肝、肾经。

【功效与应用】

1. 祛风湿、利关节，用于风湿痹痛、中风半身不遂。本品辛散苦燥，能祛筋骨间风湿，通经络，利关节。生用性寒，宜于风湿热痹；酒制后寓补肝肾之功。

2. 散风解毒，用于风疹，湿疮，疮痈。本品辛能散风，生用苦寒能清热解毒，化湿热。

此外，本品能降血压，可治高血压病。

【用法用量】

煎服，9～12g。外用，适量。治风湿痹痛、半身不遂宜制用，治风疹湿疮、疮痈宜生用。

【用药禁忌】

阴血不足者慎用。

【现代研究】

1. 化学成分：本品含生物碱、酚性成分、豨莶苷、豨莶苷元、氨基酸、有机酸、糖类、苦味质等，还含有微量元素 Zn、Cu、Fe、Mn 等。

2. 药理作用：豨莶草有抗炎和较好的镇痛作用；有降压作用；对细胞免疫、体液免疫及非特异性免疫均有抑制作用；可增强 T 细胞的增殖功能，促进 IL-2 的活性，抑制 IL-1 的活性，可通过调整机体免疫功能，改善局部病理反应而达到抗风湿作用；有扩张血管作用；对血栓形成有明显抑制作用；对金黄色葡萄球菌有较强的抑制作用，对大肠埃希菌、铜绿假单胞菌、宋氏志贺菌、伤寒杆菌、白色葡萄球菌、卡他球菌、肠炎杆菌、鼠疟原虫等也有一定抑制作用，对单纯疱疹病毒有中等强度的抑制作用。豨莶苷有兴奋子宫和明显的抗早孕作用。

【临证配伍】

1. 风湿痹痛，筋骨无力，腰膝酸软，四肢麻木，或中风半身不遂，可单用为丸服，如豨莶散、豨莶丸；或与臭梧桐合用，如豨桐丸。据《方脉正宗》记载，配蕲蛇、黄芪、当归、威灵仙等，治中风口眼歪斜，半身不遂者。

2. 风疹湿疮，可单用内服或外洗，亦可配白蒺藜、地肤子、白鲜皮等祛风利湿止痒之品。治疮痈肿毒红肿热痛者，可配蒲公英、野菊花等清热解毒药；据《乾坤秘韫》记载，治发背、疔疮，与五爪龙、小蓟、大蒜同用饮汁取汗。

【文献摘录】

《本草纲目》："治肝肾风气，四肢麻痹，骨痛膝弱，风湿诸疮。"

【用药心得】

仇湘中临床常将豨莶草配伍用于风湿痹痛、筋骨无力、腰膝酸软、四肢麻木之症。

十、狗脊

【性味归经】

苦、甘，温。归肝、肾经。

【功效与应用】

本品具有祛风湿、补肝肾、强腰膝之功效，用于：

1. 风湿痹证。本品苦温能温散风寒湿邪，甘温以补肝肾、强腰膝、坚筋骨，能行能补。

2. 腰膝酸软，下肢无力。本品有补肝肾、强腰膝之功，能治肝肾虚损。

3. 遗尿，白带过多。本品有温补固摄作用。此外，狗脊的绒毛有止血作用，外敷可用于金疮出血。

【用法用量】

煎服，6～12g。

【用药禁忌】

肾虚有热，小便不利，或短涩黄赤者慎服。

【现代研究】

1. 化学成分：本品含蕨素、金粉蕨素、金粉蕨素 -2′-O- 葡萄糖苷、金粉蕨素 -2′-O- 阿洛糖苷、欧蕨伊鲁苷、原儿茶酸、5- 甲糠醛、β- 谷甾醇、胡萝卜素等。

2. 药理作用：狗脊注射液 20g/kg，可使心肌对 ^{86}Rb 的摄取率增加 54%；其绒毛有较好的止血作用。

【临证配伍】

1. 肝肾不足，兼有风寒湿邪之腰痛脊强，不能俯仰者，常与杜仲、续断、海风藤等配伍，如狗脊饮；与萆薢、菟丝子同用，以治腰痛，如狗脊丸。

2. 腰膝酸软，下肢无力者，可配杜仲、牛膝、熟地黄、鹿角胶等。

3. 肾虚不固之尿频、遗尿，可与益智仁、茯苓、杜仲等配伍；若冲任虚寒，带下过多清稀，宜与鹿茸、白蔹、艾叶同用，如白蔹丸。

【文献摘录】

《本草纲目》：“强肝肾，健骨，治风虚。”

《神农本草经》：“主腰背强，机关缓急，周痹寒湿，膝痛。颇利老人。”

【用药心得】

仇湘中临床常用狗脊配伍补肾药物，如牛膝、杜仲、鹿角胶等，治疗肝肾亏虚、下肢乏力、腰膝酸软等症。与萆薢、菟丝子、补骨脂同用以强腰脊，治疗肾虚引起的腰痛。

第四节 化 湿 药

一、苍术

【性味归经】

辛、苦，温。归脾、胃、肝经。

【功效与应用】

1. 燥湿健脾，用于湿阻中焦证。本品善燥脾湿，对湿阻中焦，脾失健运而致的脘腹胀满、食欲不振、吐泻乏力，舌苔白腻等症，最为适宜。

2. 祛风湿，用于风寒湿痹，足膝肿痛、痿软无力等。本品辛散温燥，能祛风湿，治痹证以寒湿偏胜者为宜。因其兼能发汗，故亦适用于外感表证。

3. 明目，用于夜盲症及眼目昏涩。

【用法用量】

煎服，3～9g。

【用药禁忌】

阴虚内热，气虚多汗者忌服。

【现代研究】

本品含挥发油，油中主要成分为苍术醇和茅术醇的混合结晶物；尚含少量的苍术酮及维生素A。具有烟熏消毒、降血糖、镇静、保肝利胆、抗溃疡等作用。维生素A可防止因缺乏维生素A引起的夜盲症及角膜软化症。苍术醇和茅术醇是抗病毒的有效成分。

【临证配伍】

1. 湿阻中焦，脾失健运，常与厚朴、陈皮等配伍，如平胃散；若湿热、湿温证，则配清热药同用，以化湿清热；若痰饮或湿溢水肿等证，亦可用之。

2. 风寒湿邪偏盛，肢体酸痛较甚者，可与羌活、防风、细辛等配伍；若湿热下注，足膝肿痛、痿软无力者，应与黄柏配伍，寒温同用，即二妙散。

3. 夜盲症及眼目昏涩，可单用，或与猪肝、羊肝蒸煮同食。

【文献摘录】

《景岳全书》："性温散，故能发汗宽中，调胃进食，去心腹胀痛，霍乱呕吐，解诸郁结，逐山岚寒疫，散风眩头痛，消痰癖气块、水肿胀满。"

《本草崇原》："凡欲补脾，则用白术；凡欲运脾，则用苍术；欲补运相兼，则相兼而用。"

【用药心得】

仇湘中认为苍术苦辛性温，芳香燥烈，辛苦开散，芳燥化湿。外解风湿之邪，内化湿浊之郁，功效显著。对湿邪为患，不论表里上下，皆可随症配伍。寒湿中阻，配厚朴、陈皮；湿热下注，配伍黄柏、牛膝；风湿痹痛，宜与羌活、独活配伍。

二、砂仁

【性味归经】

辛，温。归脾、胃、肾经。

【功效与应用】

1. 化湿行气，用于湿阻中焦及脾胃气滞证。本品辛散温通，善于化湿行气，为醒脾和胃的良药。

2. 温中止泻，用于脾胃虚寒吐泻。以其能化湿行气而调中止呕。

3. 理气安胎，用于妊娠恶阻，胎动不安。

【用法用量】

煎服，3～6g。入煎剂宜后下。

【用药禁忌】

阴虚有热者忌服。

【现代研究】

阳春砂仁和绿壳砂仁含挥发油，油中主要成分为乙酸龙脑酯、樟脑、柠檬烯等，此外尚含皂苷。海南壳砂仁含挥发油微量，油中主要成分为乙酸龙脑酯、α- 胡椒烯等。具有抑制离体肠管平滑肌的收缩、促进胃液分泌、抑制血小板聚集、抑菌作用。

【临证配伍】

1. 湿浊内阻，中气不运，见脘腹胀满、食欲不振、恶心呕吐者，常与苍术、厚朴、白豆蔻等配伍。如脾虚气滞者，配党参、白术等，如香砂六君子丸。

2. 温脾止泻，可单用研末吞服，或与干姜、附子等药同用。

3. 妊娠中虚气滞而致呕吐、胎动不安者，可与白术、苏梗等配伍。

【文献摘录】

《本草经疏》："味辛，气温，无毒；入足太阴、阳明、少阴、厥阴，亦入手太阴、阳明、厥阴。可升可降，降多于升，阳业。"

《本草求真》："专入脾、胃，兼入肺、肾、大小肠、膀胱。"

【用药心得】

仇湘中临证常将熟地黄与砂仁为伍，一方面取砂仁调理脾胃之功，使熟地黄充分发挥滋补作用，又克服其阻滞脾胃之弊；另一方面取砂仁引药入肾，正如《本草新编》所言"砂仁，止可为佐使……谓诸补药必借砂仁，引其由脾以入肾。"

第五节　利水渗湿药

一、茯苓

【性味归经】

甘、淡，平。归心、肺、脾、肾经。

【功效与应用】

1. 利水渗湿，用于小便不利，水肿及停饮等水湿证。茯苓利水而不伤正气，药性平和，为利水渗湿要药。

2. 健脾止泻，用于脾虚证。

3. 宁心安神，用于心悸、失眠。本品益心脾而宁心安神。

【用法用量】

煎服，9～15g。

【用药禁忌】

阴虚火旺者禁用。

【现代研究】本品含茯苓聚糖、茯苓酸、乙酰茯苓酸、麦角甾醇、蛋白质、卵磷脂、胆碱等。具有利尿、增强免疫功能、抗肿瘤、镇静、保肝、抗炎、降血糖、抑菌等作用。

【临证配伍】

1. 水湿、停饮均适用。常与猪苓、泽泻同用，以加强利水渗湿作用，并随湿热、寒湿等不同性质，配伍有关药物。如湿热配车前子、木通；寒湿配附子、干姜等。茯苓既能利水渗湿，又能健脾，故脾虚停湿者用之，有标本兼顾之效，停饮所致的头眩、心悸、咳嗽，亦持为要药。本品与白术同用，其健脾利湿之功益彰，如五苓散、苓桂术甘汤均用茯苓与白术配伍。

2. 脾虚体倦、食少便溏者，每与党参、白术、甘草等补脾药同用，即四君子汤。

3. 心脾二虚，气血不足的心神不宁，多与黄芪、当归、远志同用，如归脾汤。若水气凌心之心悸，多与桂枝、白术、生姜同用，如茯苓甘草汤。

【文献摘录】

《本草衍义》:“茯苓、茯神，行水之功多，益心脾不可阙也。”

《本草纲目》:“茯苓气味淡而渗，其性上行，生津液，开腠理，滋水源而下降，利小便，故张洁古谓其属阳，浮而升，言其性也；东垣谓其为阳中之阴，降而下，言其功也。”

【用药心得】

仇湘中临床常将茯苓和山药同用，其中茯苓能够渗湿降浊，且不敛邪，山药能够补脾养阴，且不伤阴，两者合用，补渗兼得。

二、薏苡仁

【性味归经】

甘、淡，凉。归脾、胃、肺经。

【功效与应用】

1. 利湿健脾，用于小便不利、水肿、脚气及脾虚泄泻等。本品甘补淡渗，功似茯苓。对于脾虚湿滞者尤为适用。

2. 除痹，用于风湿痹痛，筋脉挛急。本品既能渗湿，又能舒筋脉，缓和挛急。

3. 清热排脓，用于肺痈、肠痈。薏苡仁能清热排脓，治疗内痈。肺痈咳吐脓痰，可与苇茎、冬瓜仁、桃仁配伍，即苇茎汤。治肠痈，可与败酱草、丹皮、桃仁等配伍。

【用法用量】

煎服，9～30g。清热利湿宜生用，健脾止泻宜炒用。本品力缓，用量宜大，除入汤剂、丸散外，亦可煮粥食用，为食疗佳品。

【用药禁忌】

脾虚无湿、大便燥结及孕妇慎用。

【现代研究】

本品主要含薏苡仁油、薏苡仁酯、脂肪油、氨基酸等。具有抑制横纹肌的收缩、镇静、降温、解热、镇痛、抗肿瘤、降血糖、降血钙、保肝、抗炎、增强免疫力等作用。

【临证配伍】

脾虚湿盛之水肿腹胀，食少泄泻，脚气浮肿等，多与茯苓、白术、黄芪等药配伍。又因其性偏凉，能清利湿热，亦可用于湿热淋证。

【文献摘录】

《本草经疏》:“性燥能除湿，味甘能入脾补脾，兼淡能渗湿，故主筋急拘挛不可屈伸及风湿痹，除筋骨邪气不仁，利肠胃，消水肿，令人能食。”

《本草新编》:“最善利水，不至损耗真阴之气，凡湿盛在下身者，最适用之。”

【用药心得】

仇湘中认为薏苡仁可健脾利湿、除肌肉筋骨之湿邪。常配伍使用治疗各种痹证。

三、泽泻

【性味归经】

甘，寒。归肾、膀胱经。

【功效与应用】

1. 利水渗湿，用于小便不利、水肿、泄泻、淋浊、带下及痰饮等证。本品甘淡渗湿，利水作用与茯苓相似。

2. 泄热，本品性寒能清泄肾与膀胱之热，下焦湿热者尤为适宜。

【用法用量】

煎服，6～9g。

【用药禁忌】

肾虚精滑无湿热者慎用。

【现代研究】

本品主要含三萜类化合物、挥发油、生物碱、天门冬素等，具有利尿、降血脂、降血糖、抗炎、抑制细胞免疫、抑菌等作用。

【临证配伍】

1. 水湿证，常与茯苓、猪苓、薏苡仁等同用，以加强利水渗湿作用。若水湿痰饮所致的眩晕，可与白术配伍，如泽泻汤。

2. 湿热泄泻，带下，小便淋涩，配木通、车前子。若肾阴不足，虚火亢盛，遗精，配伍熟地黄、牡丹皮。

【文献摘录】

《神农本草经》："主风寒湿痹，乳难，消水，养五脏，益气力，肥健。"

《药性论》："主肾虚精自出，治五淋，利膀胱热，直通水道。"

【用药心得】

仇湘中临证以白术、泽泻为对，治疗清阳不升，浊阴上犯之颈性眩晕效果甚佳。

四、车前子

【性味归经】

甘，微寒。归肝、肾、肺、小肠经。

【功效与应用】

1. 利尿通淋，用于小便不利、水肿、淋病。本品甘而滑利，寒凉清热，有利尿通淋之功。

2. 渗湿止泻，用于暑湿泄泻。本品能利水湿，分清浊而止泻，亦即利小便以实大便。

3. 清肝明目，用于目赤、内障、视物昏暗。本品能清肝明目。

4. 清肺化痰，用于痰热咳嗽。本品入肺经，能清肺化痰止咳。

此外，治疗高血压病，用本品煎汤代茶饮。

【用法用量】

煎服，9～15g。入煎剂宜包煎。

【用药禁忌】

内伤劳倦、阳气下陷、肾虚精滑及内无湿热人群忌服；孕妇慎用。

【现代研究】

本品多含黏液质，此外尚含车前烯醇酸、琥珀酸、车前糖、蛋白质、脂肪酸等。具有利尿、抗菌、祛痰、镇咳、抗炎等作用。

【临证配伍】

1. 湿热淋证，常与木通、滑石、萹蓄等清热利湿药同用，如八正散。

2. 湿盛引起的水泻，可单用本品研末，米饮送服。或与白术、茯苓、泽泻等同用。

3. 肝热目赤肿痛，可与菊花、龙胆草、黄芩等清肝药配伍。若久患内障，肝肾阴虚，可与生地黄、麦冬、枸杞子等养阴药同用。

4. 肺热咳嗽痰多，多与瓜蒌、贝母、枇杷叶等清肺化痰药同用。

【文献摘录】

《药性论》："能去风毒，肝中风热，毒风冲眼目，赤痛障翳，脑痛泪出，去心胸烦热。"

《日华子本草》："通小便淋涩，壮阳。治脱精，心烦。下气。"

【用药心得】

仇湘中认为车前子能祛风毒，利湿行气，健运足膝，临床上常用于痛风性关节炎、下肢深静脉血栓形成之下肢水肿的治疗。

五、萆薢

【性味归经】

苦，平。归肾、胃经。

【功效与应用】

1. 利湿去浊，用于膏淋、白浊。本品善利湿而分清去浊，为治膏淋要药。

2. 祛风除痹，用于风湿痹痛。本品能祛风除湿，通络止痛。善治腰膝痹痛，筋脉屈伸不利。

【用法用量】

煎服，10～15g。

【用药禁忌】

肾阴亏虚，遗精滑泄者慎用。

【现代研究】

1. 化学成分：萆薢含薯蓣皂苷等多种甾体皂苷，总皂苷水解后生成薯蓣皂苷元等。此外，还含鞣质、淀粉、蛋白质等。

2. 药理作用：萆薢含的薯蓣皂苷、克拉塞林苷均有抗真菌作用。

【临证配伍】

1. 膏淋，小便混浊，白如米泔。常与乌药、益智仁、石菖蒲同用，如萆解分清饮；亦可用治妇女白带属湿盛者，与猪苓、白术、泽泻同用。

2. 腰膝痹痛，若偏于寒湿者，可与附子、牛膝同用，如萆薢丸；属湿热者，则与黄柏、忍冬藤、防己等配伍用。

【文献摘录】

《本草纲目》："萆薢之功，长于祛风湿，所以能治缓弱顽痹、遗浊、恶疮诸病之属风湿者。"

《药品化义》："性味淡薄，长于渗湿，带苦亦能降下，主治风寒湿痹，男子白浊，茎中作痛，女人白带，病由胃中浊气下流所致，以此入胃祛湿，其症自愈。"

【用药心得】

仇湘中认为革薢入胃祛湿，促脾胃运化，能去浊分清。入肝经以祛湿理风。常用于老年人腰腿疼痛合并前列腺肥大者。

第六节 温 里 药

一、附子

【性味归经】

辛、甘，大热。有毒。归心、肾、脾经。

【功效与应用】

1. 回阳救逆，用于亡阳证，症见冷汗自出，四肢厥逆，脉微欲绝。本品能上助心阳以通脉，下补肾阳以益火，挽救散失的元阳，为“回阳救逆第一品药”。

2. 补火助阳，用于阳虚证。本品能温一身之阳，凡阳虚者如肾、脾、心诸脏及卫阳虚弱者均适用。

3. 散寒止痛，用于痹痛。本品辛散温通，有较强的散寒止痛作用。

【用法用量】

煎服，3～15g，入汤剂应先煎 30～60 分钟以减弱其毒性。

【用药禁忌】

孕妇禁用。不宜与半夏、瓜蒌、天花粉、贝母、白蔹、白及同用。

【现代研究】

本品主含生物碱如乌头碱、次甲基乌头碱等，另含脂类、有机酸及微量元素等。具有强心、抗心律失常、抗心肌缺血缺氧、抗休克、增强免疫功能、抗炎、镇痛、抗凝、抗血栓、抑制中枢等作用。所含乌头碱有毒，中毒时可见心率变慢、传导阻滞、室性期外收缩或室性心动过速、室性纤维颤动，严重时出现抽搐、昏迷以至死亡。

【临证配伍】

1. 回阳救逆，常与干姜、甘草同用，以加强其功效，即四逆汤。若阳衰气脱，大汗淋漓、气促喘急者，与大补元气的人参配伍，以回阳固脱，即参附汤。

2. 肾阳不足，命门火衰，而见阳痿宫冷，腰膝冷痛，夜尿频多者，每与肉桂、熟地黄、山茱萸等同用，如桂附八味丸。

3. 脾肾阳虚、寒湿内盛的脘腹冷痛，大便溏泻，常与党参、白术、干姜同用，如附子理中汤。

4. 脾肾阳虚，水气内停，见小便不利、肢体浮肿者，用之有助阳化气之功，常与健脾利水药白术、茯苓等同用，如真武汤。

5. 心阳不足，而见心悸气短、胸痹心痛者，可与人参、桂枝等同用。卫阳虚自汗出者，可与黄芪、桂枝同用。

6. 寒湿偏盛、周身骨节疼痛较甚者为适宜，可与桂枝、白术等同用，如甘草附子汤。

【文献摘录】

《本草纲目》：“治三阴经证，及阴毒伤寒，阴阳易病。”

《神农本草经》："风寒咳逆邪气，温中，寒湿，拘挛膝痛，不能行步，破癥坚积聚血瘕，金疮。"

【用药心得】

仇湘中常用附子配伍治疗寒湿痹阻筋骨之证。该药散寒除痹、通络止痛效果颇佳，临证运用时注意，要先煎，中病即止。

二、干姜

【性味归经】

辛，热。归脾、胃、肾、心、肺经。

【功效与应用】

1．温中散寒，用于脾胃寒证，症见脘腹冷痛，呕吐泄泻等。本品辛热燥烈，主入脾胃而长于温中散寒，健运脾阳。

2．回阳通脉，用于亡阳证。本品性味辛热，能回阳通脉。

3．温肺化饮，用于寒饮伏肺，见咳嗽气喘，形寒背冷，痰多清稀。

【用法用量】

煎服，3～9g。

【用药禁忌】

阴虚内热、血热妄行人群忌服；孕妇慎用。

【现代研究】

本品含挥发油，油中主要成分为姜烯、姜醇、水芹烯等。具有抗溃疡、抑制肠管收缩、利胆、抗缺氧、抗血栓及抗血小板聚集、镇吐、解热、镇痛、抗炎、抗菌、灭螺、抗血吸虫等作用。

【临证配伍】

1．脾胃寒证，无论外寒内侵之实证，或阳气不足之虚证均适用。若胃寒呕吐，脘腹冷痛，每配高良姜用，如二姜丸。若脾胃虚寒，脘腹冷痛，呕吐泄泻，多与党参、白术等配伍，如理中丸。

2．心肾阳虚，阴寒内盛所致的亡阳厥逆，脉微欲绝者，每与附子相须为用，如四逆汤。

3．温散肺寒而化痰饮。常与麻黄、细辛、五味子等同用，如小青龙汤。

【文献摘录】

《本草纲目》："干姜，能引血药入血分、气药入气分。又能去恶养新，有阳生阴长之意，故血虚者用之。凡人吐血、衄血、下血，有阴无阳者，亦宜用之，乃热因热用，从治之法也。"

《神农本草经》："主胸满咳逆上气，温中，止血，出汗，逐风湿痹，肠僻下痢，生者尤良。"

【用药心得】

仇湘中认为干姜能通经络、散经寒、追风通痹，是临床治疗痹证之良药。如四肢关节酸痛，游走不定，恶风，苔白者可用本品配防风、麻黄、桂枝、川芎、当归。

三、吴茱萸

【性味归经】

辛、苦，热。有小毒。归肝、脾、胃、肾经。

【功效与应用】

1．散寒止痛，用于寒滞肝脉诸痛证。本品辛散苦泄，性热祛寒，既散肝经之寒邪，又解肝经之郁滞，为治肝寒气滞诸痛的要药。

2．温中止呕，用于胃寒呕吐证。本品有温中散寒、降逆止呕之功。治中焦虚寒的脘腹冷痛，呕吐泛酸，常与人参、生姜等同用，如吴茱萸汤。治外寒内侵、胃失和降的呕吐，可与半夏、生姜等同用。

3．助阳止泻，用于虚寒泄泻证。本品能温脾益肾、助阳止泻。

此外，以本品为末醋调敷足心（涌泉穴），可治口疮、高血压病等。

【用法用量】

煎服，1～4.5g。外用适量。

【用药禁忌】

本品辛热燥烈，易耗气动火，故不宜多用、久服。

【现代研究】

本品含挥发油，油中主要成分为吴茱萸烯、罗勒烯、吴茱萸内酯等，此外尚含吴茱萸胺、吴茱萸碱等多种生物碱，具有抗溃疡、保肝、镇痛、抗缺氧、抗菌、抗凝和抗血栓形成等作用。

【临证配伍】

1．寒疝腹痛，常与小茴香、川楝子、木香等配伍，如导气汤。

2．厥阴头痛，常与人参、生姜等同用，如吴茱萸汤。

3．冲任虚寒、瘀血阻滞之痛经，可与桂枝、当归、川芎等同用，如温经汤。

4．寒湿脚气肿痛，或上冲入腹，常与木瓜、苏叶、槟榔等同用，如鸡鸣散。

5．脾肾阳虚，五更泄泻，多与补骨脂、肉豆蔻、五味子等同用，如四神丸。

【文献摘录】

《本草衍义》:“吴茱萸下气最速，肠虚人服之愈甚。”

《本草纲目》:“茱萸，辛热能散能温，苦热能燥能坚，故所治之证，皆取其散寒温中，燥湿解郁之功而已。”

【用药心得】

仇湘中常用吴茱萸配伍用治颈椎病，证属肝胃虚寒，浊阴上逆之厥阴头痛，巅顶头痛等，常获良效。

第七节　理　气　药

一、橘皮

【性味归经】

辛、苦，温。归脾、肺经。

【功效与应用】

1. 理气调中，用于脾胃气滞所致的脘腹胀满、恶心呕吐等证。

2. 燥湿化痰，用于湿痰、寒痰咳嗽。本品既能燥湿化痰，又能温化寒痰，而且能宣肺止咳，为治痰之要药。

【用法用量】

煎服，3～10g。

【用药禁忌】

中气虚的人群、胃虚有火呕吐、阴虚咳嗽生痰者慎用。

【现代研究】

本品含挥发油、黄酮苷、川皮酮及维生素 B_1、维生素 C 等。本品煎剂对家兔及小白鼠离体肠管，麻醉兔、犬胃及肠运动、小鼠离体子宫均有抑制作用，对麻醉兔的在体子宫可引起强直性收缩。鲜橘皮煎剂有扩张支气管的作用。黄酮苷有维生素 P 样作用，可降低毛细血管通透性、防止微细血管出血；增强纤维蛋白溶解、抗血栓形成；还有利胆作用。

【临证配伍】

1. 寒湿中阻的脾胃气滞，常与苍术、厚朴等同用，如平胃散。若脾胃气滞而消化不良，常与党参、白术同用，如异功散。如胃失和降，恶心呕哕，可配生姜同用，如橘皮汤。如肝气乘脾所致的腹痛泄泻，可配伍白术、白芍同用，即痛泻要方。

2. 湿痰咳嗽多与半夏同用，如二陈汤。治寒痰咳嗽，多与干姜、细辛等药同用。

【文献摘录】

《名医别录》:“下气，止呕。”

《本草纲目》:“疗呕哕反胃嘈杂，时吐清水。”

【用药心得】

仇湘中认为橘皮重在取其降阳明胃经之气，使在上的浊阴之邪下降，浊阴下降，则阳气归位，胃气降则肺气亦降，故能治干呕哕逆、胸痹轻症、咳嗽等气机上逆之病证。

二、木香

【性味归经】

辛、苦，温。归脾、胃、大肠、胆经。

【功效与应用】

行气止痛，用于脾胃气滞证及泻痢里急后重。本品善于行脾胃、大肠之滞气，为行气止痛及泻痢里急后重之要药。此外，本品又能疏利肝胆。

【用法用量】

煎服，3～10g。生用行气力强，煨用行气力缓而多用于止泻。

【用药禁忌】

脏腑燥热，胃气虚弱，元气虚脱及阴虚内热者禁用；阴虚津液不足者慎服。

【现代研究】

云木香含挥发油。木香对胃肠道有兴奋或抑制的双向作用。还有利尿、促进纤维蛋白溶解、促进消化液分泌、松弛气管平滑肌及抑制伤寒杆菌、志贺菌、大肠埃希菌及多种真菌的作用。

【临证配伍】

1. 脾胃气滞，脘腹胀痛，食少便溏，可与陈皮等药同用。治疗脾虚气滞，脘腹胀满，可与党参、白术、陈皮同用，如香砂六君子汤。治湿热泻痢里急后重，常与黄连配伍，如香连丸。对于饮食积滞的脘腹胀痛、大便秘结或泻而不爽，可与槟榔等同用，如木香槟榔丸。

2. 脾失运化、肝失疏泄而致脘腹胀痛、胁痛、黄疸，可与郁金、大黄、茵陈等药同用。现代还用于治疗胆石症、胆绞痛。

【文献摘录】

《本草经疏》："肺虚有热者，慎毋犯之。元气虚脱及阴虚内热，诸病有热，心痛属火者禁用。"

《药类法象》："木香，除肺中滞气，若治中下焦结滞，须用槟榔为使。"

【用药心得】

仇湘中临床上常取木香理气止痛之功，配伍治疗骨痹证。

三、香附

【性味归经】

辛、微苦、微甘，平。归肝、脾、三焦经。

【功效与应用】

1. 疏肝理气，用于肝气郁滞所致的胁肋作痛、脘腹胀痛及疝痛等证。本品为疏肝解郁行气止痛之要药。

2. 调经止痛，用于月经不调、痛经及乳房胀痛等证。

【用法用量】

煎服，6～12g。醋炙止痛力增强。

【用药禁忌】

气虚无滞、阴虚血热者忌服。

【现代研究】

本品含挥发油。此外，尚含生物碱、黄酮类及三萜类等。香附油对金黄色葡萄球菌有抑制作用。水煎剂有降低肠管紧张性和拮抗乙酰胆碱的作用。总生物碱、苷类、黄酮类及酚类化合物的水溶液有强心及降低血压的作用。

【临证配伍】

1. 肝气郁结之胁肋胀痛，多与柴胡、川芎等药同用，如柴胡疏肝散。治寒凝气滞、肝气犯胃之胃脘胀痛，可配高良姜同用，如良附丸。治寒疝腹痛，多与小茴香、乌药等同用。

2. 肝气郁结所致的月经不调，常配伍当归、川芎、白芍、柴胡治疗；如乳房结块，经前作胀，可配伍柴胡、当归、瓜蒌等药，以行气和营、疏肝散结。

【文献摘录】

《本草纲目》："散时气寒疫，利三焦，解六郁，消饮食积聚，痰饮痞满，跗肿，腹胀，脚气，止心腹、肢体、头、目、齿、耳诸痛。"

《滇南本草》："调血中之气，开郁，宽中，消食，止呕吐。"

【用药心得】

仇湘中临床常将香附配伍当归、川芎或白芍以活血通络、行气止痛；配伍柴胡、川芎以活血散瘀调经或疏肝理气、活血止痛。

第八节 止 血 药

三七

【性味归经】

甘、微苦，温。归肝、胃经。

【功效与应用】

1．化瘀止血，用于各种内外出血证，尤以有瘀者为宜。本品既能止血，又能散瘀，有止血而不留瘀，化瘀而不伤正之特点，为血证良药。

2．活血定痛，用于跌打损伤，瘀滞疼痛。本品能活血化瘀而消肿定痛，为伤科要药。

此外，近年来以其化瘀之功，用于冠心病、心绞痛、缺血性脑血管病、脑溢血后遗症等的治疗，均有较好疗效。

【用法用量】

多研末服，每次 1～1.5g，或入丸散；煎服，3～10g；外用适量，研末外掺或调敷。

【用药禁忌】

本品活血散瘀，故孕妇慎用。三七性温，故血热妄行，或出血而兼有阴虚口干者，不宜单独使用，须配凉血止血药或滋阴清热药同用。

【现代研究】

本品含三七皂苷、黄酮苷、槲皮素、槲皮苷、β- 谷甾醇。有止血作用，能缩短家兔凝血时间，止血活性成分为 β-N- 草酰基 -L-α，β- 二氨基丙酸。同时又有活血作用，有显著抗凝作用，能抑制血小板聚集，促进纤溶，并使全血黏度下降。能增加麻醉动物冠脉流量，降低心肌耗氧量，促进冠脉梗死区侧支循环的形成，增加心输出量并有抗心律失常作用，能扩张脑血管，增加脑血管血流量。有抗炎、镇痛、镇静、增强肾上腺皮质功能、调节糖代谢、保肝、抗衰老及抗肿瘤作用。

【临证配伍】

1．咯血、吐血、便血、尿血崩漏及外伤出血等，单味研末内服或外用即可奏效。亦可配花蕊石、血余炭同用，如化血丹。

2．可单味内服或外敷，或配活血行气药同用。如以疗伤止血著名的“云南白药”中，三七是主要成分。

【文献摘录】

《本草求真》：“专入肝胃，兼入心大肠。又名山漆。时珍曰：或云能合金疮。如漆黏物也。”

《本草从新》：“散血定痛。治吐血衄血，血痢血崩，目赤痈肿。”

【用药心得】

仇湘中认为三七为骨伤科常用药物，可与很多药物配伍使用。如与白及配伍，三七止血行瘀，白及护损生肌，二药合用，残瘀尽祛，新血自守；与大黄配伍，三七祛瘀生新，大黄破血逐瘀，二药合用止血消瘀；配伍黄芪，三七活血化瘀，黄芪健脾补气，二药合用补气活血。

第九节　活　血　药

一、川芎

【性味归经】

辛，温。归肝，胆、心包经。

【功效与应用】

1. 活血行气，用于血瘀气滞诸痛证。本品辛散温通，既能活血，又能行气，为“血中气药”，为妇科活血调经之要药，本品又能“中开郁结”，用于内科疾病。

2. 祛风止痛，用于头痛，风湿痹痛。本品辛温升散，能“上行头目”，祛风止痛。为治头痛之要药，无论风寒、风热、风湿，以及血虚、血瘀头痛，均可随证配伍用之。

【用法用量】

煎服，3～10g。

【用药禁忌】

本品味辛，性偏温燥，且有升散作用，故阴虚火旺，多汗者不宜使用。又本品性善走窜，活血行气之力较强，故月经过多者亦不宜应用。

【现代研究】

本品主含挥发油、生物碱（如川芎嗪等）、酚性物质（如阿魏酸等）。川芎嗪能抑制血管平滑肌收缩、扩张冠状动脉、增加冠脉血流量、改善心肌缺氧状况、降低心肌耗氧量、增加脑及肢体血流量、降低外周血管阻力、降压、降低血小板表面活性，抑制血小板聚集、预防血栓形成，现多用于冠心病心绞痛及脑血栓、偏头痛的治疗，已取得较好疗效。能增强小鼠巨噬细胞的吞噬功能，保护胃黏膜，还有利尿、抗肿瘤及抗放射作用。

【临证配伍】

1. 妇女月经不调、经闭、痛经、产后瘀滞腹痛等，常配当归、桃仁、香附等同用。若血瘀经闭、痛经，配赤芍、桃仁等，如血府逐瘀汤。若产后恶露不行，瘀滞腹痛，配当归、桃仁等，如生化汤。

2. 治肝郁气滞，胁肋疼痛者，常配柴胡、白芍、香附等，如柴胡疏肝饮。治瘀血停滞、胸胁刺痛，可与桃仁、红花、当归、柴胡等同用，如血府逐瘀汤。若心脉瘀阻，胸痹心痛者，常配丹参、桂枝、檀香等。近代以川芎及川芎为主的复方治冠心病心绞痛，有较好疗效。此外，本品为外伤科常用之品。外科之疮疡痈肿，脓已成而正虚难溃者，配黄芪、当归、皂角刺以托毒排脓，如《外科正宗》中记载的透脓散。治跌扑损伤，瘀血肿痛，常与三七、乳香、没药等同用，以活血消肿止痛。

3. 外感风寒头痛，常配白芷、细辛等同用，如川芎茶调散；风热头痛，配菊花、石膏、僵蚕等；风湿头痛，可配羌活、防风、藁本等，如羌活胜湿汤；血瘀头痛，可配当归、桃仁、红花等，如血府逐瘀汤；血虚头痛，可配当归、地黄、白芍等同用。故前人有“头痛不离川芎”之说。本品亦可用治风湿痹证，肢体疼痛麻木，能祛风活血止痛，常与独活、桂枝、防风等祛风湿通络药同用。

【文献摘录】

《日华子本草》:“治一切风，一切气，一切劳损，一切血，补五劳，壮筋骨，调众脉，破癥结宿血，养新血，长肉，鼻洪，吐血及溺血，痔瘘，脑痈发背，瘰疬瘿赘，疮疥，及排脓消瘀血。”

《神农本草经》:“主中风入脑头痛，寒痹，筋挛缓急，金创，妇人血闭无子。”

【用药心得】

仇湘中认为川芎常用于祛风止痛、祛瘀活血等，其中祛瘀活血功能运用最多，在临床上被广泛应用在瘀血阻滞等疾病中。同时，祛瘀活血功效还能治理头风头痛、风湿麻痹等各类病症，且效果明显。因此，称川芎为血中之气药，具有通达、止痛、辛散等功能。川芎还具备祛风燥湿、开郁行气等功效，主要用来治疗眩晕疼痛、寒痹痉挛、肋痛腹疼、头痛、经闭痛经、胸肋刺痛等。

二、延胡索

【性味归经】

辛，苦，温。归肝、脾、心经。

【功效与应用】

活血，行气，止痛。主要用于气血瘀滞诸痛证。本品辛散温通，为活血行气止痛之要药。既能入血分以活血祛瘀，又能入气分以行气散滞，尤以止痛效用卓著,《本草纲目》称其“能行血中气滞，气中血滞，故专治一身上下诸痛。”其止痛作用优良，无论何种痛证，均可配伍应用。

【用药禁忌】

孕妇忌服。

【现代研究】

本品主要含生物碱，为延胡索甲素、延胡索乙素、延胡索丙素、延胡索丑素等。有镇痛、镇静、催眠与安定作用，此外尚有轻度中枢性镇吐及降低体温的作用。醇提取物有扩张冠状血管、增加冠脉血流作用。延胡索总碱对某些实验性心律失常有效。有抗溃疡作用，能减少胃液分泌，降低胃酸量。

【用法用量】

煎服，3～10g；研末服，1.5～3g。多醋制后用。醋制后可使其有效成分的溶解度大大提高而加强止痛药效。

【临证配伍】

胸痹心痛，配瓜蒌、薤白或丹参、川芎等；治胃痛，配白术、枳实、白芍等；治肝郁气滞胁肋胀痛，配柴胡、郁金等；治妇女痛经、产后瘀滞腹痛，配当归、红花，香附等；治寒疝腹痛，配小茴香、吴茱萸等；治跌打损伤，配乳香、没药；治风湿痹痛，配秦艽、桂枝等。

【文献摘录】

《本草纲目》:“活血利气，止痛，通小便。”

《本经逢原》:“延胡索色黄入脾胃，能活血止痛，治小便溺血。得五灵脂同入肝经散血破滞。”

【用药心得】

仇湘中临床上常将延胡索配伍白芍。白芍酸甘化阴，延胡索行气活血止痛，两药相合，白芍防延胡索行气活血耗散太过，延胡索防白芍酸收而气机郁滞，辛开苦降，寒温并用，散中有收，行气不耗气，活血而不伤阴，常用于腰腿痛及关节疼痛治疗。

三、丹参

【性味归经】

苦，微寒。归心、肝经。

【功效与应用】

1. 活血祛瘀调经，用于各科瘀血阻滞病证。本品功能活血祛瘀，作用较强，能内达脏腑而化瘀滞，外利关节而通脉络。其活血祛瘀的适应范围很广，善调妇女经水，为妇科要药。因其性偏寒凉，故较适用于血热瘀滞者，为活血化瘀之要药，亦可用于内科胸腹疼痛诸证。此外，本品能通行血脉，适用于瘀血阻滞、血行不畅所致的肢体关节疼痛。

2. 凉血消痈，用于疮疡痈肿。本品性寒凉血，又能活血，有清瘀热以消痈肿之功。

3. 清心安神，用于热扰心神或血不养心之烦躁失眠。本品入心经，性寒凉，能清心凉血，除烦安神，且有养血作用。

【用法用量】

煎服，5～15g。活血化瘀宜酒炙用。

【用药禁忌】

反藜芦。

【现代研究】

丹参含丹参酮、原儿茶醛、原儿茶酸、丹参素等。能扩张冠状动脉、增加冠脉流量，改善心肌缺血、梗死状况，调整心律。并能扩张外周血管，改善微循环，有抗凝、促进纤溶、抑制血小板聚集、抑制血栓形成的作用。能降血脂、抑制家兔实验性冠脉大分支粥样斑块的形成。临床广泛应用于心、脑血管疾病，如冠心病心绞痛、缺血性中风等。可抑制或减轻肝细胞变性、坏死及炎症反应，促进肝细胞再生，并有抗纤维化作用。临床用治急性病毒性肝炎、慢性活动性肝炎及晚期血吸虫病肝肿大。能提高机体的耐缺氧能力、促进组织的修复、加速骨折的愈合、缩短红细胞及血色素恢复期、使网织红细胞增多。有抑制中枢神经的作用。此外，对多种细菌（如结核杆菌）有抑制作用，还有增强免疫，降低血糖及抗肿瘤作用。

【临证配伍】

1. 妇女月经不调，痛经，经闭，产后腹痛属瘀血阻滞者。可单味为末，酒调服，亦常与当归、川芎、益母草等同用，以加强疗效。

2. 胸痹心痛，脘腹疼痛，常配檀香、砂仁等同用，如丹参饮。治癥瘕积聚，常配三棱、莪术以祛瘀消癥。

3. 治风湿痹痛，常与防风、秦艽等祛风湿药同用。治跌打损伤，瘀滞作痛，常配当归、红花、川芎等活血祛瘀之品同用。

4．疮疡痈肿，常与金银花、连翘等清热解毒药同用。

5．热病邪入心营之心烦不寐，配生地黄、黄连、竹叶，如清营汤。治杂病心血不足，血不养心，心火偏旺之心悸失眠，则配生地黄、酸枣仁、柏子仁等，如天王补心丹。

【文献摘录】

《本草纲目》："活血，通心包络，治疝痛。"

《神农本草经》："心腹邪气，肠鸣幽幽如走水，寒热积聚，破癥除瘕，止烦满，益气。"

【用药心得】

仇湘中临床上常将丹参配伍党参或黄芪，丹参味苦，归心、肝经，具有凉血祛瘀，调经止痛作用。党参、黄芪性质平和，擅补脾胃之气，燥而不伤正，腻而不留湿，相伍使用，常治气虚血瘀的老年骨关节病，疗效颇佳。

四、红花

【性味归经】

辛，温。归心、肝经。

【功效与应用】

1．活血通经，用于血滞经闭，痛经，产后瘀滞腹痛等证。本品辛散温通，专入血分，活血祛瘀作用较强，为治血瘀证的常用之品，尤长于通经止痛。

2．祛瘀止痛，用于癥瘕积聚，心腹瘀痛及跌打损伤，血脉闭塞紫肿疼痛等。本品能活血祛瘀消癥，通畅血脉，消肿止痛。

3．活血化斑，用于斑疹色暗，热郁血瘀者，取本品活血祛瘀化滞之功。

【用法用量】

煎服，3～9g；外用适量。

【用药禁忌】

本品祛瘀力强，故孕妇忌服，有出血倾向者不宜多用。

【现代研究】

本品含红花黄素、红花苷、红花素、红花醌苷及新红花苷。另含红花油。红花煎剂有轻度兴奋心脏、增加冠脉流量的作用，对急性心肌缺血有减轻作用，并使心率减慢。红花黄素可提高抗缺氧能力，对乌头碱所致心律失常有一定对抗作用，有抑制血小板聚集和增加纤溶作用。红花油还有降低血脂的作用。此外，本品对免疫功能有调节作用，对子宫有兴奋作用，已孕子宫尤为明显。

【临证配伍】

1．血瘀所致的经闭、痛经等证，单用即可奏效，常与桃仁、当归、川芎等同用，如桃红四物汤。

2．癥积、心腹瘀痛及跌打损伤，配三棱、莪术等；治跌打损伤，瘀滞肿痛，配苏木、乳香、没药等，或用红花酊、红花油涂擦；治心脉瘀阻、胸痹心痛，配桂枝、瓜蒌、丹参等。

3．斑疹色暗，热郁血瘀，常配当归、紫草、大青叶等以活血凉血泄热解毒。

【文献摘录】

《唐本草》："治口噤不语，血结，产后诸疾。"

《开宝本草》："主产后血运口噤，腹内恶血不尽、绞痛，胎死腹中，并酒煮服。亦主蛊毒下血。"

【用药心得】

仇湘中临证体会，红花少量（3g 以内），具活血补血作用，适量（6～9g）具有活血通经之效，大量（9g 以上）具有破血逐瘀之功，临床应辨证使用。

五、桃仁

【性味归经】

苦、甘，平。有小毒。归心、肝、大肠经。

【功效与应用】

1. 活血祛瘀，用于瘀血所致的经闭、痛经、产后瘀滞腹痛、癥积、跌打损伤及肺痈、肠痈等证。本品味苦而入心肝血分，善泄血分之壅滞，祛瘀力较强，应用范围较广。

2. 润肠通便，用于肠燥便秘。本品为种仁，含油脂，能润燥滑肠。此外，本品还可用治咳嗽气喘，有止咳平喘作用，常配杏仁等同用。

【用法用量】

煎服，5～10g，宜捣碎入煎。

【用药禁忌】

孕妇忌服，便溏者慎用。本品有小毒，不可过量，过量可出现头痛、目眩、心悸，甚至呼吸衰竭而死亡。

【现代研究】本品含苦杏仁苷、苦杏仁酶、挥发油、脂肪油等。本品可促进初产妇子宫收缩，有抗凝及较弱的溶血作用，对血流阻滞，血行障碍有改善作用。能增加脑血流量，扩张兔耳血管，对呼吸中枢有抑制作用。脂肪油有润肠缓下作用。

【临证配伍】

1. 血瘀经闭、痛经，常与红花、当归、川芎等同用，如桃红四物汤。治产后瘀滞腹痛，常配炮姜、川芎等，如生化汤。治癥积痞块，配三棱、莪术等。治跌打损伤，瘀肿疼痛，常配当归、红花、大黄等，如复元活血汤。用治热壅血滞之肺痈、肠痈，本品常配清热药同用，以清热解毒、活血消痈。如苇茎汤（《备急千金要方》）、大黄牡丹汤（《金匮要略》）。

2. 肠燥便秘，常配杏仁、柏子仁等同用，如五仁丸。

【文献摘录】

《本草纲目》："桃仁行血，宜连皮、尖生用。润燥活血，宜汤浸去皮、尖炒黄用。或麦麸同炒，或烧存性，各随本方。双仁者有毒，不可食，说见杏仁下。"

《名医别录》："止咳逆上气，消心下坚硬，除卒暴击血，通月水，止心腹痛。"

【用药心得】

仇湘中临床擅用桃红四物汤加减治疗跌打损伤、瘀血证之腰腿疼痛，取桃仁之活血化瘀作用。

六、牛膝

【性味归经】

苦、甘、酸，平。归肝、肾经。

【功效与应用】

1. 活血通经，用于瘀血阻滞的经闭、痛经、月经不调、产后腹痛等以及跌打伤痛。川牛膝活血祛瘀力较强，长于活血通经，祛瘀止痛。

2. 补肝肾，强筋骨，用于肾虚腰痛及久痹腰膝酸痛乏力等。肝主筋，肾主骨，肝肾不足，则筋骨痿软，足膝乏力。本品归肝、肾二经，制用能补肝肾，强筋骨，尤以怀牛膝为佳。且性善下行，长于治疗下半身腰膝筋骨酸痛。

3. 利水通淋，用于淋证，水肿，小便不利。牛膝性善下行，能利水通淋。治热淋、血淋、砂淋等配冬葵子、瞿麦、滑石等。

4. 引火（血）下行，用于头痛、眩晕、吐血、衄血等火热上炎、阴虚火旺之证。本品味苦泄降，能导热下泄，引血下行，以降上炎之火。

【用法用量】

煎服，6～15g。活血通经、利水通淋、引火下行宜生用，多用川牛膝；补肝肾强筋骨宜酒炙用，多用怀牛膝。

【用药禁忌】

孕妇及月经过多者忌用。

【现代研究】

牛膝含昆虫变态激素，如促脱皮甾酮、牛膝甾酮。尚含三萜皂苷，水解后产生齐墩果酸。川牛膝提取物有抗生育和阻止胚胎着床的作用，对已孕及未孕子宫均显兴奋作用，有抗炎、镇痛作用。具有降血糖作用，其机制与促进蛋白质合成有关。怀牛膝有降血脂、增强免疫、抗凝血、抗衰老及抗肿瘤作用。

【临证配伍】

1. 妇科经产诸疾，常配桃仁、红花、当归等同用。亦能祛瘀疗伤，治跌打损伤，腰膝瘀痛者，配续断、当归、乳香、没药等同用。

2. 治肝肾亏虚，腰痛膝软者，常配杜仲、续断、熟地黄等补肝肾药同用。若痹痛日久，腰膝酸痛者，常配独活、桑寄生等祛风湿强筋骨药同用。若湿热下注，足膝痿软，则配苍术、黄柏同用，如三妙丸。

3. 水肿小便不利，配地黄、泽泻等。

4. 肝阳上亢之头痛眩晕目赤，则配代赭石、牡蛎等平肝潜阳，如镇肝息风汤。若阴虚火旺，虚火上炎所致之齿龈肿痛，口舌生疮，可配熟地黄、石膏、知母同用以清胃滋阴降火，如玉女煎。若气火上逆，迫血妄行之吐血、衄血，则配白茅根、山栀、代赭石等泻火凉血药同用，以引血下行，降火止血。

【文献摘录】

《本草纲目》："治久疟寒热，五淋尿血，茎中痛，下痢，喉痹口疮齿痛，痈肿恶疮伤折。"

《神农本草经》："寒湿痿痹，四肢拘挛，膝痛不可屈伸，逐血气，伤热火烂，堕胎，久服轻身耐老。"

【用药心得】

仇湘中认为牛膝药性的最大特点是能引血、引热、引药下行，故凡治疗下半身疾患，如腰膝疼痛、下肢痿软、跌扑损伤、瘀血不行、疮疡肿痛等，在辨证施治所用处方中，皆可加用牛膝作为药引，以引导其他药物的药力下行，增强疗效。

七、骨碎补

【性味归经】

苦，温。归肝、肾经。

【功效与应用】

1. 活血续伤，用于跌打损伤或创伤，筋骨损伤，瘀滞肿痛。本品能活血散瘀、消肿止痛、续筋接骨。以其入肾治骨，能治骨伤碎而得名，为伤科要药。

2. 补肾强骨，用于肾虚腰痛脚弱，耳鸣耳聋，牙痛，久泄。本品苦温入肾，能温补肾阳，强筋健骨，可治肾虚之证。

此外，本品还可用于斑秃、白癜风等病症的治疗。

【用法用量】

煎服，10～15g。外用适量，研末调敷或鲜品捣敷，亦可浸酒擦患处。

【用药禁忌】

阴虚火旺，血虚风燥慎用。

【现代研究】

1. 化学成分：含有柚皮苷、骨碎补双氢黄酮苷、骨碎补酸等。

2. 药理作用：水煎醇沉液有预防血清胆固醇、甘油三酯升高，并防止主动脉粥样硬化斑块形成的作用；骨碎补多糖和骨碎补双氢黄酮苷有降血脂和抗动脉硬化的作用。骨碎补能促进骨对钙的吸收，提高血钙和血磷水平，有利于骨折的愈合；改善软骨细胞，推迟骨细胞的退行性病变。此外，骨碎补双氢黄酮苷有明显的镇静、镇痛作用。

【临证配伍】

1. 跌扑损伤，可单用本品浸酒服，并外敷，亦可水煎服；或配伍没药、自然铜等，如骨碎补散（《太平圣惠方》）。

2. 肾虚腰痛脚弱，配补骨脂、牛膝，如神效方（《太平圣惠方》）；治肾虚耳鸣、耳聋、牙痛，配熟地黄、山茱萸等；治肾虚久泻，既可单用，如《本草纲目》以本品研末，入猪肾中煨熟食之；亦可与补骨脂、益智仁、吴茱萸等同用以加强温肾暖脾止泻之效。

【文献摘录】

《本草正》："疗骨中邪毒，风热疼痛，或外感风湿，以致两足痿弱疼痛。"

《药性论》："主骨中毒气，风血疼痛，五劳六极，口（一作'足'）手不收，上热下冷。"

【用药心得】

仇湘中认为骨碎补性温味苦，苦能泻能燥，温能通能散，骨碎补入肾补骨，补中有行，行中有补，具有活血、续伤止痛的功效。用于肾阳虚衰、脾运失司、气血瘀滞的腰腿疼痛，症见腰膝冷痛、两足痿弱、肢体麻木等。

八、穿山甲

【性味归经】

咸，微寒。归肝、胃经。

【功效与应用】

本品具有活血消癥，通经，下乳，消肿排脓之功效，用于：

1. 癥瘕，经闭。本品善于走窜，性专行散，既能活血祛瘀，又能消癥通经。

2. 风湿痹痛，中风瘫痪。本品性善走窜，内达脏腑，外通经络，活血祛瘀力强，能通利经络，透达关节。

3. 产后乳汁不下。本品活血走窜，擅长通经下乳，为治疗产后乳汁不下之要药。

4. 痈肿疮毒，瘰疬。本品能活血消痈，消肿排脓，可使脓未成者消散，已成脓者速溃，为治疗疮疡肿痛之要药。

【用法用量】

煎服，3～10g。研末吞服，每次1～1.5g。

【用药禁忌】

孕妇慎用。痈肿已溃者忌用。

【现代研究】

1. 化学成分：含硬脂酸、胆甾醇、二十三酰丁胺、碳原子数26和29的二个脂肪族酰胺、L-丝-L酪环二肽和D-丝-酪环二肽以及挥发油、水溶性生物碱、18种元素、16种氨基酸和无机物。

2. 药理作用：水煎液能明显延长小鼠和大鼠凝血时间，降低血液黏度；水提醇沉剂有直接扩张血管壁降低外周阻力，显著增加股动脉血流量的作用；水提液和醇提液有抗炎作用，水提液尚有抗心肌缺氧、升高白细胞的作用。

【临证配伍】

1. 治疗癥瘕，可配伍鳖甲、大黄、赤芍等药用，如穿山甲散；治疗血瘀经闭，可配伍当归、红花、桃仁，如化瘀汤。

2. 治风湿痹痛，关节不利，麻木拘挛，常配川芎、羌活、白花蛇等药用；治中风瘫痪，手足不举，可配大川乌等研末调敷，如趁风膏。

3. 产后乳汁不下，可单用研末，以酒冲服，谓之涌泉散。临床常与王不留行、木通、黄芪同用，如穿山甲下乳汤；若配黄芪、党参、当归、白芍等补益气血之品，可治气血虚乳汁稀少；若配伍当归、柴胡、川芎等，可治因肝气郁滞而致乳汁不下，乳房胀痛，如下乳涌泉散。

4. 疮痈初起，常配金银花、天花粉、皂角刺等以清热解毒、活血消痈，如仙方活命饮；治疮痈脓成未溃则配黄芪、当归、皂角刺以托毒排脓，如透脓散；治瘰疬，可配夏枯草、贝母、玄参以散结消瘰。

【文献摘录】

《医学衷中参西录》："疗骨中邪毒，风热疼痛，或外感风湿，以致两足痿弱疼痛。"

【用药心得】

仇湘中临证常将穿山甲与全蝎相配伍，全蝎乃风行要药，其能治风者，亦能走窜经络，可祛风淫，可利湿痹；穿山甲搜风之力强而迅速，内达脏腑，外通经络。两药与祛风、除湿、活血药相配伍治疗类风湿性关节炎、骨关节炎等引起的手足麻木僵硬，以及腰椎、颈椎间盘突出压迫神经所致的疼痛麻木者，获效颇速。

第十节　化痰止咳药

一、半夏

【性味归经】

辛，温。有毒。归脾、胃、肺经。

【功效与应用】

1．燥湿化痰，用于湿痰证。脾为生痰之源，肺为贮痰之器。脾不化湿，痰涎壅滞以致出现痰多、咳嗽、气逆等症。本品入脾、肺二经。辛温而燥，善燥湿浊而化痰，为治湿痰要药。尤善治脏腑之湿痰。

2．降逆止呕，用于胃气上逆呕吐。胃气以降为顺。由于痰浊内阻，升降失常，胃气上逆则恶心、呕吐。半夏既能燥湿以化痰，又能降逆以和胃，为止呕要药。各种原因的呕吐，皆可随证配伍用之。因其性温燥，故对痰饮或胃寒呕吐尤宜。

3．消痞散结，用于心下痞、结胸、梅核气等。

4．外用消肿止痛，用于痈疽肿毒及毒蛇咬伤。本品内服能消痰散结，外用能消肿止痛。治痈疽发背、无名肿毒、毒蛇咬伤，以生品研末或鲜品捣敷。

【用法用量】

煎服，3～10g；外用适量。内服一般宜制用。姜半夏长于降逆止呕；半夏温燥之性较强，长于燥湿和胃；清半夏，温燥之性减，长于化湿痰；半夏曲则有化痰消食之功。至于竹沥半夏，药性由温变凉，能清化热痰，主治热痰、风痰之证。

【用药禁忌】

不宜与乌头配伍。本品药性温燥，阴亏燥咳、出血证当慎用。

【现代研究】

本品含β-谷甾醇、葡萄糖苷、多种氨基酸和挥发油、皂苷、辛辣性醇类、胆碱、左旋麻黄碱等。对咳嗽中枢有抑制作用，可解除支气管痉挛，并使支气管分泌减少而有镇咳祛痰作用。可抑制呕吐中枢而止呕。所含葡萄糖醛酸的衍化物，有显著的解毒作用。半夏对小鼠有明显的抗早孕作用，煎剂可降低眼内压。

【临证配伍】

1．治痰湿阻肺之咳嗽气逆、痰多质稀者，常配陈皮、茯苓等同用，以增强燥湿化痰之功，如二陈汤。若兼表寒，痰多清稀，可与麻黄、桂枝、细辛、干姜等解表散寒、温肺化饮之品同用，如小青龙汤。治湿痰眩晕，则配天麻、白术以化痰息风，如半夏白术天麻汤。若治寒气痰浊结聚的胸痹证，以本品配瓜蒌、薤白等同用，有加强化痰散结的作用，如瓜蒌薤白半夏汤。

2．常配生姜同用，以加强温中止呕之功，如小半夏汤。若胃热呕吐，则可配黄连、竹茹等清胃止呕之品同用。胃阴虚呕吐，则与石斛、麦冬等养胃阴之品同用。若胃气虚呕吐，则配人参、白蜜同用，补气益胃以治其虚，如大半夏汤。

3．本品还具有辛开散结，化痰消痞之功。治心下痞满，配干姜、黄连、黄芩，以苦辛通降，开痞散结，如半夏泻心汤。治痰热结胸，常与瓜蒌、黄连等清热化痰药同用，如小陷胸汤。治气滞痰凝，咽中如有物阻的梅核气证，无热象者，常与厚朴、苏叶、茯苓等同用，以行气解郁，化痰散结，如半夏厚朴汤。对于瘿瘤痰核，可与昆布、海藻、浙贝母等软坚散结药同用。

【文献摘录】

《神农本草经》："主伤寒寒热，心下坚，下气，喉咽肿痛，头眩胸胀，咳逆，肠鸣，止汗。"

《药性论》："消痰涎，开胃健脾，止呕吐，去胸中痰满，下肺气，主咳结。新生者摩涂痈肿不消，能除瘤瘿。气虚而有痰气，加而用之。"

【用药心得】

仇湘中在临证中善于通过不同的配伍发挥半夏祛痰的作用。常与细辛、天南星配伍，主要用于治疗痰饮结胸所致的眩晕症。

二、天南星

【性味归经】

苦、辛，温。有毒。归肺、肝、脾经。

【功效与应用】

1. 燥湿化痰，用于湿痰、寒痰证。本品燥湿化痰功似半夏而温燥之性更甚，祛痰作用较强。

2. 祛风解痉，用于风痰证，如眩晕、中风、癫痫、口眼歪斜及破伤风等。本品专走经络，善祛风痰而止痉。

3. 外用消肿止痛，用于痈肿痰核、毒蛇咬伤等。本品外用有消肿散结止痛之功。

【用法用量】

煎服，3～10g，多制用。外用适量。胆南星以牛胆汁制过，性凉，能清热化痰，息风定惊，主要用于热痰、风痰之中风、惊痫、眩晕、喘咳等证。

【用药禁忌】

本品辛烈温燥，阴虚燥痰及孕妇忌用。

【现代研究】

本品主含三萜皂苷、安息香酸、氨基酸、D-甘露醇等。煎剂具有祛痰及抗惊厥、镇静、镇痛作用，水提取液对小鼠实验性肿瘤有明显抑制作用。近年来以生南星内服或局部应用治疗癌肿有一定效果，以子宫颈癌为多用。此外，提取物二酮哌嗪类生物碱还有抗心律失常作用。

【临证配伍】

1. 治顽痰阻肺，咳喘胸闷，痰多色白清稀，常配半夏、枳实等，如导痰汤，若属痰热咳嗽，咯痰黄稠，则须配黄芩、瓜蒌等清热化痰药用之。

2. 治风痰眩晕，配半夏、天麻等。治风痰留滞经络，半身不遂，手足顽麻，口眼歪斜等，则配半夏、川乌、白附子等。治破伤风角弓反张，痰涎壅盛，则配白附子、天麻、防风等，如玉真散。治疗癫痫，痰浊踞扰包络，上蒙清窍，用本品配半夏、石菖蒲等豁痰开郁。

3. 治痈疽肿痛、痰核，可研末醋调敷；治毒蛇咬伤，可配雄黄外敷。

【文献摘录】

《神农本草经》："主心痛，寒热结气，积聚伏梁，伤筋，痿，拘缓。利水道。"

《药性论》："能治风眩目转，主疝瘕肠痛，主伤寒时疾。强阴。"

《开宝本草》："主中风，除痰麻痹，下气，破坚积，消痈肿，利胸膈，散血，堕胎。"

【用药心得】

仇湘中临证中常与半夏、白附子等化痰药同用治疗痰浊停滞所致骨关节炎疼痛。

三、桔梗

【性味归经】

苦、辛，平。归肺经。

【功效与应用】

1. 宣肺祛痰，用于肺气不宣的咳嗽痰多，胸闷不畅。本品辛散苦泄，宣开肺气，祛痰利气，治疗咳嗽痰多，无论属寒属热皆可应用。风寒者，配紫苏、杏仁，如杏苏散。风热者，配桑叶、菊花、杏仁，如桑菊饮。若痰阻气滞，升降失司，胸膈痞闷者，配枳壳以升降气机，理气宽胸。

2. 利咽，用于咽喉肿痛，失音。

3. 排脓，用于肺痈咳吐脓痰。

【用法用量】

煎服，3～10g。

【用药禁忌】

本品性升散，凡气机上逆，呕吐、呛咳、眩晕、阴虚火旺咯血等，不宜单用。用量过大易致恶心呕吐。

【现代研究】

本品含多种皂苷，主要为桔梗皂苷，另外还含菊糖、植物甾醇等。本品能反射性增加气管分泌，稀释痰液而有较强的祛痰作用，并有镇咳作用。所含桔梗皂苷有抗炎作用，能抑制胃液分泌和抗溃疡，还有解痉、镇痛、镇静、降血糖、降血脂等作用。

【临证配伍】

1. 本品能宣肺利咽开音。凡外邪犯肺，咽痛失音者，配甘草、牛蒡子等，如桔梗汤及加味甘桔汤。若咽喉肿痛，热毒盛者，配射干、马勃、板蓝根等以清热解毒利咽。

2. 本品性散上行，能利肺气以排壅肺之脓痰。临床上常配鱼腥草、冬瓜仁等，以加强清肺排脓之效。

【文献摘录】

《神农本草经》："主胸胁痛如刀刺，腹满肠鸣幽幽，惊恐悸气。"

《珍珠囊药性赋》："其用有四：止咽痛，兼除鼻塞；利膈气，仍治肺痈；一为诸药之舟楫；一为肺部之引经。"

【用药心得】

因桔梗有载药上行的作用，可作舟楫之剂，载诸药上浮。仇湘中临证对于颈椎病或因颈椎病变引发的眩晕、上肢麻木疼痛等，常在辨证论治的基础上加入桔梗，以引药上行。

四、瓜蒌

【性味归经】

甘、微苦，寒。归肺、胃、大肠经。

【功效与应用】

1．清热化痰，用于痰热咳喘的治疗。本品甘寒清润，有清肺化痰之功，用于肺热咳嗽，痰稠不易咯出之证。

2．利气宽胸，用于胸痹、结胸的治疗。本品既能清化痰热，又能宽胸散结，故可通利胸膈之痹塞，为治胸痹、结胸要药。

3．润肠通便，用于肠燥便秘。

【用法用量】

煎服，全瓜蒌 10～20g，瓜蒌皮 6～12g，瓜蒌仁 10～15g 打碎入煎。瓜蒌皮用于清肺化痰，利气宽中；瓜蒌仁主润燥滑肠；全瓜蒌则上清肺胃之热而化痰散结，下润大肠之燥而滑肠通便，应用更加广泛。

【用药禁忌】

本品性寒润而滑肠，脾虚便溏及湿痰、寒痰者忌用。反乌头。

【现代研究】

瓜蒌主含三萜皂苷。种子含脂肪油、皂苷。瓜蒌皮含多种氨基酸及生物碱等。本品有祛痰、扩张冠状动脉、增加冠脉流量、抗缺氧、降血脂作用。临床用于冠心病的治疗，有较好疗效。对多种病菌有抑制作用。瓜蒌仁有致泻作用。

【临证配伍】

1．临床常配知母、浙贝母等同用。若痰热内结，咳痰黄稠，胸闷而大便不畅者，又可配以黄芩、胆南星、枳实等，如清气化痰丸。

2．治痰浊痹阻，胸阳不通之胸痹，可配薤白、半夏同用，如瓜蒌薤白白酒汤、瓜蒌薤白半夏汤。治痰热结胸，胸膈痞满，按之则痛者，则配黄连、半夏，如小陷胸汤。

3．瓜蒌仁质润多油，有润肠通便之功，用治胃肠实热、肠燥便秘者，常配火麻仁、郁李仁等同用。

【文献摘录】

《本草纲目》:“润肺燥，降火，治咳嗽，涤痰结，利咽喉，止消渴，利大肠消痈肿疮毒。”

《本草述》:“栝蒌实，阴厚而脂润，故于热燥之痰为对待之剂。若用于寒痰、湿痰、气虚所结之痰、饮食积聚之痰，皆无益而有害者也。”

【用药心得】

仇湘中在临证中对于骨痹合并心下痞满、胀痛、食欲不振、大便不利、便秘等证，常用瓜蒌与枳实、火麻仁等配伍。

第十一节　平肝息风药

一、钩藤

【性味归经】

甘，微寒。归肝、心包经。

【功效与应用】

1．息风止痉，用于肝风内动，惊痫抽搐。钩藤甘而微寒，入肝，息风止痉作用和缓，为治疗肝风内动，惊痫抽搐之常用药，亦多用于小儿。

2．清热平肝，用于头痛、眩晕。

此外，本品与蝉蜕、薄荷同用，可治疗小儿夜啼，有凉肝止惊之效。

【用法用量】

煎服，10～15g。其有效成分钩藤碱加热后易破坏，故不宜久煎，一般不超过20分钟。

【现代研究】

本品含钩藤碱、异钩藤碱，有降压、抗心律失常作用。煎剂有明显的镇静作用，但无催眠作用，可降低大脑皮层的兴奋性。能抑制离体肠管，兴奋大鼠离体子宫。

【临证配伍】

1．治小儿惊风壮热神昏、牙关紧闭、手足抽搐等症，常与天麻、全蝎等同用，即钩藤饮。用治温热病热极生风，痉挛抽搐，多与羚羊角、白芍、菊花等配伍，如羚角钩藤汤。用治诸痫啼叫，痉挛抽搐，可与天竺黄、蝉蜕、黄连等同用，如钩藤饮子。

2．本品既清肝热，又平肝阳，故可用治肝火上攻或肝阳上亢之头痛、眩晕。属肝火者，常与夏枯草、栀子、黄芩等配伍；属肝阳者，常与天麻、石决明、菊花等配伍。

【用药禁忌】

本品最能盗气，虚者勿投（《本草新编》），无火者勿服（《本草从新》）。

【文献摘录】

《本草述》："治中风瘫痪，口眼歪斜，及一切手足走注疼痛，肢节挛急。又治远年痛风瘫痪，筋脉拘急作痛不已者。"

《本草纲目》："钩藤，手、足厥阴药也。足厥阴主风，手厥阴主火，惊痫眩晕，皆肝风相火之病，钩藤通心包于肝木，风静火熄，则诸证自除。"

【用药心得】

仇湘中在临床，常用钩藤与天麻、菊花配伍用于治疗颈性头晕或上肢麻木、头重脚轻；也与牛膝、全蝎配伍治疗膝软无力、下肢麻木胀痛。

二、天麻

【性味归经】

甘，平。归肝经。

【功效与应用】

1．息风止痉，用于肝风内动，惊痫抽搐。

2．平抑肝阳，用于眩晕、头痛。天麻既息肝风，又平肝阳，故为止眩晕头痛之良药。不论虚证实证，随不同配伍皆可应用，且功效显著。

3．祛风通络，用于肢麻痉挛抽搐，风湿痹痛。

【用法用量】

煎服，3～10g。研末冲服，每次1～1.5g。

【用药禁忌】

血虚、阴虚以及津液衰少者慎用。

【现代研究】

天麻含天麻素、天麻苷元、香荚兰醇、香荚兰醛等。有镇静、抗惊厥、镇痛作用。

能提高学习记忆能力，延缓衰老。可降低外周血管和冠状血管阻力而具有温和的降压作用。天麻多糖有免疫活性，能增强机体免疫功能。

【临证配伍】

1. 天麻入肝，功能息风止痉，且甘润不烈，作用平和，故可用治各种病因之肝风内动，惊痫抽搐，不论寒热虚实，皆可配伍应用。其治肝风疗效卓著，有定风草、治风神药之称。如用治小儿急惊风，可将本品与羚羊角、钩藤、全蝎等药配伍，即钩藤饮子；用治小儿脾虚慢惊，则与人参、白术、白僵蚕等药配伍，如醒脾丸；用治破伤风痉挛抽搐、角弓反张，又与天南星、白附子、防风等药配伍，如玉真散。

2. 天麻有祛外风，通经络的作用。用治风中经络手足不遂、肢体麻木、痉挛抽搐等症，常与川芎同用，如天麻丸。用治风湿痹痛关节屈伸不利者，多与秦艽、羌活、桑枝等祛风湿药同用，如秦艽天麻汤。

3. 治风痰上扰之眩晕、头痛，常与半夏、白术、茯苓等同用，如半夏白术天麻汤。

【文献摘录】

《用药法象》："疗大人风热头痛；小儿风痫惊悸；诸风麻痹不仁；风热语言不遂。"

《本草汇言》："主头风，头痛，头晕虚旋，癫痫强痉，四肢挛急，语言不顺，一切中风，风痰。"

【用药心得】

仇湘中临床常用天麻与川芎、防风配伍用于治疗肢体麻木、偏正头痛、头晕、风痹、半身不遂等；也常用天麻与全蝎、蜈蚣等虫类药配伍治疗惊风、抽搐、风湿痹痛、关节不利等症。同时仇湘中强调钩藤、羚羊角、天麻虽均有平肝息风、平抑肝阳之功，均可治肝风内动、肝阳上亢之证，然钩藤性凉，轻清透达，长于清热息风，用治小儿高热惊风轻证为宜；羚羊角性寒，清热力强，除用治热极生风证外，又能清心解毒，多用于高热神昏、热毒发斑等；天麻甘平质润，清热之力不及钩藤、羚羊角，但治肝风内动、惊痫抽搐之证，不论寒热虚实皆可配伍应用，且能祛风止痛，在临证时要灵活运用。

三、地龙

【性味归经】

咸，寒。归肝、脾、膀胱经。

【功效与应用】

1. 清热息风，用于高热惊痫、癫狂。地龙咸寒降泄，性走窜，既能息风止痉，又善清解高热，故适用于高热所致的狂躁、惊风抽搐、癫痫等症。

2. 通经活络，用于痹证及半身不遂。地龙长于通行经络，用于多种原因引起的经络阻滞，血脉不畅，肢节不利之证。

3. 清肺平喘，用于肺热哮喘。本品又清肺热平喘。

4. 清热利尿，用于热结膀胱，小便不利或尿闭不通。本品咸寒走下入肾，能清热结、利水道，用治小便不利或尿闭不通，可用鲜品捣烂，浸水，滤取浓汁服，也可与车前子、木通、泽泻等利水渗湿药同用。

【用法用量】

煎服，5～15g；鲜品 10～20g。研末吞服，每次 1～2g。

【用药禁忌】

脾胃素弱，或无实热之证者忌用。

【现代研究】

本品含蚯蚓解热碱、蚯蚓素、蚯蚓毒素及黄嘌呤、腺嘌呤、鸟嘌呤、胆碱等。具有解热、镇静、抗惊厥作用。有缓慢而持久的降压作用。能显著舒张支气管，而起平喘作用。有明显的抑制血栓形成作用。从广地龙中提取一种针状结晶，对离体和在体子宫及肠道平滑肌有兴奋作用。此外，还有抗突变、抗疲劳、利尿作用等。

【临证配伍】

1．治疗温病热极生风神昏谵语、痉挛抽搐，可单用本品煎服取效，或与钩藤、牛黄、白僵蚕等息风止痉药同用。治疗小儿惊风，高热、抽搐，可以本品研烂，与朱砂共为丸服。治疗高热狂躁或癫痫，常单用鲜品，同盐化为水，饮服。

2．因其性寒能清热，故适宜治疗关节红肿疼痛、屈伸不利之热痹，常与防己、秦艽、忍冬藤等除湿热、通经络药物配伍。亦用治风寒湿痹，肢体关节麻木、疼痛、屈伸不利等症，可与川乌、天南星、乳香等配伍，如小活络丹。治疗气虚血滞，中风后经络不利、半身不遂、口眼歪斜等症，常与黄芪、当归、川芎等配伍，如补阳还五汤。

3．用治邪热壅肺，肺失肃降之喘息不止，喉中哮鸣有声者，单用研末内服即效，亦可与麻黄、石膏、杏仁等同用。

【文献摘录】

《本草纲目》："性寒而下行，性寒故能解诸热疾，下行故能利小便，治足疾而通经络也。"

【用药心得】

仇湘中临床用地龙，常与附子、蜈蚣配伍用于治疗寒湿痹痛不能转侧，骨节烦疼，关节不得屈伸；也常与川乌、没药配伍用于治疗风寒湿邪留滞经络导致的气血不得宣通，营卫失其舒畅所导致的肢体掣痛，关节屈伸不利等。同时他指出，川乌、附子有大毒，取其功效的同时应注意用量。

四、全蝎

【性味归经】

辛，平。有毒。归肝经。

【功效与应用】

1．息风止痉，用于痉挛抽搐。本品主入肝经，性善走窜，既平肝息风，又搜风通络，兼具息风止痉及搜风止痉之效。

2．攻毒散结，用于疮疡肿毒，瘰疬结核。本品味辛、有毒，辛以散结，以毒攻毒。治疮毒、结核，可内服，亦可外敷。据《医学衷中参西录》记载：以本品 10 枚，焙焦，分二次，黄酒下，消颌下肿硬。

3．通络止痛，用于风湿顽痹、偏正头痛。

【用法用量】

煎服，2～5g；研末吞服，每次 0.6～1g。外用适量。

【用药禁忌】

本品性善走窜，孕妇慎用。因本品有毒，用量不宜过大。一般常用量，无明显毒副作用。内服中毒量为 30～60g。

【现代研究】

本品含蝎毒，为一种类似蛇毒神经毒的蛋白质，主要危害是使呼吸麻痹。但含硫量较少，故作用时间短。并含三甲胺、甜菜碱、牛磺酸、软脂酸、硬脂酸、胆甾醇、卵磷脂及铵盐等。有抗惊厥、降压、镇静及镇痛作用。能抑制血栓形成，并有抗肿瘤作用。

【临证配伍】

用治各种原因之痉挛抽搐，常与蜈蚣同用，研细末服，即止痉散。如用治小儿急惊风高热、神昏、抽搐，常与羚羊角、钩藤、天麻等清热、息风药物配伍。用治小儿慢惊风抽搐，常与党参、白术、天麻等益气健脾、息风止痉药物配伍。用治痰迷癫痫抽搐，可与郁金、白矾等份，研细末服。用治破伤风痉挛抽搐、角弓反张，又与蜈蚣、天南星、蝉蜕等配伍，如五虎追风散；或与蜈蚣、钩藤、朱砂等配伍亦效，如摄风散。用治中风面瘫，口眼歪斜，或面部肌肉抽动者，可与白僵蚕、白附子同用，如牵正散。

【文献摘录】

《开宝本草》:“疗诸风瘾疹及中风半身不遂，口眼歪斜，语涩，手足抽掣。”

《本草从新》:“治诸风掉眩，惊痫抽掣，口眼歪斜……厥阴风木之病。”

【用药心得】

仇湘中临床常将全蝎与川乌、白花蛇、没药等祛风、活血、舒筋活络之品同用，治疗风寒湿痹久治不愈，筋脉拘挛，甚则关节变形之顽痹，作用颇佳；亦常用于顽固性偏正头痛的治疗，常与蜈蚣、白僵蚕、白附子、川芎等同用。

五、蜈蚣

【性味归经】

辛，温。有毒。归肝经。

【功效与应用】

1. 息风止痉，用于痉挛抽搐。蜈蚣辛温，性善走窜，通达内外。
2. 攻毒散结，用于疮疡肿毒、瘰疬结核。本品以毒攻毒，味辛散结。
3. 通络止痛，用于风湿顽痹、顽固性头痛。

【用法用量】

煎服，1～3g；研末吞服，每次 0.6～1g。外用适量，可研末用或油浸涂敷患处。

【用药禁忌】

本品有毒，用量不宜过大，孕妇忌服。

【现代研究】

本品除含毒性成分外，尚含脂肪油、胆甾醇、蚁酸及多种氨基酸。蜈蚣有抗惊厥及扩张血管、降压作用。蜈蚣水浸剂对结核杆菌及多种皮肤真菌有不同程度的抑制作用，并有促进免疫、抗肿瘤作用。

【临证配伍】

1. 蜈蚣比全蝎有更强的息内风及搜风通络作用，二者常相须为用，治疗多种原因引起的痉挛抽搐，如止痉散。经适当配伍，亦可用于急慢惊风、破伤风、中风口眼歪斜等证。

2. 以本品同雄黄、猪胆汁配伍制膏，外敷恶疮肿毒颇佳，如不二散。与茶叶共为细末，敷治瘰疬溃烂。若以本品焙黄，研细末，开水送服，或与黄连、大黄、生甘草等同用，可治毒蛇咬伤。

3. 本品亦有与全蝎相似的搜风通络止痛作用，用于风湿顽痹，可与防风、独活、威灵仙等祛风、除湿、通络药物同用。治疗久治不愈之顽固性头痛或偏正头痛，可与天麻、川芎、白僵蚕等同用。

【文献摘录】

《神农本草经》："瞰诸蛇、虫、鱼毒……去三虫。"

《本草纲目》："小儿惊痫风搐，脐风口噤、丹毒、秃疮、瘰疬、便毒、痔漏、蛇瘕、蛇瘴、蛇伤。"

【用药心得】

仇湘中临床常用蜈蚣与全蝎配伍，治疗顽固性筋骨关节疼痛；常用蜈蚣与钩藤配伍，治疗肝风、肝阳所致的顽固性头痛、头面部痉挛抽搐等。

六、僵蚕

【性味归经】

咸、辛，平。归肝、肺、胃经。

【功效与应用】

本品具有祛风定惊，化痰散结之功效，可治疗：

1. 惊痫抽搐。本品味咸、辛，性平，入肝、肺二经，既能息风止痉，又能化痰定惊，故对惊风、癫痫而挟痰热者尤为适宜。

2. 风中经络，口眼歪斜。本品味辛行散，能祛风、化痰、通络，常与全蝎、白附子等同用，如牵正散（《杨氏家藏方》）。

3. 风热头痛，目赤，咽痛，风疹瘙痒。本品辛散，入肝、肺二经，有祛外风、散风热、止痛、止痒之功。

4. 痰核、瘰疬。本品味咸，能软坚散结，又兼可化痰，故可用治痰核、瘰疬，可单用为末，或与浙贝母、夏枯草、连翘等化痰散结药同用。亦可用治乳腺炎、流行性腮腺炎、疔疮痈肿等症，可与金银花、连翘、板蓝根、黄芩等清热解毒药同用。

【用法用量】

煎服，5～9g。研末吞服，每次1～1.5g；散风热宜生用，其他多制用。

【用药禁忌】

心虚不宁、血虚生风者慎服。

【现代研究】

1. 化学成分：本品主要含蛋白质、脂肪，尚含多种氨基酸以及铁、锌、铜、锰、铬等微量元素。白僵蚕体表的白粉中含草酸铵。

2. 药理作用：僵蚕醇水浸出液对小鼠、家兔均有催眠、抗惊厥作用；其提取液在体内外均有较强的抗凝作用；僵蚕粉有较好的降血糖作用；体外试验，对金黄色葡萄球菌、铜绿假单胞菌有轻度的抑菌作用，其醇提取物体外有抑制人体肝癌细胞的作用，可用于直肠瘤型息肉的治疗。

【临证配伍】

1. 治高热抽搐者，可与蝉衣、钩藤、菊花同用。治急惊风，痰喘发痉者，以本品同全蝎、天麻、朱砂、牛黄、胆南星等配伍，如千金散（《寿世保元》）；若用治小儿脾虚久泻、慢惊搐搦者，又当与党参、白术、天麻、全蝎等益气健脾，息风定惊药配伍，如醒脾散（《古今医统》）；用治破伤风角弓反张者，则与全蝎、蜈蚣、钩藤等配伍，如撮风散（《证治准绳》）。

2. 用治肝经风热上攻之头痛、目赤肿痛、迎风流泪等症，常与桑叶、木贼、荆芥等疏风清热之品配伍，如白僵蚕散（《证治准绳》）；用治风热上攻，咽喉肿痛、声音嘶哑者，可与桔梗、薄荷、荆芥、防风、甘草等同用，如六味汤（《咽喉秘集》）；治疗风疹瘙痒，如《太平圣惠方》用本品为末，内服，治风疮瘾疹，可单味研末服，或与蝉蜕、薄荷等疏风止痒药同用。

【文献摘录】

《本草汇言》："白僵蚕，祛风痰、散风毒、解疮肿之药也。善治一切风痰相火之疾，如前古之治小儿惊痫搐搦，恍惚夜啼，大人中风，痰闭闷绝，人事不省，或喉痹肿塞，水谷不通，或头痛齿痛，腮颊硬胀，或皮肤风痒，斑沙疙瘩，或日行痘疮，起发不透，或麻疹错逆，隐约不红，或痰痞瘰块，寒热并作，凡诸风、痰、气、火、风毒、热毒、浊逆结滞不清之病，投之无有不应。"

《本草求真》："僵蚕，祛风散寒，燥湿化痰，温行血脉之品。故书载能入肝兼入肺胃，以治中风失音，头风齿痛，喉痹咽肿，是皆风寒内入，结而为痰。合姜汤调下以吐，假其辛热之力，以除风痰之害耳。又云能治丹毒瘙痒，亦是风与热炽，得此辛平之味，拔邪外出，则热自解。"

【用药心得】

仇湘中临床常将僵蚕与地龙配伍治疗风痰经络，经络瘀滞之顽固性头痛；常将僵蚕配伍全蝎、蜈蚣，以通痹止痛，治疗筋骨疼痛日久之顽症。

七、珍珠母

【性味归经】

咸，寒。归肝、心经。

【功效与应用】

平肝潜阳，镇惊安神，清肝明目。

1. 肝阳上亢，头晕目眩。本品咸寒入肝，与石决明相似，有平肝潜阳，清泻肝火作用，适用于肝阴不足，肝阳上亢所致的头痛眩晕、耳鸣、心悸失眠等症。

2. 惊悸失眠，心神不宁。本品质重入心经，有镇惊安神之功。

3. 目赤翳障，视物昏花。本品性寒清热，有清肝明目之效，用治肝热目赤，羞明怕光，翳障，常与石决明、菊花、车前子配伍，能清肝明目退翳。

此外，本品研细末外用，能燥湿收敛，用治湿疮瘙痒，溃疡久不收口，口疮等症。用珍珠层粉内服，治疗胃、十二指肠球部溃疡，有一定疗效。

【用法用量】

煎服，10～25g；宜打碎先煎。或入丸、散剂。外用适量。

【用药禁忌】

本品属镇降之品，脾胃虚寒者，孕妇慎用。

【现代研究】

1. 化学成分：本品含有磷脂酰乙醇胺、半乳糖神经酰胺、羟基脂肪酸、蜗壳朊、碳酸钙、氧化钙等氧化物及少量镁、铁、硅酸盐、硫酸盐等，并含有多种氨基酸。

2. 药理作用：用珍珠粉给小鼠灌胃，可明显减少其自主活动，并对戊巴比妥钠的中枢抑制有明显的协同作用；珍珠母的硫酸盐水解产物，能增大离体心脏的心跳幅度；珍珠母注射液对四氯化碳引起的肝损伤有保护作用；用珍珠层粉灌胃，对大鼠应激性胃溃疡有明显的抑制作用。

【临证配伍】

1. 治疗肝阳眩晕、头痛者，又常与石决明、牡蛎、磁石等平肝药同用，以增强平肝潜阳之功。若肝阳上亢烦躁易怒者，可与钩藤、菊花、夏枯草等清肝火药物配伍。

2. 治疗心悸失眠，心神不宁，可与朱砂、龙骨、琥珀等安神药配伍，如珍珠母丸（《普济本事方》）；若配伍天麻、钩藤、天南星等息风止痉药，可用治癫痫、惊风抽搐等。

3. 用治肝虚目暗，视物昏花，则与枸杞子、女贞子、黑芝麻等配伍，可养肝明目；若属肝虚目昏或夜盲者，可与苍术、猪肝或鸡肝同煮服用。现用珍珠层粉制成眼膏外用，治疗白内障、角膜炎及结膜炎等，均有一定疗效。

【文献摘录】

《中国医学大辞典》："滋肝阴，清肝火。治癫狂惊痫，头眩，耳鸣，心跳，胸腹膜胀，妇女血热，血崩，小儿惊搐发痉。"

《饮片新参》："平肝潜阳，安神魂，定惊痫，消热痞、眼翳。"

【用药心得】

仇湘中临床常用珍珠母与地黄配伍，二药合用，一滋补肝肾之阴，一平潜上亢肝阳，用于肾阴不足，肝阳上亢之头痛、眩晕、耳鸣；珍珠母与白芍配伍，平肝潜阳，用于肝血不足，肝阴亏损，肝阳上亢之头晕目眩，胁肋疼痛，四肢拘挛；珍珠母与酸枣仁同用以治疗虚烦不眠，惊悸多梦之症。

第十二节 安 神 药

一、酸枣仁

【性味归经】

苦、酸，平。归心、肝经。

【功效与应用】

1. 养心安神，用于失眠、心悸。本品补养心肝阴血，宁心安神作用较强，是养心安神要药。

2. 敛汗生津，用于体虚多汗。本品味酸，有收敛止汗生津之功。

【用法用量】

煎服，10～20g。研末吞服，每次 1.5～3g。

【用药禁忌】

凡有实邪郁火及患有滑泄症者慎服。

【现代研究】

本品含多量脂肪油和蛋白质，另含白桦脂酸、多糖、酸枣仁皂苷及黄酮类化合物等。有镇静、催眠、抗惊厥、镇痛和降温作用，能抗心律失常、改善心肌缺血、降血压、降血脂，还能增强免疫功能和抗血小板聚集，并有兴奋子宫作用。

【临证配伍】

1. 主要用于心肝血虚引起的心烦、不眠，对兼有心悸不安、虚汗的患者尤宜。常与当归、白芍、何首乌、龙眼肉同用。若肝虚有热之虚烦失眠，常与知母、茯苓等同用，如酸枣仁汤。若心肾不足、阴虚阳亢所致虚烦不眠、心悸、健忘，可与玄参、生地黄、柏子仁等同用，如天王补心丹。

2. 常用于体虚自汗、盗汗，兼心神不宁者尤宜。如合人参、茯苓各等分为末，米饮调下，治盗汗。

【文献摘录】

《本草纲目》："酸枣仁，甘而润，故熟用疗胆虚不得眠，烦渴虚汗之证；生用疗胆热好眠。皆足厥阴、少阳药也，今人专以为心家药，殊昧此理。"

《本经别录》："主烦心不得眠，脐上下痛，血转久泄，虚汗烦渴，补中，益肝气，坚筋骨，助阴气，令人肥健。"

【用药心得】

酸枣仁是临床治疗失眠心烦的常用药，现代药理研究认为该药有镇静、催眠、抗惊厥、镇痛作用。仇湘中教授取其益肝气、坚筋骨之效，用于筋骨疼痛的治疗；也常与栀子、黄连、丹参同用，治疗心血不足，心火亢旺，心神不安之烦躁不寐，甚则彻夜不寐，或口腔糜烂，口苦，或伴心悸等。

二、远志

【性味归经】

苦、辛，微温。归心、肾、肺经。

【功效与应用】

1. 宁心安神，用于心神不安，失眠、健忘、惊悸。远志主入心肾，为交通心肾、安定神志之佳品。治失眠健忘，常与人参、石菖蒲配伍，如不忘散。治惊悸，常与朱砂、龙齿等同用，如远志丸。

2. 祛痰开窍，用于咳嗽痰多及痰阻心窍之神志恍惚、惊痫发狂。远志有较强的祛痰作用，治咳嗽痰多，难咯出者，每与杏仁、桔梗、甘草同用。治痰阻心窍之精神错乱、惊痫等证，常与石菖蒲、郁金、白矾等同用。临床用治痴呆有一定效果。

3. 消痈肿，用于痈疽肿毒。单用为末酒送服或外用调敷即效。

【用法用量】

煎服，5～10g。外用适量。一般生用。以甘草水制后，能减去燥性、缓和药性。蜜炙后，能增强其化痰止咳作用并可缓和药性，减少对胃的刺激。

【用药禁忌】

剂量过大易致呕吐。有胃炎及溃疡者慎用。

【现代研究】

本品主含两种皂苷，其中一种水解后得远志皂苷元A和B，另一种为细叶远志素。尚含远志醇、远志碱等。有镇静、抗惊厥、祛痰及降压、抗菌等作用。可收缩动物已孕和未孕子宫。远志皂苷在体外有较强的溶血作用。

【临证配伍】

1．远志配伍朱茯神：朱茯神宁心安神；远志肉交通心肾，安神益志。两药配用，心阳下交于肾，肾阴上承于心，则睡眠正常，记忆力健全。适用于心肾不交之惊悸、少气、失眠等。

2．远志配伍莲子心：远志能通肾气，上达于心，可安神益智；莲子心清泄心热而交心肾。两药合用，既清心热又益肾志，交通心肾。适用于心肾不交之夜寐失眠，或多梦遗精等。

【文献摘录】

《本草再新》："行气散郁，并善豁痰。"

《名医别录》："定心气，止惊悸，益精，去心下膈气、皮肤中热、面目黄。"

【用药心得】

仇湘中临床常将远志与郁金配伍，用于治疗痰气郁滞的惊悸、健忘等症。他指出，远志益心肾以开郁祛痰利窍，以治疗思虑过度或痰阻心窍所致的神志病证为长；其散瘀化痰之功，对痰稠咯吐不爽者用之较宜。

三、灵芝

【性味归经】

甘，平。归心、肺、肝、肾经。

【功效与应用】

本品具有补气安神，止咳平喘之功效，用于：

1．心神不宁，失眠，惊悸。本品味甘性平，入心经，能补心血、益心气、安心神。

2．咳喘痰多。本品味甘能补，性平偏温，入肺经，补益肺气，温肺化痰，止咳平喘，常可治痰饮证，见形寒咳嗽、痰多气喘者，尤其对痰湿证或虚寒证疗效较好。

3．虚劳证。本品有补养气血作用，故常用治虚劳短气、不思饮食、手足逆冷、烦躁口干等症。

【用法用量】

煎服，6～12g；研末吞服1.5～3g。

【用药禁忌】

实证慎服。"恶恒山。畏扁青、茵陈蒿。"（《本草经集注》）

【现代研究】

1．化学成分：本品含多糖、核苷类、呋喃类、甾醇类、生物碱、三萜类、油脂类、多种氨基酸及蛋白质类、酶类、有机锗及多种微量元素等。

2．药理作用：灵芝多糖具有免疫调节、降血糖、降血脂、抗氧化、抗衰老及抗肿瘤作用；三萜类化合物能净化血液，保护肝功能；灵芝多种制剂分别具有镇静、抗惊厥、强心、抗心律失常、降压、镇咳平喘作用；此外，灵芝还有抗凝血、抑制血小板聚集及抗过敏作用。

【临证配伍】

1. 用治气血不足、心神失养所致的心神不宁、失眠、惊悸、多梦、健忘、体倦神疲、食少等症。可单用研末吞服，或与当归、白芍、酸枣仁、柏子仁、龙眼肉等同用。

2. 治痰饮证，见形寒咳嗽、痰多气喘者，尤其对痰湿证或虚寒证疗效较好。可单用或与党参、五味子、干姜、半夏等益气敛肺，温阳化饮药同用。

【文献摘录】

《神农本草经》："紫芝味甘温，主耳聋，利关节，保神益精，坚筋骨，好颜色，久服轻身不老延年。"

《本草纲目》："疗虚劳。"

【用药心得】

仇湘中临床常用灵芝与酸枣仁配伍，灵芝补气安神，酸枣仁养血安神。两药同用，益气补血安神，用于气血不足、心神失养所致失眠多梦之证；也常与人参同用，以人参大补元气，两药配伍，用治久病所致虚劳诸证。

第十三节 补 气 药

一、黄芪

【性味归经】

补虚，补中益气，生津养血，健脾益肺。

【功效与应用】

1. 补气升阳，用于脾胃气虚、中气下陷及肺气虚证。黄芪为补气升阳要药，擅补脾、肺之气，又善升举阳气。合白术或人参，治脾胃气虚，食少便溏，倦怠乏力等。合当归补气生血，治气虚血亏，即当归补血汤。合附子补气助阳，治气虚阳衰，畏寒多汗。合人参、白术、升麻等同用，可治中气下陷，久泻脱肛，脏器下垂，如补中益气汤。合人参、龙眼肉等，治气不摄血的便血、崩漏，如归脾汤。合人参、五味子等，又治肺气虚弱，短气喘咳。

2. 益卫固表，用于表虚卫外不固之自汗，易感冒者。本品既补肺气，又益卫气，能固表止汗。治表虚自汗常配白术、防风同用，如玉屏风散。此外，亦可用于阴虚盗汗，但须与生地黄、黄柏等滋阴降火药同用，如当归六黄汤。

3. 托毒生肌，用于气血不足之痈疽不溃或久溃不敛。常与当归、穿山甲等同用，治痈疽脓成不溃，如透脓散。与当归、人参、肉桂等同用，可生肌敛疮，治痈疽久溃不敛，如十全大补汤。

4. 利水消肿，用于浮肿尿少。黄芪为补气利水要药，常用治气虚脾弱，脾失健运而致的水肿、脚气、面目浮肿、小便不利等，多配伍防己、白术等同用，如防己黄芪汤。

此外，还可用于气虚血滞之肢体麻木，关节痹痛或半身不遂，以及气虚津亏的消渴等证。

【用法用量】

煎服，10～15g；大剂量可用30～60g。补气升阳炙用，余皆生用。

【用药禁忌】

表实邪盛，内有积滞，阴虚阳亢，疮疡阳证实证均不宜用。

【现代研究】

本品主含多种黄芪多糖及皂苷。能提高免疫功能和应激能力，延缓衰老，有强心、扩张血管、改善微循环、降低血压、抑制血小板聚集、促进骨髓造血及保肝、抗炎、抗菌、抗病毒等作用。

【临证配伍】

1. 脾气虚证。本品甘温，善入脾胃，为补中益气要药。脾气虚弱，倦怠乏力，食少便溏者，可单用熬膏服，或与党参、白术等补气健脾药配伍。因其能升阳举陷，故长于治疗脾虚中气下陷之久泻脱肛，内脏下垂。常与人参、升麻、柴胡等品同用，如补中益气汤（《脾胃论》）。若脾虚水湿失运，以致浮肿尿少者，本品既能补脾益气，又能利尿消肿，标本兼治，为治气虚水肿之要药，常与白术、茯苓等利水消肿之品配伍。本品又能补气生血，治血虚证亦常与补血药配伍，如当归补血汤（《兰室秘藏》）以之与当归同用。对脾虚不能统血所致失血证，本品尚可补气以摄血，常与人参、白术等品同用，如归脾汤（《济生方》）。对脾虚不能布津之消渴，本品能补气生津，促进津液的生成与输布而有止渴之效，常与天花粉、葛根等品同用，如玉液汤（《医学衷中参西录》）。

2. 肺气虚证。本品入肺又能补益肺气，可用于肺气虚弱，咳喘日久，气短神疲者，常与紫菀、款冬花、杏仁等祛痰止咳平喘之品配伍。

3. 气虚自汗证。脾肺气虚之人往往卫气不固，表虚自汗。本品能补脾肺之气，益卫固表，常与牡蛎、麻黄根等止汗之品同用，如牡蛎散（《太平惠民和剂局方》）。若因卫气不固，表虚自汗而易感风邪者，宜与白术、防风等品同用，如玉屏风散（《丹溪心法》）。

4. 气血亏虚，疮疡难溃难腐，或溃久难敛。本品以其补气之功还能收托毒生肌之效。疮疡中期，正虚毒盛不能托毒外达，疮形平塌，根盘散漫，难溃难腐者，可用本品补气生血，扶助正气，托脓毒外出，常与人参、当归、升麻、白芷等品同用，如托里透脓散（《医宗金鉴》）。溃疡后期，因气血虚弱，脓水清稀，疮口难敛者，用本品补气生血，有生肌敛疮之效。常与人参、当归、肉桂等品同用，如十全大补汤（《太平惠民和剂局方》）。

此外，痹证等气虚而致血滞，筋脉失养，症见肌肤麻木，亦常用本品补气以行血。治疗风寒湿痹，宜与川乌、独活等祛风湿药和川芎、牛膝等活血药配伍。对于中风后遗症，常与当归、川芎、地龙等品同用，如补阳还五汤（《医林改错》）。

【文献摘录】

《本草备要》："（黄芪）益元气，壮脾胃。凡劳倦内伤，脾虚泄泻，脏器下垂，气虚血脱，妇女崩漏等，皆可用之。"

《神农本草经》："上品。"

《日华子本草》："助气长筋骨，长肉补血。"

【用药心得】

仇湘中临证，常取补阳还五汤之意，重用黄芪补气，与川芎、炮穿山甲等药物配伍补气活血通络，用于中老年腰椎间盘突出症肝肾亏虚证或气滞血瘀证。与白术、泽泻等配伍用于治疗脾虚痰蒙清阳之眩晕证。

二、白术

【性味归经】

苦、甘，温。归脾、胃经。

【功效与应用】

1. 补气健脾，用于脾胃气虚证。白术专入脾胃，为补气健脾要药，常配伍人参、茯苓、甘草等，治脾虚气弱之食少便溏、脘腹胀痛、倦怠乏力等证，如四君子汤。若脾胃虚寒，脘腹冷痛，大便泄泻者，配伍人参、干姜、甘草同用，即理中丸。与枳实同用，即枳术丸，消补兼施，用于脾胃虚而有积滞者。

2. 燥湿利水，用于痰饮、水肿。白术既可补气健脾，又能燥湿利水，是治脾虚不运，水湿停留所致痰饮、水肿之良药。治痰饮，可配伍桂枝、茯苓等同用，如苓桂术甘汤。治水肿，可配伍茯苓皮、大腹皮等同用。

3. 固表止汗，用于脾虚气弱，肌表不固之自汗、盗汗之证。可配伍黄芪等同用，如玉屏风散。经适当配伍，亦可用于阴虚盗汗。

4. 健脾安胎，用于脾虚气弱所致之胎动不安。常配伍当归、白芍，如当归散，为安胎常用之剂。有内热者，配伍黄芩同用。兼气滞者，配伍苏梗、砂仁同用；兼肝肾不足、腰酸脚弱者，配伍杜仲、续断同用。

此外，生白术尚有通便之功，可用于体虚或老人便秘，单用水煎服即效。

【用法用量】

煎服，10～15g。燥湿利水生用，补气健脾炒用，健脾止泻炒焦用。

【用药禁忌】

阴液不足、火热内盛者忌用。

【现代研究】

本品含挥发油、白术内酯A、B及糖类等。有抗突变作用，对多种实验性肿瘤有抑制作用及免疫保护作用。有明显保肝作用，可减少肝细胞变性坏死，促进肝细胞再生。尚有强壮、利尿、降血糖、抗血凝等作用。挥发油少量有镇静作用。

【临证配伍】

1. 本品既长于补气以复脾之健运，又能燥湿、利尿以除湿邪。治脾虚有湿，食少便溏或泄泻，常与人参、茯苓等品同用，如四君子汤（《太平惠民和剂局方》）。脾虚中阳不振，痰饮内停者，宜与温阳化气、利水渗湿之品配伍，如苓桂术甘汤（《金匮要略》）。对脾虚水肿，本品可与茯苓、桂枝等药同用。脾虚湿浊下注，带下清稀者，可与健脾燥湿之品同用。

2.《备急千金要方》单用本品治汗出不止。脾肺气虚，卫气不固，表虚自汗，易感风邪者，宜与黄芪、防风等补益脾肺、祛风之品配伍，以固表御邪，如玉屏风散（《丹溪心法》）。

3. 治疗脾虚胎儿失养者，本品可补气健脾，促进水谷运化以养胎，宜与人参、阿胶等补益气血之品配伍；治疗脾虚失运，湿浊中阻之妊娠恶阻，呕恶不食，四肢沉重者，本品可补气健脾燥湿，宜与人参、茯苓、陈皮等补气健脾除湿之品配伍；治疗脾虚妊娠水肿，本品既能补气健脾，又能利水消肿，亦常与健脾利水之品配伍使用。

【文献摘录】

《汤液本草》："味厚气薄，阴中阳也。"

《药类法象》："除湿益燥，和中益气，利腰脐间血，除胃中热，去诸经之湿，理胃。"

《日华子本草》："治一切风疾，五劳七伤，冷气腹胀，补腰膝，消痰，治水气，利小便，止反胃呕逆，及筋骨弱软，痃癖气块，妇人冷，癥瘕，温疾，山岚瘴气，除烦，长肌。"

【用药心得】

仇湘中认为中老年人颈性眩晕多为脾胃功能下降或失常而使清阳不升，痰蒙心神，在此类治疗中往往使用白术与泽泻配伍成对，健脾利水、祛湿升清疗效较好。

三、山药

【性味归经】

甘，平。归脾、肺、肾经。

【功效与应用】

1. 补气健脾，用于脾虚气弱，食少便溏或泄泻。山药补脾气，益脾阴，且兼涩性，有止泻之功。常配伍人参、白术、茯苓等同用，如参苓白术散。

2. 补肺养阴，用于肺虚喘咳。山药补肺气，养肺阴，可配伍党参、麦冬、五味子等同用治肺虚久咳虚喘。

3. 补肾固精，用于肾虚遗尿、尿频、遗精、白带过多。山药有补肾之功，且能缩尿涩精止带。治肾虚遗精，以本品配伍熟地黄、山茱萸等同用，如六味地黄丸。治肾虚遗尿、尿频，配伍益智仁、乌药等同用，如缩泉丸。治肾虚不固之白带过多，多合熟地黄、菟丝子、山茱萸等补肾收涩之品。若白带过多因于脾湿者，多配伍党参、白术、茯苓等健脾利湿药同用。

4. 生津止渴，用于消渴。山药补气养阴而止渴。可以本品大量水煎代茶饮，对消除口渴症状有一定效果。亦可配伍黄芪、知母、天花粉等同用，如玉液汤。

【用法用量】

煎服，10～30g；大量60～250g。研末吞服，每次6～10g。养阴生用，健脾止泻、收涩止带炒用。

【用药禁忌】

湿盛中满、有实邪、积滞者禁服。

【现代研究】

本品含薯蓣皂苷、薯蓣皂苷元、胆碱、多糖、维生素及糖蛋白等。有止渴、祛痰、脱敏、降血糖等作用。

【临证配伍】

1. 脾虚证。本品性味甘平，能补脾益气，滋养脾阴。多用于脾气虚弱或气阴两虚，消瘦乏力，食少，便溏；或用于脾虚不运，湿浊下注之妇女带下。对慢性久病或病后虚弱羸瘦，需营养调补而脾运不健者，则是佳品。

2．肺虚证。本品又能补肺气，兼能滋肺阴。适用于肺虚咳喘，可与脾肺双补之太子参、南沙参等品同用，共奏补肺定喘之效。

3．肾虚证。本品还能补肾气，兼能滋养肾阴，对肾脾俱虚者，适用于肾气虚之腰膝酸软，夜尿频多或遗尿，滑精早泄，女子带下清稀及肾阴虚之形体消瘦，腰膝酸软，遗精等症。

4．消渴气阴两虚证。本品既补脾肺肾之气，又补脾肺肾之阴，常与黄芪、天花粉、知母等品同用，如玉液汤（《医学衷中参西录》）。

【文献摘录】

《神农本草经》："味甘，温。主治伤中，补虚羸，除寒热邪气，补中，益气力，长肌肉。"

《名医别录》："主治头面游风、风头、眼眩，下气，止腰痛，补虚劳、羸瘦，充五藏，除烦热，强阴。"

《药性论》："能补五劳七伤，去冷风，止腰疼，镇心神，安魂魄，开通心孔，多记事，补心气不足，患人体虚羸，加而用之。"

【用药心得】

仇湘中临证用山药，常与知母配伍滋阴补肾，与太子参配伍气阴双补，用于治疗腰椎间盘突出症肝肾阴虚证。

四、甘草

【性味归经】

甘，平。归心、肺、脾、胃经。

【功效与应用】

1．益气补中，用于脾气虚弱之食少便溏、倦怠乏力及心气不足之心动悸、脉结代。治脾气虚，常作辅助药，须配伍人参、白术等补气之品同用，如四君子汤。治心气虚，做主药，配伍人参、阿胶、桂枝等同用，如炙甘草汤。

2．祛痰止咳，咳嗽气喘。甘草有止咳平喘和祛痰作用，对咳嗽痰喘之证，不分寒热，均有良效。如配伍麻黄、杏仁，即三拗汤，治风寒犯肺之喘咳；上方加石膏，即麻杏石甘汤，治肺热咳喘。现代常以本品与镇咳祛痰的中西药制成多种复方剂型应用，如甘草流浸膏、复方甘草合剂等，治各种原因所致之咳喘。

3．缓急止痛，用于脘腹及四肢挛急作痛。常与白芍同用，即芍药甘草汤，治阴血不足，四肢拘挛作痛，或脚挛急不伸。

4．清热解毒，用于热毒证及药物、食物中毒。生甘草性凉，能清热泻火解毒，临床广泛用于各种热毒证，尤长于疮痈、咽喉肿痛等的治疗。治热毒疮痈，常配伍金银花、连翘等同用。治咽喉肿痛，常配伍桔梗，即桔梗汤。本品常用于解除食物及药物中毒，古有"解百药毒"的记载。可单用煎汤服，或与绿豆同用。

5．调和药性，用于药性峻猛的方剂中，能缓和烈性或减轻毒副作用，又可调和脾胃。如白虎汤中与石膏、知母同用，能缓和石膏、知母之寒，以防伤胃；调胃承气汤中与大黄、芒硝同用，能缓硝、黄泻下作用，并防腹痛。

【用法用量】

煎服，3～10g。清热解毒生用，补中缓急炙用。

【用药禁忌】

湿盛中满、浮肿者不宜用。不可长期大量使用。反大戟、芫花、甘遂、海藻。

【现代研究】

本品主含甘草甜素。尚含甘草苷、甘草素、异甘草苷、异甘草素、新甘草苷、甘草利酮等。有类似肾上腺皮质激素样作用，能抗消化性溃疡、解痉、保肝，并能抗炎、抗病毒、解毒、抗心律失常、抗变态反应及镇咳祛痰。

【临证配伍】

1. 心气不足，脉结代、心动悸。本品能补益心气，益气复脉。主要用于心气不足致脉结代，心动悸者，如《伤寒类要》单用本品，主治伤寒耗伤心气之心悸，脉结代。若属气血两虚，宜与补气养血之品配伍，如炙甘草汤（《伤寒论》）以之与人参、阿胶、生地黄等品同用。

2. 脾气虚证。本品味甘，善入中焦，具有补益脾气之力。因其作用缓和，宜作为辅助药用，能“助参芪成气虚之功”（《本草正》），故常与人参、白术、黄芪等补脾益气药配伍用于脾气虚弱之证。

3. 咳喘。本品能止咳，兼能祛痰，还略具平喘作用。单用有效。可随证配伍用于寒热虚实多种咳喘，有痰无痰均宜。

4. 脘腹、四肢挛急疼痛。本品味甘能缓急，善于缓急止痛。对脾虚肝旺的脘腹挛急作痛或阴血不足之四肢挛急作痛，均常与白芍同用，即芍药甘草汤（《伤寒论》）。临床常以芍药甘草汤为基础，随证配伍用于血虚、血瘀、寒凝等多种原因所致的脘腹、四肢挛急作痛。

5. 热毒疮疡、咽喉肿痛及药物、食物中毒。本品还长于解毒，应用十分广泛。生品药性微寒，可清解热毒。用治热毒疮疡，可单用煎汤浸渍，或熬膏内服。更常与地丁、连翘等清热解毒、消肿散结之品配伍。用治热毒咽喉肿痛，宜与板蓝根、桔梗、牛蒡子等清热解毒利咽之品配伍。本品对附子等多种药物所致中毒，或多种食物所致中毒，有一定解毒作用。对于药物或食物中毒的患者，在积极送医院抢救的同时，可用本品辅助解毒救急。

6. 调和药性。本品在许多方剂中都可发挥调和药性的作用：通过解毒，可降低方中某些药（如附子、大黄）的毒烈之性；通过缓急止痛，可缓解方中某些药（如大黄）刺激胃肠引起的腹痛；其甜味浓郁，可矫正方中药物的滋味。

【文献摘录】

《神农本草经》：“主治五脏六腑寒热邪气，坚筋骨，长肌肉，倍力，金疮肿，解毒。”

《名医别录》：“通经脉，利血气。”

《药性论》：“补益五藏，制诸药毒，养肾气内伤，令人阴痿。主妇人血沥腰痛，虚而多热，加而用之。”

【用药心得】

仇湘中临证，常用甘草与芍药配伍，主柔肝敛阴，缓急止痛，用于治疗肝血不足、筋脉失养的腰椎间盘突出症。

五、党参

【性味归经】

甘，平。归脾、肺经。

【功效与应用】

本品补虚，补中益气，生津养血，健脾益肺。

1. 补中益气，健运中气：用于中气不足或下陷、气不摄血、肺脾气虚所致的气短声低、虚喘咳嗽、体倦无力、食少便溏、久泻脱肛、前列腺增生、腹脘隐痛、脏器下垂、咯血、便血、崩漏等病症。

2. 生津养血，养心安神：用于气虚不能生血或血虚不能化气，可治疗血虚津亏所致的面色萎黄、气短心悸、头晕目眩、心慌胸闷、内热、咽干口渴等病症。气津两虚证、血虚及气血双亏证等常用党参，并常与解表、攻里药同用，以达扶正祛邪之功效。

3. 补脾益肺，补脾养胃：党参健脾运而不燥，滋阴养胃又不会造成寒湿内盛，润肺而不会太凉，养气血恰到好处。

党参常用于神经衰弱、贫血、白血病、血小板减少症、胃溃疡、妊娠呕吐、肾炎、高脂血症、功能性子宫出血等。

【用法用量】

煎服，9～30g。

【用药禁忌】

本品不宜与藜芦同用。

【现代研究】

1. 化学成分：本品含甾醇、党参苷、党参多糖、党参内酯、生物碱、无机元素、氨基酸、微量元素等。

2. 药理作用：党参能调节胃肠运动、抗溃疡、增强免疫功能；对兴奋和抑制两种神经过程都有影响；党参皂苷还能兴奋呼吸中枢；对动物有短暂的降压作用，但又能使晚期失血性休克家兔的血压回升；能显著升高兔血糖，其升血糖作用与所含糖分有关；能升高动物红细胞、血红蛋白、网织红细胞；还有延缓衰老、抗缺氧、抗辐射等作用。

【临证配伍】

1. 脾肺气虚证。本品性味甘平，主归脾肺二经，以补脾肺之气为主要作用。用于中气不足的体虚倦怠，食少便溏等症，常与补气健脾除湿的白术、茯苓等同用；对肺气亏虚的咳嗽气促，语声低弱等症，可与黄芪、蛤蚧等品同用，以补益肺气，止咳定喘。其补益脾肺之功与人参相似而力较弱，临床常用以代替古方中的人参，用以治疗脾肺气虚的轻证。

2. 气血两虚证。本品既能补气，又能补血，常用于气虚不能生血，或血虚无以化气，而见面色苍白或萎黄、乏力、头晕、心悸等症的气血两虚证。常配伍黄芪、白术、当归、熟地黄等品，以增强其补气补血效果。

3. 气津两伤证。本品对热伤气津之气短口渴，亦有补气生津作用，适用于气津两伤的轻证，宜与麦冬、五味子等养阴生津之品同用。

此外，本品亦常与解表药、攻下药等祛邪药配伍，用于气虚外感或里实热结而气血亏虚等邪实正虚之证，以扶正祛邪，使攻邪而正气不伤。

【文献摘录】

《得配本草》："入手、足太阴经气分。"

《本草从新》："补中益气，和脾胃，除烦渴。"

《纲目拾遗》："治肺虚，益肺气。"

【用药心得】

仇湘中常以此药与黄芪配伍成对，加强补气功效，应用于治疗痹病气虚血瘀证；与蜈蚣、全蝎、穿山甲配伍加强搜风通络，通经止痛之力，用于治疗腰椎间盘突出症下肢疼胀、乏力症状较明显患者。

六、大枣

【性味归经】

甘，温。归脾、胃心经。

【功效与应用】

本品补脾和胃，益气生津，调和营卫，调和药性。主治脾胃虚弱、气血不足、食少便溏、倦怠乏力、妇人脏躁、营卫不和，用于脾虚泄泻、心悸、失眠、盗汗、血小板减少性紫癜等，且能缓和峻烈药物的毒性，减少副作用。

【用法用量】

劈破煎服，6～15g。

【用药禁忌】

凡有湿痰、积滞、齿病、虫病者不宜服用。

【现代研究】

大枣能增强肌力，增加体重；能增加胃肠黏液，纠正胃肠病损，保护肝脏；有增加白细胞内 cAMP 含量、抗变态反应作用；有镇静、催眠作用；还有抑制癌细胞增殖、抗突变、镇痛及镇咳、祛痰等作用。

【临证配伍】

1. 用于脾虚证。本品甘温，能补脾益气，适用于脾气虚弱，消瘦、倦怠乏力、便溏等症。单用有效。若气虚乏力较甚，宜与人参、白术等补脾益气药配伍。

2. 用于脏躁及失眠证。本品能养心安神，为治疗心失荣养，心神无主而脏躁的要药。单用有效，如《证治准绳》记载，治脏躁自悲自哭自笑，以红枣烧存性，米饮调下。因其证多与心阴不足，心火浮亢有关，且往往心气亦不足，故常与小麦、甘草配伍，如甘麦大枣汤（《金匮要略》）。据《备急千金要方》记载，本品还可治疗虚劳烦闷不得眠者。

此外，本品与部分药性峻烈或有毒的药物同用，有保护胃气，缓和其毒烈药性之效，如十枣汤（《伤寒论》），即用以缓和甘遂、大戟、芫花的烈性与毒性。

【文献摘录】

《本草纲目》："治病和药，枣为脾经血分药也。"

《药性赋》："其用有二：助脉强神，大和脾胃。"

【用药心得】

仇湘中常用此药与人参、白术配伍健脾理气升清，与芍药配伍养血柔肝，用于治疗伴有虚烦焦虑的中老年女性颈椎病患者。

第十四节 补 血 药

一、当归

【性味归经】

甘、辛，温。归肝、心、脾经。

【功效与应用】

1. 补血，用于血虚诸证。本品补而不滞，作用良好，为补血要药。常配伍熟地黄、白芍等同用，如四物汤。亦可合黄芪同用，如当归补血汤。

2. 活血止痛，用于瘀血作痛、跌打损伤、痹痛麻木。治瘀血作痛、跌打损伤，常配丹参、乳香、没药等，如活络效灵丹。治风湿痹痛，可配羌活、桂枝等祛风湿药同用，如蠲痹汤。

3. 调经，用于月经不调、经闭、痛经。本品既能补血活血，又善止痛，为调经要药。常和川芎、白芍、熟地黄同用，即四物汤，为调经基本方。该方加桃仁、红花，即桃红四物汤，可治经闭不通。加香附、延胡索等行气止痛药，又可用于痛经。

4. 消肿生肌，用于痈疽疮疡，不管是疮疡初起还是脓成溃后均可应用。如仙方活命饮以之配伍金银花、赤芍、炮穿山甲等同用，治疮疡初起。十全大补汤以之配伍黄芪、人参等，治痈疽溃后不敛。

5. 润肠通便，用于血虚肠燥便秘。血虚肠失濡润，大便不行则成便秘。本品性滋润，既能补血又可润肠，为治血虚肠燥便秘要药，常配伍火麻仁、肉苁蓉等同用。

【用法用量】

煎服，5～15g。酒制可增强活血化瘀作用。

【用药禁忌】

大便溏泄者慎用。必要时可配伍健脾药或用土炒当归。

【现代研究】

本品含挥发油和水溶性成分阿魏酸。能抗血栓、抑制血小板聚集、促进造血功能，能扩张血管、降压，抗心肌缺血、缺氧、缺糖，能促进免疫功能，对子宫平滑肌有兴奋和抑制的双向作用，还有保肝、镇静、镇痛、抗炎、抗辐射损伤等作用。

【临证配伍】

以本品补血活血，调经止痛，常与补血调经药同用，如四物汤（《太平惠民和剂局方》），既为补血之要剂，亦为妇科调经的基础方；若兼气虚者，可配人参、黄芪；若兼气滞者，可配香附、延胡索；若兼血热者，可配黄芩、黄连，或牡丹皮、地骨皮；若血瘀经闭不通者，可配桃仁、红花；若血虚寒滞者，可配阿胶、艾叶等。

【文献摘录】

《名医别录》：“主温中，止痛，除客血内塞，中风痓，汗不出，湿痹，中恶，客气虚冷，补五藏，生肌肉。”

《日华子本草》：“治一切风，一切血，补一切劳，去恶血，养新血，及主癥癖。”

《药性赋》：“其用有四：头止血而上行，身养血而中守，梢破血而下流，全活血而不走。”

【用药心得】

仇湘中常以此药与黄芪、川芎等药合用，用于颈肩腰腿痛血虚或血瘀证患者，加强活血化瘀之用的同时行气补血。

二、熟地黄

【性味归经】

甘，微温。归肝、肾经。

【功效与应用】

1．补血，用于血虚诸证及月经不调、崩漏等。本品为补血要药。合当归、川芎、白芍同用，即四物汤，为补血调经的基本方剂，可随证加减应用。

2．滋阴，用于肾阴虚证。本品为滋阴要药。合山茱萸、山药等，如六味地黄丸，可治肾阴不足引起的各种证候。

3．补精益髓，用于精血亏虚之证。可与制首乌、枸杞子等同用，治精血亏虚之腰酸脚软、头昏眼花、耳鸣耳聋、须发早白、小儿发育迟缓等。

此外，取本品补肾之功，还可用于肾虚喘咳。

【用法用量】

煎服，10～30g。

【用药禁忌】

本品滋腻碍胃，气滞痰多、脘腹胀痛、食少便溏者忌服。

【现代研究】

本品含梓醇、甘露醇、地黄素、糖类、氨基酸及维生素A类物质等。有强心、利尿、降血糖、增强免疫功能及升高外周白细胞等作用。

【临证配伍】

1．血虚诸证。本品甘温质润，补阴益精以生血，为养血补虚之要药。常与当归、白芍、川芎同用，治疗血虚萎黄，眩晕，心悸，失眠及月经不调、崩中漏下等，如四物汤（《太平惠民和剂局方》）；若心血虚心悸怔忡，可与远志、酸枣仁等安神药同用；若崩漏下血而致血虚血寒、少腹冷痛者，可与阿胶、艾叶等补血止血、温经散寒药同用，如胶艾汤（《金匮要略》）。

2．肝肾阴虚诸证。本品质润入肾，善滋补肾阴，填精益髓，为补肾阴之要药。常与山药、山茱萸等同用，治疗肝肾阴虚，腰膝酸软、遗精、盗汗、耳鸣、耳聋及消渴等，可补肝肾，益精髓，如六味地黄丸（《小儿药证直诀》）；亦可与知母、黄柏、龟甲等同用治疗阴虚骨蒸潮热，如大补阴丸（《丹溪心法》）。本品益精血、乌须发，常与何首乌、牛膝、菟丝子等配伍，治精血亏虚须发早白，如七宝美髯丹（《医方集解》）；本品补精益髓、强筋壮骨，也可配龟甲、锁阳、狗脊等，治疗肝肾不足，五迟五软，如虎潜丸（《医方集解》）。此外，熟地黄炭能止血，可用于崩漏等血虚出血证。

【文献摘录】

《本草衍义》：“如血虚劳热，产后虚热，老人中虚燥热，须地黄者，若与生、干，常虑大寒，如此之类，故后世改用熟者。”

《汤液本草》：“气寒味苦，阴中之阳。”

《神农本草经》：“主折跌绝筋，伤中，逐血痹，填骨髓，长肌肉。作汤，除寒热积聚，除痹。”

【用药心得】

仇湘中临证常用该药与补骨脂、怀牛膝等药物配伍，治疗肝肾亏虚之腰膝酸痛、下肢疲乏等。

三、阿胶

【性味归经】

甘，平。归肺、肾、肝经。

【功效与应用】

1．补血，用于血虚证。本品为补血要药，常与黄芪、熟地黄等补气养血之品同用。亦可单味应用，黄酒化服。

2．止血，用于多种出血，尤宜虚劳出血。本品为止血要药，常用于吐血、衄血、便血、崩漏等病症的治疗，对出血而兼见阴虚、血虚者尤宜，单用即效，多入复方使用。如黄土汤以本品配伍灶心土、生地黄、黄芩、附子等，治吐血、衄血、便血、崩漏。胶艾汤以本品配伍白芍、生地黄、艾叶炭等，治崩漏、月经过多、妊娠下血等。

3．滋阴润肺，用于阴虚心烦、失眠虚劳喘咳或阴虚燥咳。本品入肾滋阴，入肺润燥，是治阴虚及肺燥的常用药物。治热病伤阴，心烦失眠，可以本品配伍黄连、白芍、鸡子黄等，如黄连阿胶汤。治肺虚火旺、喘咳咽干、痰少或痰中带血，可以本品与牛蒡子、杏仁等同用，如补肺阿胶汤。治燥热伤肺，干咳无痰或少痰，可合石膏、杏仁、桑叶、麦冬等同用，如清燥救肺汤。

【用法用量】

入汤剂，烊化冲服，5～10g。止血常用阿胶珠。

【用药禁忌】

本品滋腻，胃弱便溏者慎用。

【现代研究】

本品主含胶原及多种氨基酸，尚含钙、硫等。能促进红细胞和血红蛋白的生成，预防和治疗进行性肌营养障碍，改善动物体内钙平衡，促进钙的吸收和在体内的停留，并可使血压升高而有抗休克作用。

【临证配伍】

1．血虚证。本品为血肉有情之品，甘平质润，为补血要药，多用治血虚诸证。而尤以治疗出血所致血虚为佳。可单用本品即效。亦常配熟地黄、当归、芍药等同用，如阿胶四物汤（《杂病源流犀烛》）；若与桂枝、甘草、人参等同用，可治气虚血少之心动悸、脉结代，如炙甘草汤（《伤寒论》）。

2．出血证。本品味甘质黏，为止血要药。可单味炒黄为末服，治疗妊娠尿血（《太平圣惠方》）；治阴虚血热吐衄，常配伍蒲黄、生地黄等药，如（《千金翼方》）；治肺破嗽血，配人参、天冬、白及等药，如阿胶散（《仁斋直指方》）；也可与熟地黄、当归、芍药等同用，治血虚血寒妇人崩漏下血等，如胶艾汤（《金匮要略》）；若配白术、灶心土、附子等同用，可治脾气虚寒便血或吐血等证，如黄土汤（《金匮要略》）。

3．肺阴虚燥咳。本品滋阴润肺，常与马兜铃、牛蒡子、杏仁等同用治疗肺热阴虚，燥咳痰少，咽喉干燥，痰中带血，如补肺阿胶汤（《小儿药证直诀》）；也可与桑叶、杏仁、麦冬等同用，治疗燥邪伤肺，干咳无痰，心烦口渴，鼻燥咽干等，如清燥救肺汤（《医门法律》）。

4．热病伤阴之心烦失眠及阴虚风动，手足瘈疭等。本品养阴以滋肾水，常与黄连、白芍等同用，治疗热病伤阴，肾水亏而心火亢，心烦不得眠，如黄连阿胶汤（《伤寒论》）；也可与龟甲、鸡子黄等养液息风药同用，用治温热病后期，真阴欲竭，阴虚风动，手足瘈疭，如大、小定风珠（《温病条辨》）。

【文献摘录】

《神农本草经》："主心腹内崩，劳极，洒洒如疟状，腰腹痛，四肢酸痛，女子下血，安胎。久服轻身益气。"

《药性论》："主坚筋骨，益气止痢。"

【用药心得】

仇湘中常以此药与当归、川芎等药配伍，用于治疗腰腿疼痛、颈项疼痛伴有月经不调、经行不畅等证的女性患者。

四、何首乌

【性味归经】

生首乌甘、苦，平，归心、肝、大肠经；制首乌甘、涩，微温，归肝、肾经。

【功效与应用】

1．补肝肾、益精血，用于肝肾精血亏虚之证。制首乌为滋补良药，常用于精血亏虚之头晕眼花、腰膝酸软、耳鸣耳聋、遗精滑精、崩漏带下、须发早白等。如七宝美髯丹，即以本品为主药，配伍当归、菟丝子、枸杞子等用治上证。

2．解毒，用于痈疽瘰疬。生首乌有解毒之功，和金银花、连翘等同用，可治痈疽疮疡，如《疡医大全》何首乌汤。和夏枯草、香附、土贝母等同用，可治瘰疬痰核。

3．截疟，用于久疟。如何人饮即以生首乌配伍人参、当归、煨姜等，治气血两虚，久疟不止。

4．润肠通便，用于肠燥便秘。生首乌滋润滑肠，常合火麻仁、当归等养血润肠之品，治精血亏虚、肠燥便秘。

【用法用量】

煎服，10～30g。补益精血用制首乌，截疟、解毒、润肠通便用生首乌。

【用药禁忌】

便溏及有痰湿者不宜用。不宜与含铁离子的药物同用。

【现代研究】

本品主要含磷脂类物质。还含蒽醌类，主要是大黄酚、大黄素。能促进造血功能，增强免疫功能，降血脂、抗动脉粥样硬化及延缓衰老，并有保肝、抗菌、泻下及增加冠脉流量、抗心肌缺血等作用。生首乌经炮制后，糖含量增加，结合蒽醌衍生物含量降低，游离蒽醌衍生物含量显著增加，故泻下作用不再出现。

【临证配伍】

1．精血亏虚，头晕眼花，须发早白，腰膝酸软。制首乌甘温入肝肾，善补益肝肾，治血虚萎黄，失眠健忘常与熟地黄、当归、酸枣仁等同用。与当归、枸杞、菟丝子等同用治精血亏虚头晕眼花、须发早白之证。

2．久疟，痈疽，瘰疬，肠燥便秘。治遍身疮肿痒痛，可与防风、苦参、薄荷同用煎汤洗。治年老体弱之血虚肠燥便秘可与肉苁蓉、当归、火麻仁等同用。

【文献摘录】

《本草纲目》："有马肝石能乌人发，故后人隐此（何首乌）名，亦曰马肝石。"

《日华子本草》："因何首乌见藤夜交，便即采食有功，因以采人名尔。"

【用药心得】

仇湘中临证，常将何首乌配伍熟地黄补血生精，配伍枸杞子益肾填精，临床上主要用于治疗肝肾亏虚证腰椎间盘突出症。与当归为对，加强气血双补之效，治疗颈性眩晕之气血亏虚证。

五、白芍

【性味归经】

苦、酸、甘，微寒。归肝、脾经。

【功效与应用】

1．养血调经，用于月经不调、崩漏等。本品能养肝血，敛肝阴，又能柔肝止痛，为妇科调经常用药。合当归、熟地黄、川芎同用，即四物汤，为调经基本方。治崩漏不止，可于上方加阿胶、艾叶炭；经行腹痛，可加香附、延胡索。

2．平肝止痛，用于肝阳上亢之头痛、眩晕及肝气不疏之胸胁、脘腹疼痛、四肢拘挛疼痛。本品能养阴柔肝，平抑肝阳，缓急止痛。治肝阳上亢之头痛、眩晕，多配伍生地黄、牛膝、代赭石等，如建瓴汤。治血虚肝郁，胁肋疼痛，常以本品配伍当归、白术、柴胡等，如逍遥散。治脘腹、手足挛急疼痛，常配伍甘草同用，即芍药甘草汤。

3．敛阴止汗，用于自汗、盗汗的治疗。白芍既能养阴，又具收涩之性，能敛阴止汗，可治阴虚阳浮的自汗盗汗及营卫不和的表虚自汗。治阴虚之汗证，可配伍生地黄、浮小麦、牡蛎等；治表虚自汗，常配伍桂枝，如桂枝汤。

【用法用量】

煎服，10～15g；大量15～30g。平肝敛阴多生用，养血调经多炒用或酒炒用。

【用药禁忌】

痰湿内盛不宜。反藜芦。

【现代研究】

本品含芍药苷等多种苷类。对胃肠及子宫平滑肌有解痉作用，有镇静、镇痛、抗惊厥、降压、扩张血管、抗菌、抗炎等作用。能增强单核巨噬细胞的吞噬功能。白芍总苷（TGP）有免疫调节及保肝作用。

【临证配伍】

1．肝血亏虚及血虚月经不调。本品味酸，收敛肝阴以养血，常与熟地黄、当归等同用，用治肝血亏虚，面色苍白，眩晕心悸，或月经不调，崩中漏下，如四物汤（《太平惠民和剂局方》)。若血虚有热，月经不调，可配伍黄芩、黄柏、续断等药，如保阴煎(《景岳全书》)；若崩漏，可与阿胶、艾叶等同用。

2. 肝脾不和之胸胁脘腹疼痛或四肢挛急疼痛。本品酸敛肝阴、养血柔肝而止痛，常配柴胡、当归、白芍等，治疗血虚肝郁，胁肋疼痛，如逍遥散(《太平惠民和剂局方》)；也可以本品调肝理脾、柔肝止痛，与白术、防风、陈皮同用；治疗脾虚肝旺，腹痛泄泻，如痛泻要方(《景岳全书》)；若与木香、黄连等同用，可治疗痢疾腹痛，如芍药汤(《素问·病机气宜保命集》)；若阴血虚筋脉失养而致手足挛急作痛，常配甘草缓急止痛，即芍药甘草汤(《伤寒论》)。

3. 肝阳上亢之头痛眩晕。以本品养血敛阴、平抑肝阳，常配牛膝、代赭石、龙骨、牡蛎等，如镇肝息风汤、建瓴汤(《医学衷中参西录》)。

【文献摘录】

《神农本草经》:“主治邪气腹痛，除血痹，破坚积，寒热，疝瘕，止痛，利小便，益气。”

《名医别录》:“主通顺血脉，缓中，散恶血，逐贼血，去水气，利膀胱、大小肠，消痈肿，时行寒热，中恶，腹痛，腰痛。”

《本草备要》:“补血，泻肝，涩敛阴。苦酸微寒。”

【用药心得】

仇湘中临证常以白芍、甘草为对养血柔肝、敛阴止痛，用于治疗腰椎间盘突出症之肝血不足证。常与牛膝、代赭石配伍平肝潜阳，用于治疗肝气上逆的眩晕。

第十五节　补　阴　药

一、麦冬

【性味归经】

甘、微苦，微寒。归心、肺、胃经。

【功效与应用】

1. 润肺养阴，用于阴虚燥咳。本品为常用的养肺阴、润肺燥的药物，常与天冬配伍，治肺阴虚证，如二冬膏。合桑叶、杏仁、枇杷叶、阿胶等同用，可治温燥伤肺，见干咳少痰、咽干鼻燥、气逆而喘、舌干无苔等证，如清燥救肺汤。

2. 益胃生津，用于胃阴不足口渴、消渴、津亏便秘。本品既能益胃阴，又能清胃热，并能生津止渴。治胃阴不足，舌干口渴，多配伍沙参、生地黄、玉竹等，如益胃汤。治津液不足，肠燥便秘，多配伍玄参、生地黄等，如增液汤。和乌梅同用，又治消渴喉干不可忍、饮水不止。

3. 清心除烦，用于温病热扰营血及阴虚有热之心烦不眠。本品既能清心除烦，又能养心安神，常与黄连、竹叶心、生地黄、玄参等配伍，治温病热扰营血，身热夜甚，烦躁不安等证，如清营汤。合清热养阴及安神之品同用，又可治阴虚有热的虚烦失眠。

此外，麦冬与生地黄熬膏，可治血虚诸证。

【用法用量】

煎服，10～15g。宜久煎。

【用药禁忌】

凡脾胃虚寒泄泻，胃有痰饮湿浊及外感风寒咳嗽者均忌服。

【现代研究】

本品能增强垂体肾上腺皮质系统功能，提高机体适应性，增强单核吞噬细胞系统吞噬能力，升高外周白细胞。有抗菌、抗缺氧、降血糖、抗心律失常及扩张外周血管等作用。

【临证配伍】

1. 胃阴虚证。本品味甘柔润，性偏苦寒，长于滋养胃阴，生津止渴，兼清胃热。广泛用于胃阴虚有热之舌干口渴，胃脘疼痛，饥不欲食，呕逆，大便干结等症。如治热伤胃阴，口干舌燥，常与生地黄、玉竹、沙参等品同用。治消渴，可与天花粉、乌梅等品同用。与半夏、人参等同用，治胃阴不足之气逆呕吐，如麦门冬汤（《金匮要略》）。与生地黄、玄参同用，治热邪伤津之便秘，如增液汤（《温病条辨》）。

2. 肺阴虚证。本品又善养肺阴，清肺热，适用于阴虚肺燥有热的鼻燥咽干，干咳痰少、咯血、咽痛音哑等症常与阿胶、石膏、桑叶、枇杷叶等品同用，如清燥救肺汤（《医门法律》）。

3. 心阴虚证。本品可归心经，还能养心阴，清心热，并略具除烦安神作用。可用于心阴虚有热之心烦、失眠多梦、健忘、心悸怔忡等症。宜与养阴安神之品配伍，如天王补心丹（《摄生秘剖》）以之与生地黄、酸枣仁、柏子仁等品同用。热伤心营，神烦少寐者，宜与清心凉血养阴之品配伍，如清营汤（《温病条辨》）以之与黄连、生地黄、玄参等品同用。

【文献摘录】

《神农本草经》："主治心腹结气，伤中，伤饱，胃络脉绝，羸瘦，短气。"

《名医别录》："主治身重目黄，心下支满，虚劳、客热，口干、燥渴，止呕吐，愈痿蹶，强阴，益精，消谷调中，保神，定肺气，安五脏，令人肥健，美颜色，有子。"

【用药心得】

仇湘中常用此药配伍治疗气阴亏虚证之眩晕。

二、石斛

【性味归经】

甘，微寒。归胃、肾经。

【功效与应用】

1. 养阴清热，用于热病后期，虚热烦渴。常配生地黄、麦冬等同用。亦可用治肾阴不足，虚热不退。

2. 益胃生津，用于胃阴虚证。本品善养胃阴，生津液，是治胃阴不足，食少呕逆，胃脘嘈杂，口渴咽干等病症的良药。可单用泡服代茶。常配麦冬、白芍、沙参等同用。

此外，石斛还有明目及强腰膝之功，可用治肝肾亏虚，视物昏暗及腰膝软弱。

【用法用量】

煎服，10～15g。鲜品 15～30g。

【用药禁忌】

脾胃虚寒人群、温热病早期阴未伤人群、湿温病未化燥人群、胃肾有虚热而无火人群均忌用。

【现代研究】

石斛含多种生物碱。能促进胃液分泌，有镇痛、退热、增强代谢及抗衰老等作用。

【临证配伍】

1．胃阴虚及热病伤津证。本品长于滋养胃阴，生津止渴，兼能清胃热。主治热病伤津，烦渴、舌干苔黑之证，常与天花粉、鲜生地黄、麦冬等品同用。治胃热阴虚之胃脘疼痛、牙龈肿痛、口舌生疮可与生地黄、麦冬、黄芩等品同用。

2．肾阴虚证。本品又能滋肾阴，兼能降虚火，适用于肾阴亏虚之目暗不明、筋骨痿软及阴虚火旺、骨蒸劳热等证。肾阴亏虚，目暗不明者，常与枸杞子、熟地黄、菟丝子等品同用，如石斛夜光丸（《原机启微》）。肾阴亏虚，筋骨痿软者，常与熟地黄、山茱萸、杜仲、牛膝等补肝肾、强筋骨之品同用。肾虚火旺，骨蒸劳热者，宜与生地黄、枸杞子、黄柏、胡黄连等滋肾阴、退虚热之品同用。

【文献摘录】

《本草纲目》："除痹下气，补五脏虚劳羸瘦，强阴益精……长肌肉，逐皮肤邪热痱气，脚膝疼冷痹弱……健阳，逐皮肤风痹，骨中久冷，补肾益力。"

《中华人民共和国药典》："益胃生津，滋阴清热。用于阴伤津亏，口干烦渴，食少干呕，病后虚热，目暗不明。"

《神农本草经》："主伤中，除痹，下气，补五脏虚劳羸弱，强阴，久服厚肠胃。"

【用药心得】

仇湘中临证，常用此药与麦冬、知母配伍以加强滋阴养肾的功效；与枸杞子、熟地黄配伍以加强养血柔肝、敛阴止痛之功；与牛膝、狗脊配伍以强腰膝、补肝肾，用于治疗老年腰椎间盘突出症、骨质疏松、骨关节炎等。

三、黄精

【性味归经】

甘，平。归脾、肺、肾经。

【功效与应用】

1．养阴润肺，用于阴虚肺燥、干咳少痰及肺肾阴虚的劳嗽久咳。治阴虚肺燥，可单用熬膏服或与沙参、贝母等同用。治劳嗽久咳，可配伍天冬、熟地黄、百部等同用。

2．补肾益精，用于肾虚精亏之腰酸脚软、头昏眼花。如《奇效良方》以黄精、枸杞子等分，晒干研末制蜜丸服，用治肾虚精亏之证。

3．补脾益气，用于脾胃虚弱。本品既补脾气，又益脾阴。如脾胃气虚而倦怠乏力、食欲不振、脉象虚软者，可配伍党参、茯苓、白术等同用。若脾胃阴虚而致口干食少、饮食无味、舌红无苔者，可配伍沙参、麦冬、谷芽等。

此外，本品还可治消渴。

【用法用量】

煎服，10～30g。

【用药禁忌】

中寒泄泻，痰湿痞满气滞者忌服。

【现代研究】

本品能增强免疫功能，有抗衰老、耐缺氧、抗疲劳、降血糖等作用。对多种细菌和皮肤真菌有抑制作用。

【临证配伍】

1．阴虚肺燥，干咳少痰及肺肾阴虚的劳嗽久咳。本品甘平，能养肺阴，益肺气。治疗肺金气阴两伤之干咳少痰，多与沙参、川贝母等药同用。因本品不仅能补益肺肾之阴，而且能补益脾气脾阴，有补土生金、补后天以养先天之效。亦宜用于肺肾阴虚之劳嗽久咳。因作用缓和，可单用熬膏久服。亦可与熟地黄、百部等滋养肺肾、化痰止咳之品同用。

2．脾虚阴伤证。本品能补益脾气，又养脾阴。主治脾脏气阴两虚之面色萎黄、困倦乏力、口干食少、大便干燥。本品能气阴双补，单用或与补气健脾药同用。

3．肾精亏虚。本品能补益肾精，对延缓衰老，改善头晕、腰膝酸软、须发早白等早衰症状，有一定疗效。如黄精膏方（《备急千金要方》）单用本品熬膏服。亦可与枸杞、何首乌等补益肾精之品同用。

【文献摘录】

《日华子本草》："补五劳七伤，助筋骨。"

《本草纲目》："黄精补诸虚，填精髓，平补气血而润。"

《神仙芝草经》："黄精宽中益气，使五脏调良，肌肉充盛，骨髓坚强，其力增倍，多年不老，颜色鲜明，发白更黑，齿落更生。"

【用药心得】

仇湘中取其补益脾肾、助筋坚骨之功效，结合现代药理研究其具有增强免疫功能，有抗衰老、耐缺氧、抗疲劳之作用，常用此药配伍用治中老年颈椎病、腰椎间盘突出症、膝骨关节炎等。

四、枸杞子

【性味归经】

甘，平。归肝、肾经。

【功效与应用】

补肾益精，养肝明目，用于肝肾亏虚，头晕目眩、视力减退、腰膝酸软、遗精消渴等证。本品滋补肝肾常用，且为明目要药。合菊花、地黄等同用，如杞菊地黄丸，为治肝肾阴虚之头晕目眩、视力减退的常用方剂。合干地黄、天门冬等，可治肝肾阴虚之腰膝酸软、遗精。单用本品蒸熟嚼食，可治消渴。

【用法用量】

煎服，10～15g。

【用药禁忌】

外邪实热，脾虚有湿及泄泻者忌服。

【现代研究】

本品含甜菜碱和多糖等。能增强和调节免疫功能，促进骨髓造血，有保肝、降脂、降血糖、抗突变、抗肿瘤、抗疲劳及延缓衰老等作用。

【临证配伍】

肝肾阴虚及早衰证。本品能滋肝肾之阴，为平补肾精肝血之品。治疗精血不足所致的视力减退、内障目昏、头晕目眩、腰膝酸软、遗精滑泄、耳聋、牙齿松动、须发早白、失眠多梦以及肝肾阴虚，潮热盗汗、消渴等证的方中，都颇为常用。可单用，或与补肝肾、益精补血之品配伍。如《寿世保元》枸杞膏单用本品熬膏服；七宝美髯丹（《积善堂方》）以之与怀牛膝、菟丝子、何首乌等品同用。以其还能明目，故尤多用于肝肾阴虚或精亏血虚之两目干涩、内障目昏，常与熟地黄、山茱萸、山药、菊花等品同用，如杞菊地黄丸（《医级》）。

【文献摘录】

《后杞菊赋》："吾方以杞为粮，以菊为糗。春食苗，夏食叶，秋食花实而冬食根，庶几乎西河南阳之寿。"

《本草纲目》："春采枸杞叶，名天精草；夏采花，名长生草；秋采子，名枸杞子；冬采根，名地骨皮。"

【用药心得】

仇湘中常用此药与牛膝配伍，补肝肾、强腰膝；常用枸杞子与熟地黄配伍以补肾填精，用于治疗肾精不足，阴血亏虚之腰腿疼痛等。

五、龟甲

【性味归经】

甘、咸，寒。归肝、肾、心经。

【功效与应用】

1. 滋阴潜阳，用于阴虚内热、阴虚阳亢及虚风内动。龟甲滋阴力强，有较强的潜阳作用，并能退虚热，息内风。治阴虚内热，骨蒸盗汗，常与知母、黄柏、熟地黄等滋阴清热药同用，如大补阴丸。治阴虚阳亢，头晕目眩，常与菊花、石决明等同用。治虚风内动，舌干红绛，常与牡蛎、阿胶、生地黄等同用，如大定风珠。

2. 益肾健骨，用于肾虚腰痛脚弱、筋骨不健、小儿发育不良等。常配牛膝、熟地黄等补肝肾药同用。

3. 养血补心，用于心虚惊悸、失眠健忘。可与龙骨、远志、菖蒲同用，即孔圣枕中丹。

4. 固经止血，用于阴虚血热及冲任不固之出血。治崩漏下血，可合牡蛎为散，酒送服；可配伍黄柏、椿根皮、香附等，如固经丸。

【用法用量】

先煎，15～30g。

【用药禁忌】

虚寒泄泻不宜用。

【现代研究】

本品有免疫增强作用。

【临证配伍】

1. 肝肾阴虚所致的阴虚阳亢、阴虚内热、阴虚风动证。本品长于滋补肾阴，兼能滋养肝阴，故适用于肝肾阴虚而引起的上述诸证。对阴虚阳亢头目眩晕之证，本品兼能潜阳，常与天冬、白芍、牡蛎等品同用，如镇肝息风汤（《医学衷中参西录》）。治阴虚内热，骨蒸潮热，盗汗遗精者，常与滋阴降火之熟地黄、知母、黄柏等品同用，如大补阴丸（《丹溪心法》）。本品性寒，兼退虚热，治阴虚风动，神倦瘛疭者，宜与阿胶、鳖甲、生地黄等品同用，如大定风珠（《温病条辨》）。

2. 肾虚筋骨痿弱。本品长于滋肾养肝，又能健骨，故多用于肾虚之筋骨不健，腰膝酸软，步履乏力及小儿鸡胸、龟背、囟门不合诸症，常与熟地黄、知母、黄柏、锁阳等品同用，如虎潜丸（《丹溪心法》）。小儿脾肾不足，阴血亏虚，发育不良，出现鸡胸、龟背者，宜与紫河车、鹿茸、山药、当归等补脾益肾、益精养血之品同用。

3. 阴血亏虚之惊悸、失眠、健忘。本品入于心肾，又可以养血补心，安神定志，适用于阴血不足，心肾失养之惊悸、失眠、健忘，常与石菖蒲、远志、龙骨等品同用，如孔子大圣知枕中方（现简称枕中丹）（《备急千金要方》）。此外，本品还能止血。因其长于滋养肝肾，性偏寒凉，故尤宜于阴虚血热，冲任不固之崩漏、月经过多。常与生地黄、黄芩、地榆等滋阴清热、凉血止血之品同用。

【文献摘录】

《本草纲目》："补心、补肾、补血，皆以养阴也……观龟甲所主诸病，皆属阴虚血弱。"

《本草通玄》："大有补水制火之功，故能强筋骨，益心智……止新血。"

【用药心得】

仇湘中常用此药配伍牛膝、狗脊等补肝肾药物以强腰膝，治疗肝肾不足所致腰腿疼痛、乏力，与石菖蒲配伍补阴养血，平肝潜阳，治疗风动眩晕、头痛等。

六、鳖甲

【性味归经】

咸，寒。归肝、肾经。

【功效与应用】

1. 滋阴潜阳，用于阴虚阳亢、阴虚风动。治阴虚阳亢，头晕目眩，常与菊花、牡蛎等同用。治阴虚风动，手足蠕动、舌干红绛，常与龟甲、牡蛎、生地黄等同用。

2. 退热除蒸，用于阴虚发热、劳热骨蒸。本品为退虚热要药，常与青蒿、知母等同用，如青蒿鳖甲汤。

3. 软坚散结，用于癥瘕积聚、疟母。治癥瘕积聚，可配伍大黄、琥珀，即鳖甲丸。治疟母，可配伍䗪虫、丹皮、柴胡等，如鳖甲煎丸。

【用法用量】

先煎，15～30g。滋阴潜阳生用，软坚散结醋淬用。

【用药禁忌】

脾胃虚寒，食少便溏者及孕妇忌服。

【现代研究】

本品能抑制肝、脾结缔组织增生，提高血浆蛋白水平，并有抗肿瘤作用。

【临证配伍】

1. 肝肾阴虚证。本品亦能滋养肝肾之阴，适用于肝肾阴虚所致阴虚内热、阴虚风动、阴虚阳亢诸证。对阴虚内热证，本品滋养之力不及龟甲，但长于退虚热、除骨蒸，故尤为临床多用。治疗温病后期，阴液耗伤，邪伏阴分，夜热早凉，热退无汗者，常与丹皮、生地黄、青蒿等品同用，如青蒿鳖甲汤（《温病条辨》）。治疗阴血亏虚，骨蒸潮热者，常与秦艽、地骨皮等品同用。主治阴虚风动，手足瘈疭者，常与阿胶、生地黄、麦冬等品同用。

2．癥瘕积聚。本品味咸，还长于软坚散结，适用于肝脾肿大等癥瘕积聚。常与活血化瘀、行气化痰药配伍，如鳖甲煎丸（《金匮要略》）以之与丹皮、桃仁、土鳖虫、厚朴、半夏等品同用，治疟疾日久不愈，胁下痞硬。

【文献摘录】

《神农本草经》："主心腹癥瘕坚积、寒热，去痞、息肉、阴蚀，痔（核）、恶肉。"

《名医别录》："疗温疟，血瘕，腰痛，小儿胁下坚。"

《药性论》："主宿食、癥块、痃癖气、冷瘕、劳瘦，下气，除骨热，骨节间劳热，结实壅塞。治妇人漏下五色，羸瘦者。"

【用药心得】

仇湘中临证常与龟甲、牡蛎同用，滋阴潜阳，治疗肝阴不足、肝阳上亢所致头痛，常与知母滋阴退虚热，治疗阴虚风动所致眩晕。

第十六节　补　阳　药

一、鹿茸

【性味归经】

甘、咸，温。归肾、肝经。

【功效与应用】

1．壮元阳、益精血，用于肾阳不足、精血亏虚之证。本品峻补元阳，作用强而全面，兼能益精血，是壮阳生精益血的要药，临床广泛用于阳虚精亏之阳痿早泄、宫冷不孕、腰膝酸软、遗尿尿频、肢冷神疲、头晕耳鸣、须发早白等。可单用研末服，也可配伍人参、熟地黄、枸杞子等同用，以增强疗效。

2．强筋骨，用于肾虚骨痿、小儿发育不良。常与熟地黄、山药、山茱萸等同用，如加味地黄丸。

3．调冲任，用于冲任虚寒之崩漏带下。本品有补肝肾，调冲任，固崩止带之功，合当归、乌贼骨、蒲黄等，可治崩漏不止；与狗脊、白蔹等配伍可治白带过多。

4．托毒生肌，用于阳虚阴盛之疮疡久溃不敛或阴疽内陷不起。本品温补内托，并能生肌。可与黄芪、当归、肉桂等同用。

【用法用量】

研细末，1～3g，一日3次分服。如入丸散，随方配制。

【用药禁忌】

服用本品宜从小量开始，缓缓增加，不宜骤用大量，以免阳升风动，头晕目赤，或伤阴动血。凡阴虚阳亢、血分有热、胃火盛或肺有痰热以及外感热病者均忌服。

【现代研究】

鹿茸精为性激素类物质。能促进蛋白质、核酸合成，促进骨髓造血，增强免疫功能，提高机体工作效率，改善睡眠和食欲，延缓衰老，抗应激，并兼有雄激素和雌激素样作用。鹿茸多糖对实验性胃溃疡有保护作用。

【临证配伍】

1. 肾阳虚衰，精血不足证。本品甘温补阳，甘咸滋肾，禀纯阳之性，具生发之气，故能壮肾阳，益精血。若肾阳虚，精血不足，而见畏寒肢冷、阳痿早泄、宫冷不孕、小便频数、腰膝酸痛、头晕耳鸣、精神疲乏等，均可以本品单用或配入复方。如鹿茸酒，与山药浸酒服，治阳痿不举，小便频数；或与当归、乌梅膏为丸，治精血耗竭，面色黧黑，耳聋目昏等（《济生方》）；亦常与人参、黄芪、当归同用治疗诸虚百损，五劳七伤，元气不足，见畏寒肢冷、阳痿早泄、宫冷不孕、小便频数等证，如参茸固本丸（《中国医学大辞典》）。

2. 肾虚骨弱，腰膝无力或小儿五迟。常以本品补肾阳，益精血，强筋骨，多与五加皮、熟地黄、山萸肉等同用，如加味地黄丸（《医宗金鉴》）；亦可与骨碎补、续断、自然铜等同用，治骨折后期，愈合不良。

3. 妇女冲任虚寒，崩漏带下。本品补肾阳，益精血而兼能固冲任，止带下。与乌贼骨、龙骨、续断等同用，可治崩漏不止，虚损羸瘦，如鹿茸散（《证治准绳》）。若配狗脊、白蔹，可治白带过多，如白蔹丸（《济生方》）。

4. 疮疡久溃不敛，阴疽疮肿内陷不起。本品补阳气、益精血而达到温补内托的目的。治疗疮疡久溃不敛，阴疽疮肿内陷不起，常与当归、肉桂等配伍，如阳和汤（《外科全生集》）。

【文献摘录】

《神农本草经》："主漏下恶血，寒热惊痫，益气强志，生齿不老。"

《名医别录》："疗虚劳洒洒如疟，羸瘦，四肢酸痛，腰脊痛，小便利，泄精溺血。"

《本草纲目》："生精补髓，养血益阳，强筋健骨。治一切虚损，耳聋目暗，眩晕虚痢。"

【用药心得】

仇湘中常用此药与山茱萸、山药、枸杞子、熟地黄配伍，补肾强筋骨，用于治疗老年肝肾不足之骨质疏松及膝骨关节炎。

二、淫羊藿

【性味归经】

辛、甘，温。归肝、肾经。

【功效与应用】

1. 温肾壮阳，用于肾阳虚的阳痿、不孕、尿频及妇女冲任虚损之宫冷不孕、性欲冷淡。本品有温肾壮阳，益精起痿之效。可单用浸酒服，也可与熟地黄、枸杞子、仙茅等补肾壮阳药同用。

2. 祛风除湿，用于风寒湿痹或肢体麻木，尤其是肾阳虚者。可单用浸酒服。或配伍威灵仙、苍耳子、桂心等药，如淫羊霍散。

【用法用量】

煎服，10～15g。亦可浸酒、熬膏或入丸散。

【用药禁忌】

阴虚火旺者忌服。

【现代研究】

本品具雄性激素样作用，能增强性腺功能。有免疫增强作用，有效成分主要为黄酮和多糖两类化合物。能抗心肌缺血、扩张血管、降压、改善微循环，促进阳虚动物的核酸、蛋白质合成，并有延缓衰老、抗炎、抗过敏、降血糖等作用。

【临证配伍】

1. 肾阳虚衰，阳痿尿频，腰膝无力。本品辛甘性温燥烈，长于补肾壮阳，单用有效，亦可与其他补肾壮阳药同用。单用本品浸酒服，可理腰膝冷痛，如淫羊藿酒（《食医心镜》）；与肉苁蓉、巴戟天、杜仲等同用，治肾虚阳痿遗精等，如填精补髓丹（《丹溪心法》）。

2. 风寒湿痹，肢体麻木。本品辛温散寒，祛风胜湿，入肝肾强筋骨，可用于风湿痹痛，筋骨不利及肢体麻木，常与威灵仙、苍耳子、川芎、肉桂同用，即淫羊霍散（《太平圣惠方》）。此外，现代用于肾阳虚之喘咳及妇女更年期高血压，有较好疗效。

【文献摘录】

《神农本草经》："主治阴痿，绝伤，茎中痛，利小便，益气力，强志。"

《名医别录》："主坚筋骨，消瘰疬，赤痈，下部有疮，洗出虫。"

《药性论》："主坚筋益骨。"

《开宝本草》："坚筋骨，消瘰疬，赤痈，下部有疮洗出虫。"

【用药心得】

仇湘中常用此药与独活、威灵仙配伍治疗年老肝肾不足，感风寒湿所致腰腿疼痛痹证，与枸杞子、杜仲配伍温肾壮阳，用于老年患者腰腿疼痛伴有小便冷长、尿频等。

三、肉苁蓉

【性味归经】

甘、咸，温。归肾、大肠经。

【功效与应用】

1. 补肾阳、益精血，用于肾阳不足、精血亏虚之阳痿、不孕、腰膝酸软、筋骨无力等。治肾虚阳痿，常与熟地黄、菟丝子、五味子等同用；治宫冷不孕，常与巴戟天、杜仲等同用。

2. 润肠通便，用于肠燥便秘。本品质地滋润，又无燥性，是治疗老年体弱、血虚及产后、病后津液不足而致肠燥便秘的常用药，对老人肾阳不足、精血亏虚者尤宜。可大剂量煎汤服，或配伍火麻仁、沉香，如润肠丸。

【用法用量】

煎服，10～15g，单用可至30g。

【用药禁忌】

腹泻便溏者忌服。胃肠实热而大便干结者亦不宜用。

【现代研究】

本品含微量生物碱及结晶性中性物质。有抗衰老作用及抗家兔动脉粥样硬化作用，水浸液能降低实验动物血压。能促进小鼠唾液分泌，提高小鼠小肠推进度，缩短通便时间，同时对大肠的水分吸收有明显抑制作用。

【临证配伍】

1. 肾阳亏虚，精血不足之阳痿早泄、宫冷不孕、腰膝酸痛、痿软无力。本品味甘能补，甘温助阳，质润滋养，咸以入肾，为补肾阳、益精血之良药。常配伍菟丝子、续断、杜仲，治男子五劳七伤，阳痿不起，小便余沥，如肉苁蓉丸（《医心方》）；亦可与杜仲、巴戟肉、紫河车等同用，治肾虚骨痿，不能起动，如金刚丸（《张氏医通》）。

2．肠燥津枯便秘。本品甘咸质润入大肠经，可润肠通便，常与沉香、麻子仁同用，治发汗、津液耗伤而致大便秘结，如润肠丸（《济生方》）；或与当归、牛膝、泽泻等同用，治肾气虚弱，大便不通，小便清长，腰酸背冷，如济川煎（《景岳全书》）。

【文献摘录】

《神农本草经》："主治五劳七伤，补中，除茎中寒热痛，养五脏，强阴，益情气，多子，妇人癥瘕。"

《名医别录》："除膀胱邪气、腰痛，止痢。"

《本草拾遗》："强筋建髓，苁蓉鲜鱼为末，黄精酒丸服之，力可十倍。"

【用药心得】

仇湘中临证，常用此药与菟丝子、牛膝、狗脊配伍治疗老年肾阳虚所致腰膝酸软，手足乏力等，与熟地黄、当归配伍用于老年人腰椎间盘突出症伴便秘等。

四、补骨脂

【性味归经】

苦、辛，温。归肾、脾经。

【功效与应用】

1．补肾助阳，用于肾虚阳痿，腰膝冷痛。治阳痿，可配伍菟丝子、沉香、胡桃肉等，如补骨脂丸。治腰膝冷痛，可与杜仲、胡桃肉同用，即青娥丸。

2．固精缩尿，用于肾虚遗精、滑精及遗尿、尿频。治遗精、滑精，可与青盐等分同炒为末服用。治肾气虚冷、小便无度，可与茴香等分为丸服。

3．温脾止泻，用于脾肾阳虚之泄泻。常配伍肉豆蔻、五味子、吴茱萸，即四神丸。

此外，本品可治虚寒喘咳，外用可治白癜风。

【用法用量】

煎服，5～15g。亦可入丸散。外用适量。

【用药禁忌】

阴虚火旺及大便秘结者忌服。胃病患者慎用。

【现代研究】

本品含脂肪油、树脂、补骨脂素等。能抑菌、杀虫、强心、扩张冠脉、抗肿瘤、抗衰老、收缩子宫，有致光敏及雌激素样作用。

【临证配伍】

1．肾虚阳痿、腰膝冷痛。本品苦辛温燥，善壮肾阳暖水脏，常与菟丝子、胡桃肉、沉香等同用，治肾虚阳痿，如补骨脂丸（《太平惠民和剂局方》）；与杜仲、胡桃肉同用，治肾虚阳衰，风冷侵袭之腰膝冷痛等，如青娥丸。

2．肾虚遗精、遗尿、尿频。本品兼有涩性，善补肾助阳，固精缩尿，单用有效，亦可随证配伍其他药。如治滑精，以补骨脂、青盐等分同炒为末服（《三因方》）；单用本品炒，为末服，治小儿遗尿，如破故纸散（《补要袖珍小儿方论》）；与小茴香等分为丸，治肾气虚冷，小便无度，如破故纸丸（《魏氏家藏方》）。

3. 脾肾阳虚五更泄泻。本品能壮肾阳、暖脾阳、收涩以止泻，与肉豆蔻、生姜、大枣为丸，如二神丸（《普济本事方》）；或上方加吴茱萸、五味子，均治五更泄，如四神丸（《证治准绳》）。

4. 肾不纳气，虚寒喘咳。本品补肾助阳，纳气平喘，多配伍胡桃肉、蜂蜜等，可治虚寒性喘咳，如治喘方（《医方论》）；或配人参、木香等治疗虚喘痨嗽（《是斋百一选方》）。

【文献摘录】

《药性论》："主男子腰疼，膝冷囊湿，逐诸冷痹顽，止小便利，腹中冷。"

《日华子本草》："兴阳事，治冷劳，明耳目。"

《开宝本草》："主五劳七伤，风虚冷，骨髓伤败，肾冷精流及妇人血气堕胎。"

【用药心得】

仇湘中临证用此药与五味子配伍治疗阳虚失固之腰腿疼痛、乏力伴夜尿频多的患者；与杜仲同用加强补肾助阳，治疗肾阳虚衰之腰腿冷痛、乏力等。

五、续断

【性味归经】

苦、辛，微温。归肝、肾经。

【功效与应用】

1. 补肝肾，强筋骨，用于肝肾不足、腰痛脚弱。常配杜仲、牛膝、萆薢同用，如续断丸（《扶寿精方》）。

2. 止血安胎，用于胎动欲坠、胎漏下血或崩漏经多。本品能补肝肾，调冲任而安胎，兼能止血。治胎动欲坠、胎漏下血，常与阿胶、菟丝子、桑寄生等同用。

3. 续折疗伤，用于跌打损伤、金疮、痈疽肿痛等。本品通利血脉，强筋健骨，兼能活血消肿，为续折疗伤要药，外科、伤科常用之品。治跌打损伤、金疮，可配伍自然铜、骨碎补、血竭、地鳖虫等；合蒲公英，可治乳痈。

【用法用量】

煎服，10～15g。外用适量。

【用药禁忌】

初痢勿用，怒气郁者禁用（《得配本草》）。

【现代研究】

本品含环烯醚萜糖苷、三萜皂苷等。续断浸膏和总生物碱对冷血动物和温血动物的在体和离体心脏均有明显的正性肌力作用；能使去脑和麻醉猫心脏节律明显加快，脉搏幅度增大，并有刺激呼吸的作用。总黄酮能显著降低动脉压和平滑肌的紧张度。黄酮成分有抗氧化活性，并有抗炎作用。小鼠和鸡试验表明，续断有抗维生素E缺乏症的作用，对肺炎链球菌有抑制作用。

【临证配伍】

1. 阳痿不举，遗精遗尿。本品甘温助阳，辛温散寒，用治肾阳不足，下元虚冷，阳痿不举，遗精滑泄，遗尿尿频等症。常与鹿茸、肉苁蓉、菟丝子等壮阳起痿之品配伍，如鹿茸续断散（《鸡峰普济方》）；或与远志、蛇床子、山药等壮阳益阴，交通心肾之品同用，如远志丸（《外台秘要》）；亦可与龙骨、茯苓等同用，用治滑泄不禁之症，如锁精丸

(《瑞竹堂经验方》)。

2. 腰膝酸痛，寒湿痹痛。本品甘温助阳，辛以散瘀，有补益肝肾，强健壮骨，通利血脉之功。可与萆薢、杜仲、牛膝等同用，用治肝肾不足，腰膝酸痛，如续断丹(《证治准绳》)；亦可与防风、川乌等配伍，用治肝肾不足兼寒湿痹痛，如续断丸(《太平惠民和剂局方》)。

3. 崩漏下血，胎动不安。本品补益肝肾，调理冲任，有固本安胎之功。可用于肝肾不足，崩漏下血，胎动不安等症。配伍侧柏炭、当归、艾叶等止血活血、温经养血之品，用治崩中下血久不止者(《永类钤方》)；或以本品与桑寄生、阿胶等配伍，用治滑胎证，如寿胎丸(《医学衷中参西录》)。

4. 跌打损伤，筋伤骨折。本品辛温破散之性，善能活血祛瘀；有甘温补益之功，又能壮骨强筋，而有续筋接骨、疗伤止痛之能。用治跌打损伤，瘀血肿痛，筋伤骨折，常与桃仁、红花、穿山甲、苏木等配伍；或与当归、木瓜、黄芪等同用，治疗脚膝折损愈后失补，筋缩疼痛，如邱祖伸筋丹(《赛金丹》)。

此外，本品活血祛瘀止痛，常配伍清热解毒之品，用治痈肿疮疡，血瘀肿痛。如《本草汇言》以之与蒲公英配伍，治疗乳痈肿痛。

【文献摘录】

《神农本草经》:“久服益气力，伤去血生之效也。入足厥阴、少阴，为治胎产，续绝伤，补不足，疗金疮，理腰肾之要药。”

《名医别录》:“主治崩中漏血，金疮血内漏，止痛，生肌肉，及踠伤、恶血、腰痛，关节缓急。”

《药性论》:“主绝伤，去诸温毒，能通宣经脉。”

【用药心得】

仇湘中临证，常将此药配伍黄芪、当归用于骨折恢复期，与独活、牛膝同用治疗肝肾不足所致腰腿痛等。

六、杜仲

【性味归经】

甘，温。归肝、肾经。

【功效与应用】

1. 补肝肾、强筋骨，用于肝肾不足的腰痛脚弱、阳痿尿频。杜仲为平补肝肾要药。治腰痛脚弱，常伍补骨脂、胡桃肉同用，如青娥丸(《太平惠民和剂局方》)。治阳痿尿频，可与山茱萸、覆盆子、菟丝子等同用。合桑寄生、当归、川芎，又治妇女行经腰痛。

2. 安胎，用于肝肾不足、下元虚冷之胎动不安或习惯性流产。治胎动不安，可单用本品研末，枣肉为丸服；治习惯性流产，可配伍续断、山药同用。

【用法用量】

煎服，10～15g。炒用更佳。

【用药禁忌】

气虚或血亏与无寒湿实邪者忌服。

【现代研究】

本品有较好的降压作用，能减少胆固醇的吸收。能抑制子宫收缩，对实验性子宫痉挛性收缩也有拮抗作用。煎剂能明显加强家兔离体心脏心肌收缩力，并有镇静、镇痛、增强肾上腺皮质功能及免疫功能的作用。

【临证配伍】

1．肾虚腰痛及各种腰痛。以其补肝肾、强筋骨，肾虚腰痛尤宜。常与胡桃肉、补骨脂同用治肾虚腰痛或足膝痿弱，如青娥丸（《太平惠民和剂局方》）；与独活、寄生、细辛等同用，治风湿腰痛冷重，如独活寄生汤（《备急千金要方》）；与川芎、桂心、丹参等同用，治疗外伤腰痛，如杜仲散（《太平圣惠方》）；与当归、川芎、芍药等同用治疗妇女经期腰痛；与鹿茸、山萸肉、菟丝子等同用，治疗肾虚阳痿，精冷不固，小便频数，如十补丸（《鲍氏验方》）。

2．胎动不安或习惯性堕胎。常以本品补肝肾固冲任以安胎，单用有效，亦可与桑寄生、续断、阿胶、菟丝子等同用。如《圣济总录》杜仲丸，单用本品为末，枣肉为丸，治胎动不安；《简便单方》以之与续断、山药同用，治习惯性堕胎。

【文献摘录】

《本草纲目》："其性湿平，甘温能补，微辛能润，故能入肝而补肾。"

《名医别录》："主治脚中酸疼痛。"

【用药心得】

仇湘中临证，常以此药配伍独活、桑寄生用于治疗寒湿腰痛，与当归、桃仁同用治疗中年女性围绝经期综合征之腰痛，与山茱萸、菟丝子配伍温肾补阳，治疗阳虚腰腿疼痛、乏力等。

七、菟丝子

【性味归经】

甘，温。归肝、肾、脾经。

【功效与应用】

1．补肾固精，缩尿止带，用于肾虚腰痛、阳痿遗精、尿频、带下等。治肾虚腰痛，常配伍杜仲。治阳痿遗精，常配伍五味子、覆盆子、枸杞子等，如五子衍宗丸。治小便频数或不禁，常配伍桑螵蛸、附子、五味子、鹿茸等；治带下，常配伍莲子、芡实、茯苓等。

2．养肝明目，用于肝肾不足，目暗不明。本品滋补肝肾，为明目要药。常配伍枸杞子、熟地黄、车前子等同用，如驻景丸。

3．温阳止泻，用于脾肾两虚之便溏腹泻。本品补肾暖脾，有止泻之功。常与茯苓、山药、莲子、白术等同用。

4．安胎，用于肝肾不足之胎漏下血、胎动不安。常与阿胶、桑寄生、续断等配伍，如寿胎丸。

此外，本品可用于消渴，单用即效。

【用法用量】

煎服，10～15g。

【用药禁忌】

阴虚火动人群、肾脏多火及强阳不痿人群、大便燥结人群均忌服。

【现代研究】

本品能增强心肌收缩力，抑制肠运动，兴奋离体子宫，延缓大鼠半乳糖性白内障的发展，增强非特异性抵抗力等。

【临证配伍】

1．肾虚腰痛、阳痿遗精、尿频及宫冷不孕。本品为平补阴阳之品，功能补肾阳、益肾精以固精缩尿。如菟丝子、炒杜仲等分，合山药为丸，治腰痛（《是斋百一选方》）；与枸杞子、覆盆子、车前子同用，治阳痿遗精，如五子衍宗丸（《丹溪心法》）；与桑螵蛸、肉苁蓉、鹿茸等同用，治小便过多或失禁，如菟丝子丸（《世医得效方》）；与茯苓、石莲子同用，治遗精、白浊、尿有余沥，如茯苓丸（《太平惠民和剂局方》）。

2．肝肾不足，目暗不明。本品滋补肝肾、益精养血而明目，常与熟地黄、车前子同用，如驻景丸（《太平惠民和剂局方》）。

3．脾肾阳虚，便溏泄泻。本品能补肾益脾止泻，如治脾虚便溏，与人参、白术、补骨脂为丸服（《方脉正宗》）；与枸杞子、山药、茯苓、莲子同用，治脾肾虚泄泻，如菟丝子丸（《沈氏尊生书》）。

4．用于肾虚胎动不安。本品能补肝肾安胎，常以本品与续断、桑寄生、阿胶同用，治肾虚胎元不固，胎动不安、滑胎，如寿胎丸（《医学衷中参西录》）。此外，本品亦可治肾虚消渴，如《全生指迷方》记载，单用本品研末为蜜丸服，治消渴。

【文献摘录】

《神农本草经》：“主续绝伤，补不足，益气力，肥健。”

《名医别录》：“主养肌，强阴，坚筋骨，主治茎中寒，精自出，溺有余沥，口苦，燥渴，寒血为积。”

《药性论》：“能治男子女人虚冷，添精益髓，去腰痛膝冷。”

【用药心得】

仇湘中临证常用此药与杜仲、枸杞子配伍治疗肾阳不足之腰膝酸软，配伍补骨脂、鹿茸治疗腰冷痛伴小便频多等。

八、蛤蚧

【性味归经】

咸，平。归肺、肾经。

【功效与应用】

1．补肾阳、益精血，用于肾阳不足、精血亏虚之阳痿。可单用浸酒服，或与人参、鹿茸、淫羊藿等同用，以加强疗效。

2．补肺气、定喘嗽，用于肺气虚或肺肾两虚之久咳虚喘。本品为治虚喘劳嗽要药，尤宜肾不纳气所致者。多配伍人参、杏仁、贝母等，如人参蛤蚧散。

【用法用量】

研末服，每次1～2g，日服3次。亦可浸酒服，或入丸散剂。

【用药禁忌】

外感风寒喘嗽及阳虚火旺者禁服。

【现代研究】

本品有雄激素和雌激素样作用，能增强免疫功能，降低血糖，显著提高自由基代谢酶的活性及谷胱甘肽的含量，并有抗炎、平喘及抗衰老作用。

【临证配伍】

1. 肺虚咳嗽、肾虚作喘、虚劳喘咳。本品兼入肺肾二经，长于补肺气、助肾阳、定喘咳，为治多种虚证喘咳之佳品。常与贝母、紫菀、杏仁等同用，治虚劳咳嗽，如蛤蚧丸（《太平圣惠方》）；或与人参、贝母、杏仁等同用，治肺肾虚喘，如人参蛤蚧散（《卫生宝鉴》）。

2. 肾虚阳痿。本品质润不燥，补肾助阳兼能益精养血，有固本培元之功。可单用浸酒服即效；或与益智仁、巴戟天、补骨脂等同用，如养真丹（《御院药方》）。

【文献摘录】

《海药本草》："疗折伤，主肺痿上气，咯血咳嗽。"

《本草纲目》："补肺气，益精血，定喘止嗽，疗肺痈消渴，助阳道。"

《本草再新》："温中益肾，固精助阳，通淋，行血。蛤蚧尾能治。"

【用药心得】

仇湘中临证用此药与杏仁配伍治疗肾虚咳喘，与淫羊藿、杜仲同用治疗肾阳虚所致腰痛、下肢乏力等。

第十七节　收　涩　药

一、五味子

【性味归经】

酸、甘，温。归肺、心、肾经。

【功效与应用】

1. 敛肺滋肾，用于久咳虚喘。本品上敛肺气，下滋肾精，常用于肺虚及肺肾两虚的久咳虚喘。治肺虚久咳，每与罂粟壳同用，即五味子丸（《卫生家宝方》）。治肺肾两虚喘咳，常与熟地黄、山药、山茱萸等同用，如都气丸。合细辛、干姜等品，又可用治痰饮咳喘，如小青龙汤。

2. 敛汗生津，用于津伤口渴、阴虚消渴。治热伤气阴，汗多口渴，常与人参、麦冬同用，如生脉散。治阴虚内热，口渴多饮之消渴，多与知母、天花粉、山药等同用，如玉液汤。

3. 涩精止泻，用于遗精滑精及久泻。治肾虚遗精，可以本品熬膏服，或与龙骨、金樱子、桑螵蛸等同用。治脾肾阳虚之久泻，常与补骨脂、吴茱萸、肉豆蔻同用，即四神丸。

4. 宁心安神，用于心悸、失眠、多梦，可与远志、麦冬、酸枣仁、丹参等配伍，治心肾阴血亏损所致诸证，如天王补心丹，可有效治疗神经衰弱和精神病。

【用法用量】

煎服，3～6g。研末服，每次 1～3g。

【用药禁忌】

表邪未解，痧疹初发，咳嗽初起，内有实热，均不宜用。

【临证配伍】

1. 久咳虚喘。五味子酸能收敛，性温而润，上能敛肺气，下能滋肾阴，适用于肺虚久咳及肺肾两虚之喘咳。治肺虚久咳者，常与罂粟壳同用，如《卫生家宝方》五味子丸；治肺肾两虚喘咳者，常与山茱萸、熟地黄、山药等同用，如都气丸；治寒饮咳喘者，亦可与辛温宣散的麻黄、细辛、干姜等同用。

2. 津伤口渴及消渴。本品酸甘，又能益气生津止渴，治热伤气阴，汗多口渴者，常与人参、麦冬同用，如生脉散；治阴虚内热，口渴多饮之消渴证，多与山药、知母、天花粉、黄芪等益气生津药同用，如玉液汤。

3. 自汗、盗汗。本品能敛肺止汗，治自汗、盗汗者，可与麻黄根、牡蛎等同用。

4. 遗精、滑精。本品能补肾涩精，治肾虚精关不固之遗精、滑精者，可与桑螵蛸、金樱子、龙骨等同用。

5. 久泻不止。本品又能涩肠止泻，治脾肾虚寒久泻不止者，常与补骨脂、吴茱萸、肉豆蔻同用，如四神丸。

6. 心悸，失眠，多梦。本品既能补益心肾，又能宁心安神，适用于阴血亏损，心神不安之心悸、失眠、多梦等，常与生地黄、丹参、酸枣仁等同用。此外，其他原因之失眠者亦可选用。本品研末内服，对慢性肝炎转氨酶升高者，亦有治疗作用。

【现代研究】

含五味子素。本品有明显的镇静作用，对大脑皮质的兴奋和抑制过程有调整作用，能改善人的智力活动，提高工作效率。有扩血管作用，能提高心肌代谢酶活性，改善心肌的营养和功能。对免疫功能有双相调节作用。能促进肝糖原及肝细胞蛋白质合成，对肝细胞损伤有明显保护作用，并可抑制转氨酶的释放。尚有祛痰、镇咳、抗溃疡及延缓衰老作用。

【文献摘录】

《神农本草经》:“主益气，咳逆上气，劳伤羸酸，补不足，强阴，益男子精。”

《用药法象》:“生津止渴，治泻痢，补元气不足，收耗散之气，瞳子散大。”

《本草备要》:“专收敛肺气而滋肾水，益气生津，补虚明目，强阴涩精，退热敛汗，止呕住泻，宁嗽定喘，除烦渴。”

【用药心得】

根据现代药理研究，五味子有明显镇静作用，仇湘中临证常将五味子用于日久失眠、多梦等焦虑者。

二、山茱萸

【性味归经】

酸、涩，微温。归肝、肾经。

【功效与应用】

1. 补益肝肾，用于肝肾亏虚。本品为平补肝肾要药。治肝肾阴虚，腰酸、耳鸣、头晕目眩、潮热盗汗，常与熟地黄、山药等配伍，如六味地黄丸；治肾阳不足，腰痛脚软、阳痿早泄、小便不利或反多，常与附子、肉桂等同用，如肾气丸。

2. 固精缩尿，用于遗精、遗尿。本品既能补肾益精，又能固精缩尿，用治肾虚不固之遗精、遗尿，可标本兼顾，常与熟地黄、山药、金樱子、桑螵蛸等同用。

3. 敛汗固脱，用于大汗虚脱。本品既能敛汗又能壮元气，常与人参同用。

4. 固崩止血，用于崩漏及月经过多。本品补肝肾、固冲任，可用治肝肾亏损、冲任不固所致的崩漏及月经过多，常与黄芪、龙骨、五味子等同用，如固冲汤。

【用法用量】

煎服，5～10g；大剂量可用至30g。

【用药禁忌】

火热、湿热、痰热等实邪未去、小便淋涩及命门火旺、强阳不痿者不宜用。

【临证配伍】

1. 肝肾不足，头晕目眩、耳鸣、腰酸等症。山茱萸功能补肝益肾，凡肝肾不足所致的眩晕、腰酸等症，常与熟地黄、枸杞子、菟丝子、杜仲等配伍。

2. 遗精，遗尿，小便频数，及虚汗不止等症。山茱萸酸涩收敛，能益肾固精。对肾阳不足引起的遗精、尿频均可应用，常配合熟地黄、菟丝子、沙苑蒺藜、补骨脂等同用；对于虚汗不止，本品又有敛汗作用，可与龙骨、牡蛎等同用。

此外，本品又能固经止血，可用治妇女体虚、月经过多等症，可与熟地黄、当归、白芍等配伍应用。

【现代研究】

本品含山茱萸苷、皂苷、鞣质、糖苷、熊果酸、没食子酸、苹果酸、维生素A及挥发油等。对免疫功能有调节作用，并能抗菌、抗炎、降血糖、升高白细胞、抗失血性休克、抗实验性肝损害、抑制血小板聚集。其煎剂体外能杀灭小鼠腹水癌细胞。连续服用本品能明显增加血红蛋白含量，增强小鼠体力、抗疲劳、耐缺氧、增强记忆力。本品注射液能增强猫心肌收缩性，提高心脏效率，扩张外周血管。

【文献摘录】

《神农本草经》："主心下邪气，寒热温中，逐寒湿痹，去三虫。"

《名医别录》："强阴益精，安五藏，通九窍，止小便利。"

《汤液本草》："滑则气脱，涩剂所以收之，山茱萸止小便利，秘精气取其味酸涩以收滑也。"

【用药心得】

仇湘中临证，常配伍熟地黄、杜仲、枸杞子治疗肾虚腰痛脚软等。

三、乌梅

【性味归经】

酸、涩，平。归肝、脾、肺、大肠经。

【功效与应用】

1. 敛肺止咳，用于肺虚久咳少痰或无痰之证。如合罂粟壳等分为末，蜜汤调下，治久咳不已。

2. 涩肠止泻，用于久泻久痢。常与罂粟壳、诃子等同用，如《证治准绳》固肠丸。亦可单用乌梅肉水煎服，治久痢不止。

3. 生津止渴，用于津伤口渴。单用即效，或与天花粉、麦冬、人参等配伍，如玉泉丸。

4．安蛔止痛，用于蛔厥腹痛。本品味酸，是重要安蛔药。常与细辛、川椒、附子、黄连等同用，治蛔厥腹痛呕吐，如乌梅丸。

此外，本品炒炭，有止血之功，可用治便下脓血及妇人血崩。外用又能消疮毒、平胬肉。

【用法用量】

煎服，3～10g；大剂量可用至 30g。外用适量。止血止泻宜炒炭用。

【用药禁忌】

表邪未解或有实热积滞者不宜服。

【临证配伍】

1．久咳不止。乌梅敛肺止咳，对于久咳不止、痰液稀少等症，可与罂粟壳、半夏、杏仁等药配伍应用。

2．久泻久痢。乌梅又有涩肠止泻作用，治疗泻痢日久不止，常与肉豆蔻、诃子、苍术、茯苓等配伍。

3．虚热口渴。乌梅能生津止渴，可治气阴两虚的烦热口渴及暑热烦渴，可与天花粉、葛根、麦冬、人参、黄芪等药同用。

4．蛔虫所致的呕吐腹痛等症。乌梅味酸，蛔得酸则伏，故能和胃安蛔，常与黄连、黄柏、干姜、细辛、花椒、附子等配伍，治蛔厥腹痛。

本品外用，又可用于牙关紧闭，以乌梅肉擦之；用于外疡弩肉，以乌梅炭研末外敷。

【现代研究】

含枸橼酸等多种有机酸。本品能增强机体免疫功能，促进胆汁分泌，抑制离体兔肠管运动。体外能抑制蛔虫活动，对多种致病性细菌及皮肤真菌有抑制作用。

【文献摘录】

《神农本草经》："下气，除热烦满，安心，止肢体痛，偏枯不仁，死肌，去青黑痣，蚀恶肉。"

《大明本草》："和建茶、干姜为丸服，止休息痢。"

《本草纲目》："敛肺涩肠，止久嗽泻痢……蛔厥吐利。"

【用药心得】

仇湘中临证，常将此药研末外用，治疗痛风性关节炎急性期肿痛。

第十八节　消　食　药

一、山楂

【性味归经】

酸、甘，微温。归脾、胃、肝经。

【功效与应用】

1．行气散瘀，用于气滞血瘀之胸腹诸痛。治泻痢腹痛，常配伍木香、槟榔、枳壳等同用。治胸胁瘀痛，常配伍川芎、红花，现代临床用治冠心病、高血压、高血脂等。治产后瘀阻腹痛，恶露不尽，或痛经，常配伍当归、川芎、益母草等。治疝气偏坠胀痛，可与小茴香、荔枝核等同用。

2．消食化积，用于食滞不化。本品为消食良药，尤善消油腻肉食积滞，单用即效。合白术、神曲为丸，可治一切食积。脘腹胀痛甚者，可合青皮、枳实等行气消积之品同用。

【用法用量】

煎服，10～15g；大剂量 30g。

【用药禁忌】

脾胃虚弱者慎服。

【临证配伍】

1．用于肉食积滞证。本品有消积化滞之功，尤为消化油腻肉食积滞之要药。凡肉食积滞之脘腹胀满、嗳气吞酸、腹痛便溏者，单用煎服有效，或配莱菔子、神曲等同用。若治食积气滞之腹胀满痛较甚者，宜与青皮、枳实、莪术等同用。

2．用于泻痢腹痛，疝气痛。治泻痢腹痛，可用焦山楂水煎服，亦可与木香、槟榔、枳壳等同用。治疝气作痛，可与橘核、荔枝核等同用。

3．用于瘀阻胸腹痛、痛经。本品性温能通行气血，有活血祛瘀止痛之功。治产后瘀阻腹痛、恶露不尽，或瘀阻痛经，可单用本品水煎服，或配伍川芎、当归、益母草等。若治瘀滞胸胁痛，可与川芎、桃仁、红花等同用。现代单用本品制剂治疗冠心病、高血压病、高脂血症、细菌性痢疾等，均有较好的疗效。

【现代研究】

山楂及其有效成分具有抗氧化、调节脂代谢、抗动脉粥样硬化和调节免疫等药理作用，其活血散瘀之功效，一直备受关注。药理研究发现，山楂黄酮可通过抑制自由基生成、提高细胞抗氧化能力而减轻心肌缺血再灌注损伤；并可通过增强脂肪酸在肝脏的氧化分解而调节脂质代谢；山楂具有较好的抗动脉粥样硬化作用，山楂提取物可增加动脉粥样硬化模型大鼠一氧化氮含量，从而降低血小板活性、抑制血小板黏附和聚集。山楂叶总黄酮能明显改善受损后脊髓的运动功能，提高脊髓损伤后神经细胞的存活率，保护残存的神经元，下调炎性因子的表达，增加脊髓损伤修复相关蛋白的表达量。

【文献摘录】

《肘后备急方》：“茎叶煮汁，洗漆疮。”

《滇南本草》：“山楂功效消食、散结、治疝、催生。”

《医学衷中参西录》：“化瘀血而不伤新血，开郁气而不伤正气，其性尤和平也。”

【用药心得】

仇湘中临证，常在运用种仁类药物时，加入此药以助化。

二、鸡内金

【性味归经】

甘，平。归脾、胃、小肠、膀胱经。

【功效与应用】

1．消食健脾，用于饮食积滞及小儿疳积。本品既能消食化积，又能健运脾胃，广泛用于各种食滞证，尤宜素体脾胃虚弱者，单用即效，或与山楂、麦芽等同用。治小儿脾虚疳积，可与白术、山药、使君子等同用。

2．行气消瘀，擅消食化滞健运脾胃，助气血之化生，此为“补血”。与海螵蛸相伍，二药消壅遏气机之瘀血，使气机调畅，新血复生。简单二味却寓治血四法之“宁血”“补血”“消瘀”三法。

3. 固精止遗，用于遗尿、遗精。治遗尿，多与桑螵蛸、覆盆子等同用；治遗精，可合莲肉、菟丝子等同用。

此外，本品尚能化结石，用治尿路或胆囊结石，常与金钱草配伍使用。

【用法用量】

煎服，3～10g。研末服，每次 1.5～3g。粉剂优于煎剂。

【用药禁忌】

脾虚无积滞者慎用。

【临证配伍】

1. 食积不消。脘腹胀满、嘈杂吞酸、嗳气、反胃吐食等，类似于消化不良，胃肠功能紊乱。单用有效，也可配伍山楂、干姜、白术、大枣等。此外，尚可配伍葛根治疗酒食积滞。

2. 尿频淋滑。小便频数不禁，形体消瘦，古称肾消，类似于糖尿病、尿崩症或神经官能症等。单用有效，常配伍乌药、益智仁、桑螵蛸、黄芪、白术、五味子、菟丝子等；老年遗尿多配伍菟丝子、肉苁蓉、附子、五味子、鹿茸、牡蛎等。《医林集要》单用鸡内金治疗小便淋涩、痛不可忍者。此外，尚可用来治疗滑精、结核病遗精等，多入复方中用。

3. 结石疼痛。鸡内金经验上可以用来治疗结石，如泌尿系统结石之小便淋涩疼痛或尿血等，常配伍连钱草、海金砂、牛膝、芒硝、滑石等；也可用治胆结石，多配伍金钱草、郁金、枳壳、硝石、芒硝、大黄等。

此外，古方还用治口疮、牙疳、小儿喉闭、乳蛾等。

【现代研究】

现代药理学发现鸡内金含胃激素、淀粉酶、微量胃蛋白酶、角蛋白和多种氨基酸，临床常用于食积不消、遗尿遗精、石淋涩痛等疾病的治疗，但同时发现其具有调节血液流变学的功能。《医学衷中参西录》认为鸡内金不但可消脾胃之积，还可化任何积证，包括筋骨血脉瘀血而成的瘀血之积。

【文献摘录】

《医学衷中参西录》：“鸡内金，鸡之脾胃也……中有瓷、石、铜、铁皆能消化，其善化瘀积可知……用鸡内金为脏器疗法……不但能消脾胃之积，无论脏腑何处有积，鸡内金皆能消之。”

《日华子本草》：“其能止泄精，并尿血、崩中、带下、肠风、泻痢。”

《滇南本草》：“宽中健脾，消食磨胃。治小儿乳食结滞，腹大青筋，痞积疳积。”

【用药心得】

仇湘中临证，常取其行气消瘀之效，与海螵蛸配伍，治疗膝骨关节炎。

三、神曲

【性味归经】

甘、辛，温。归脾、胃经。

【功效与应用】

1. 软坚散结，用于治疗腱鞘囊肿、乳腺增生病、肝肿大等，且能防止其软坚散结药物对脾胃的过度伤伐，有利于药物的运化吸收。

2. 消食和胃，用于饮食积滞证。本品辛以行散消食，甘温健脾开胃，和中止泻。常与山麦芽、木香等同用，治疗食滞脘腹胀满，食少纳呆，肠鸣腹泻者。又因本品略能解表退热，故尤宜外感表证兼食滞者。

此外，凡丸剂中有金石、贝壳类药物者，前人用本品糊丸以助消化，如磁朱丸。

【用法用量】

煎服，6～15g。消食宜炒焦用。

【用药禁忌】

脾阴不足，胃火盛者及风热感冒者慎服。

【临证配伍】

1. 饮食积滞证。本品辛以行气消食，健脾开胃，和中止泻，常用治食滞脘腹胀满、食少纳呆，肠鸣腹泻者，常与山楂、麦芽、木香等同用；亦可用《奇效良方》曲麦枳术丸，即以本品与麦芽、枳实、白术同用，研末为丸服。若治中脘宿食留饮而致的脘痛，吞酸嘈杂，或口吐清水，可以本品配苍术、陈皮、姜汁等为丸服，如《丹溪心法》曲术丸。

2. 外感风寒表证。本品辛温能散寒解表，故可用治风寒表证，兼食滞者尤宜，但解表力薄，可配辛温解表药同用。

此外，凡丸剂中有金石、贝壳类药物者，可用本品糊丸以助消化，如磁朱丸。

【现代研究】

神曲能通过对辅酶的构成而发挥对物质代谢的影响，并通过氧化供能，促进人体对食物中蛋白质的消化、吸收和利用。可能通过此途径，提高机体的康复能力和识别能力，抑制病变组织的蛋白质合成，达到软坚散结之效。

1. 化学成分：神曲为酵母制剂，含酵母菌、淀粉酶、维生素 B 复合体、麦角甾醇、蛋白质及脂肪、挥发油等。

2. 药理作用：神曲因含有多量酵母菌和复合维生素 B，故有增进食欲，维持正常消化功能等作用。

【文献摘录】

《本草正义》：“神曲‘逐痰积’，痰‘聚于肺，关于胃’，神曲治痰，正是涤荡胃中积滞，消痰积，实者用也。”

《本草纲目》：“化水谷宿食，症结积滞……消食下气，除痰逆霍乱。”

【用药心得】

仇湘中临证，常取其软坚散结之功，用于治疗腱鞘囊肿等。

第十九节　常 用 药 对

药对，又称对药，是临床用药中相对固定的两味药的配伍形式，在方剂配伍中能起到相辅相成的作用，古今医家在长期医疗实践中，积累形成了大量药对，有根据、有理论。仇湘中非常重视中医古籍中药对的应用和研究，颇有心得，现将仇湘中临证常用药对介绍如下：

1. 木瓜配威灵仙。木瓜味酸，性温，主走肝经，舒筋活络；威灵仙性温，味辛、咸，善走十二经脉，为祛风药中善走者，善治四肢疼痛麻木，尤其对下肢的骨痹疼痛效果显著。二药合用，相辅相成，使舒筋通络的作用倍增。

2. 黄芪配当归。此药对出自王清任的《补阳还五汤》。黄芪味甘，能补气升阳，益卫固表，利水消肿，托疮生肌，善治肢体痿废。当归性味辛甘温润，入心、肝、脾经，和血散寒，为血中气药。二药并用，气血兼治，相互促进，相得益彰。黄芪性温升发，同气相求以补肝气，当归养血柔肝以复肝气；黄芪得当归之宣通使气血各有所归，当归藉黄芪之升补使气旺而能血活；补气生血活血，和血息风，补肝调肝。二药配伍可解除腰椎间盘突出引起的麻、胀、痛等不适。

3. 杜仲配续断。杜仲、续断配伍使用出自《赤水玄珠》。杜仲性味甘，入肝、肾经，入气分，补肝肾、强筋骨，善走经络关节；续断性味苦，入肝、肾经，入血分补肝肾、强筋骨，还能通利血脉，作用在于筋节气血之间。二药相伍，其功益彰，可增强补肝肾、壮筋骨、通血脉的力量。仇湘中常用此药对治疗腰椎间盘突出症。

4. 乌梢蛇配熟地黄。乌梢蛇味甘、咸，性平，无毒，归肺、脾、肝经，具有祛风通络，定惊止痛的作用；熟地黄味甘、微温，入心、肝、肾经，具有补血滋阴的功效，是非常常用的滋补之品。两药相伍即祛风通络、缓急止痉，又防动血、燥血之变，并兼有养血滋阴之功，用于肝虚络痹之腰椎间盘突出症及顽痹后期久病邪深、关节变形严重、肌肉瘦削、疼痛明显而多变化者。

5. 全蝎配蜈蚣。全蝎性味咸，微温，归肝经；蜈蚣性温，归肝经。两药均具有息风止痉，解毒散结，通络止痛的功效，张锡纯《医学衷中参西录》云："蜈蚣，味微辛，性微温，走窜之力最速，内而脏腑，外而经络，凡气血凝聚之处，皆能开之。"两药相伍，相得益彰，可增强通络镇痛之功，用于神经性疼痛效果最佳，当为首选。

6. 灵芝配酸枣仁。灵芝味甘平，归心、肺、肝、肾经，具有扶正固本、滋补强壮、补气安神的功效；酸枣仁甘、平，入心、肝经，具有养心补肝、宁心安神、敛汗生津的功效。两药同用，益气补血安神，用于气血不足，心神失养所致失眠多梦之症。

7. 枸杞子配熟地黄。枸杞子甘平，归肝、肾经，长于补肾益精，养肝明目；熟地黄甘，微温。归肝、肾经，善于补血滋阴，益精填髓。两味药性味归经相似，功效相近，皆为补血滋阴，滋补肝肾之品，共同用于血虚肝肾阴亏诸症，相辅为用。然熟地黄为补血要药，滋阴厚味，功专力宏，专入肝肾，偏于趋下；枸杞功逊熟地黄，可补肝肾，滋阴，入肝、肾经，兼入肺经，可治目昏瞻视，肺痨咯血，偏于走上。二者合用，相辅相成，适用于肝肾不足，精血亏损所致诸证，如目暗不明，视物昏花，头晕目眩，腰膝酸软，夜尿频多等。

8. 山药配薏苡仁。山药性味甘平，归脾、肺、肾经，补脾养胃，生津益肺，补肾涩精。薏苡仁，甘、淡、凉，归脾、胃、肺经，利水渗湿，健脾止泻，除痹，排脓，解毒散结。两药相合，健脾渗湿，解毒散结，补中有消，消中寓补，补而不滞，相得益彰。用于治疗脾虚湿停之膝关节滑膜炎。

9. 芍药配延胡索。延胡索，辛、苦、温，入心包、肝、脾、肺经，活血，行气，止痛。芍药，苦、酸、微寒，归肝、脾经，养血敛阴，柔肝止痛，平抑肝阳。仇湘中认为白芍酸甘化阴，延胡索行气活血止痛，两药相合，白芍防延胡索行气活血耗散太过，延胡索防白芍酸收而气机郁滞，辛开苦降，寒温并用，散中有收，行气不耗气，活血而不伤阴，常用于腰腿痛及关节疼痛的治疗。

10. 白芍配白术。白芍，苦、酸，微寒。入肝、脾经，补血敛阴，柔肝止痛，养阴平肝，《本草备要·草部》："缓中止痛……益脾，能于土中泻木。"白术，甘、苦，温。入脾、胃经，补脾益气，燥湿利水，固表止汗，益气安胎。两者合用，刚柔相济，调和肝脾，健脾柔肝。仇湘中认为颈肩腰腿痛患者因为病情反复，迁延不愈，导致抑郁焦虑的不少，或肝郁气逆，乘脾犯胃；或肝旺脾虚，土虚木乘等皆可加重病情。治疗时以白术健脾和中，先安未受邪之地；白芍养血敛肝，使木不克土，土安则脾健。

11. 全蝎配穿山甲。全蝎味辛，有毒，归肝经，具有搜风通络，散结止痛作用。穿山甲味咸，有毒，归肝、胃经，具有搜风通络、破血逐瘀作用。全蝎乃风行要药，其能治风者，亦能走窜经络，风淫可祛，湿痹可利；穿山甲搜风之力强而迅速，内达脏腑，外通经络，正如《医学衷中参西录》所言："穿山甲，味淡性平，气腥而窜，其走窜之性，无微不至，故能宣通脏腑，贯彻经络，透达关窍，凡血凝血聚为病，皆能开之。"二药相辅为用，常用于腰椎、颈椎间盘突出压迫神经所致的疼痛麻木者。仇湘中常用两药与祛风、除湿、活血药相配伍治疗类风湿性关节炎、骨关节炎等引起的手足麻木僵硬。

12. 党参配丹参。党参味甘，归肺、脾经，具有补气益脾，生津润肺作用。丹参味苦，归心、肝经，具有凉血祛瘀，调经止痛作用。党参性质平和，擅补脾胃之气，燥而不伤正，腻而不留湿，正如《本草正义》所言："健脾运而不燥，滋胃阴而不湿，润肺而不犯寒凉，养血而不偏滋腻，鼓舞清阳，振动中气而无刚燥之"；丹参如《妇人明理论》所言："一味丹参散，功同四物汤"。二药相伍，常用于气虚血瘀的老年病患者，加强补气活血祛瘀，以达到标本兼治。

13. 砂仁配熟地黄。砂仁味辛，归胃、脾、肾经，具有化湿行气、温脾止泻、安胎作用。熟地黄味甘，归肝、肾经，具有填精益髓、补血养阴作用，据《本草正》记载："阴性缓，熟地黄非多，难以奏效"。仇湘中在临床上每遇精血亏虚之证，必用之，且一般剂量较大，但恐滋腻过度，有碍阻滞胃之弊，故常与砂仁为伍，一方面取砂仁调理脾胃之功，使熟地黄充分发挥滋补作用，又克服其阻滞脾胃之弊；另一方面取砂仁引药入肾，正如《本草新编》所言"砂仁，止可为佐使……谓诸补药必借砂仁，引其由脾以入肾。"

14. 夜交藤配珍珠母。夜交藤味甘，归心、肝经，具有养心安神、祛风通络的作用。珍珠母归心、肝经，具有平肝潜阳、养心安神的作用。珍珠母与夜交藤配伍加强养心安神作用，兼祛风通络，常用于因疼痛、麻木、功能活动障碍导致情绪焦虑、睡眠不佳的患者。

15. 木瓜配酸枣仁。木瓜性温，味酸。归肝经、脾经，能利湿理脾，舒筋活络，其特点是筋急者能缓，舒缓者能利，正如《得配本草》所言"血为热迫，筋转而痛，气为湿滞，筋缓而软，木瓜凉血收脱，故可并治"；酸枣仁味甘，性平，归心、脾、肝、胆经，能养肝、宁心、安神、敛汗，如《本草汇言》所言"敛气安神，荣筋养髓，和胃运脾"。酸枣仁养肝效强，肝血足则筋骨柔，与木瓜相伍，可使木瓜舒经活络效更强，同时两药皆可和胃运脾，改善后天之本。仇湘中教授临床上常用于治疗湿滞经脉所致的肢体沉重麻木、脚气浮肿或下肢筋软无力等。

16. 葛根配川芎。葛根味甘、辛，性凉，归脾、胃经。升阳解肌，透疹止泻，除烦止温。现代药理研究证实：葛根中提取的黄酮能增加脑及冠状血管血流量。川芎性温，味辛。归肝、胆、心包经，活血行气，祛风止痛。现代药理研究证实：川芎可扩血管，降血压；增加冠脉流量；对心肌及再灌注损伤有保护作用；改善微循环，改善脑循环及脑缺血。仇湘中临床常配伍用于治疗椎动脉狭窄所致的眩晕或头颈部疼痛。

17. 炒白术配泽泻。炒白术性味甘，苦，入脾、胃经，擅补脾养气，利水燥湿。泽泻味甘、淡，性寒，入肾、膀胱经，利水渗湿。二者均有健脾利水之功，白术补泻兼施，泽泻以泻为主，利水逐湿，二者成对相辅相成，健脾逐水事半功倍。张仲景《金匮要略》卷中“心下有支饮，其人苦眩冒者，泽泻汤主之”最具代表性。白术、泽泻为伍，治疗清阳不升，浊阴上犯之眩晕效果甚佳。仇湘中对于颈性眩晕的治疗，认为中老年患者通常中焦脾虚，痰湿中阻，痰蒙清阳是造成病症的主要病机，应用白术、泽泻此对，补脾升清，祛湿健运，改善中焦脾主运化的生理功能，祛邪求本，标本兼治，效果较佳。

18. 白芷配延胡索。延胡索性辛，苦，温。归心、肝、脾经。《本草纲目》中记载：“延胡索行血中之气滞，气中血滞，故能专治一身上下诸痛”，故延胡索是中药中治疗痛症之良药。白芷性辛，温。归肺、胃、大肠经，《本草汇言》“白芷，上行头目，下抵肠胃，中达肢体，遍通肌肤以至毛窍，而利泄邪气”。《滇南本草》：“祛皮肤游走之风，止胃冷腹痛寒痛，周身寒湿疼痛。”现代研究表明白芷对于腰腿痛、神经痛都具有较好的缓解作用。白芷与延胡索配伍，加强了祛风通窍，理气活血，消肿止痛之效。仇湘中常以白芷、延胡索为伍，对于腰痹患者不荣不通之痛有显著的疗效。

19. 白芍配甘草。白芍性味苦、酸，微寒。归肝、脾经。具有养血敛阴，柔肝止痛，平抑肝阳之效。甘草性味甘，平。归心、肺、脾、胃经。甘草擅补脾益气，清热解毒，祛痰止咳，缓急止痛，调和诸药。据《伤寒论》记载，若阴血虚，筋脉失养，而致手足挛急作痛，常配甘草缓急止痛，即芍药甘草汤。仇湘中认为肝血不足、肝气郁结而致经络不通、血脉不荣，均是痹证的主要病机，常以白芍、甘草为对，酸甘化阴、养血敛阴、柔肝止痛效果明显。

第三章 经验处方集锦

第一节 常用口服药

一、强骨颗粒（益肾健骨颗粒）

【处方组成】

制首乌 15g，紫河车 10g，生黄芪 15g，丹参 15g，龟板 10g，补骨脂 10g，活血藤 15g，自然铜 6g，炒白术 15g，茯苓 10g，海蛤壳 6g，陈皮 10g，等。

【功效】

补肾健脾益气，活血化痰通络。

【主治病证】

原发性骨质疏松症之肝肾亏虚、脾胃气虚证，症见腰脊疼痛，酸软无力，不能持重，神疲倦怠，四肢骨痛，肢体麻木，骨脆易折，步履艰难，目眩，舌质偏红或淡，脉细弱无力。

【方义解析】

中医学无骨质疏松这一病名，但根据其所述临床症状与“骨痹”“骨痿”等的描述颇为相似。仇湘中根据古籍的有关记述，结合临床体会，认为骨质疏松症早期无明显疼痛症状者，当属骨痿；至出现骨痛时，则应视为骨痹。肾藏精生髓，骨为髓之府。肾精充足则骨髓的生化有源，骨骼得到髓的滋养而坚固有力；若肾气不足，精髓生化无源，髓海空虚，则骨骼脆弱。而肾精的盛衰除了先天之禀外，水谷精微的吸收与补充可使肾气充盛输布于髓，所以说肾脾虚损特别是肾精不足是导致骨质疏松的根本因素。同时必须注意到，骨质疏松症是一种衰老性疾病，它的产生有一个长期渐进的过程，在脏腑虚衰、阴阳气血失调的生理过程中势必产生病理性代谢产物。而这一病理性产物，中医学中主要归属于血瘀、痰阻两类。据此仇湘中教授认为骨质疏松症中医病机为脾肾虚损，瘀痰阻骨，据此组方强骨颗粒（医院制剂名益肾健骨颗粒）。方中制首乌补肝肾，益精血为君药；紫河车补气血、益精髓，生黄芪补脾益气，丹参活血祛瘀，共为臣药；龟板益肾健骨，补骨脂补肾壮阳，活血藤、自然铜活血通络止痛，炒白术、茯苓健脾渗湿，海蛤壳、陈皮行气化痰为佐使。综观全方，温而不燥，凉而不滞，补而不腻，行而不伐，将补肾、健脾、益气、活血、化痰融于一方之中，达到补肾健脾益气，活血化痰通络之功效。

【加减方法】

腰痛明显者，加杜仲、骨碎补；颈背疼痛者，加葛根、羌活；乏力明显者，加西洋参。

二、补肝健腰方（扶肝健骨颗粒）

【处方组成】

炒酸枣仁 20g，熟地黄 20g，杜仲 20g，当归 10g，白芍 20g，川芎 12g，蜈蚣 4g，全蝎 6g，延胡索 20g，木瓜 20g，甘草 6g，等。

【功效】

养血柔肝、活血化瘀、通络止痛。

【主治病证】

肝虚络痹之腰椎间盘源性腰痛、腰椎间盘突出症。症见腰腿疼痛、腰膝酸软、患肢麻木；舌淡，或舌质暗紫，或有瘀斑，或舌红少苔；脉沉细，或弦细数，或弦紧，或涩。

【方义解析】

腰椎间盘突出症属于中医的“痹证”范畴，仇湘中基于中医肝主筋的理论，提出了“腰椎间盘突出症病机核心为肝虚络痹，治疗从补肝通络论治”的学术思想，并以《医学六要》《医宗金鉴》中的“补肝汤”加减组方补肝健腰方（医院制剂名扶肝健骨颗粒）。方中，炒枣仁“补中益肝，坚筋骨，助阴气”，有养肝、宁心之效，为君药；熟地黄滋阴养血，杜仲甘温补益，为平补肝肾之要药，既能补肾阳又能益肾阴，润肝燥，强腰脊，共为臣药；当归补血养肝，白芍养血柔肝和营，川芎活血行气、调畅气血，蜈蚣辛温走窜、通经逐邪，有调达肝经、通络止痛之功，全蝎味辛，搜剔风邪，直达病所，与蜈蚣配伍则通络止痛之效倍增，延胡索活血、理气、止痛，木瓜舒筋活络共为佐药；甘草调和诸药，为使药。诸药合用具补肝养血、活血通络之效。

【加减方法】

患肢麻木甚者加生黄芪、地龙；关节僵硬者，加乌梢蛇；感风寒而痛剧者加独活、细辛。

三、补肝健膝方

【处方组成】

白芍 30g，熟地黄 25g，当归 10g，牛膝 15g，生地黄 15g，僵蚕 10g，木瓜 15g，蜈蚣 5g，等。

【功效】

补肝养血柔筋、舒筋通络止痛。

【主治病证】

肝虚瘀阻之膝骨关节炎。症见膝关节疼痛、肿胀、关节僵硬；舌淡，或舌质暗紫，或有瘀斑；脉弦紧或涩。

【方义解析】

仇湘中依据中医药理论和多年临床经验提出了“膝骨关节炎病机核心为肝虚瘀阻”的学术观点，并以《医宗金鉴》中的“补肝汤”为基础方加味组成补肝健膝方，方中白芍养血补肝，缓急止痛，牛膝补肝肾，善治肝肾虚弱之膝痛，并能引药下行，共为君药；熟地黄、当归益肝肾之精血，生地黄养阴生津，共为臣药；僵蚕、蜈蚣搜风通络，化痰散结，祛风止痛，木瓜具有舒筋活络之效，并善走下肢，共为佐药；甘草调和诸药，为使药。全方共奏补肝养血柔筋、舒筋通络止痛之效。

【加减方法】

关节肿胀明显、浮髌试验阳性者，加萆薢、苍术、黄柏；关节畸形者，加胆南星、半夏。

四、益颈颗粒

【处方组成】

生黄芪 15g，葛根 12g，当归 10g，川芎 12g，丹参 15g，灵芝 10g，全蝎 3g，海浮石 12g，白芍 30g，僵蚕 10g，陈皮 10g，甘草 3g，等。

【功效】

补益气血、化痰祛瘀、通络益督。

【主治病证】

神经根型颈椎病，气血亏虚、痰瘀阻络证。症见颈项强直疼痛，转侧不利，肢体麻木、乏力、活动功能障碍等。

【方义解析】

颈椎病属中医学“骨痹”“血痹”“项强”“眩晕”等病证的范畴。仇湘中教授认为其病因病机与虚、瘀、痰密切相关。气血不足，督脉瘀滞，痰湿阻络，加之外邪侵袭而发病。仇湘中以补益气血、化痰祛瘀、通络益督立法，组方益颈颗粒，方中生黄芪、葛根补气益颈为君药；当归、川芎、丹参活血通络，灵芝益气安神，全蝎通络止痛，海浮石清肺化痰，共为臣药；白芍缓急舒筋，僵蚕、陈皮化痰散结，疏通经络共为佐药；甘草调和诸药为使药。纵观全方，标本兼治，攻补兼施。

【加减方法】

肢体麻木甚者加乌梢蛇、桂枝，合并头痛者加白芷、羌活，合并肩背部酸痛者加姜黄、伸筋草。

第二节　常用外用药

一、舒筋活络液

【处方组成】

桑寄生 20g，续断 20g，三棱 15g，乳香 15g，威灵仙 20g，海桐皮 20g，海风藤 20g，延胡索 25g，秦艽 30g，等。水煎湿敷或定向透药治疗。

【功效】

补益肝肾，化瘀通络。

【主治病证】

腰椎间盘源性腰痛、腰椎间盘突出症。症见腰腿疼痛，活动障碍。

【方义解析】

方中桑寄生补肝肾，强筋骨，通经络，为君药；续断助强筋壮骨之力，三棱、乳香化瘀通络，共为臣药；威灵仙、海桐皮、海风藤、秦艽舒筋通痹，共为佐药；延胡索行气活血止痛，为使药。现代药理研究证实，上述诸药有抗炎、镇痛和免疫调节作用。局部外用使药物直达病所。

【加减方法】

本方为外用湿敷或定向透药方，可单独使用，亦可同时服用补肝健腰方，内外兼治，疗效更佳。

【注意事项】

皮肤破损者禁用。

二、舒筋止痛膏

【处方组成】

狗脊 12g，桑寄生 15g，三棱 12g，莪术 10g，姜黄 10g，乳香 10g，川芎 10g，没药 10g，延胡索 15g，摇竹消 15g，安痛藤 12g，威灵仙 15g，艾叶 10g，等。制成膏贴，痛处贴敷使用。

【功效】

舒筋健骨、活血化瘀、通络止痛。

【主治病证】

主治腰椎间盘突出症、腰腿疼痛、颈椎病、肩周炎、骨关节炎、筋骨疼痛等。

【方义解析】

方中狗脊、桑寄生补肝肾，强筋骨，通经络，为君药；三棱、莪术、乳香、姜黄、没药化瘀通络，理气止痛共为臣药；延胡索、摇竹消、安痛藤、威灵仙舒筋通痹，共为佐药；延胡索行气活血止痛，艾叶温经散寒，芳香透皮为使药。

【加减方法】

本方为外用膏药方，可单独使用，亦可同时服用补肝健腰方，内外兼治，疗效更佳。

【注意事项】

皮肤破损者禁用。

三、骨伤止痛散

【处方组成】

怀牛膝 74g，巴戟天 74g，骨碎补 88.8g，制草乌 37g，当归 74g，土鳖虫 74g，大黄 74g，独活 74g，细辛 37g，苏木 74g，红花 37g，樟脑 29.6g，地龙 111g，制马钱子 37g，冰片 29.6g，凤仙透骨草 74g，等。

以上 16 味药物，除冰片、樟脑外，粉碎成细末，将冰片、樟脑研细，与上述粉末配研，混匀，过筛，约制成 1000g 即得。

【功效】

补益肝肾、活血化瘀、祛风除湿、通络止痛。

【主治病证】

腰椎间盘突出症、腰腿疼痛、颈椎病、肩周炎、骨关节炎、筋骨疼痛等。

【方义解析】

牛膝、巴戟天补益肝肾，强筋骨，活血通经为君药；骨碎补、当归补肾补血，续筋接骨，地龙、土鳖虫通络止痛，共为臣药；苏木、红花、大黄活血化瘀止痛，草乌、独活、马钱子、凤仙透骨草祛风通痹，舒筋活络，共为佐药；冰片、樟脑宣通走窜之功，为使药。全方共奏活血化瘀、通络止痛之功效。

【加减方法】

本方为外用膏药方，可单独使用，亦可同时服用补肝健腰方，内外兼治，疗效更佳。

【注意事项】

皮肤破损者禁用。不可久用。

第四章 临床经验

第一节 颈椎疾病病案

一、颈椎病

颈椎病是一种常见的颈段脊柱慢性退行性疾病，颈椎椎间盘退行性改变及其继发病理改变累及其周围组织结构（神经根、脊髓、椎动脉、交感神经等），出现相应的临床表现。本病常在中年以后发病，男性多于女性。

本病属中医痹证范畴。其发病多由中老年人体虚，肝肾不足，腠理空疏，筋骨失于濡养，加之外伤、劳损、风寒湿邪侵袭所致，经络痹阻，气滞血瘀，引起酸痛不仁等症。

近年来，颈椎病发病有年轻化趋势。

【辨病要点】

1. 有慢性颈部劳损或外伤史。或有颈椎先天畸形、颈椎退行性变。

2. 多发于 40 岁以上人群，长期低头工作或习惯于长时间看电视、使用手机者，往往呈慢性发病。现发病年龄渐趋年轻。

3. 颈、肩、背疼痛，头痛头晕，颈部板硬酸胀，上肢麻木。

4. 颈部活动功能受限，病变颈椎棘突、患侧肩胛骨内上角常有压痛，可摸到条索状硬结，可有上肢肌力减弱或肌肉萎缩，臂丛牵拉试验阳性，压头试验阳性。

5. X 线正位摄片显示，钩椎关节增生、张口位可有齿状突偏歪，侧位摄片可见颈椎曲度变直甚至反张、椎间隙狭窄，有骨质增生或韧带钙化，斜位片可见椎间孔变小。CT 和 MRI 检查对定性定位有诊断意义。

【病因病机】

中医认为本病主要由于素体肝肾不足，颈脊筋骨痿软，复因颈部外伤、劳损及外感风寒湿邪等。内、外因素共同作用下，气血运行不畅，筋脉失养而发病。临床上肝肾亏虚为本，气滞、痰凝、血瘀为标，劳损、外伤、外邪是常见诱因。

【辨证论治】

1. 风寒袭络证

（1）主症：上肢窜痛及麻木，以痛为主，颈部活动不利，僵硬，舌苔薄白，脉弦紧。

（2）治法：祛风散寒，通络止痛。

（3）处方：桂枝附子汤或葛根汤加减。组成：桂枝 15g，附子（先煎）10g，生姜 10g，大枣 10g，甘草 10g，葛根 20g，鸡血藤 15g，木瓜 10g。

2. 气滞血瘀证

（1）主症：颈肩部、上肢疼痛，痛处固定，伴有肢体麻木，舌质淡，脉弦。

（2）治法：活血止痛，舒筋通络。

（3）处方：活血止痛汤。组成：当归15g，川芎15g，乳香10g，苏木10g，红花5g，没药10g，土鳖虫10g，三七10g，赤芍10g，陈皮10g，落得打10g，紫荆藤10g。

3．痰湿互阻证

（1）主症：颈肩臂痛，肢体麻木，头重头晕，四肢倦怠，乏力，呕吐痰涎，纳差，舌苔厚腻，脉弦滑。

（2）治法：化痰利湿，通络止痛。

（3）处方：温胆汤加减。组成：茯苓15g，半夏12g，枳壳10g，竹茹10g，陈皮10g，甘草10g，丝瓜络15g。

4．气虚寒凝证

（1）主症：上肢麻木疼痛，以麻木为主，怕冷，四肢欠温，疲乏无力，舌体胖大苔白，脉弦细无力。

（2）治法：温阳益气，通络止痛。

（3）处方：黄芪桂枝五物汤。组成：黄芪20g，桂枝15g，赤芍15g，生姜10g，大枣3枚，细辛3g，附子（先煎）10g。

5．肝阳上亢证

（1）主症：肢体麻木，眩晕耳鸣，失眠，夜寐不安，梦多，舌红少津，脉弦细。

（2）治法：平肝潜阳，通络止痛。

（3）处方：天麻钩藤饮。组成：天麻15g，钩藤（后下）20g，石决明（先煎）10g，栀子15g，杜仲15g，桑寄生10g，牛膝15g，黄芩10g，首乌藤15g，茯神10g，益母草10g，络石藤15g，路路通10g。

6．气血亏虚证

（1）主症：肢体麻木，头晕目眩，心悸气短。

（2）治法：益气养血，通络止痛。

（3）处方：归脾汤合补肝汤加减。组成：党参20g，白术15g，黄芪20g，当归15g，茯神10g，酸枣仁15g，龙眼肉15g，木香10g，炙甘草10g，远志15g，生姜10g，大枣10g，熟地黄20g，木瓜10g，威灵仙15g。

【典型医案】

病案1：

杨某某，女，34岁。

初诊：2016年12月20日。

主诉：颈项部疼痛不适反复4年，伴双手指端麻木20余天。

现病史：患者自诉4年前无明显诱因出现颈项部疼痛、僵硬、活动不适感，经摄片及体查诊断为“颈椎病”，经中药、针灸、牵引及理疗，症状缓解，但病情常反复。20天前，因受凉致双手指端开始出现麻木感，双上臂胀痛、乏力。为求中西结合治疗，前来就诊。近来睡眠较差，饮食可，二便正常。

既往史：有“浅表性胃炎”病史。

体格检查：C_3、C_4、C_5左侧椎旁压痛明显，无放射痛，右侧椎旁无明显压痛，头顶叩击实验（－），分离实验（－），右侧臂丛牵拉实验（－），左侧臂丛牵拉实验（＋），双上肢感觉检查正常，肌力正常。双霍夫曼征（－）。舌淡红，苔白，脉弦滑。

辅助检查：颈椎正侧位片示颈椎轻度骨质增生。颈椎 MRI 示颈椎退行性改变，C_3/C_4、C_4/C_5 椎间盘向后突出，C_4/C_5、C_6/C_7 椎间盘左后突出。

西医诊断：颈椎病（神经根型）。中医诊断：项痹病（气血亏虚，痰瘀交阻证）。治以补益气血，化痰祛瘀，方用益颈方加减。处方：生黄芪 30g，丹参 15g，川芎 10g，羌活 10g，当归 10g，白芍 25g，葛根 15g，党参 15g，全蝎 3g，蜈蚣 5g，三七 10g，木瓜 15g，乌梢蛇 10g，炒枣仁 15g，海浮石 6g，半夏 10g，地龙 6g，甘草 5g。7 剂，水煎，每日 1 剂，分 2 次服。

复诊：2016 年 12 月 27 日。

服药后颈项部疼痛及坚硬感较前均有明显缓解，双上肢指端麻木感亦减轻，睡眠得到改善，一夜可自行入睡约 6 小时，饮食佳，二便调。查：舌淡红，苔薄白，脉弦滑。仍以上方加减：生黄芪 30g，丹参 15g，川芎 10g，羌活 10g，当归 10g，白芍 25g，葛根 15g，太子参 15g，全蝎 3g，蜈蚣 5g，白芷 10g，珍珠母 15g，乌梢蛇 10g，炒枣仁 15g，薏苡仁 15g，甘草 5g。14 剂，水煎，每日 1 剂，分 2 次服。

随访 3 个月，诸症缓解，病情稳定。

按语：患者为中青年女性，由于长期低头伏案工作，颈部慢性劳损，致局部气血运行不畅，再加感受风寒湿等邪气，致颈项部经络不通，不通则痛，舌淡红，苔白，脉弦滑为痰瘀交阻之证。方中生黄芪、当归益气补血为君药。川芎、丹参、三七行气活血化瘀，虫类药物全蝎、蜈蚣通络止痛，共为臣药。羌活祛风湿，止痹痛，尤擅于上半身风寒湿痹，肩背肢节疼痛；葛根能升阳生津，使筋脉得以濡润，又能解表散邪，尤其适用于外邪痹阻，经气不利、筋脉失养的项痹强痛病症；海浮石、半夏清肺化痰；乌梢蛇搜风通络极强，助全蝎、蜈蚣之力；木瓜祛湿舒筋活络，助羌活、葛根之效；枣仁养心安神，共为佐药，甘草为全方之使。全方标本兼顾，虚实并治，配伍巧妙，且不拘谨刻板，对症随施。（张旭桥整理）

病案 2：

林某某，男，62 岁。

初诊：2017 年 10 月 11 日。

主诉：头昏沉，疲劳，乏力 2 年。

现病史：患者平素时有头晕、胸部出冷汗，咳嗽及大便用力时出现头晕、胸部出冷汗，口干、口苦，怕冷，性急躁。纳差，大便 2～3 天 1 次，小便平，夜寐易醒、多梦。舌淡苔白，脉弦。

西医诊断：颈椎病（椎动脉型）。中医诊断：项痹病（肝阳挟痰上扰阻络）。治以祛风散寒、舒筋活络，天麻钩藤饮加减：天麻 12g，钩藤 12g，石决明 30g，杜仲 12g，牛膝 12g，桑寄生 12g，白术 15g，半夏 12g，黄芩 9g，柴胡 12g，益母草 15g，橘红 12g，茯神 12g，夜交藤 12g，甘草 9g。7 剂，水煎，每日 1 剂，分 2 次服。

二诊：2017 年 10 月 18 日。

诉头昏沉减轻，精神好转，眩晕症近期未发，口苦消退，仍口干，夜寐好转仍多梦，大便 1 天 1 次，纳增，咳嗽及大便用力时已无头晕及胸部出冷汗。

查体：舌淡苔白，脉略弦细。

处方：上方加桂枝 9g，7 剂，水煎，每日 1 剂，分 2 次服。

三诊：2017 年 10 月 25 日。

诉精神好转，偶发头昏沉，仍口干，纳可，夜寐可，二便平。

查：舌淡苔白，脉弦。

处方：天麻 12g，钩藤 12g，石决明 30g，杜仲 12g，牛膝 12g，桑寄生 12g，白术 15g，半夏 12g，香附 6g，益母草 15g，橘红 12g，茯神 12g，栀子 9g，川芎 12g，甘草 9g。7 剂，水煎，每日 1 剂，分 2 次服。巩固疗效。

按语：本证由肝肾不足，肝阳偏亢，生风化热，脾胃阳气不足，痰浊内生，肝风挟痰上扰，故头痛、眩晕；痰浊阻滞中上焦，气机升降失常，故心神不安，胸闷失眠多梦。治以平肝息风，化痰为主，佐以清热安神补益脾胃之法。（陈坚整理）

病案 3：

罗某，女，42 岁。

初诊：2016 年 8 月 30 日。

主诉：颈肩部酸痛、僵硬伴左上肢麻木 10 天。

现病史：患者平素多伏案工作。时有颈部酸痛，长时间低头、劳累后发作。自诉 10 天前，午睡吹空调后，出现颈肩部酸胀疼痛、僵硬，继而出现左上肢麻木，颈椎及左上肢活动受限，头部左偏及左上肢下垂时均会诱发疼痛加重，伴有头晕、昏沉感，无天旋地转及耳鸣眼花，易疲劳，食纳一般，二便可，夜寐欠安。舌紫暗，苔白，脉弦。

专科检查：颈项部筋肉僵硬，紧张，可扪及条索状感，颈项部及肩胛部压痛不明显，颈椎及左上肢主动活动受限，被动活动正常，但会诱发颈部、肩胛部及左上肢疼痛加重；颈椎间孔挤压试验（＋），叩击，分离试验（－），臂丛牵拉试验（－），霍夫曼征（－），双上肢肌力、肌张力正常，感觉、血运正常。

辅助检查：颈椎 X 线正侧位片显示：①颈椎生理曲度变直，椎间隙狭窄；②颈椎骨质增生。颈椎 MRI 示颈椎退行性变：C_3/C_4、C_4/C_5、C_5/C_6 椎间盘变性膨出；C_6/C_7 椎间盘向左后突出。

西医诊断：颈椎病（混合型）。中医诊断：项痹病（肝虚络痹证）。治以补肝祛瘀，通络止痛，方以补肝汤加减，处方：酸枣仁 15g，葛根 15g，川芎 10g，三七 6g，防风 10g，当归 10g，白芍 25g，黄芪 15g，丹参 15g，全蝎 4g，砂仁 4g，甘草 6g。7 剂，水煎，早晚温服。

复诊：2016 年 9 月 7 日。

诉服药后颈肩部酸胀疼痛减轻，活动可，无头晕、昏沉感，仍感左上肢麻木。舌淡紫，苔薄白，脉弦。仍以上方加减：酸枣仁 15g，葛根 15g，川芎 10g，三七 6g，防风 10g，当归 10g，白芍 25g，黄芪 15g，丹参 15g，全蝎 4g，砂仁 4g，熟地黄 25g，桂枝 10g，甘草 6g。14 剂，水煎，早晚温服。

随访半年，诸症缓解，病情稳定。

按语：肝“宗筋主束骨而利机关也”。《素问·经脉别论篇》云：“食气入胃，散精于肝，淫气于筋。”肝所获取的精气都会散布到筋，发挥濡养作用。筋者，络缀形体，连属关节，司关节运动，即“屈伸行动，皆筋为之”。只有肝血充足，疏泄正常，使筋得其养，才能筋力强健而富有弹性，运动灵活。筋在维持颈椎功能及稳定中起着重要作用，筋的损伤和退变是颈椎病发生的主要原因。若肝虚颈部筋脉失养，失其坚韧之性，筋膜韧带易松弛或出现裂隙，或加之七情六邪或外伤劳损使气血瘀滞，搏结于颈项而发病。临床可表现为颈部拘急疼痛、肌肉僵硬活动不利等症，《石室秘录》云“诸痛治肝也”。（易振宇整理）

病案 4：

李某，女，51 岁。

初诊：2013 年 1 月 15 日。

主诉：双手麻木、双下肢乏力 3 个月，加重 1 周。

现病史：患者自诉 3 个月前无明显诱因出现双手麻木，双下肢乏力。1 周前，上述症状加重，双手笨拙，持物不稳，双下肢乏力，易跌倒，束胸感，走路似踏棉花，二便正常。现在见双手麻木，持物不稳，双下肢乏力，易跌倒，走路似踏棉花，二便正常。

体格检查：颈椎后伸明显受限，双前臂尺侧，左手 4、5 指、中指尺侧，右手尺侧 1 个半手指感觉减弱，T_6、T_7 节段感觉减弱，双手握力减弱，双下肢肌张力明显增高，四肢肌腱反射亢进，双侧霍夫曼征、双巴宾斯基征（＋）。舌淡，苔薄，脉沉细。

辅助检查：肌电图报告双手内在肌（尺神经支配）和右尺侧腕伸肌失神经改变。颈椎 MRI 报告 C_5/C_6 椎间盘突出明显，压迫脊髓。

西医诊断：颈椎病（脊髓型）。中医诊断：项痹病（气虚血瘀证）。治以益气化瘀。处方：黄芪 30g，川芎 9g，白芍 9g，白术 9g，汉防己 9g，薏苡仁 30g，半夏 9g，甘草 5g。14 剂，水煎，每日 1 剂，分 2 次服。配合高压氧治疗，每天 1 次，连续 10 天。

复诊：2013 年 1 月 26 日。

诉经治疗后，双手麻木，持物不稳，双下肢乏力，易跌倒，束胸感、踏棉花感消失。二便正常。舌淡，苔薄，脉沉细。守方加减：黄芪 30g，赤芍 9g，白芍 9g，桂枝 9g，生地黄 18g，熟地黄 18g，熟附片 9g，补骨脂 30g，巴戟天 30g，汉防己 9g，甘草 5g。30 剂，水煎，每日 1 剂，分 2 次服。继续高压氧治疗，每天 1 次，连续 10 天。

三诊：2013 年 2 月 28 日。

诉服药后，病情稳定，双下肢仍稍乏力，但较前减轻明显，二便正常。舌淡红，苔薄白，脉沉细。处方：黄芪 30g，赤芍 9g，白芍 9g，桂枝 9g，生地黄 18g，熟地黄 18g，熟附片（先煎）9g，补骨脂 30g，巴戟天 30g，汉防己 9g，甘草 5g。30 剂，水煎，每日 1 剂，分 2 次服。

四诊：2013 年 3 月 20 日。

症状已缓解，未诉明显不适。查：舌淡红，苔薄白，脉细。处方：黄芪 30g，赤芍 9g，白芍 9g，桂枝 9g，生地黄 18g，熟地黄 18g，补骨脂 30g，巴戟天 30g，汉防己 9g，甘草 5g。30 剂，水煎，每日 1 剂，分 2 次服。巩固疗效。

按语：脊髓型颈椎病是颈椎退行性改变导致脊髓受压或 / 和脊髓供血障碍引起的脊髓功能障碍性疾病，占颈椎病的 10%～15%，是严重危害中老年人健康的最常见的颈椎疾患之一。

脊髓在祖国医学中属奇恒之腑，与骨髓统称为髓，髓由肾的精气和水谷精微所化生。《素问・逆调论》曰：“肾不生则髓不能满。”《灵枢・五癃津液别》曰：“五谷之津液，和合而为膏者，内渗入于骨空，补益脑髓。”因此，脊髓的形成及其功能与先天之肾气和后天脾胃之气密切相关。根据临床表现，脊髓型颈椎病常虚实夹杂。临床表现以拘挛失用为主证者，见双下肢肌张力增高，束胸感、病理征阳性者，多从“痉”论治；临床表现以痿软无力为主证者，见下肢乏力，易跌倒，双手内在肌萎缩，系扣持筷不能，多从“痿”论治。通常认为，颈椎间盘突出后，对脊髓形成持续性或间歇性钳夹作用，引起脊髓内压力增高，血 - 脊髓屏障破坏，毛细血管通透性增高，组织内产生水肿，进一步加重了脊髓的受压，引起神经功能障碍。本例患者中老年男性，肝肾亏虚，气血运化不足，血不养筋，出现头晕、头痛、肢麻不适等，结合舌脉症，辨为气血不足，肝肾亏虚之项痹病。宗“以气为主，以血为先，痰瘀兼顾，肝脾肾同治”的学术思想，同时遵循祖国医学“急则治其标，缓则治其本”的原则，采用益气化瘀利水，温经通络之法，后期调补气血，同时配合高压氧治疗，促进神经功能恢复。(张信成整理)

病案 5：

袁某某，男，65 岁。

初诊：2019 年 3 月 18 日。

主诉：颈部疼痛伴右上肢麻木 2 月。

现病史：患者自诉 2 月前无明显诱因出现颈部疼痛，伴右上肢麻木，曾到当地医院就诊，查颈椎 MRI 及 CT 检查示“C_4/C_5、C_5/C_6 椎间盘突出；颈椎退行性变”，为求中西医结合治疗，特来我院就诊。

既往脑出血后遗症、高血压病病史。

体格检查：颈部压痛，活动无明显受限，头部叩击试验（－），椎间孔挤压试验（－），椎间孔分离试验（－），双侧臂丛神经牵拉试验（－），霍夫曼征（－）。右上肢、右下肢肌力约 4 级，左上肢、左下肢肌力、肌张力正常。舌质暗红，苔薄白，脉弱。

辅助检查：CT 结果示 C_4/C_5、C_5/C_6 椎间盘突出；颈椎退行性变。

西医诊断：颈椎病（神经根型）。中医诊断：项痹病（肝肾亏虚证）。入院后完善相关检查后，于 2019 年 03 月 21 日在局麻下行经皮穿刺 C_4/C_5、C_5/C_6 椎间盘突出髓核消融术。术后予以补益肝肾之益颈方加减内服：黄精 30g，珍珠母 30g，葛根 15g，川芎 10g，地龙 10g，羌活 10g，半夏 10g，砂仁 6g，僵蚕 10g，石决明 30g，党参 15g，白芷 10g，酸枣仁 15g，白芍 25g，甘草片 5g，醋延胡索 15g。7 剂，水煎，每日 1 剂，分 2 次服。

二诊：2020 年 3 月 28 日。

患者诉颈部疼痛较前好转，右上肢麻木好转，精神、饮食、夜寐可，大小便正常。

查：舌淡红，苔薄白，脉弱。

处方：黄精 25g，杜仲 15g，葛根 15g，川芎 10g，地龙 10g，独活 10g，桑寄生 10g，砂仁 6g，僵蚕 10g，徐长卿 15g，党参 15g，白芷 10g，酸枣仁 15g，白芍 25g，甘草 5g，醋延胡索 15g。15 剂，水煎，每日 1 剂，分 2 次服。

随访 1 年，病情稳定，未再复发。

按语：患者因“颈部疼痛伴右上肢麻木 2 月”入院，属中医“项痹”范畴，患者为老年男性，肝肾渐亏，筋骨不坚，肝主筋，肾主骨，肝肾不足，筋骨失养，辨证为肝肾亏虚证。从本案患者影像学检查示 C_4/C_5、C_5/C_6 椎间盘突出，神经根受压明显，综合考虑后，行 C_4/C_5、C_5/C_6 椎间盘突出髓核消融术，解除机械压迫症状。同时配合补益肝肾，舒筋活络的中药内服，患者的症状得到迅速缓解，且远期疗效稳定。(尹晨东整理)

病案 6：

杨某，女，42 岁。

初诊：2017 年 4 月 6 日。

主诉：颈痛 4 年，再发加重伴左肩部疼痛 1 月余。

现病史：患者 4 年前出现颈部疼痛伴头晕头痛，经对症治疗后病情好转，1 月前无明显诱因再发颈部疼痛，并伴左肩部胀痛不适。特来就诊。症见颈部疼痛，左肩部胀痛不适，偶有头晕。左上肢活动正常。纳食可，二便调，舌质暗、脉弦。

专科检查：脊柱颈段生理曲度变直，C_4、C_5、C_6 棘突及其间隙压痛，压头试验（＋），左侧臂丛神经牵拉试验（＋），双上肢握力可，霍夫曼征（－）。舌淡红，苔薄白，脉弦。

辅助检查：MRI 显示 C_4/C_5、C_5/C_6 椎间盘向左后突出，以 C_5/C_6 为甚。

西医诊断：神经根型颈椎病。中医诊断：项痹病（气滞血瘀证）。

治疗过程：患者入院后予以相关对症支持治疗，疗效不佳，仇湘中教授查房，认为颈椎间盘突出较大，神经根受压明显，于 4 月 15 日在局麻下行经皮穿刺 C_5/C_6 椎间盘突出髓核消融术。手术过程顺利，术后予相关抗感染、对症支持治疗，并予中药调理。处方：黄芪 15g，丹参 15g，葛根 15g，羌活 15g，酸枣仁 15g，白芷 10g，白芍 25g，三七 6g，全蝎 3g，甘草 6g，细辛 3g，薏苡仁 25g，土白术 15g，泽泻 10g，天麻 10g，制首乌 15g，川芎 10g，元胡 10g。15 剂，水煎，每日 1 剂，分 2 次服。

出院后随访 1 年，病情稳定，未再复发。

按语：仇湘中认为对于颈椎间盘突出，神经根受压明显的患者，可考虑行微创配合中药辨证治疗，能明显提高疗效。（陈中整理）

二、落枕

落枕又称失枕，是由于睡眠姿势不当，枕头过高、过低或过硬，使局部肌肉过度紧张，发生静力性损伤，或由于颈部遭受风寒侵袭所致。症见颈部强硬疼痛，活动受限。本病任何年龄均可发生，好发于青壮年，男多于女，以春冬两季多发，患者常有胸锁乳突肌或斜方肌痉挛、压痛，X 线片多无阳性发现，病程 3～5 天。

本病属于中医颈痹范畴。

【辨病要点】

1. 病史。一般无外伤史，多因睡眠姿势不良或感受风寒后所致。

2. 症状。急性发病，睡眠后一侧颈部出现疼痛、酸胀，可向上肢或背部放射，活动不利，活动时伤侧疼痛加剧，严重者头部歪向病侧。

3. 体征。患侧常有颈肌痉挛，胸锁乳突肌、斜方肌、大小菱形肌及肩胛提肌等处压痛，在肌肉紧张处可触及肿块和条索状的改变。

4. 检查。影像学检查及实验室检查一般无特殊表现。

【病因病机】

中医认为本病因风寒侵袭使颈项部肌肉气血凝滞，经络痹阻而致颈部僵凝疼痛，功能障碍。

【辨证论治】

1．瘀滞证

（1）主症：晨起颈项疼痛，活动不利，活动时患侧疼痛加剧，头部歪向病侧，局部有明显压痛点，有时可见筋结，舌暗紫，脉弦紧。

（2）治法：行气活血，通络止痛。

（3）处方：桃红四物汤加减。组成：桃仁6g，红花4g，川芎8g，当归12g，白芍10g，干生地黄15g。加减：压痛点明显或触及条索状物者加五灵脂、延胡索；转侧不利者，加鹿衔草、桂枝、伸筋草、鸡血藤。

2．风寒证

（1）主症：颈项部强痛，拘急麻木，或有淅淅恶风，微发热，头痛，舌淡，苔薄白，脉弦紧。

（2）治法：祛风散寒，温经通络。

（3）处方：葛根汤加减。组成：葛根、桂枝、白芍各15g，麻黄8g，甘草5g，生姜3片，大枣3枚。加减：颈项强痛较甚者可加鸡血藤、伸筋草、木瓜、细辛；伴头痛、头晕者加天麻、钩藤、决明子。

【典型医案】

陈某，女，35岁。

初诊：2019年6月28日。

主诉：肩颈痛，活动障碍4天。

现病史：4天前，晨起时感肩颈痛，活动障碍，伴手足凉，纳可，二便平，夜寐可。

查：舌红苔白，脉略弦虚。

西医诊断：落枕。中医诊断：落枕（经络痹阻，气血不通）。治以补气活血、通经止痛，处方：黄芪30g，白术15g，茯苓12g，桂枝15g，白芍15g，葛根15g，当归12g，生姜6片、大枣6粒、炙甘草12g。7剂，水煎，每日1剂，分2次服。

配合颈肩部手法按摩，先松解颈部痉挛肌肉，予风池、颈百劳、肩井等穴点按缓解痉挛，再双手端项旋转，然后拍打叩击使得组织舒展和缓解。每日1次，连续治疗5次。

二诊：2019年7月4日。

诉经治疗后，肩颈痛已缓，活动恢复正常。

查：舌淡红苔薄白，脉弦。

处方：黄芪30g，白术15g，茯苓12g，桂枝10g，白芍15g，葛根15g，当归12g，生地黄15g，甘草5g。7剂，水煎，每日1剂，分2次服。

随访3月，未再复发。

按语：患者以"肩颈痛，活动障碍4天"为主要症状，结合病史，诊断为中医的落枕范畴，根据舌脉四诊合参，考虑由经络痹阻，气血不通所致，仇湘中治以补气活血通经为主，黄芪着重补益中焦气机，白术、茯苓燥湿健脾，调补中焦，白芍柔肝养血敛阴，桂枝配合葛根温阳通痹，当归、大枣活血补血，生姜温中散寒，全方着重补益中焦气血生化，平补脾阳，温阳化气通经除痹。配合颈肩部手法治疗获效。（郑阳整理）

第二节　腰椎疾病病案

一、腰椎间盘突出症

腰椎间盘突出症是指由于某些原因造成纤维环破裂，髓核突出，压迫或刺激到神经根或硬膜囊而产生的以腰痛及下肢放射痛为主要症状的病症。本病是临床常见的腰腿疼痛疾患，多发于20～50岁的青壮年，男性多于女性。

本病属中医腰腿痛的范畴。《素问・刺腰痛篇》中说："衡络之脉令人腰痛，不可以俯仰，仰则恐仆，得之举重伤腰"，又云："肉里之脉令人腰痛，不可以咳，咳则筋缩急"。《医学心悟》也说："腰痛拘急，牵引腿足"。以上均说明，本病可由外伤引起，症状为腰痛合并下肢痛，咳嗽时加重。这与西医学中的腰椎间盘突出症的症状基本相似。

【辨病要点】

1. 有腰部外伤、慢性劳损或受寒湿史。
2. 常发生于青壮年。
3. 腰痛向臀部及下肢放射，腹压增加如咳嗽、喷嚏时疼痛加重。
4. 脊柱侧弯，腰椎生理弧度消失，病变部位椎旁有压痛，并向下肢放射，腰部活动受限。
5. 下肢受累神经支配区有感觉过敏或迟钝，病程长者可出现肌肉萎缩。直腿抬高试验或加强试验阳性，膝、跟腱反射减弱或消失，跗趾背伸肌力减弱。
6. X线片检查：脊柱侧弯，腰生理前凸消失，病变椎间盘可能变窄，相邻边缘有骨赘增生。CT检查可显示椎间盘突出的部位及程度。

【病因病机】

中医学认为本病是肝肾亏虚，气血不足，筋骨失养合并劳损、外伤，外感六淫所致。临床上证候虚实夹杂，以正虚为本，邪实为标。

【辨证论治】

1. 风寒夹湿证

（1）主症：腰腿冷痛重着，渐渐加重，转侧不利，静卧痛不减，畏风恶寒，肢体发凉，阴雨天疼痛加重，舌质淡，苔白或腻，脉沉紧或濡缓。

（2）治法：祛风散寒，利湿通络。

（3）处方：独活寄生汤。组成：独活15g，桑寄生20g，防风15g，川芎15g，牛膝15g，秦艽15g，杜仲20g，当归15g，茯苓10g，党参20g，熟地黄20g，白芍15g，细辛3g，甘草10g。

2. 湿热阻络证

（1）主症：腰部疼痛，腿软无力，痛处伴有热感，遇热或阴雨天痛增，活动后痛减，恶热口渴，小便短赤，苔黄腻，脉濡数或弦数。

（2）治法：清热化湿，宣通经络。

（3）处方：宣痹汤。组成：防己15g，杏仁15g，滑石15g，连翘10g，栀子15g，薏苡仁15g，半夏（醋炒）15g，晚蚕砂10g，赤小豆10g。

3．气滞血瘀证

（1）主症：腰腿痛如刺，痛有定处，日轻夜重，腰部板硬，俯仰旋转受限，痛处拒按，舌质暗紫，或有瘀斑，脉弦紧或涩。

（2）治法：活血化瘀，舒筋理气。

（3）处方：身痛逐瘀汤。组成：秦艽 15g，川芎 15g，桃仁 10g，红花 10g，甘草 10g，羌活 15g，没药 10g，当归 15g，五灵脂 10g，香附 15g，牛膝 15g，地龙 15g。

4．肝肾亏虚证

（1）主症：腰部疼痛，腿软无力，痛处伴有热感，遇热或阴雨天痛增，活动后痛减，恶热口渴，小便短赤，苔黄腻，脉濡数或弦数。

（2）治法：补益肝肾，通利筋脉。

（3）处方：偏阳虚者予右归丸加减。组成：熟地黄 20g，山药 15g，山茱萸 20g，枸杞 20g，鹿角胶 20g，菟丝子 20g，杜仲 20g，当归 15g，肉桂 10g，制附子 10g，淫羊藿 15g，巴戟天 15g，甘草 6g。偏阴虚者予左归丸加减组成：熟地黄 20g，菟丝子 10g，牛膝 15g，龟板胶 10g，鹿角胶 10g，山药 10g，山茱萸 10g，枸杞子 10g，当归 10g，川芎 8g，白芍 12g，桑寄生 15g，墨旱莲 10g。

【典型医案】

病案 1：

曹某某，女，50 岁。

初诊：2018 年 5 月 6 日。

主诉：腰及右臀部胀痛 6 天。

现病史：患者 6 天前劳累并腰部着凉后，出现腰痛不适，右臀部胀痛走窜不定，难以忍受。易疲劳，面黄，纳可，大便干结如粒，小便平，夜寐多梦。舌淡苔白，脉浮滑。

辅助检查：腰椎 CT 检查示 L_4/L_5 椎间盘右后突出。

西医诊断：腰椎间盘突出症。中医诊断：腰痹病（寒湿并痰瘀阻络）。治以散寒祛湿除痹，活血化痰通络。独活寄生汤加减：独活 12g，桑寄生 15g，秦艽 9g，防风 12g，乌梢蛇 9g，细辛 3g，瓜蒌皮 15g，党参 12g，茯神 12g，白术 15g，当归 12g，白芍 15g，川芎 9g，桂枝 9g，炙甘草 12g。7 剂，每日 1 剂，分 2 次服。配合艾灸、腰背推拿、刮痧，艾灸取穴：脾俞、肾俞、八髎穴、阿是穴。每天 1 次，连续 7 天。

服药配合治疗 1 次后，腰部明显轻松，疼痛减轻，服药配合治疗 3 次后，腰部疼痛基本缓解，不影响日常活动，劳累时稍感不适，服药配合治疗 5 次后，腰部疼痛基本消失，疗程结束后，上述症状已消失。

按语：本案病位在腰，腰为肾之府。平素体虚，寒湿并重、痰浊内阻，寒为阴邪，其性收敛凝闭，脾虚水失运化，凝聚成痰阻络，侵袭肌肤经络，郁结卫阳，凝滞营阴，以致腰府气血不通。又因外感风寒而诱发腰痛。治法当以散寒祛湿，化痰通络为主。《证治准绳·腰痛》："有风，有湿，有寒，有热，有挫闪，有瘀血，有滞气，有痰积，皆标也，肾虚其本也。大抵诸腰痛，皆起肾虚，既夹邪气，则须除其邪。如无外邪积滞而自痛，则惟补肾而已。"（陈坚整理）

病案 2：

郭某某，男，57 岁。

初诊：2017 年 6 月 2 日。

主诉：右下肢疼痛 2 个月。

现病史：诉 2 个月前无明显诱因出现右下肢疼痛、针刺样痛、夜间痛甚，伴乏力，行走困难，右下肢发凉逐渐加重，平素怕冷，纳食可，大便干硬，小便 1～2 次 / 天。

查体：右下肢肌肉萎缩明显，右足踇伸肌肌力 3 级。舌淡苔白，脉沉细弦涩。

辅助检查：腰椎 CT 检查示 L_4/L_5 椎间盘右后突出。

西医诊断：腰椎间盘突出症。中医诊断：腰痛病（寒瘀阻滞证）。治以祛除寒瘀，温经止痛。处方：制附片（先煎）15g，细辛 3g，大黄 12g，川牛膝 12g，当归 12g，桃仁 6g，红花 6g，桑寄生 12g，炙甘草 12g。黄酒煎，5 剂，每日 1 剂，分 2 次服。结合手法整脊与温针灸。

二诊：2017 年 6 月 7 日。

诉右下肢痛减轻，右下肢已不凉，感右足伸肌力量增强。舌淡苔白，脉略弦。予以上方去桑寄生加龟板 10g，5 剂，每日 1 剂，分 2 次服。

三诊：2017 年 6 月 12 日。

平卧疼痛明显减轻，站立时小腿仍麻痛，如虫行、已无针刺样痛。大便已畅、不干结。小腿略有凉感。舌淡苔白，脉尺弦。处方：制附片（先煎）12g，细辛 3g，大黄 12g，桃仁 6g，红花 6g，黄芪 30g，白术 15g，桂枝 15g，白芍 15g，川芎 12g，茯苓 12g，炙甘草 12g，生姜 10 大片，大枣 6 粒。5 剂，每日 1 剂，分 2 次服。

四诊：2017 年 6 月 17 日。

诉右下肢肌肉力量明显改善，仍酸胀痛。查体：舌红苔薄白，脉弦。处方：上方去大黄、桃仁、红花、川芎，加乳香、没药各 6g。5 剂，每日 1 剂，分 2 次服。

五诊：2017 年 6 月 23 日。

诉右下肢痛已消失、仅第 1 趾蹼皮肤麻木感。查：舌淡苔白，脉左弦。守上方 7 剂，每日 1 剂，分 2 次服。

六诊：2017 年 6 月 30 日。

诉久行后稍感右下肢酸痛。纳食可，二便平，夜寐可。查体：舌淡苔白，脉弦右沉。处方：制附片（先煎）12g，细辛 3g，黄芪 30g，白术 15g，桂枝 15g，白芍 15g，乳香 6g，没药 6g，生姜 6 片，大枣 6 粒，菟丝子 15g，茯苓 12g，枸杞 12g，炙甘草 12g。21 剂，每日 1 剂，分 2 次服。

七诊：2017 年 7 月 24 日。

诉近日因感冒后感右下肢酸痛稍加重，右下肢肌肉萎缩较前恢复。纳食可，二便平，夜寐可。查：舌淡苔白，脉浮数、左弦。处方：麻黄 9g，制附片（先煎）12g，细辛 3g，黄芪 30g，白术 15g，桂枝 12g，白芍 12g，川芎 12g，茯苓 12g，生姜 6 片，大枣 6 粒，炙甘草 12g。21 剂，每日 1 剂，分 2 次服。

八诊：2017 年 8 月 21 日。

诉左骶部略痛伴左踝痛，纳食可，二便调。查：右下肢肌力 5 级，舌淡苔薄白，脉左弦细，右略弦。处方：黄芪 30g，桂枝 15g，白芍 30g，白术 15g，茯苓 12g，牡丹皮 9g，制附片（先煎）12g，细辛 3g，麻黄 9g，生姜 6 片，大枣 6 粒，炙甘草 12g。21 剂，每日 1 剂，分 2 次服。

九诊：2017 年 10 月 6 日。

腰腿痛已缓解，行走、站立身已明显正直，稍后倾。右下肢肌肉饱满如初。查：舌淡苔白，脉弦略细。予以上方去丹皮加川芎 12g、当归 12g。21 剂，每日 1 剂，分 2 次服。

按语：此患者为寒瘀阻滞经络之重症，患者经络痹阻后，阳气不通，故下肢寒冷，肌肉失养而萎缩。治疗必须用峻猛之剂配合针灸祛除寒瘀，经络方能通畅，正所谓去沉疴须用猛药。经络温通后还须逐步调养，阳明之气荣养肌肉，痿废肢体又得重生。《素问·生气通天论》："阳气者，精则养神，柔则养筋。开阖不得，寒气从之。"《素问·痿论篇》："帝曰：治之奈何？岐伯曰：各补其荥而通其俞，调其虚实，和其顺逆，筋脉骨肉各以其时受月，则病已。"（陈坚整理）

病案 3：

蔡某某，女，48 岁。

初诊：2019 年 7 月 4 日。

主诉：腰部疼痛 10 余年，伴左下肢疼痛加重 1 月。

现病史：患者自诉 10 余年前因劳累后开始出现腰背部疼痛，活动不能，起卧困难，但经卧床休息后，症状迅速缓解，未予以在意，继续下地劳作，遂此后腰背部疼痛时常发作，绵绵不止，在多家医院就诊，均诊断为"腰椎间盘突出症"，经过多次住院治疗，一直未得到有效控制，近 1 月来出现左下肢疼痛，行走跛行，今为求诊治，前来就诊。

既往体健，无特殊病史。

体格检查：L_3/L_4、L_4/L_5 椎间压痛、叩击痛明显，左侧臀部近臀沟处压痛且向左下肢放射，左侧股神经牵拉实验（＋），左侧直腿抬高试验 30°（＋），加强试验（＋），左侧"4"字（＋），可诱发臀部及髋关节疼痛，右侧检查试验均为阴性，双下肢肌力正常，左下肢感觉较右侧敏感。舌质淡红，苔薄白，脉弦细。

辅助检查：腰椎三维 CT 提示腰椎退行性改变；L_3/L_4、L_4/L_5 椎间盘膨出，L_5/S_1 椎间盘膨出并向左后突出，腰椎骨质增生。

西医诊断：腰椎间盘突出症。中医诊断：腰痹病（肝肾亏虚，瘀血痹阻）。

治疗过程：患者入院后予以相关对症支持治疗，疗效不佳，仇湘中教授查房，认为 L_5/S_1 椎间盘左后突出较大，神经根受压明显，于 7 月 7 日在局麻下行经皮穿刺 L_5/S_1 椎间盘突出髓核消融术。手术过程顺利，术后给予相关抗感染、对症支持治疗，并予中药调理。治以补益肝肾，活血通络。补肝健腰方加减：黄芪 15g，丹参 15g，葛根 15g，杜仲 10g，续断 10g，白芷 10g，全蝎 6g，蜈蚣 4g，伸筋草 15g，党参 15g，白术 15g，桑枝 15g，三七 6g，白芍 25g，酸枣仁 15g，甘草 5g。7 剂，水煎，每日 1 剂，分 2 次服。

二诊：2019 年 7 月 15 日。

仇湘中教授查房，患者诉腰部疼痛伴左下肢疼痛已明显缓解。

查体：舌质淡红，苔薄白，脉弦细。

处方：守上方继服 15 剂，水煎，每日 1 剂，分 2 次服。嘱加强腰背肌锻炼。

随访 1 年，病情稳定，未再复发。

按语：患者腰痛多年，常反复发作，已发展致慢性病程，多以虚证为主，患者长期劳累，耗伤气血，肝肾之阴耗损，肝不能主筋，肾不能主骨，则肢体筋骨可见疼痛、反射痛、跛行等症状出现。补肝健腰方中，酸枣仁益肝养血，肝血充足，则宗筋柔，肢体运动灵活，故为君药。续断、杜仲善入肝肾二经，具有补益肝肾，强健筋骨，能增强酸枣仁之功效，故为臣药。同时配以蜈蚣、全蝎活血通络，黄芪、党参、白术健脾益气为佐。甘草为使。全方可见筋骨并重，肝肾同补，补肝为主，随证临施。椎间盘微创消融术是采用影像定位，通过针达底物，药达靶点的操作，起到溶解突出的椎间盘之目的，中医药配合微创手术治疗腰椎间盘突出症效果明显。（仇杰整理）

病案 4:

瞿某，女，32 岁。

初诊：2019 年 12 月 7 日。

主诉：腰痛伴右臀、右下肢痛 1 年，再发半个月。

现病史：患者于 1 年前出现腰痛并伴右臀、右下肢疼痛，半个月前再次复发，刺痛难忍，手足凉，手足心出汗，纳可，二便平。

专科检查：右下肢肌力 4 级，双下肢趾前屈、足背伸、跗背伸大致正常，直腿抬高试验 50°（＋），加强 45°（＋），脊柱叩击痛（－），L_4、L_5、S_1 棘突压痛阳性，右臀部有放射疼痛，腰椎 4、腰椎 5 右侧棘突旁开 0.5cm 压痛（＋），舌淡苔白，脉沉细弱。

西医诊断：腰椎间盘突出症。中医诊断：腰痛病（阳虚证）。治以温阳行气，活血通经，处方：黄芪 30g，白术 15g，茯苓 12g，当归 12g，熟地黄 18g，川芎 6g，白芍 15g，制附片（先煎）12g，细辛 3g，全蝎 6g，生姜 6g，大枣 6 粒，炙甘草 12g，桂枝 12g。7 剂，水煎，每日 1 剂，分 2 次服。

局部配合火罐治疗，隔日 1 次，连续 3 次。

二诊：2019 年 12 月 14 日。

诉腰痛伴右臀、右下肢痛明显缓解，饮食、睡眠可。

查：舌淡苔白，脉细弱。

处方：黄芪 30g，白术 15g，茯苓 12g，当归 12g，熟地黄 18g，川芎 6g，白芍 15g，制附片 6g（先煎），细辛 3g，独活 10g，生姜 6g，大枣 6 粒，炙甘草 6g，肉桂 3g。15 剂，水煎，每日 1 剂，分 2 次服。

半年后随访，病情稳定。

按语：患者以“腰痛伴右臀、右下肢痛 1 年，再发半个月”为主症，患者督脉循行部位多处疼痛，不通则痛，可见经络痹阻较重，结合手足凉，手足心出汗，舌淡苔白，脉沉细弱，辨为阳虚致经气不行，瘀阻经络之证。仇湘中以补益为主，黄芪补气，附片补阳散寒，白术、茯苓燥湿健脾佐黄芪行气，当归补血活血，川芎配合当归活血化瘀，熟地黄擅入肾补阴血，使阳气生化有源，全蝎息风镇痉，通络止痛，攻毒散结，桂枝温通阳气，细辛小佐通痹之用，生姜、大枣调补中焦脾胃，全方环环相扣，着重扶正补阳兼通经除痹之效。（郑阳整理）

病案 5:

高某，男，35 岁。

初诊：2019 年 9 月 2 日。

主诉：扭伤致腰痛，伴左下肢放射痛半月。

现病史：患者自诉 2019 年 8 月 16 日做家务时不慎扭伤腰部，当即致腰部疼痛，难以行走，并伴左下肢后外侧放射性疼痛，在当地医院诊治 10 天无明显缓解，患者不愿手术治疗，今来我院求治。

专科检查：脊柱外观无明显畸形，L_4、L_5 棘突间隙及左旁开 1.5cm 压痛，跟臀试验左（＋），直腿抬高试验左 40°（＋），右 70°（－），加强试验（＋），“4”字征双侧（－），双下肢肌力正常。舌淡红，苔薄白，脉弦。

辅助检查：腰椎 CT 提示 L_4/L_5 椎间盘左后下方脱出。

西医诊断：腰椎间盘突出症。中医诊断：腰痹病（血瘀证）。治以活血化瘀，行气止痛之法，以中药内服、腰背部理疗、内热针局部软组织松解并配合神经营养药物。中药处方：黄精 30g，土鳖虫 6g，独活 10g，丹参 15g，全蝎 3g，党参 15g，杜仲 12g，蜈蚣 5g，土炒白术 15g，续断 10g，白芍 25g，麸炒泽泻 10g，熟地黄 30g，酸枣仁 15g，徐长卿 15g，甘草 5g，鳖甲 10g，陈皮 10g。7 剂，水煎，每日 1 剂，分 2 次服。

腰背部以舒筋通络液离子导入外治，每日 1 次，连续 10 天。

局部内热针软组织松解，每 5 天治疗 1 次，共治疗 2 次。

二诊：2019 年 9 月 12 日。

随仇湘中教授查房，患者诉腰痛，伴左下肢放射痛明显缓解，已能下床活动。

查体：舌淡红，苔薄白，脉弦。

处方：守上方，继服 15 剂，水煎，每日 1 剂，分 2 次服。

嘱行“五点支撑”腰背肌锻炼。

随访 1 年，病情稳定，未再复发。

按语：本案腰腿疼痛剧烈，活动困难，影像学检查“L_4/L_5 椎间盘左后下方脱出”，有明确的手术指征，患者不愿手术前来求治，经内热针治疗 2 次，对臀大肌、臀中肌以及腰背部的两侧竖棘肌的疼痛触发点加以松解，配合辨证处方中药内服外用，症状的缓解达到立竿见影的效果。（易振宇整理）

病案 6：

陈某某，女，55 岁。

初诊：2019 年 6 月 8 日。

主诉：反复腰痛 5 年，加重伴右下肢麻木 20 余天。

现病史：患者反复腰痛 5 年，以往发作贴膏药、理疗等可缓解。五一假期外出游玩后腰痛再次发作，针灸、理疗等可缓解疼痛，但下肢麻木无减轻，特来就诊。症见腰部疼痛，弯腰起身较明显，右下肢麻木，下午或久站久立后症状明显，纳寐可，二便调，舌淡红，苔白脉缓。

专科检查：脊柱外观无明显畸形，腰椎活动度正常，L_5、S_1 椎体旁间隙旁开 1.5cm 有压痛及叩击痛，跟臀试验（－），右腿直腿抬高试验 50°，加强试验（＋），左腿直腿抬高试验 70°（－），“4”字征双侧（－），右足拇趾跖屈肌力明显减弱，左下肢肌力正常，双侧膝反射、跟腱反射正常，巴宾斯基征（－）。舌淡红苔薄白，脉弦细。

辅助检查：腰部 MRI 提示 L_5/S_1 椎间盘向右后脱出。

西医诊断：腰椎间盘突出症。中医诊断：腰痹病（肝肾亏虚证）。

治疗过程：患者入院后予以相关对症治疗，疗效不佳，请仇湘中教授查房，考虑腰椎间盘脱出较大，神经根嵌压严重，非手术治疗难以缓解，建议手术治疗，排除相关禁忌证且征得患者同意后，于 2019 年 6 月 16 日行后路切开 L_5～S_1 椎板减压、神经根管扩大，L_5/S_1 椎间盘摘除椎间植骨融合Cage植入融合钉棒系统内固定术。术后予中药调理，处方：当归15g，川芎12g，白芍30g，熟地黄25g，炒酸枣仁10g，杜仲15g，延胡索10g，蜈蚣5g，全蝎3g，白芷10g，威灵仙10g，细辛3g，三七6g，续断10g，黄芪20g，党参10g。7剂，水煎，每日1剂，分2次服。

二诊：2019年6月24日。

随仇湘中教授查房，患者诉腰部疼痛、右下肢麻木已明显缓解。

查：舌淡红苔薄白，脉弦细。

处方：生黄芪15g，当归15g，川芎12g，白芍30g，熟地黄25g，炒酸枣仁10g，杜仲15g，延胡索10g，乌梢蛇10g，独活10g，威灵仙10g，炒白术30g，三七6g，续断10g，党参10g。7剂，水煎，每日1剂，分2次服。

随访1年，病情稳定。

按语：本案患者腰椎间盘脱出较大，神经根嵌压严重，依据影像学检查，结合查体，有手术指征，综合考虑后，建议患者行手术治疗，术后从“虚”“瘀”着手，以补肝健腰方主之，补肝益气。通络除痹。（陈中整理）

二、腰椎椎管狭窄症

腰椎椎管狭窄症是指脊椎椎管、神经根管或椎间孔因先天性发育性或后天各种因素（退变、外伤、失稳或其他），骨性或纤维结缔组织结构异常，导致单一平面或多平面的一处或多处椎管管腔内径值的减少而引起马尾、神经根症状。

本病属于中医腰腿痹痛范畴。其发生的主要原因是：先天肾气不足、肾气虚衰、以及劳役伤肾为其发病的内在原因。此外，反复遭受外伤、慢性劳损、以及风、寒、湿邪的侵袭为其发病的外在因素。其主要病理机制是肾虚不固，风寒湿邪阻络，气滞血凝，营卫不得宣通，以致腰腿痹阻疼痛。

【辨病要点】

1. 病史。多见于40岁以上的体力劳动者，多有慢性腰痛史，部分患者有外伤史。

2. 症状。长期反复的腰腿痛和间歇性跛行，腰痛在前屈时减轻，在后伸时加重，腰痛多为双侧，可交替出现，站立和行走时出现腰腿痛和麻木乏力，疼痛及跛行逐渐加重。休息后好转。严重者可出现尿频或排尿困难。

3. 体征。下肢肌肉萎缩，腱反射减弱，腰过伸试验阳性。

4. 检查。腰椎X线摄片有助于诊断，脊髓造影、CT和MRI有重要的诊断意义。

【病因病机】

先天肾气不足、骨气虚衰、劳役伤肾为其内在的病因。反复遭受外伤、慢性劳损、以及风、寒、湿邪的侵袭为其发病的外在因素。其主要病理机制是肾虚不固，风寒湿邪阻络，气滞血瘀，荣卫不得宣通，以致腰腿痹阻疼痛。

【辨证论治】

1. 风寒痹阻证

（1）主症：腰腿酸软重着，时轻时重，拘挛不舒，遇冷加重，得热痛缓；舌淡苔白滑，脉沉紧。

（2）治法：祛风散寒，温经通络。

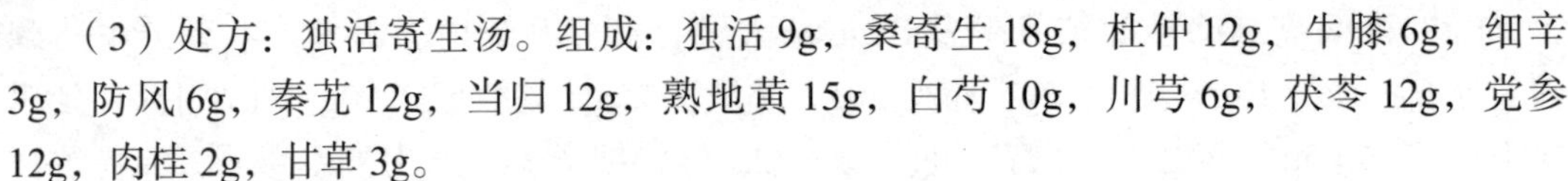

（3）处方：独活寄生汤。组成：独活 9g，桑寄生 18g，杜仲 12g，牛膝 6g，细辛 3g，防风 6g，秦艽 12g，当归 12g，熟地黄 15g，白芍 10g，川芎 6g，茯苓 12g，党参 12g，肉桂 2g，甘草 3g。

2．肾气亏虚证

（1）主症：腰痛酸痛，腿膝无力，遇劳更甚，卧则减轻，形羸气短，肌肉瘦削。舌淡苔薄白，脉沉细。偏阳虚者，畏寒怕冷；偏阴虚者，口干舌燥，潮热盗汗。

（2）治法：偏阳虚者温补肾阳，偏阴虚者滋补肾阴。

（3）处方：偏阳虚者予右归丸加减。组成：熟地黄 4 份，山药 2 份，山茱萸 2 份，枸杞子 2 份，菟丝子 2 份，杜仲 2 份，鹿角胶 2 份，当归 1.5 份，附子 1 份，肉桂 1 份，蜜糖适量。偏阴虚者予左归丸加减。组成：熟地黄 4 份，山药 2 份，山茱萸 2 份，枸杞子 2 份，菟丝子 2 份，鹿角胶 2 份，龟甲 2 份，川牛膝 2 份，蜜糖适量。上药研细末，炼蜜为丸，每服 6g，2 次 / 日。

3．气虚血瘀证

（1）主症：腰痛不耐久坐，疼痛缠绵，下肢麻木，面色无华，神疲乏力。舌紫暗，苔薄，脉弦紧。

（2）治法：补气活血。

（3）处方：八珍汤。

组成：党参 10g，白术 10g，茯苓 10g，炙甘草 5g，川芎 6g，当归 10g，熟地黄 10g，白芍 10g，生姜 3 片，大枣 2 枚。

【典型医案】

病案 1：

付某某，女，56 岁。

初诊：2012 年 8 月 8 日。

主诉：腰痛伴间歇性跛行 2 月余。

现病史：患者诉 2 月前开始无明显诱因出现腰痛，逐渐加重，步履艰难，步行 150 米即感腰痛明显，右下肢麻木、胀痛。现在症见腰痛，右下肢麻木、胀痛，行走受限，胃纳、二便、夜寐均可。舌淡红，苔薄白，脉弦。

体格检查：腰椎压痛（＋），叩击痛（＋）。直腿抬高试验 70°（－）。双下肢肌力检查、神经反射无异常，病理征未引出。

辅助检查：腰椎 CT 及 MRI 检查提示腰椎椎管狭窄。

西医诊断：腰椎椎管狭窄症。中医诊断：腰痹病（营卫不足，经络痹阻证）。治以补益营卫，调和气血，方选黄芪五物汤加减：黄芪 30g，丹参 15g，当归 12g，川芎 15g，白芍 12g，川牛膝 12g，全蝎 3g，木瓜 15g，桂枝 10g，黄柏 10g。14 剂，水煎，每日 1 剂，分 2 次服。切勿过劳，并指导腰背肌功能锻炼。

二诊：2012 年 8 月 20 日。

诉服药后腰痛、右下肢麻木感、胀痛减轻，行走明显好转，苔薄腻，脉弦。处方：黄芪 30g，党参 15g，丹参 15g，当归 12g，川芎 15g，白芍 12g，补骨脂 12g，骨碎补 12g，炙甘草 6g，木瓜 15g，桂枝 10g，薏苡仁 15g，川牛膝 12g。14 剂，水煎，每日 1 剂，分 2 次服。

三诊：2012 年 9 月 15 日。

患者诉腰痛、右下肢麻木感、胀痛明显减轻，症状基本好转，苔薄白，脉弦。处方：黄芪 30g，党参 15g，丹参 15g，当归 12g，川芎 15g，白芍 12g，三七 10g，补骨脂 12g，骨碎补 12g，独活 12g，炙甘草 6g，秦艽 10g，川牛膝 12g。28 剂，水煎，每日 1 剂，分 2 次服。

随访 3 月，病情稳定。

按语：腰椎椎管狭窄症是指因原发或继发因素造成椎管结构异常，椎管腔内变窄，出现以间歇性跛行为主要特征的腰腿痛。构成椎管的骨性组织或软组织，造成椎管神经通道（椎管的侧隐窝部）或椎间孔狭窄而引起的一系列临床表现称腰椎椎管狭窄症。

椎间盘突出就可以造成椎管及神经根的通道、孔道的狭窄。但因为腰椎间盘突出症症状很典型，有其本身固有的特点，故作为一种单独的疾病而不能诊断为腰椎椎管狭窄。腰椎间盘突出症只是腰椎椎管狭窄症的骨性发病原因之一。腰椎椎管狭窄症主要症状为：缓发性持续性的下腰和腿痛、间歇性跛行、向下肢放射痛、小腿或足部有麻木感，腰部过伸试验阳性、直腿抬高试验阳性，腱反射迟钝以及肌力减弱和肌肉萎缩等。治疗上必须区分轻重缓急，辨证施治，可用手法、固定、休息、功能锻炼、药物、理疗及封闭治疗。严重者经非手术治疗无效，可手术治疗。

凡造成腰椎椎管狭窄、神经根管及椎间孔变形或狭窄，而引起马尾神经或神经根受压并产生相应临床症状者称为腰椎椎管狭窄症。本病是一个综合征，所以又称为腰椎椎管狭窄综合征。主要临床特征是间歇性跛行，慢性反复腰痛，一侧、双侧或两下肢交替性放射痛，行走或腰过伸时疼痛加重，休息或腰前屈时减轻或消失，属中医学腰腿痹痛范畴。先天肾气不足、肾气虚衰及劳役伤肾为其内因，反复遭受外伤、慢性劳损以及风寒湿邪侵袭为其外因。病机为肾虚筋脉不固，风、寒、湿邪乘虚侵袭人体机体经络，或负重、跌扭、劳损外伤等致血瘀经络，经络不通，气滞血凝，营卫不得宣通，以致腰腿痹阻疼痛。总之肾虚为其本，风、寒、湿、瘀皆为其标。

患者先天肾气不足、肾气虚衰，以及劳役伤肾为发病的内在因素。反复遭受外伤，慢性劳损，以及风寒湿邪的侵袭为其发病的外在因素。其病理机制是肾虚不固，风寒湿邪阻络，气滞血瘀，营卫不得宣通，以致腰腿痹阻疼痛。他院曾建议患者手术治疗，但患者惧怕而未行。该案腰椎椎管狭窄症，辨证为营卫不足，经络痹阻证，以黄芪五物汤加减，方中黄芪为君补卫，以起不用；桂枝、白芍为臣，而益营，以治不仁；牛膝补益肝肾，通络除痹，善治腰膝酸痛，木瓜味酸补肝养经，丹参、当归、川芎活血补血，全蝎通络止痛，共为佐药；黄柏祛除下焦湿热，解除气血运行障碍为使药。古人云："黄柏佐黄芪，入牛膝，能使足膝气力涌出，痿躄即瘥。"（张信成整理）

病案 2：

罗某某，男，50 岁。

初诊：2014 年 5 月 20 日。

主诉：腰痛伴间歇性跛行 1 年余，加重伴下肢麻木感 1 月。

现病史：患者诉 1 年前开始无明显诱因出现腰痛，逐渐加重，步履艰难，步行 100 米左右即感腰痛明显，休息后可减轻，一直没有进行系统治疗。近 1 月来，自觉腰腿痛加重明显，并出现右下肢麻木、胀痛，行走受限明显，前来就诊，胃纳、二便、夜寐较差。

舌淡红，苔薄白，脉弦。

体格检查：腰椎压痛（＋），叩击痛（＋）。直腿抬高试验 70°（－）。双下肢肌力检查、神经反射无异常，病理征未引出。

辅助检查：MRI 检查提示 L_4/L_5、L_5/S_1 椎间盘突出，椎管狭窄。CT 检查提示 L_4/L_5、L_5/S_1 椎间盘突出，L_5～S_1 节段椎管狭窄。

西医诊断：腰椎椎管狭窄症，腰椎间盘突出症。中医诊断：腰痹病（肝肾不足、气血不和）。

治疗过程：患者入院后完善相关检查，在仇湘中教授指导下，于 2014 年 5 月 28 日行后路切开 L_4～L_5、L_5～S_1 椎板减压、内固定。术后予中药调理，补益肝肾，调和气血。处方：黄芪 18g，丹参 15g，牛膝 15g，薏苡仁 25g，苍术 10g，白芍 30g，三七 10g，蜈蚣 5g，全蝎 4g，威灵仙 15g，伸筋草 15g，熟地黄 25g，车前子 10g，甘草 5g，灵芝 25g。7 剂，水煎，每日 1 剂，分 2 次服。

二诊：2012 年 6 月 8 日。

仇湘中教授查房，患者诉腰痛、右下肢麻木感、胀痛明显减轻，行走明显好转。

查：舌淡红，苔薄白，脉弦。

处方：黄芪 18g，丹参 15g，牛膝 15g，薏苡仁 25g，白芍 25g，三七 10g，蜈蚣 5g，杜仲 12g，全蝎 4g，桑枝 15g，党参 15g，熟地黄 25g，骨碎补 12g，甘草 5g，土白术 10g。14 剂，水煎，每日 1 剂，分 2 次服。

随访 1 年，病情稳定。

按语：腰椎椎管狭窄症是指因原发或继发因素造成椎管结构异常，椎管腔内变窄，出现以间歇性跛行为主要特征的腰腿痛。本案经手术减压配合中药辨证治疗，患者症状改善明显，效果良好。（张旭桥整理）

三、椎间盘源性腰痛

椎间盘源性腰痛，在临床上是极为常见的多发病，是椎间盘内紊乱如退变、纤维环内裂症、椎间盘炎等刺激椎间盘内疼痛感受器引起的慢性腰痛，不伴根性症状，无神经根受压或椎体节段过度移位的放射学证据，可描述为化学介导的椎间盘源性疼痛。

椎间盘源性腰痛的最主要临床特点是疼痛常在坐位时加剧，患者通常只能坐 20 分钟左右。疼痛主要位于腰部，有时也可以向下肢放射，约 65% 的患者伴有膝关节以下的疼痛，但是没有诊断的特异性体征。

椎间盘源性腰痛在中医属于“痹证”范畴。

【辨病要点】

1．病史。有长期腰痛病史，超过 6 个月。

2．症状。久坐不能，腰、臀、腹股沟等部位疼痛或感觉异常，休息不能完全缓解症状。可伴有下肢放射痛，但疼痛往往不过膝。

3．体征。可出现棘突间隙的压痛、叩击痛等，其他阳性体征可较少。

4．辅助检查。椎间盘造影可由于纤维环的破裂造成造影剂的渗漏从而复制腰痛症状。腰椎 MRI 可见矢状位 T2 加权像上纤维环后方信号增高（高于髓核，且与髓核分离），髓核信号减低。

【病因病机】

正常椎间盘只有外侧 1/3 的纤维环有神经分布，当椎间盘高度退变时，纤维环内层破裂，致使内层也出现神经分布，这些神经受到刺激，可引起椎间盘源性腰痛，常发生于椎间盘退变严重的患者，其病程长，病情缠绵反复，“久病多虚、久病多瘀”，虚则不荣，不荣则痛，瘀则不通，不通则痛，常从虚、瘀论治。但临床也可见其他证型，临证须四诊合参，仔细辨证。

【辨证论治】

1．血瘀证

（1）主症：腰腿痛如刺，痛有定处，日轻夜重，腰部板硬，俯仰旋转受限，痛处拒按。舌质暗紫，或有瘀斑，脉弦紧或涩。

（2）治法：活血化瘀，通络止痛。

（3）处方：活血止痛汤。组成：当归 15g，川芎 15g，乳香 10g，苏木 10g，红花 5g，没药 10g，土鳖虫 10g，三七 10g，赤芍 10g，陈皮 10g，落得打 10g，紫荆藤 10g。

2．寒湿证

（1）主症：腰腿冷痛重着，转侧不利，静卧痛不减，受寒及阴雨加重，肢体发凉。舌质淡，苔白或腻，脉沉紧或濡缓。

（2）治法：温化寒湿，祛风止痛。

（3）处方：薏苡仁汤加减。组成：羌活 10g，独活 10g，威灵仙 15g，桂枝 6g，苍术 10g，薏苡仁 15g，当归 10g，川芎 12g。加减：若风邪盛可加防风、秦艽；寒盛加细辛、制附子、制草乌；湿重、关节肿加防己、木瓜、茯苓、五加皮；痛在上加葛根、姜黄；痛在下加牛膝、木瓜；肌肤麻木，苔腻者重用苍术，加青风藤、路路通。

3．湿热证

（1）主症：腰部疼痛，腿软无力，痛处伴有热感，遇热或雨天痛增，活动后痛减，恶热口渴，小便短赤。苔黄腻，脉濡数或弦数。

（2）治法：清热利湿，祛风止痛。

（3）处方：宣痹汤加减。组成：防己 15g，杏仁 15g，滑石 15g，连翘 10g，栀子 15g，薏苡仁 15g，半夏（醋炒）15g，晚蚕砂 10g，赤小豆 10g。

4．肝肾亏虚证

（1）主症：腰酸痛，腿膝乏力，劳累更甚，卧则减轻。舌淡苔薄白，脉弦细。

（2）治法：补益肝肾、活血通络。

（3）处方：补肝健腰方加减。组成：酸枣仁 15g，木瓜 12g，独活 15g，桑寄生 15g，防风 15g，细辛 3g，白芍 10g，当归 10g，熟地黄 20g，肉桂 6g，茯苓 25g，杜仲 12g，牛膝 12g，党参 30g，续断 15g，骨碎补 15g，枸杞子 16g，甘草 6g。

5．肾气亏虚证

（1）主症：腰酸背痛，腿膝无力，遇劳更甚，卧则减轻，形羸气短，肌肉瘦削。舌淡苔薄白，脉沉细。偏阳虚者面色㿠白，手足不温，少气懒言，腰腿发凉，或有阳痿、早泄，妇女带下清稀，舌质淡，脉沉细。偏阴虚者，咽干口渴，面色潮红，倦怠乏力，心烦失眠，多梦或有遗精，妇女带下色黄味臭，舌红少苔，脉弦细数。

（2）治法：偏阳虚者温补肾阳，偏阴虚者滋补肾阴。

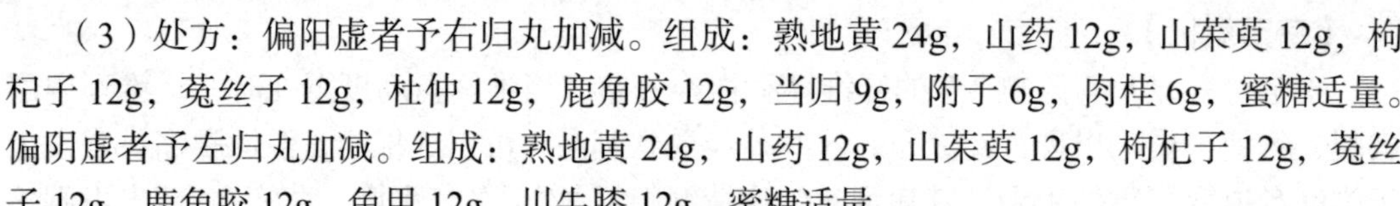

（3）处方：偏阳虚者予右归丸加减。组成：熟地黄 24g，山药 12g，山茱萸 12g，枸杞子 12g，菟丝子 12g，杜仲 12g，鹿角胶 12g，当归 9g，附子 6g，肉桂 6g，蜜糖适量。偏阴虚者予左归丸加减。组成：熟地黄 24g，山药 12g，山茱萸 12g，枸杞子 12g，菟丝子 12g，鹿角胶 12g，龟甲 12g，川牛膝 12g，蜜糖适量。

6. 气虚血瘀证

（1）主症：面色少华，神疲无力，腰痛不耐久坐，疼痛缠绵，下肢麻木。舌质瘀紫，苔薄，脉弦紧。

（2）治法：补气活血。

（3）处方：八珍汤加减。组成：党参 10g，白术 10g，茯苓 10g，炙甘草 5g，川芎 6g，当归 10g，熟地黄 10g，白芍 10g，桃仁 3g，红花 3g，泽兰 10g，生姜 3 片，大枣 2 枚。

【典型医案】

病案 1：

周某某，男，59 岁。

初诊：2018 年 11 月 10 日。

主诉：反复腰痛 20 余年。

现病史：患者诉 20 年前无明显诱因出现腰部疼痛，呈胀痛。无明显双下肢症状，曾在外院行相关治疗后症状稍缓解，现腰部胀痛，久立久行后加重，无明显双下肢症状。纳可，寐一般，二便正常。

专科检查：L_3～L_4、L_4～L_5 棘间隙叩击痛，双直腿抬高试验（－），双跟臀试验（－），双“4”字征（－），双股神经牵拉试验（－），双下肢肌力可。舌淡，苔薄白，脉细。

辅助检查：腰椎 MRI 提示 L_3/L_4、L_4/L_5 椎间盘信号减退；椎间盘造影检查阳性。

西医诊断：腰椎间盘源性腰痛。中医诊断：腰痹病（肝肾亏虚，脉络瘀阻证）。治以补益肝肾，活血化瘀，补肝健腰方加减：当归 15g，川芎 12g，白芍 30g，熟地黄 25g，炒酸枣仁 10g，杜仲 15g，延胡索 10g，蜈蚣 3g，全蝎 3g，生黄芪 15g，丹参 15g，党参 15g，炒白术 15g，山药 15g，甘草 5g。7 剂，水煎，每日 1 剂，分 2 次服。

二诊：2018 年 11 月 20 日。

诉服药后腰部疼痛明显减轻，久立久行后仍稍有疼痛，处方：守上方去全蝎、蜈蚣，加续断 10g。15 剂，水煎，每日 1 剂，分 2 次服。

随访半年，患者病情稳定，腰痛未再发作。

按语：本案为腰椎间盘源性腰痛，证属肝肾亏虚，脉络瘀阻，仇湘中从“虚”“瘀”着手，以补肝健腰方治之，方中在补肝益肾的同时，以生黄芪、党参、丹参补气行瘀，以炒白术、山药健脾益气，固后天之本。二诊时患者疼痛减轻，去全蝎、蜈蚣防攻伐太过，加续断增补益之功，以徐图其本。（邓豪整理）

病案 2：

曾某某，男，63 岁。

初诊：2017 年 8 月 14 日。

主诉：腰部疼痛 10 月余。

现病史：腰部疼痛活动不利，翻身及起床时疼痛加重。不伴有双下肢麻痛。纳寐可，二便正常。

专科检查：L_4～L_5、L_5～S_1 棘间隙叩击痛，双直腿抬高试验（－），双跟臀试验（－），双“4”字征（－），双股神经牵拉试验（－），双下肢肌力可。舌淡红，苔薄白，脉细弦。

辅助检查：腰椎 MRI 提示 L_4/L_5、L_5/S_1 椎间盘信号减退；椎间盘造影检查阳性。

西医诊断：腰椎间盘源性腰痛。中医诊断：腰痹病（肝虚络痹证。治以补益肝肾，通络止痛）。处方：炒枣仁 15g，木瓜 15g，生黄芪 20g，丹参 10g，杜仲 10g，续断 10g，蜈蚣 5g，全蝎 4g，三七 10g，土鳖虫 6g，狗脊 10g，白芷 10g，炒白术 15g，党参 15g，熟地黄 25g，白芍 25g，泽泻 10g，甘草 5g。7 剂，水煎，每日 1 剂，分 2 次服。局部配合舒筋通络液离子导入治疗，每天 1 次，连续治疗 7 天。

复诊：2017 年 8 月 21 日。

诉经内服配合外治后腰痛有所缓解，但不能久站久坐。查：L_4～L_5、L_5～S_1 压痛，无明显叩击痛，舌淡红，苔薄白，脉细。处方：炒枣仁 15g，木瓜 15g，黄精 20g，黄芪 20g，丹参 15g，熟地黄 25g，蜈蚣 4g，全蝎 4g，三七 10g，枣皮 10g，枸杞子 10g，牛膝 10g，白芷 10g，山药 10g，党参 15g，独活 10g，桑寄生 15g，薏苡仁 15g，车前子 10g，甘草 5g。14 剂，水煎，每日 1 剂，分 2 次服。局部继续配合舒筋通络液离子导入治疗，每天 1 次，连续治疗 7 天。

随访半年，患者腰痛未再发作。

按语：椎间盘源性腰痛的最主要临床特点是疼痛常在坐位时加剧，疼痛主要位于下腰部，有时也可以向下肢放射，65% 伴有下肢膝以下的疼痛，但是没有诊断的特异性体征。多数腰间盘源性腰痛的患者可以有很长时间反复发作的腰痛，多数患者在劳累或长时间站立后，椎间盘内的压力增高，进一步刺激腰椎间盘纤维环表面的神经末梢，引起腰痛加重；另外，在受凉后，也可使神经末梢对不良刺激的敏感性增高，引起腰痛加重。反之，在休息后，特别是卧床休息后，椎间盘内的压力降低，在很好地保暖后，可以使纤维环表面的神经末梢受到的不良刺激较少，从而使腰痛减轻。本案辨证为肝虚络痹证，以补肝健腰方加减内服，同时配合舒筋通络液局部外用，内外兼治，疗效颇佳。（薛凡整理）

四、强直性脊柱炎

强直性脊柱炎是一种以脊柱关节损伤为主的慢性炎性免疫性疾病。早期表现为以增生性肉芽肿为特征的非炎症性滑膜炎，首先累及骶髂关节，然后呈上升性累及脊柱小关节和椎间隙。而出现腰骶部、背部疼痛、僵直。约半数患者四肢关节也可受累。后期可出现明显的骨质增生、关节软骨面钙化和骨化导致关节骨性强直。强直性脊柱炎主要发病于 15～30 岁的男性，男女之比为 10∶1，但也可在儿童或青春期起病。本病有明显的家族倾向。

中医认为本病属于痹证范畴内的骨痹。其病机为肾虚督空，风湿寒邪乘虚而入，筋骨关节失去濡养。

【辨病要点】

1．病史。多发于青壮年，多有遗传史。

2．症状。下腰疼痛、僵硬，逐渐上行至胸椎、颈椎，最后脊柱强直于屈曲位，疼痛消失。可伴根性神经痛、胸部束带感。

3．辅助检查。X 线示骶髂关节和脊柱破坏，钙化、骨化明显，呈融合趋势。

【病因病机】

中医学认为本病大多由于寒湿外袭，湿热浸淫，跌打损伤，瘀血阻络，气血运行不畅或先天禀赋不足，肾精亏虚，骨脉失养所致。先天禀赋不足，肾精亏虚，筋骨失养是本病的主要病理基础，而寒湿痹阻，湿热浸淫，瘀血阻络，气血运行不畅，则是造成本病发生的基本病理因素。

【辨证论治】

1. 风湿痹阻证

（1）主症：腰骶部疼痛，活动不便，天气变化时疼痛加剧，便溏。舌淡红，苔薄白腻，脉弦滑。

（2）治法：祛风除湿通痹。

（3）处方：防风根汤。组成：防风根 15g，白术、当归、姜黄、生黄芪各 10g。

2. 寒邪痹阻证

（1）主症：腰骶部或背部剧痛，痛处不移，遇寒痛增，得热痛缓，形寒肢冷，小便清长。舌淡苔薄白，脉沉弦。

（2）治法：祛寒通痹。

（3）处方：乌头汤。组成：麻黄 9g，芍药 9g，黄芪 9g，制川乌 9g。

3. 肾阳虚衰证

（1）主症：腰背弯曲，隐痛，行走困难，面色苍白，四肢厥冷，便溏，夜尿多。舌淡，苔薄白，脉沉细无力。

（2）治法：温补肾阳。

（3）处方：右归丸。组成：熟地黄 20g，山药 10g，山萸肉 10g，枸杞子 10g，菟丝子 10g，杜仲 10g，鹿角胶 10g，当归 10g，附子 5g，肉桂 5g，蜜糖适量。

4. 气血亏虚证

（1）主症：腰背畸形，隐痛，行走困难，面色少华，少气懒言，失眠多梦，心悸怔忡。舌淡，苔薄白，脉细无力。

（2）治法：补益气血。

（3）处方：十全大补汤。组成：党参 10g，白术 12g，茯苓 12g，当归 10g，川芎 6g，熟地黄 12g，炙甘草 5g，白芍 12g，黄芪 10g，肉桂（冲服）0.6g。

【典型医案】

病案 1：

曹某，男，48 岁。

初诊：2018 年 2 月 4 日。

主诉：腰骶部疼痛反复 20 年，加重伴颈椎、胸、腰活动不利半月。

现病史：患者 20 年前无明显诱因出现腰骶部疼痛，无臀部及下肢疼痛症状，无腰部活动不利，腰骶部疼痛经休息后可缓解，之后腰骶部疼痛常常反复发作。半月前，患者觉腰骶部疼痛加重伴胸背部、颈部疼痛活动不利、转侧困难，到当地医院就诊。予以双氯芬酸钠口服后症状缓解不明显。症见腰骶部疼痛，持续性疼痛，夜间加重，胸背部、颈部疼痛活动不利、转侧困难。口干苦，近来纳可，夜寐差，二便正常。

专科检查：腰椎曲度变直，转侧、屈伸明显受限，下腰椎叩压痛明显，舌淡紫，苔黄腻，脉弦数。

腰椎正侧位片及骨盆片：示胸腰椎呈竹节样改变，胸椎右侧弯畸形，骶髂关节间隙钙化、狭窄，考虑骶髂关节炎可能。

实验室检查：HLA-B27（＋），RF　21.90 IU/mL，ESR　44mm/h，CRP　75mg/L。

西医诊断：强直性脊柱炎（活动期）。中医诊断：大偻病（湿热痹阻证）。治以清热利湿、活血通脉。四妙散加减：生黄芪 15g，三棱 10g，白芷 10g，全蝎 3g，蜈蚣 5g，珍珠母 30g，牛膝 15g，苍术 10g，薏苡仁 15g，黄柏 10g，白芍 15g，甘草 5g，独活 10g，秦艽 10g，徐长卿 15g，熟地黄 25g，酸枣仁 15g。14 剂，水煎，每日 1 剂，分 2 次温服。

二诊：2018 年 2 月 28 日。

诉服药后腰骶部疼痛明显好转，口干口苦好转，口淡黏腻，睡眠好转。现仍觉躯体活动不利，转侧困难。纳食欠佳，二便正常。舌淡紫，苔薄白微腻，脉弦。

治以益肾通络，健脾化湿。予以补肾强骨汤加减：黄芪 30g，丹参 15g，杜仲 12g，全蝎 3g，蜈蚣 5g，淫羊藿 10g，熟地黄 30g，枣皮 10g，白芷 10g，土鳖虫 6g，牛膝 15g，党参 15g，仙茅 10g，白芍 25g，炒枣仁 15g，甘草 5g，炒白术 30g，薏苡仁 25g。14 剂，水煎，每日 1 剂，分 2 次温服。

随访半年，病情稳定。

按语：本案首诊腰骶部疼痛伴活动不利为主，疼痛夜甚，口干苦，舌淡紫，苔黄腻，脉弦数，结合化验结果提示强直性脊柱炎活动期，中医辨证为湿热痹阻证，以清热利湿、活血通络为治则，方中黄柏取其苦以燥湿，寒以清热，其性沉降，长于清下焦湿热。苍术辛散苦燥，长于健脾燥湿。牛膝引血下行。二诊患者湿热症状消除，湿邪黏腻难以速除，中医治以益肾通络，健脾化湿，予以补肾强骨汤加减：方中重用熟地黄、黄芪，具有养阴填精益髓，健脾益气升阳的作用，同时还有“阴中求阳”的妙用。淫羊藿、仙茅即为二仙汤的方义，可以补肾阳，强筋骨。丹参活血化瘀，土鳖虫破血逐瘀。白芍入肝经，酸枣仁入肝、心经，前者养血柔肝，补肝血之不足，党参、白术以增强黄芪健脾之功。（薛凡整理）

病案 2：

刘某，男，26 岁。

初诊：2012 年 10 月 9 日。

主诉：腰背痛、转侧不利 1 年。

现病史：自诉 1 年前无明显诱因出现腰背痛，以晨起时明显，活动后症状可减轻，现在症见腰背痛，转侧不利，纳食一般，二便可。

体格检查：腰背部叩压痛（＋），弯腰试验（＋），腰椎屈伸受限。舌淡红，苔薄白，脉弦涩。

辅助检查：骨盆正位片提示双侧骶髂关节间隙钙化、狭窄，考虑骶髂关节炎可能。HLA-B27（＋），风湿全套（－）。

西医诊断：强直性脊柱炎。中医诊断：大偻病（瘀血阻痹，风寒湿阻证）。治以通络止痛、祛瘀散风。处方：黄芪 25g，丹参 15g，三七 10g，杜仲 12g，全蝎 4g，蜈蚣 4g，白芍 30g，薏苡仁 30g，甘草 5g，党参 15g，木瓜 15g，当归 10g。7 剂，水煎，每日 1 剂，分 2 次服。

二诊：2012 年 10 月 16 日。

自诉症状稍有缓解，余无特殊。

查：舌淡红，苔薄白，脉弦涩。

处方：黄芪 25g，丹参 15g，三七 10g，杜仲 12g，全蝎 4g，蜈蚣 4g，白芍 30g，麦冬 20g，甘草 5g，党参 15g，木瓜 15g，当归 10g，黄精 30g，鳖甲（先煎）10g，熟地黄 25g，陈皮 10g，灵芝 25g。30 剂，水煎，每日 1 剂，分 2 次服。

三诊：2012 年 11 月 16 日。

患者诉上方用后症状缓解明显。

查：舌淡红，苔薄白，脉弦涩。

处方：黄芪 15g，丹参 20g，白芍 20g，山药 10g，威灵仙 15g，伸筋草 10g，菟丝子 10g，杜仲 15g，薏苡仁 15g，甘草 5g，牛膝 15g，灵芝 15g，白术 10g，骨碎补 10g，淫羊藿 10g。30 剂，水煎，每日 1 剂，分 2 次服。

按语：强直性脊柱炎又称血清阴性脊柱关节病，是一种主要侵犯脊柱中轴骨骼及四肢大关节的慢性进行性疾病，病变特点是椎间盘纤维环及其附近结缔组织的纤维化和骨化，以及受累关节的强直。患者早期多有腰骶部酸痛、僵硬；晚期引起脊柱强直、畸形，X 线检查呈“竹节样变”，髋关节破坏、强直。该病严重影响患者身心健康、活动能力和生存质量。目前现代医学对本病治疗尚无特效制剂，而中医药在治疗本病上取得了肯定的疗效。

中国医学无此病名，据其脊柱强直、驼背畸形，以及关节肿大、变形僵硬强直、骨质受损等临床症状可归属于“驼背”“背偻”“伛偻”“大偻”“僵人”“骨痹”“肾痹”“龟背”“历节风”“竹节风”“顽痹”“腰腿痛”“痰痹”“痿痹”“痹证”等范畴。如《灵枢·寒热篇》：“骨痹，举节不用而痛。”《素问·痹论》：“肾痹者，善胀，尻以代踵，脊以代头。”现代医学多认为其病因与 HLA-B27 基因位点的异常密切相关，亦即与遗传有关；其分型分为原发性、继发性、结构性、坐骨神经痛性和代偿性脊柱侧弯。中医学者多认为是由于先天禀赋不足、后天失养，导致肾虚督空、筋脉失养，加之感受外邪而发病。亦有医家认为，其病情发展机制为虚、邪、痰、瘀、寒、热相互搏结，邪正交争，虚因邪生，虚实痰瘀并见，相互为患，形成恶性循环。

脊柱病变的 X 线表现，早期为普遍性骨质疏松，椎小关节及椎体骨小梁模糊（脱钙），椎体呈“方形椎”，腰椎的正常前弧度消失而变直，可引起一个或多个椎体压缩性骨折。病变发展至胸椎和颈椎椎间小关节，间盘间隙发生钙化，纤维环和前纵韧带钙化、骨化、韧带骨赘形成，使相邻椎体连合，形成椎体间骨桥，呈最有特征的“竹节样脊柱”。原发性强直性脊柱炎和继发于炎性肠病、赖特综合征、银屑病关节炎等伴发的脊柱炎，X 线表现类似，但后者为非对称性强直。在韧带、肌腱、滑囊附着处可出现骨质糜烂和骨膜炎，最多见于跟骨、坐骨结节、髂骨嵴等。其他周围关节亦可发生类似的 X 线变化。

临床上各医家对强直性脊柱炎的辨证分型不甚一致。仇湘中主张从肝肾论治，强调结合现代医学研究，辨病辨证相结合。对疼痛的治疗，从气血阻滞论治，同时结合现代医学腰椎间盘突出症疼痛机制，兼顾调节免疫及炎症因子用药，收效显著。（张信成整理）

病案 3：

鲁某，男，55 岁。

初诊：2019 年 3 月 4 日。

主诉：反复颈部疼痛、双上肢胀痛伴下肢乏力、不能行走 1 月余。

现病史：自诉 1 月前饮酒过量后醉倒，由朋友送回家中，次日起床后自觉颈部有酸胀、疼痛，伴右臂、掌处疼痛乏力不适。由家人送往当地医院就诊。查 MRI 示：颈胸椎生理曲度及椎体形态畸形改变，多个胸椎体脂肪信号沉积，考虑强直性脊柱炎；C_6 椎体下缘及 C_7 椎体上缘骨质改变并水肿信号，相应层面黄韧带肥厚，椎管狭窄。建议行手术治疗，患者不愿手术，返回家中后颈部及上肢疼痛等情况进行性加重，并出现双下肢乏力，不能站立、行走。食纳、夜寐、二便正常。

既往史：有强直性脊柱炎病史 5 年。

查：舌淡红，苔薄白，脉沉弦。

西医诊断：强直性脊柱炎并不完全性颈胸段脊髓损伤。中医诊断：大偻病（气虚血瘀证）。治以补气活血，通络止痛。处方：黄芪 15g，丹参 15g，地龙 10g，薏苡仁 25g，葛根 15g，川芎 10g，羌活 10g，甘草 5g，泽泻 10g，白术 15g，土鳖虫 6g，酸枣仁 15g，白芷 10g，白芍 25g。7 剂，每日 1 剂，分早晚 2 次温服。

二诊：2019 年 3 月 12 日。

诉服药后好转明显，可自行扶拐行走，颈部疼痛明显减轻，抬头等头部活动明显改善，手臂疼痛、下肢乏力情况减轻，纳寐、二便正常。

查：舌淡红，苔薄白，脉弦细。

处方：黄芪 18g，丹参 15g，地龙 10g，葛根 15g，当归 10g，桃仁 10g，三七 10g，天麻 10g，党参 15g，羌活 10g，土鳖虫 6g，独活 10g，白芷 10g，炒枣仁 15g，白芍 25g，甘草 5g。14 剂，每日 1 剂，分早晚 2 次温服。

三诊：2019 年 4 月 17 日。

颈部、手臂疼痛、乏力等进一步减轻，晨起时自觉颈部疼痛稍重，活动半小时后改善，行走情况较前逐渐恢复正常，可自行慢步行走，一般情况正常。

查：舌淡红，苔薄白，脉沉细。

处方：黄精 30g，丹参 15g，葛根 10g，川芎 10g，羌活 10g，珍珠母 30g，炒枣仁 15g，白芷 10g，延胡索 15g，全蝎 6g，蜈蚣 6g，熟地黄 30g，葛根 10g，天麻 10g，黄柏 10g，白芍 25g，党参 15g，砂仁 6g，甘草 5g。14 剂，每日 1 剂，分早晚 2 次温服。

随访半年，病情稳定，可自行外出简单活动，手臂基本未再疼痛，手指活动稍钝，基本不影响日常活动。嘱患者积极进行上下肢的康复锻炼，务必注重日常生活中对颈椎脊柱多加保护，避免受伤。

按语：强直性脊柱炎在中医学范畴中属痹证范畴，多由肝肾不足，筋骨失于荣养为本，复感风寒湿等外邪所致，易形成虚实夹杂之证。本案中患者患病日久，素体本虚，加之外伤致督脉损伤，气滞血瘀，经络痹阻，形成本虚标实之证，患者颈项部疼痛明显，手足均有不通不荣之象，故仇湘中首诊以穿山甲搜剔通络攻治其标为主，配合诸药活血祛瘀，通经止痛，改善患者当前难耐之急，兼以补肝健脾扶正祛邪，固其本源。二诊予桃红等活血化瘀治标同时更加强了黄芪、党参扶正力度。三诊为治疗后期，入药肝肾脾以主治其久痹根本，意在后期对正气的补益。仇湘中此案整体诊疗思路清晰，前期治标为主，兼以扶正；中期标本兼治，逐渐加大扶正之力；后期重求其本，补虚扶正。（陈中整理）

五、急性腰扭伤

急性腰扭伤是腰部受伤后立即感到腰部剧烈疼痛、腰肌紧张、活动受限为主要症状的疾病。损伤好发于下腰部，可累及肌肉、筋膜、韧带、椎间小关节和关节囊、腰骶关节及骶髂关节等。本病多发于青壮年和体力劳动者，20～30岁者发病率达50%以上，儿童及老人少见。

本病又有“闪腰岔气”之称。中医认为其发病多为跌仆闪挫，致气滞血瘀，经脉受阻，不通则痛；病位在腰骶部；病性为虚实两端，新伤为实，疼痛迁延，经久不愈，终致气血损伤、肾气亏损，而为虚。

【辨病要点】

1．病史。腰部外伤史。

2．症状。腰部疼痛剧烈，呼吸、咳嗽、转动体位都可诱发腰痛或使疼痛加重；腰痛常向一侧或两侧的臀部及下肢放射，腰部各向活动均受限。

3．体征。腰部扭伤部位有明显固定性压痛，腰部僵硬，肌肉痉挛，脊柱腰段生理曲度消失。

4．经X线等检查排除其他疾病。

【病因病机】

大多由间接暴力造成。人体在某种状态下腰部肌肉强烈收缩，使肌肉和筋膜受到过度牵拉、扭曲，甚至撕裂，导致血离经脉，瘀积于内，气机受阻，不通则痛。损伤常因受力的大小不同，组织损伤的程度也不一样。致病原因很多，最常见的有动作失调、姿势不良、重心失衡或准备不足等。

【辨证论治】

1．理筋手法

首先点按有关穴位，如肾俞、腰阳关、委中等穴位以舒筋活络，当肌肉松弛后，再行按腰扳腿，最后揉摸舒筋。

2．药物治疗

（1）血瘀气滞证

1）主症：多见于早期，伤处肿胀，疼痛拒按，功能受限，或见瘀斑。舌暗红或有瘀斑，苔白，脉弦。

2）治法：行气活血，止痛舒筋。

3）处方：舒筋活血汤加减。组成：羌活6g，防风9g，荆芥6g，独活9g，当归12g，续断12g，青皮5g，牛膝9g，五加皮9g，杜仲9g，红花6g，枳壳6g。

（2）脉络瘀滞证

1）主症：外伤筋络，瘀血留著，伤处肿胀，疼痛拒接，或按之有硬结，活动受限，动则痛甚。舌质暗或有瘀斑，苔白或薄黄，脉弦或细涩。

2）治法：活血化瘀，行气止痛。

3）处方：身痛逐瘀汤加减。组成：秦艽、川芎、羌活、没药、香附、牛膝各9g，红花6g，桃仁6g，当归15g，甘草3g。

（3）瘀热阻络证

1）主症：损伤后局部肌肉僵硬，关节僵直，有条索状硬结，或灼热红肿，活动后疼痛加重，舌质红，脉弦数。

2）治法：活血散瘀，清热解毒。

3）处方：仙方活命饮加减。组成：炮穿山甲 3g，天花粉 3g，甘草 3g，乳香 3g，白芷 3g，赤芍 3g，贝母 3g，防风 3g，没药 3g，皂角刺 3g，当归 3g，陈皮 10g，金银花 10g。

（4）瘀血留滞证

1）主症：有明显外伤史，伤后关节肿胀疼痛明显，广泛瘀斑，压痛较甚，关节活动受限，可触及囊状物，扪之有波动感，舌淡，有瘀点，脉弦涩。

2）治法：消肿散瘀止痛。

3）处方：活血祛瘀汤加减。组成：当归 15g，红花 6g，土鳖虫 9g，自然铜 9g，狗脊 9g，骨碎补 15g，没药 6g，乳香 6g，三七 3g，路路通 6g，桃仁 9g。加减：便秘，去骨碎补、没药、乳香，加郁李仁 15g，麻仁 15g；疼痛剧烈者加延胡索 9g；食欲不振加砂仁 9g；心神不宁加龙齿 15g，磁石 15g，酸枣仁 9g，远志 9g；尿路感染加知母 9g，黄柏 15g，车前子 15g，泽泻 15g。

（5）气滞阻络证

1）主症：腰痛走窜无定处，时轻时重，腰部活动受限，行走困难。咳嗽时疼痛加剧。舌淡红，苔薄白，脉弦。

2）治法：理气通络，和营止痛。

3）处方：泽兰汤合柴胡疏肝散加减。组成：泽兰、当归、赤芍、苏木、桃仁各 9g，牡丹皮 6g，牛膝 6g，红花 3g，三七 3g，青木香 5g。

【典型医案】

鄢某某，男，39 岁。

初诊：2012 年 6 月 12 日。

主诉：扭伤致腰部疼痛，活动受限 2 天。

现病史：患者诉 2 天前因搬重物后突然出现腰部疼痛，活动受限，自行擦拭活络油，效果不佳，疼痛逐渐加重，前来就诊。现症见腰部疼痛如刺，活动受限，纳差，夜寐可，二便调。

体格检查：患者急性面容，左手叉腰，疼痛加重时呼吸急促，精神差。查体左侧腰背部压痛（＋），直腿抬高试验双侧（－）。舌淡紫苔白，脉细弦。

辅助检查：红外成像提示腰背筋膜炎；腰椎 CT 检查无异常。

西医诊断：急性腰扭伤。中医诊断：腰痛（气滞血瘀证）。治以行气活血，舒筋通络。身痛逐瘀汤加减：桃仁 12g，红花 10g，当归 10g，生地黄 10g，川芎 10g，桔梗 10g，枳壳 5g，甘草 5g，丹参 15g，三七 10g，木香 10g，赤芍 25g，牛膝 15g，全蝎 6g，延胡索 12g。7 剂，水煎，每日 1 剂，分 2 次服。

舒筋通络液局部湿敷，每日 1 次，每次半小时，连用 7 天。

二诊：2012 年 6 月 19 日。

诉症状较之前明显好转，感腰部隐痛，弯腰劳作时疼痛较为明显，纳差，夜寐可，二便调。

查：舌淡红，苔薄白，脉细弦。

处方：生黄芪 18g，丹参 15g，生地黄 12g，枸杞子 15g，大枣 12g，白芍 30g，全蝎 6g，三七 10g，车前子 10g，党参 15g，柴胡 12g，陈皮 10g，甘草 5g，熟地黄 25g，茯苓 10g。7 剂，水煎，每日 1 剂，分 2 次服。

配合局部冲击波治疗，3 天 1 次，连续 2 次。

按语：本案中年男性，由于突然的暴力，导致经脉瘀滞，故见腰背疼痛，痛如针刺。首诊时治疗以身痛逐瘀汤为主，治法为行气导滞，活血化瘀；次诊时见患者症状大减，恐攻伐太多，故在行气活血药中加补气益血之药，使攻而不过，补而不腻，攻补兼施。局部冲击波治疗直达病所，缩短疗程，增强疗效。（张信成整理）

第三节　关节炎病案

一、骨关节炎

骨关节炎是一种以关节软骨的退行性变和继发性骨质增生为主的慢性关节疾病。此病又称骨关节病、老年性关节炎、增生性关节炎、肥大性关节炎、软骨软化性关节病、退行性关节炎等。

中医称本病为骨痹。在 50 岁以上的人群中多见，女性多于男性，多见于脊柱和下肢。其发病为年老体衰、劳伤瘀滞或外邪痹阻，引起气血瘀滞，骨失滋养而致。

【辨病要点】

1．多见于老年人，起病缓慢。

2．初起隐痛，逐渐加重，伴关节僵硬、活动不利。症状时轻时重，其加重与气候有关。逐年加重，反复缠绵难愈。

3．关节轻度肿胀，周围压痛，活动时有摩擦音。严重者肌肉萎缩、关节畸形。

4．X 线示关节间隙狭窄，软骨下骨硬化，有囊腔，关节边缘唇状改变。

【病因病机】

中医认为其发病因体内肝肾不足、脾气虚弱，合并风寒湿邪入侵，经脉阻滞气血不行，则致筋骨失养，不能束骨而利关节。临床上正虚邪实兼杂合而发病，其以肝肾亏虚为本，气滞血瘀为标，风寒湿邪为诱因。

【辨证论治】

1．瘀血阻滞证

（1）主症：疼痛剧烈，针刺、刀割样疼痛，痛处固定，常在夜间加剧，关节活动不利，舌质紫暗或见瘀斑瘀点，脉细涩。

（2）治法：活血化瘀，祛风散寒，理气止痛。

（3）处方：身痛逐瘀汤。组成：麻黄 6g，独活 12g，羌活 12g，桂枝 9g，秦艽 10g，威灵仙 10g，当归 10g，赤芍 10g，乳香 10g，没药 10g，制川乌 10g，香附 10g，郁金 10g，五灵脂 10g，泽泻 10g，甘草 6g。

2．肝肾亏虚证

（1）主症：腰膝酸软疼痛，绵绵不绝，肢体屈伸不利。偏阳虚者，则有畏寒肢冷，遇寒痛剧，得温痛减，舌淡苔薄，脉沉细；偏阴虚者，则有五心烦热，失眠多梦，咽干舌燥，舌红少苔，脉细数。

（2）治法：补益肝肾，祛风通络，除湿止痛。

（3）处方：独活寄生汤。组成：独活 15g，桑寄生 15g，防风 15g，细辛 3g，白芍 10g，当归 10g，熟地黄 20g，肉桂 6g，茯苓 25g，杜仲 12g，牛膝 12g，党参 30g，续断 15g，骨碎补 15g，枸杞子 16g，甘草 6g。加减：瘀血阻滞者，加丹参 15g，桃仁 10g，红花 10g；脾虚食少者加砂仁 10g，炒白术 12g，山楂 15g；寒湿化热者去细辛、肉桂、熟地黄，加金银花 12g，连翘 15g，生地黄 20g，黄柏 10g；肝肾阴虚者，去肉桂、细辛，加女贞子 15g，熟地黄增至 30g；寒湿偏重者加威灵仙 12g，千年健 12g。

3. 气阴两虚证

（1）主症：腰膝酸软疼痛，肢体乏力，关节不利，舌质淡嫩，脉细弱。

（2）治法：培补肝肾，益气活血，佐以通络。

（3）处方：十全大补汤加味。组成：党参 30g，黄芪 30g，炒白术 30g，白芍 30g，当归 12g，生地黄 20g，熟地黄 20g，桑寄生 18g，续断 18g，牛膝 18g，山药 18g，枸杞子 18g，秦艽 10g，威灵仙 10g。

【典型医案】

病案 1：

孙某某，女，71 岁。

初诊：2017 年 4 月 5 日。

主诉：双膝关节疼痛，活动不利 2 年。

现病史：患者诉 2 年前在无任何诱因下出现双膝关节疼痛，右下肢乏力，行走困难，上下楼梯困难，遇寒加重，疼痛固定，期间在当地诊所行针灸推拿等理疗措施，未见明显改善。后症状反复发作且逐渐加重，遂求治。膝关节 X 片示双膝关节退行性病变。纳食可，夜寐一般，二便可。

既往史：既往体健。

体格检查：双膝关节可见明显畸形，双膝未见明显红肿，皮温正常。浮髌试验左（＋），右（－）；挺髌试验：左（－），右（－），抽屉试验（－）；肌力可。舌质淡，苔白腻，脉细数。

辅助检查：X 线片示双膝关节退行性病变。

西医诊断：双膝骨关节炎。中医诊断：膝痹病（肝肾亏虚证）。治以补益肝肾，活血通络。补肝健膝方加减：白芍 30g，牛膝 15g，桂枝 12g，生地黄 15g，白芷 10g，僵蚕 10g，泽泻 10g，车前子 10g，熟地黄 25g，当归 10g，木瓜 15g，炒麦芽 10g，桑枝 15g，蜈蚣 3g，甘草 5g。7 剂，水煎，每日 1 剂，分 2 次温服。

复诊：2017 年 4 月 12 日。

患者诉双膝关节疼痛明显好转，双下肢稍乏力，纳食可，夜寐安。查：舌质淡，苔白腻，脉细数。处方：白芍 30g，牛膝 15g，杜仲 10g，生地黄 15g，白芷 10g，僵蚕 10g，泽泻 10g，车前子 10g，熟地黄 25g，当归 10g，木瓜 15g，炒麦芽 10g，桑枝 15g，蜈蚣 3g，甘草 5g，枸杞子 10g，续断 10g。15 剂，水煎，每日 1 剂，分 2 次温服。

随访 3 月，患者膝痛未再发作。

按语：患者年过七旬，气血不足，肝肾亏虚，不能濡养膝关节，则出现膝关节疼痛；气血不足，无力行于脉中，易于血瘀，则疼痛固定，遇寒加重。舌质淡，苔白腻为寒湿凝结，补肝健膝方具有补益肝肾，活血通络之功效。膝骨关节炎的发病机制为筋骨同病，以筋病为主，故治疗上应筋骨同治，尤重治筋，“肝虚损，筋缓不能自收持，目暗䀮䀮无所视”。《石室秘录》曰：“诸痛治肝也”。仇湘中以补肝通络立法，强调标本同治，观其症而侧其重之。（邓豪整理）

病案 2：

何某某，女，55 岁。

初诊：2018 年 1 月 3 日。

主诉：双膝关节疼痛不适 4 月余。

现病史：患者自述 2017 年 9 月开始出现上楼梯时感左膝卡顿感后出现左膝关节疼痛，活动时加重。当地医院 MRI 检查结果显示：①双膝关节少量积液；②左膝关节前交叉韧带轻度损伤；③左膝外侧半月板前角及右膝内外侧半月板后角 2 度损伤。予对症治疗无明显缓解，前来求治。现症见双膝关节疼痛，活动不利，上下楼梯加重。纳寐可，二便正常。

专科检查：双膝屈伸活动可，皮温不高，可触及骨摩擦感，双膝内侧膝眼压痛。浮髌试验（－）。舌红，苔白腻，脉弦。

辅助诊断：双膝关节 MRI 检查结果显示：①双膝关节少量积液；②左膝关节前交叉韧带轻度损伤；③左膝外侧半月板前角及右膝内外侧半月板后角 2 度损伤。

西医诊断：双膝骨关节炎。中医诊断：膝痹病（瘀血阻滞，痰湿化热证）。治以祛瘀化痰、清热利湿。处方：生黄芪 15g，丹参 15g，牛膝 15g，薏苡仁 25g，半夏 10g，杏仁 5g，苍术 10g，黄柏 10g，徐长卿 15g，独活 10g，白芷 10g，甘草 5g，秦艽 10g，党参 15g。14 剂，水煎，每日 1 剂，分 2 次温服。

二诊：2018 年 1 月 17 日。

患者诉治疗后症状减轻明显。

查：双膝体查后体征不明显，舌淡红，苔薄白，脉弦。

处方：生黄芪 15g，丹参 15g，牛膝 15g，薏苡仁 25g，苍术 10g，黄柏 10g，徐长卿 15g，独活 10g，白芷 10g，甘草 5g，秦艽 10g，桑寄生 15g，杜仲 10g，党参 15g。30 剂，水煎，每日 1 剂，分 2 次温服。

指导患者进行膝关节功能锻炼。

随访半年，病情稳定。

按语：患者为中老年女性，体形较胖，肥人多痰，痰瘀阻络，不通则痛，郁久化热。证属瘀血阻滞，痰湿化热。选用四妙散清热利湿，舒筋壮骨。配合黄芪、党参等补气，气行则血行；徐长卿、独活、秦艽等祛风除湿，通痹止痛。（邓豪整理）

病案 3：

罗某某，男，52 岁。

初诊：2020 年 3 月 10 日。

主诉：右膝疼痛 2 个月余。

现病史：患者诉今年 1 月份开始无明显诱因右膝痛，提腿加剧，上下楼梯明显，在外院治疗效果不明显，前来求治。现右膝痛伴右下肢轻度萎缩，提腿疼痛加剧，行走困难，上下楼梯时明显，手足心常出虚汗，夜寐一般，纳可，二便平。

查：舌暗红有齿印，脉虚尺沉左弦右涩。右下肢轻度萎缩。

辅助检查：右膝 MRI 检查结果显示右膝关节退行性变，右侧股骨片状异常信号考虑骨髓水肿，关节囊少量积液。

西医诊断：右膝骨关节炎。中医诊断：膝痹病（肝肾亏虚证）。治以滋补肝肾、强筋健骨、通络止痛。处方：黄芪 30g，白术 15g，桂枝 15g，白芍 30g，柴胡 9g，当归 12g，熟地黄 24g，山药 12g，山茱萸 12g，丹皮 12g，泽泻 9g，茯苓 12g，杜仲 12g，续断 15g，桑寄生 15g，炙甘草 12g。7 剂，水煎，每日 1 剂，分 2 次温服。

配合温针治疗，取穴：血海（右），梁丘（右），鹤顶（右），犊鼻（右），内膝眼（右），足三里（双），阳陵泉（右）。每天 1 次，连续 7 天。

患者诉服药配合治疗 3 次后感觉膝痛明显减轻，7 天后，膝痛基本消失，提腿及上下楼梯基本正常。

按语：本病属中医“痹证”膝痹范畴，患者膝痛伴右下肢轻度萎缩，提腿疼痛加剧，行走困难，上下楼梯明显，手足心常出虚汗，舌暗红有齿印，脉虚尺沉左弦右涩，可辨证为肝肾不足，兼肝郁脾虚气滞证，针灸取其腧穴血海（右）、梁丘（右）、鹤顶（右）、犊鼻（右）、内膝眼（右）、足三里（双）、阳陵泉（右）以补气调血，通经活络，舒筋止痛。中药处方以六味地黄丸加减（熟地黄、山药、山茱萸、丹皮、泽泻、茯苓、杜仲、续断、桑寄生）补肝肾，强筋骨以固本；黄芪、白术、炙甘草益气健脾以培后天，使气血生化有源，则肢体得养，痿症可消；柴胡、当归补肝血疏肝气，则肝和筋柔，桂枝、白芍调营卫和气血以止虚汗。诸药合用，则肝脾肾同调，先后天兼顾，气血得和，则诸症自除。（陈坚整理）

病案 4：

唐某某，女，69 岁。

初诊：2017 年 8 月 22 日。

主诉：双膝关节疼痛、活动不利 4 年，加重 1 周。

现病史：患者 4 年前开始出现双膝关节疼痛，活动不利，经治疗后症状缓解。1 周前因受凉，导致双膝关节疼痛加重，伴有右下肢乏力，今来就诊。

体格检查：腰椎 5/ 骶椎 1 叩压痛，双直腿抬高试验 70°（－），双足踇指背伸肌力正常，双膝研磨试验（＋），双膝抽屉试验（－）。舌淡红，苔薄白，脉弦滑。

西医诊断：双膝骨关节炎。中医诊断：膝痹病（肝肾亏虚证）。治以补益肝肾、通络止痛。处方：生黄芪 15g，炒白术 15g，防风 10g，当归 10g，灵芝 25g，土鳖虫 6g，三七 10g，熟地黄 30g，白芷 10g，白芍 25g，甘草 5g，泽泻 10g，桑枝 15g，牛膝 15g，薏苡仁 25g，仙茅 10g。7 剂，水煎，每日 1 剂，分 2 次温服。

二诊：2017 年 8 月 29 日。

患者诉疼痛明显好转，近汗多。查舌淡红，苔薄白，脉弦。处方：生黄芪 15g，炒白术 15g，防风 10g，白芷 10g，浮小麦 15g，牛膝 15g，薏苡仁 15g，熟地黄 30g，砂仁 6g，党参 15g，半夏 10g，元胡 15g，仙茅 10g，淫羊藿 10g，甘草 5g。7 剂，水煎，每日 1 剂，分 2 次温服。

三诊：2017 年 9 月 5 日。

诉腰膝疼痛好转，舌淡紫，苔薄白。脉细弦。处方：生黄芪 15g，沙参 15g，麦冬

15g，仙茅10g，知母10g，柴胡10g，炒白术15g，淫羊藿10g，防风10g，浮小麦30g，党参15g，独活10g，牛膝15g，熟地黄30g，元胡15g，砂仁5g，桑寄生15g，甘草5g。7剂，水煎，每日1剂，分2次温服。

随访半年，患者膝痛未再发作。

按语：老年期生理特点是阴阳渐虚，气血渐亏，脏腑渐衰，功能渐减，形体渐弱；先天温煦无力，后天运化呆顿，生机由日益消索而渐趋绝灭。从阴阳的总体发展趋势看，是有降无升，有减无增。此患者为老年女性，出现膝关节疼痛不适，是属于中医痹病的范畴，《素问·痹论》中认为正气虚弱是产生痹病的内在因素。因此，在治疗此患者的疾病方面主要从补虚着眼，方剂取二仙汤的温肾阳、补肾精的作用来加减化裁。患者二诊诉服药后有胃痛腹泻等症状，考虑为患者脾胃虚弱，去土鳖虫，降低方剂的攻邪力度，同时配合砂仁、党参健脾益胃，薏苡仁、半夏利水渗湿、健脾止泻。（薛凡整理）

病案5：

瞿某，男，69岁。

初诊：2016年12月9日。

主诉：双膝关节疼痛、活动不利1年。

现病史：患者自诉1年前无明显诱因出现左膝关节疼痛、活动不利，伴有下肢乏力，无晨僵。自行贴膏药治疗后效果不佳，今遂来就诊。患者纳食可，寐差，二便调。

体格检查：左侧膝关节无明显肿胀及畸形，局部皮色皮温正常，抽屉试验（－），髌骨研磨试验（＋），侧方应力试验（－），关节线压痛（－），关节摩擦感（＋），回旋挤压试验（－）。舌淡红，苔薄白，脉弦细。

辅助检查：双侧膝关节正侧位站立位片见双侧膝关节间隙轻度变窄，膝关节软骨下骨硬化，髌股关节、胫股关节周缘骨赘形成，提示膝关节退行性变。

西医诊断：双膝骨关节炎。中医诊断：膝痹病（肝虚瘀阻、肝肾亏虚证）。治以补益肝肾、益气养血、通络止痛。处方：黄精30g，丹参15g，珍珠母30g，酸枣仁15g，木瓜15g，土鳖虫6g，三七6g，全蝎4g，苍术10g，牛膝15g，薏苡仁25g，白芍25g，白芷10g，知母10g，党参15g，炒白术15g，甘草10g。14剂，水煎，每日1剂，分2次温服。

复诊：2016年12月23日。

患者诉服药后左膝关节疼痛明显减轻。效不更方，上方续服15剂，水煎，每日1剂，分2次温服。

随访3月，患者膝痛未再发作。

按语：本案例为膝关节骨性关节炎患者，患者老年男性，肝肾渐亏，肝脏体阴用阳，肝气亏虚则肝藏血、肝主疏泄功能失司，气血运行障碍，筋骨不得濡养；肾主骨，肾气不足则骨无以充养，故出现骨关节疼痛、活动不利。以补肝汤为主方加减，以补肝阴之不足以益“肝体”，佐以三妙散祛湿，湿去则络通，并能引药下行，知母可防止性酸阴柔的补肝之药滋腻碍胃，起到助用焦苦之功用。黄精补气养阴益肾，同时辅以四君子汤加减健脾，肝脾肾同补以治其本。同时用土鳖虫、全蝎等搜风通络，三七、丹参活血化瘀。全方组方得当，肝脾肾同治、标本兼治，培补脾胃从而养肝补肾，达到祛邪并固元护本之效。（薛凡整理）

病案 6：

宁某，男，54 岁。

初诊：2019 年 9 月 14 日。

主诉：右膝疼痛 1 年余。

现病史：患者于 1 年前出现右膝内侧疼痛，多行则发，牵扯痛，时常觉得腰膝无力，易疲惫，纳眠可，二便平。舌淡苔厚白齿印，脉右略弦左涩。

专科检查：右膝关节内侧关节线压痛（＋），可触及骨摩擦感，麦氏征（＋）。

既往史：体检有轻度脂肪肝约 4 年，左侧肾结石。

辅助检查：MRI（2019 年 9 月 5 日）示右股骨内髁软组织损伤，右膝内侧半月板撕裂，外侧半月板度后角Ⅰ°损伤，关节及周围滑囊积液。

西医诊断：膝关节炎。中医诊断：膝痹病（肝肾亏虚证）。治以补肝益肾，通经活络。处方：熟地黄 24g，山药 12g，山茱萸 12g，杜仲 12g，桑寄生 15g，牛膝 12g，川芎 9g，当归 12g，白术 15g，丹皮 9g，泽泻 9g，茯苓 9g，伸筋草 15g，全蝎 3g，木瓜 10g，独活 10g，元胡 15g。14 剂，水煎，每日 1 剂，分 2 次服。

完善术前检查后，于 2019 年 9 月 20 日在局麻下行右膝关节镜下关节腔清理＋半月板成形术治疗，手术顺利，术后继续服中药治疗。

二诊：2019 年 10 月 29 日。

诉治疗后右膝关节活动时疼痛较前明显好转，基本无静息痛，久站久立后或行走约 3000 步才有疼痛感，纳寐可，大便可。

查：舌淡苔白腻，脉右略弦左涩。

处方：黄芪 18g，山药 15g，狗脊 10g，骨碎补 15g，熟地黄 30g，山茱萸 12g，杜仲 12g，桑寄生 15g，牛膝 12g，当归 12g，白术 15g，茯苓 15g，伸筋草 15g，独活 10g，丹皮 10g。14 剂，水煎，每日 1 剂，分 2 次服。

随访 1 年，病情稳定。

按语：此案膝骨关节炎患者为中老年男性，伴有腰膝无力、酸软，结合舌脉，辨为肝肾亏虚证。首诊时并未大量投以补肝益肾之药物，而偏重于用元胡、木瓜、全蝎、伸筋草、独活等通经活络之药物，此乃取其急则治标之意，患者右膝关节疼痛，活动时疼痛明显，兼舌有齿印，配以白术、茯苓健脾化湿，再辅以补肝益肾之药物。复诊患者疼痛较前好转，活动尚可，此时当以治本为主，所以投以大量补肝益肾、补益气血之药。关节镜下手术治疗是通过微创手术，对受损的半月板、关节软骨和关节腔进行清理、缝合等处理，达到解决患者临床症状等目的。除中药和手术治疗外，同时指导患者在日常生活与工作中，注意对膝关节的保健，多晒太阳，注意防寒湿，保暖，使膝关节得到很好的休息。劳逸结合，防止过度疲劳。（陈中整理）

病案 7：

李某某，女，52 岁。

初诊：2018 年 7 月 12 日。

主诉：左侧踝关节疼痛 2 年，加重 3 月。

现病史：患者自诉 2 年前因左足跖骨骨折后反复出现左侧踝关节疼痛，自行在家卧床休息后症状缓解。后在当地医院行踝关节摄片及其相应治疗（具体不详），症状仍未见明显好转。于3月前不慎扭伤致病情加重，出现活动不利，左踝关节疼痛，行走不适等症状。今为求中西医结合治疗，前来我院就诊。现症：左侧踝关节疼痛，肿胀，活动不利，经休息后可缓解，活动后加重；偶尔头晕头痛，无胸闷气促，无反酸呕恶，口干不苦，食纳可，睡眠一般，二便调。

既往史：有肠胃炎病史，眩晕症病史。

体格检查：左踝关节肿胀，左内踝压痛明显，皮温不高，外踝及左足背部均无明显压痛，踝关节背伸、屈曲尚可，内翻时疼痛加重，肢端感觉、血运正常。舌质淡红，苔薄白，脉弦滑涩。

辅助检查：左踝三维平扫CT示左踝关节退行性改变。

西医诊断：左踝骨关节炎。中医诊断：痹病（气滞血瘀、寒湿痹阻证）。治以活血舒筋通络、散寒渗湿止痹。通痹方加减：黄芪15g，蜈蚣3g，威灵仙15g，党参15g，伸筋草15g，全蝎3g，怀牛膝15g，白术5g，骨碎补15g，甘草5g，薏苡仁25g，当归10g，白芷10g，酸枣仁15g，丹参15g，泽泻10g。7剂，水煎，每日1剂，分2次温服。局部配合舒筋通络液离子导入治疗，每天1次，连续7天。

二诊：2018年7月19日。

诉左侧踝关节疼痛减轻，行走过久后感左侧踝关节疼痛，余无明显异常。舌质淡红，苔薄白，脉弦。

守方续服15剂，水煎，每日1剂，分2次温服，局部继续配合舒筋活络液离子导入治疗，每天1次，连续10天。

随访3月，病情稳定。

按语：患者因外伤日久，局部筋骨气血瘀滞，致疼痛、活动不利；肝主筋，肾主骨，瘀滞日久不解则累及肝肾；再加之风寒湿等外邪侵袭，形成虚实错杂之证。结合舌脉，当前可辨为“气滞血瘀，寒湿痹阻”之证。方中丹参入血分，为活血化瘀之良剂，能行气活血，祛瘀止痛，当为君药。伸筋草、威灵仙善除寒湿，善止痹证，尤擅筋脉挛急之痹痛症；薏苡仁、泽泻渗湿除痹；再配以蜈蚣、全蝎增强通络行气之功，白芷增其散寒除湿之能，黄芪、当归益气养血，骨碎补、牛膝补益肝肾；共为佐药。甘草为使。全方标本兼顾，祛瘀、散寒、渗湿、补益四法并用，彰显邪去正生之能。同时配合局部舒筋通络液离子导入治疗，内外兼治。（仇杰整理）

病案8：

周某，女，73岁。

初诊：2016年3月8日。

主诉：右手食指远端关节疼痛、肿胀1年，加重1月余。

现病史：患者1年前无明显诱因出现右手食指远端关节疼痛、肿胀，遂至某三甲医院就诊，行右手X线检查及抽血化验后诊断为右手食指远端关节骨性关节炎，予以口服药（具体不详）治疗效果欠佳，在遇凉水及过度操劳后上述症状常常反复发作。症见右手食指远端关节疼痛、肿胀，活动受限，纳可，寐差，二便正常。

体格检查：右手食指远端关节可见赫佰登结节，局部肤色、肤温正常。舌淡红，苔薄白，脉细。

西医诊断：右手食指远端关节骨关节炎。中医诊断：痹病（肝虚瘀阻证）。治以补肝、通络止痛。补肝汤加减：生黄芪 15g，丹参 15g，熟地黄 30g，白芍 25g，羌活 10g，葛根 15g，徐长卿 15g，安痛藤 10g，全蝎 4g，炒白术 10g，僵蚕 10g，三七 6g，酸枣仁 10g，甘草 5g，木瓜 10g。14 剂，水煎，每日 1 剂，分 2 次服。

复诊：2016 年 3 月 22 日。

诉右食指关节疼痛明显减轻，效不更方，续服 15 剂，水煎，每日 1 剂，分 2 次服。

随访半年，患者病情稳定，未再发作。

按语：本案例为老年女性右手食指远端关节骨性关节炎患者，以补肝汤为主方进行加减。上肢疾患多辅以祛风通络止痛之品，如羌活、徐长卿、安痛藤等以祛风除湿、通络止痛；同时配以僵蚕、全蝎等虫类药息风通络止痛，收效颇佳。（薛凡整理）

二、痛风性关节炎

痛风性关节炎是以关节急性剧痛和红肿反复发作、血尿酸增高、痛风石形成为主要特征的一种病症。其发病原因为嘌呤代谢紊乱，而导致尿酸盐沉积在关节囊、滑囊、软骨、骨质、肾脏、皮下等组织当中，引起病损和炎性反应。本病可有过敏性表现，当进食某些食物时可引发，并可出现哮喘、荨麻疹等。另外。外伤、过劳、饮酒、受凉等都可诱发本病。

中医称本病为痛风。其发病为湿浊瘀阻（湿热诸邪乘虚内窜，闭阻经络，凝聚关节），或因外伤恶血留内（瘀血蕴久化热，瘀热流注关节），或因嗜食肥甘（气化失调，痰浊内生，瘀阻经脉肢节），或因内脏虚衰（人至中年，诸脏渐衰，脾虚运化失常，升清降浊无权，肾亏分清泌浊失司）而病。

【辨病要点】

1．常见于中年男性，可有家族史。

2．可有劳累、暴食、吃高嘌呤食物、饮酒、受凉史。

3．足大趾等处疼痛反复发作，昼轻夜重。关节、耳郭可有皮下结节。

4．尿酸盐试验阳性及血尿酸增高。

5．X 线片可见病变关节骨质有穿凿样改变或有痛风石影。

6．抗痛风药物治疗有效。

【病因病机】

中医认为，痛风或因湿浊痹阻（湿热诸邪乘虚内窜，闭阻经络，凝聚关节），或因外伤恶血留内（瘀血蕴久化热，瘀热流注关节），或因嗜食肥甘（气化失调，痰浊内生，瘀阻经脉肢节），或因脏器虚衰（人至中年，诸脏渐衰，脾虚运化失常，升清降浊无权，肾亏分清别浊失司）而病。临床上正虚邪实兼杂合而为病，以正气不足，肝肾亏虚为本，气滞血瘀为标，风湿寒热之邪为诱因。

【辨证论治】

1．湿热蕴结证

（1）主症：足部小关节卒然红肿热痛，拒按，触之局部灼热，得凉则舒，伴发热，口渴，心烦不安，溲黄。舌红，苔黄腻，脉滑数。

（2）治法：清热利湿，祛风通络。

（3）处方：宣痹汤。组成：半夏 9g，晚蚕砂 9g，赤小豆 9g，防己 15g，杏仁 15g，滑石 15g，连翘 9g，栀子 9g，薏苡仁 I5g，牛膝 12g，地龙 6g，萆薢 9g，白花蛇舌草 6g。

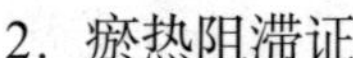

2．瘀热阻滞证

（1）主症：关节刺痛，红肿变形，屈伸不利，肤色紫暗，按之稍硬，病灶周围或有硬节。舌质紫暗或有瘀斑，苔薄黄，脉细涩或沉弦。

（2）治法：活血化瘀，祛热通痹。

（3）处方：化瘀通痹汤加减。组成：白芍 10g，木瓜 10g，威灵仙 15g，鸡血藤 15g，甘草 10g，葛根 10g，姜黄 10g，当归 15g，川芎 15g，牛膝 12g，杜仲 12g，黄柏 9g，生地黄 12g，萆薢 9g，败酱草 15g，薏苡仁 10g。

3．痰瘀阻滞证

（1）主症：关节酸麻疼痛，周围漫肿，或见块瘰硬结，肤色不红。伴有面浮，目眩，胸脘痞闷，足肿。舌胖质黯，苔白腻，脉缓或弦滑。

（2）治法：祛瘀通络，化痰泄浊。

（3）处方：桃红饮加减。组成：桃仁 12g，红花 9g，川芎 12g，当归尾 15g，威灵仙 9g，穿山甲 10g，地龙 6g，白芥子 9g，全蝎 6g，甘草 3g，胆南星 6g。

4．肝肾阴虚证

（1）主症：病久屡发，关节痛如被杖，局部关节变形，昼轻夜重，肌肤麻木不仁，步履维艰，筋脉拘紧，屈伸不利。伴头晕耳鸣，颧红口干。舌红少苔，脉弦细或细数。

（2）治法：滋补肝肾，通经活络。

（3）处方：左归丸加减。组成：熟地黄 20g，菟丝子 10g，牛膝 15g，龟板胶 10g，鹿角胶 10g，山药 10g，山茱萸 10g，枸杞子 10g，当归 10g，川芎 8g，白芍 12g，桑寄生 15g，墨旱莲 10g。

【典型医案】

李某，男，27 岁。

初诊：2017 年 12 月 11 日。

主诉：左蹈趾跖趾关节红肿疼痛 3 年，加重 3 天。

病史：患者诉 3 年前无明显诱因出现左蹈趾跖关节红肿疼痛，当地医院行相关检查后，诊断痛风性关节炎，予口服秋水仙碱治疗后好转。后症状时缓时发。3 天前，因受凉后左蹈趾跖趾关节红肿疼痛再发，加重，行走受限，前来就诊。

专科检查：左侧足第一跖趾关节红肿明显，皮温增高，关节僵硬，活动受限，压痛。生理反射正常，病理反射未引出。舌红，苔黄腻，脉滑数。

西医诊断：痛风性关节炎。中医诊断：痹证（风湿热痹证）。治以清热通络、祛风除湿。予以二妙散加味：黄柏 10g，苍术 10g，牛膝 15g，桂枝 6g，薏苡仁 25g，生石膏 15g，白芷 10g，独活 10g，党参 15g，芍药 10g，甘草 5g，炒白术 15g。7 剂，水煎，每日 1 剂，分 2 次温服。局部配合低温冲击波治疗，每天 1 次，连续 7 天。

二诊：2017 年 12 月 18 日。

诉经治疗后，左侧足第一跖趾关节红肿、疼痛明显减轻。查：舌淡红，苔薄黄，脉弦。处方：忍冬藤 30g，牛膝 15g，苍术 10g，僵蚕 10g，黄柏 10g，白芷 10g，威灵仙 15g，元胡 10g，桑枝 15g，独活 10g，秦艽 10g，薏苡仁 25g，甘草 5g。

随访半年，患者病情稳定，未再发作。

按语：本案因外感风湿热邪，袭于肌腠，壅于经络，痹阻气血经脉，滞留于关节筋骨，发为风湿热痹。外邪留滞肌肉、关节致气血不畅，经络不通，不通则痛，久则可致气血亏损，血热致瘀，络道阻塞，引起关节肿大、僵硬。黄柏清热燥湿，苍术燥湿健脾，牛膝引药下行，共有清热燥湿之功；桂枝疏风解肌通络，生石膏清热除烦，白芷、独活祛风湿、止痛，白术、党参、芍药补益气血，薏苡仁、甘草益气健脾除湿。二诊见红肿、疼痛明显缓解，湿热之邪尚未完全消除，故去石膏，加忍冬藤，免攻之太过而伤正。同时予以低温冲击波治疗。这项治疗采用的是最新的神经性低温刺激术，通过喷射−78℃的高压二氧化碳，直接作用于治疗部位，使皮肤在30秒内迅速降温到4℃以下，以此激发大脑中枢产生应激保护机制，从而加速血液循环和淋巴回流，恢复血管通透性，达到快速消肿、消炎、镇痛、肌松的效果。（易振宇整理）

三、风湿性关节炎

风湿性关节炎是一种常见的急性或慢性结缔组织炎症。通常所说的风湿性关节炎是风湿热的主要表现之一，临床以关节和肌肉游走性酸楚、红肿、疼痛为特征。与A组乙型溶血性链球菌感染有关。寒冷、潮湿等因素可诱发本病。下肢大关节如膝关节、踝关节最常受累。虽然近几十年来风湿热的发病率已显著下降，但非典型风湿热及慢性风湿性关节炎并非少见。

风湿性关节炎根据具体的临床症状，属于中医的“痹证”。

【辨病要点】

1．病史。发病前1～4周有溶血性链球菌感染史。

2．症状。①疼痛：关节疼痛是风湿性关节炎首要的症状，全身关节都有可能发生疼痛，但是以大关节受累更为常见，如膝关节、踝关节、肩关节、腕关节等。典型的表现为对称性、游走性疼痛，并伴有红、肿、热的炎症表现。通常急性炎症症状持续2～4周消退。一个关节症状消退，另一个关节的症状又可出现，也有几个关节同时发病的。②肌肉疼痛：起病时患者可有肌肉酸痛不适、周身疲乏、食欲缺乏、烦躁等症状。③不规律性发热：风湿出现之前会出现不规则的发热现象，多为轻中度发热，脉搏加快，多汗，与体温不成正比。④皮肤黏膜症状：有皮下结节、环形红斑等，儿童多见，成人少见。⑤舞蹈症：仅见于儿童，女孩多见，患儿先有情绪不宁、烦躁、易怒等精神症状，继而出现无目的的快速动作，作皱眉、噘嘴等怪相，肢体可出现伸直和屈曲、内收和外展、旋前和旋后的无节律交替动作。疲劳及兴奋时明显，休息及镇静时减轻，睡眠时消失。⑥心脏症状：由于风湿热活动期以累及关节和心脏为主，因此风湿性关节炎患者常伴有心肌炎、心内膜炎、心包炎等。有心悸、气促、心前区疼痛等症状。

3．辅助检查：①外周血白细胞计数升高；②红细胞沉降率增大和C反应蛋白升高：在风湿性关节炎患者的急性期，红细胞沉降率可达90mm/h以上；C反应蛋白也在30mg/L以上。急性期过后（1～2月）逐渐恢复正常。③关节液检查常为渗出液，轻者白细胞计数可接近正常，重者可明显增高，多数为中性粒细胞。细菌培养阴性。④类风湿因子和抗核抗体均为阴性；⑤咽拭子培养常呈溶血性链球菌阳性；⑥抗链球菌溶血素“O”增高，常＞500U，病情恢复后，这种抗体可逐渐下降。

【病因病机】

根据症状、流行病学及免疫学研究成果，风湿性关节炎与人体溶血性链球菌感染密切相关，且感染途径至关重要，咽部链球菌感染是发病的必要条件。但A组链球菌引起风湿热的发病机制尚未完全明了。目前还注意到病毒感染与本病也有一定关系。风湿性关节炎活动期病理改变为：关节滑膜及周围组织水肿，滑膜下结缔组织中有黏液性变，纤维素样变及炎性细胞浸润，有时有不典型的风湿小体。活动期过后，关节内的渗出物可被吸收，一般不引起粘连，因此并不产生关节变形等后遗症。

【辨证论治】

1．湿热蕴结证

（1）主症：关节红肿热痛，拒按，触之局部灼热，得凉则舒，伴发热，口渴，心烦不安，溲黄。舌红，苔黄腻，脉滑数。

（2）治法：清热利湿，祛风通络。

（3）处方：宣痹汤合四妙散加减。组成：半夏9g，萆薢9g，白花蛇舌草6g，晚蚕砂9g，赤小豆9g，苍术10g，薏苡仁15g，牛膝12g，地龙6g，防己15g，杏仁15g，滑石15g，连翘9g，栀子9g。

2．寒湿痹阻证

（1）主症：肢体关节疼痛剧烈，遇寒更甚，疼痛不游走，痛处皮色不红，触之不热，苔薄白，脉弦紧。

（2）治法：散寒止痛，祛风活络。

（3）处方：乌头汤加减。组成：麻黄9g，芍药9g，黄芪9g，制川乌9g，炙甘草9g。

3．痰瘀阻络证

（1）主症：关节酸麻刺痛，周围漫肿，或见块瘰硬结，病久肤色可红。伴有胸脘痞闷，足肿。舌胖质黯，苔白腻，有瘀斑，脉细涩或沉弦。

（2）治法：祛瘀通络，化痰泄浊。

（3）处方：桃红饮加减。组成：桃仁12g，红花9g，川芎12g，当归尾15g，威灵仙9g，穿山甲10g，地龙6g，白芥子9g，全蝎6g，甘草3g，胆南星6g。瘀久化热可用化瘀通痹汤加减。

4．肝肾阴虚证

（1）主症：病久屡发，关节痛如被杖，局部关节变形，昼轻夜重，肌肤麻木不仁，步履维艰，筋脉拘紧，屈伸不利。伴头晕耳鸣，颧红口干。舌红少苔，脉弦细或细数。

（2）治法：滋补肝肾，通经活络。

（3）处方：独活寄生汤加减。组成：独活15g，桑寄生20g，防风15g，川芎15g，牛膝15g，秦艽15g，杜仲20g，当归15g，茯苓10g，党参20g，熟地黄20g，白芍15g，细辛3g，甘草10g。

【典型医案】

唐某，男，51岁。

初诊：2012年8月29日。

主诉：双膝关节疼痛僵硬伴发热1周。

现病史：患者1周前外出劳作后出现发热，在当地医院用“青霉素”“柴胡注射液”等药物无好转。继而四肢关节酸楚，双膝关节灼热红肿，疼痛而僵硬，屈伸不利，甚至不能下地活动。现在症见双膝关节红肿热痛，屈伸不利，多汗，口渴，纳呆。

体格检查：患者痛苦面容，行动不利，双膝关节红肿灼热，屈伸困难。舌红苔黄燥，脉滑数。

辅助检查：红细胞沉降率 78mm/h，抗“O”833U，WBC 15.0×10^9/L。

西医诊断：急性风湿性关节炎。中医诊断：热痹（风邪化热，经脉痹阻证）。治以清热通络宣痹、佐以疏风胜湿。处方（清热宣痹汤加减）：生石膏（先煎）30g，知母 10g，天花粉 30g，蜈蚣 3g，忍冬藤 30g，威灵仙 30g，豨莶草 15g，黄柏 10g，薏苡仁 15g，甘草 5g，僵蚕 10g，全蝎 5g，桂枝 10g。7 剂，水煎，每日 1 剂，分 2 次服。

二诊：2012 年 9 月 6 日。

诉热已退，双膝关节红肿热痛较前减轻，仍屈伸不利、口渴，纳呆。查体：舌红苔黄燥，脉滑数。处方；生石膏（先煎）30g，知母 10g，天花粉 30g，桂枝 10g，忍冬藤 30g，威灵仙 30g，豨莶草 15g，黄柏 10g，薏苡仁 15g，甘草 3g，防己 15g。7 剂，水煎，每日 1 剂，分 2 次服。

三诊：2012 年 9 月 13 日。

患者热退，关节肿痛基本好转，双膝关节仍稍有屈伸不利。舌淡红苔黄，脉滑数。处方；生石膏（先煎）30g，知母 10g，天花粉 30g，桂枝 10g，忍冬藤 30g，豨签草 15g，黄柏 10g，薏苡仁 15g，甘草 5g，防己 15g，当归 10g，赤芍 15g，川牛膝 10g。7 剂，水煎，每日 1 剂，分 2 次服。

四诊：2012 年 9 月 20 日。

诸症减轻，双膝关节稍感活动不利。舌淡红，苔薄白，脉弦。处方：党参 9g，茯苓 10g，当归 10g，赤芍 10g，熟地黄 8g，杜仲 12g，牛膝 12g，桑寄生 12g，独活 10g，防风 10g，白术 10g。14 剂，水煎，每日 1 剂，分 2 次服。

按语：急性风湿性关节炎是风湿热的主要表现之一，风湿热的 3/4 病例有关节炎。以大关节红、肿、热、痛为主要表现，呈游走性，反复发作，但不遗留关节强直和畸形。该病是与 A 族乙型链球菌感染有关的自身免疫性结缔组织病，首次发病多在儿童和青少年，彻底清除链球菌感染是治疗和预防复发的关键，抗风湿治疗效果好。主要临床表现：①发病前 1～3 周，约半数患者先有咽峡炎或扁桃体炎等上呼吸道感染史；②发热、乏力、出汗、面色苍白、烦躁等；③游走性的多关节炎，以大关节为主，局部呈红、肿、热、痛表现，炎症消退后关节正常；④还可以有心肌炎等风湿热的其他表现。

急性风湿性关节炎根据具体的临床症状，属于中医的“痹证”，因为它有红、肿、热、痛的特点，属于中医的风湿热痹证，治疗多从“热者寒之”的治疗大法出发。此例患者外出劳作后感受风热病邪，风邪入里化热，流注关节，脉络瘀阻，不通则痛。结合舌、脉、症，一派热象，辨证为风邪化热，经脉痹阻。首诊时表现出急性热性病证之象，故施以清热宣痹汤，清热通络宣痹通络，佐以疏风散邪，内外兼施，共奏清除郁结于机体的风热邪之效；二、三诊时，根据辨证，依前法治疗；四诊变法独活寄生汤，攻中有补，免攻之太过而伤正。四次辨证施以调补脾胃收功。（张信成整理）

四、类风湿性关节炎

类风湿性关节炎是一种以慢性、对称性、关节炎症为主要临床表现的自身免疫炎性疾病。该病好发于手、腕、足等小关节，常反复发作。早期有关节红肿热痛和功能障碍，晚期关节可出现不同程度的僵硬畸形，并伴有骨和骨骼肌的萎缩，极易致残。主要累及关节滑膜（以后可波及关节软骨、骨组织、关节韧带和肌腱），其次为浆膜、心、肺及眼等结缔组织。多在15岁以后发病，35～45岁之间为高峰期，女性明显多于男性。

中医称本病为尪痹。认为先天禀赋不足、后天失养、外伤及产后，引起肝肾亏虚，气血失和，风寒湿邪乘虚而入，留滞关节，痹阻气血，使关节出现肿痛，活动不利而发为病。日久耗伤正气，关节变形僵直。

【辨病要点】

1．好发于15岁以后，高峰期35～45岁之间，女性居多。起病缓慢，首发部位多为小关节，呈对称性的肿胀、疼痛，晨僵，活动不利。逐渐累及其他关节。

2．病程缓慢迁延不愈，逐渐形体消瘦。症状每因感受风寒湿邪或劳累而反复，发作与缓解交替出现。

3．发作期红细胞沉降率加快，贫血，类风湿因子阳性。X线片示骨质疏松、关节面侵蚀而伴脱位、骨性强直等。

【病因病机】

中医认为本病为先天禀赋不足、后天失养、外伤及产后，引起肝肾亏虚，气血失和，风寒湿邪乘虚而入，留滞关节，痹阻气血，使关节出现肿痛，活动不利，而发为病；日久耗伤正气，关节变形僵直。

【辨证论治】

1．行痹证

（1）主症：肢体关节疼痛，游走不定，屈伸不便，可伴有恶风、发热等表证，舌苔薄白或薄白腻，脉浮。

（2）治法：祛风除湿，通络止痛。

（3）处方：防风汤加减。组成：防风30g，甘草30g，当归30g，赤茯苓30g，杏仁30g，桂枝30g，黄芩9g，秦艽9g，葛根9g，麻黄15g。上药研末。每用15g，加大枣3枚、生姜5片，水煎。

2．痛痹证

（1）主症：肢体关节疼痛剧烈，遇寒更甚，疼痛不游走，痛处皮色不红，触之不热，苔薄白，脉弦紧。

（2）治法：散寒止痛，祛风活络。

（3）处方：乌头汤加减。组成：麻黄9g，芍药9g，黄芪9g，制川乌9g，炙甘草9g。

3．着痹证

（1）主症：肢体关节疼痛重着，肿胀，疼痛固定，手足沉重，肌肤麻木，舌苔白腻，脉濡缓。

（2）治法：除湿消肿，祛风散寒。

（3）处方：薏苡仁汤加减。组成：薏苡仁15g，川芎6g，当归9g，麻黄6g，桂枝9g，羌活10g，独活10g，防风9g，制川乌6g，苍术10g，甘草6g，生姜3片。

4．热痹证

（1）主症：关节疼痛，局部灼热红肿，痛不可触，得冷则舒，疼痛可游走，涉及多个关节，或发热、口渴、烦躁等，舌苔黄燥，脉滑数。

（2）治法：清热通络，疏风祛湿。

（3）处方：白虎汤加减。组成：生石膏 30g，知母 12g，甘草 4.5g，粳米 12g。

5. 尪痹证

（1）主症：病程日久，关节疼痛持续但不剧烈，关节变形、僵硬，屈伸不利，肌肉萎缩，严重者出现显著畸形。舌质淡，苔白，脉细弱。

（2）治法：补肾祛寒，通经活络。

（3）处方：尪痹汤加减。组成：续断 15g，补骨脂 12g，制附片 12g，熟地黄 15g，骨碎补 12g，淫羊藿 12g，桂枝 15g，独活 10g，赤芍、白芍各 12g，威灵仙 12g，炙虎骨（现用狗骨代，另煎兑入）12g，麻黄 6g，防风 10g，伸筋草 30g，松节 15g，知母 12g，炙穿山甲 9g，苍术 10g，牛膝 12g。

【典型医案】

王某某，男，48 岁。

初诊：2012 年 9 月 11 日。

主诉：四肢关节疼痛僵硬变形 1 年余。

现病史：自诉 1 年前因长时间在阴暗潮湿处劳作，突发高热伴左踝关节红肿热痛。经当地医院治疗后，病情无好转，继而出现全身多处关节红肿疼痛、变形、僵硬、活动不利，晨起加重。现在症见双膝、双踝、双腕、双手指关节肿大、变形、疼痛，活动不利，间断发热，畏寒，心中烦热，时有恶心，纳差，大便每日 2～3 次，小便黄赤。

体格检查：痛苦面容，双膝、双踝、双腕、双手指关节肿大、变形，活动不利。舌淡红，苔白腻，脉弦数。

辅助检查：X 线片示关节间隙变窄；膝关节周围软组织肿胀，骨质增生硬化。RF 25kU/L，ESR 35mm/h，CRP 35mg/L。

西医诊断：类风湿性关节炎。中医诊断：尪痹（寒湿阻络，肾阳亏虚证）。治以补肾祛寒、祛风活络。处方：制附片（先煎）10g，骨碎补 12g，桂枝 10g，赤芍 10g，麻黄 6g，知母 10g，防风 12g，威灵仙 12g，土鳖虫（先煎）6g，生姜 10g，甘草 6g。7 剂，水煎，每日 1 剂，分 2 次服。

二诊：2012 年 9 月 18 日。

诉诸症有缓解。舌淡红，苔白，脉弦。处方：制附片（先煎）10g，骨碎补 12g，桂枝 10g，赤芍 10g，麻黄 10g，知母 10g，防风 12g，威灵仙 12g，炙穿山甲 3g，生姜 10g，甘草 6g，伸筋草 30g。7 剂，水煎，每日 1 剂，分 2 次服。

三诊：2012 年 9 月 25 日。

诉症状缓解，已无疼痛。舌淡红，苔白，脉弦。处方：制附片（先煎）10g，骨碎补 12g，桂枝 10g，赤芍 10g，麻黄 6g，知母 10g，防风 12g，威灵仙 12g，炙穿山甲（先煎）3g，生姜 10g，甘草 6g，伸筋草 30g。7 剂，水煎，每日 1 剂，分 2 次服。

随访半年，患者病情稳定。

按语：类风湿关节炎是一种以慢性侵蚀性关节炎为特征的全身性自身免疫性疾病。中医认为此病属于“尪痹证”，治疗需要根据具体的临床辨证而依法定方。本案风寒湿邪侵袭致痹，寒湿伤肾，肾主骨，寒邪入骨，久久留舍，骨失所养致骨质变形，节挛筋缩，肢体不能屈伸，结合患者舌、脉、症，辨证为尪痹，寒湿阻络，肾阳亏虚。治以温肾祛寒，祛风活络。防风、附片、桂枝为君，补肾阳；威灵仙、伸筋草、防风祛风湿为臣；炮穿山甲善疏通经络，骨碎补补肾壮骨，赤芍、知母清热除湿为佐；甘草、生姜调节诸药为使。诸药合用，起到补肾壮阳，除湿通络止痛的功效。（张信成整理）

五、化脓性关节炎

化脓性关节炎是关节腔及其组成部分的化脓性感染。最常见的致病菌为金黄色葡萄球菌，其次为溶血性链球菌、肺炎双球菌、脑膜炎球菌、大肠埃希菌等。细菌引起关节的炎症，导致关节软骨下骨质、关节囊和周围组织的破坏和关节附近新骨生成，最后出现关节功能严重障碍，甚至完全强直。还可导致骨骺受损，影响发育。化脓性关节炎多发生在儿童及青年，男多于女，多见于髋关节和膝关节。

中医称本病为热痹，认为多由人体正气不足、邪毒侵袭，或疔疮、疖痈余毒走散，或瘀血停滞，化热成毒，壅滞关节，腐筋蚀骨而致。

【辨病要点】

1. 起病急，多见于儿童，最常见于髋及膝关节。

2. 有全身不适，高热恶寒。患病关节红肿热痛、肤温增高，关节动辄痛甚，关节常处于半屈曲状态。

3. 白细胞总数及中性粒细胞总数增加。

4. 关节穿刺呈浑浊样或脓性，内含大量白细胞、脓细胞和革兰氏阳性球菌。

5. X线片，在早期周围组织肿胀，关节间隙变宽，软骨下骨质疏松；后期关节间隙变窄甚至消失，软骨下骨质增生硬化，出现病理性脱位。

【病因病机】

1. 邪毒流注。多因疔疮疖肿或痈疽病后，余毒流注关节所致，或暑湿、湿毒侵袭机体，客于营卫，阻于经络，蕴热蓄毒而为病。

2. 瘀血流注。跌打损伤，瘀血停滞，或产后恶露未尽，郁而化热，热毒流注关节而发病。

3. 先天不足。寒邪乘虚入里，流注关节而发病。

【辨证论治】

1. 暑湿交阻证（初期）

（1）主症：多发于夏秋之间或受外伤，关节局部肿胀疼痛，活动受限，伴恶寒发热，头胀、胸闷、呕恶，周身关节疼痛，舌苔白腻，脉滑数。

（2）治法：解毒清暑化湿。

（3）处方：五味消毒饮加味。组成：金银花 10g，野菊花 10g，蒲公英 15g，紫花地丁 15g，天葵子 12g，藿香 10g，厚朴 10g，半夏 10g，苍术 15g，薏苡仁 20g。

2. 瘀血化热证（发作期）

（1）主症：患部关节红肿热痛，关节松弛状态痛胀减轻，伴高热、畏寒、全身不适，食欲减退，小便短赤，舌苔厚黄，脉洪数。

（2）治法：活血散瘀，清热解毒。

（3）处方：活血散瘀汤加减。组成：当归尾 6g，赤芍 6g，桃仁 6g，酒炒大黄 6g，川芎 5g，苏木 5g，牡丹皮 3g，炒枳壳 3g，槟榔 2g，紫花地丁 15g，金银花 20g，蒲公英

20g，栀子 10g。加减：未成脓者，可配合应用外敷药金黄散、玉露膏；已成脓者应用透脓散加减。

3．正气亏虚证（恢复期）

（1）主症：患者关节脓液排出后伤口疼痛，久溃不愈，伴全身乏力，食欲减退，面色苍白，舌淡苔少，脉沉细。

（2）治法：补益气血。

（3）处方：八珍汤加味。组成：党参 10g，黄芪 30g，白术 10g，茯苓 10g，炙甘草 5g，川芎 6g，当归 10g，熟地黄 10g，白芍 10g，生姜 3 片，大枣 2 枚。

4．正虚感邪毒攻证

（1）主症：发病前有疔疮痈疖等病史，关节局部漫肿疼痛，全身伴有壮热、口渴、甚则谵语，舌苔黄，脉洪数而虚。

（2）治法：清热解毒，凉血通络。

（3）处方：黄连解毒汤合犀角地黄汤加减。组成：黄连 12g，黄芩 12g，黄柏 12g，栀子 12g，水牛角 10g，生地黄 20g，牡丹皮 15g，芍药 12g。

【典型医案】

曾某某，女，73 岁。

初诊：2018 年 10 月 22 日。

主诉：左膝关节疼痛 3 月余。

现病史：患者诉 3 月前无明显诱因出现左侧膝关节疼痛，遂于当地医院就诊，予以膝关节相关检查后（具体不详）行膝关节灌洗术。术后患者症状未见好转。现症见左膝关节疼痛，行走活动障碍，平卧休息及走平路时也觉疼痛不适，上下楼梯时疼痛加重，无发热，纳可，夜寐欠佳，小便正常，大便不成形，每日 2 次。体格检查：左膝关节局部皮肤色稍红，皮温稍高，肿胀，触压痛（＋），浮髌试验（＋）。患者主动保持膝关节半屈曲位。舌红，苔黄腻，脉细数。

辅助检查：X 线片示：膝关节周围软组织肿胀。WBC 11.2×10^9/ L，ESR 95mm/h，CRP 6.1mg/L。细菌培养见金黄葡萄球菌。

西医诊断：左膝化脓性关节炎。中医诊断：痹病（湿热下注证）。治以清热燥湿、破血逐瘀。处方（四妙散加减）：生黄芪 30g，丹参 15g，牛膝 15g，泽泻 10g，黄柏 10g，苍术 12g，薏苡仁 10g，牛膝 15g，土茯苓 10g，熟地黄 25g，山药 15g，枣皮 10g，丹皮 10g，防己 10g，炒山楂 15g，炒白术 15g，白芷 10g，甘草 5g，土鳖虫 6g。7 剂，水煎，每日 1 剂，分 2 次服。配合低温冲击波治疗，每天 1 次，连续 7 天。

二诊：2018 年 10 月 29 日。

患者诉左膝红肿、疼痛稍缓解，纳食差，夜寐差，小便正常，大便稀，每日 3 次。浮髌试验（＋），舌红少苔，脉细弱。处方：生黄芪 15g，黄精 30g，炒白术 30g，阿胶（烊化兑）10g，熟地黄 30g，枣皮 10g，防己 10g，当归 10g，山药 15g，牛膝 15g，苍术 10g，黄柏 12g，白芷 10g，金银花藤 12g，皂角刺 10g，土茯苓 15g。7 剂，水煎，每日 1 剂，分 2 次服。配合低温冲击波治疗，每天 1 次，连续 7 天。

三诊：2018 年 11 月 5 日。

患者诉左膝红肿、疼痛明显缓解，纳食可，夜寐正常，二便调。查：舌红，苔薄白，脉细弱。处方：生黄芪 25g，黄精 30g，当归 10g，阿胶（烊化兑）10g，熟地黄 30g，枣皮 10g，薏苡仁 15g，土贝母 6g，山药 15g，牛膝 15g，苍术 10g，黄柏 12g，白芷 10g，金银花藤 12g，皂角刺 10g，土茯苓 15g。7 剂，水煎，每日 1 剂，分 2 次服。

随访 1 年，病情稳定，未再复发。

按语：本案初诊患者湿热较重，予以四妙散加减以清热燥湿。黄柏取其苦以燥湿，寒以清热，其性沉降，长于清下焦湿热；苍术辛散苦燥，长于健脾燥湿；牛膝引火引血下行，使邪有出路；辅以土鳖虫破血逐瘀，丹参活血化瘀止痛。配合低温冲击波治疗，疼痛缓解迅速。（薛凡整理）

第四节　上肢疾病病案

一、肩周炎

肩关节周围炎简称肩周炎，是肩关节周围肌肉、肌腱、滑液囊及关节囊的慢性、非化脓性炎症。以关节内、外粘连，肩部疼痛，肩关节活动受限为特征。其发病是在肩关节周围软组织退行性变的基础上，加上肩部外伤、劳损、受凉等，未能及时治疗和锻炼，肩部功能活动减少，以致肩关节粘连，出现疼痛，活动受限而成本病。其主要病理变化为肩关节及其周围组织的损伤性、退行性的慢性炎性反应。

本病属中医伤筋范畴。又有“肩凝症”“五十肩”“漏肩风”等名称。其发病为年老体衰，气血虚损，筋失濡养，风寒湿邪侵袭肩部，筋脉拘急所致。血不荣筋为内因，风寒湿邪侵袭为外因。

【辨病要点】

1．发病年龄为 50 岁左右，常无明显外伤史。

2．早期以肩周疼痛为主，逐渐出现肩关节活动障碍；中后期以肩关节活动障碍为主要临床特征。

3．肩外展试验时见“肩肱联动”。

4．肩关节 X 线片无异常改变。

【病因病机】

中医认为其发生是由于外伤劳损，内伤劳累，以及人过中年后血气渐衰，以致风、寒、湿邪乘机侵袭肩部，导致肩部经脉闭阻、气滞血瘀所致。

【辨证论治】

1．风寒湿证

（1）主症：肩部窜痛，遇风寒痛增，得温痛减，畏风恶寒，或肩部有沉重感，初期以局部疼痛为主，后期可见肩关节僵直，活动受限。舌淡红，苔薄白或腻，脉弦或弦紧。

（2）治法：祛风散寒，除湿通络。

（3）处方：独活寄生汤。组成：独活 10g，桑寄生 15g，防风 10g，细辛 3g，白芍 10g，当归 10g，熟地黄 15g，肉桂 10g，茯苓 10g，杜仲 10g，牛膝 10g，党参 10g，牛膝 10g，甘草 5g。加减：疼痛甚加制川乌、制草乌各 6g。

2．瘀血阻滞证

（1）主症：肩部肿胀，疼痛拒按，以夜间为甚，肩关节活动受限。舌质暗或有瘀斑，苔白，脉弦。

（2）治法：化瘀通络。

（3）处方：桃红四物汤。组成：桃仁 10g，红花 10g，当归 10g，川芎 10g，党参 10g，赤芍 10g，甘草 5g。加减：瘀痛甚加白芍 15g，三七 10g，屈伸不利者加伸筋草 15g，僵蚕 10g。

3．气血亏虚证

（1）主症：肩部酸痛，痛剧或疼痛加重，病程迁延日久，肩关节活动受限，伴肩部肌肉萎缩等，偏气虚者可见气短懒言肢无力；偏血虚者可见头晕、眼花、心悸、耳鸣等，舌质淡，脉细弱或沉。

（2）治法：调补气血，舒筋活络。

（3）处方：八珍汤。组成：人参 30g，白术 30g，白茯苓 30g，当归 30g，川芎 30g，白芍 30g，熟地黄 30g，炙甘草 30g。

【典型医案】

肖某某，女，50 岁。

初诊：2012 年 12 月 11 日。

主诉：左肩部疼痛伴活动受限 2 月余。

现病史：患者自诉 2 月前因受凉后出现左肩部疼痛，疼痛以夜间为甚，不能入眠，左上肢活动受限，左肩冷痛如寒风刺骨感，痛甚时前臂及手指麻木沉重，需家人协助穿衣梳头。现在见左肩部疼痛，疼痛以夜间为甚，不能入眠，左上肢活动受限。

专科检查：左肩部未见明显肿胀，肩关节压痛点广泛，左肩活动度检查：上举 110°，外展 80°，后伸 15°，内收 20°，左手后背触及骶尾椎。舌质淡，苔薄白微腻，脉细涩。

辅助检查：CR 片示左肩部骨质未见明显异常。风湿全套（－）。

西医诊断：肩周炎。中医诊断：肩痹（气血不足，筋脉痹阻证）。治以温经散寒、养血通脉。处方（当归四逆汤加减）：当归 20g，白芍 20g，桂枝 15g，细辛 3g，甘草 6g，大枣 10g，全蝎 3g，姜黄 10g，羌活 10g，防风 10g。7 剂，水煎，每日 1 剂，分 2 次服。配合局部冲击波治疗，3 天 1 次，治疗 2 次。

二诊：2012 年 12 月 18 日。

患者诉左肩疼痛减轻，肩部活动明显改善。舌质淡，苔薄白，脉细。处方：当归 20g，白芍 20g，桂枝 15g，细辛 3g，甘草 6g，大枣 10g，威灵仙 10g，伸筋草 15g，羌活 10g，防风 10g，川芎 12g，蜈蚣 5g。7 剂，水煎，每日 1 剂，分 2 次服。继续配合局部冲击波治疗，3 天 1 次，治疗 2 次。

三诊：2012 年 12 月 25 日。

患者诉左肩关节疼痛已缓解，肩关节活动度恢复正常，嘱加强肩部功能锻炼。

按语：肩关节周围炎，是由于肩周的肌肉、肌腱、韧带、滑囊和关节囊等软组织发生慢性无菌性炎症，导致关节内外粘连，阻碍肩关节活动所致，又称为粘连性肩关节炎。中医认为人到中老年，经络阳气逐渐不足，气血日趋衰少又复感风寒湿邪，致肩部经脉不通，气血凝滞，筋肉挛缩而为“肩痹证”。《黄帝内经》云：“寒气客于脉外则脉寒，脉寒则缩卷，缩卷则脉绌急，绌急则外引小络，故卒然而痛，得炅则痛立止，因重中于寒，则痛久矣”，治当“寒则温之”。患者素体弱，经络阳气逐渐不足，气血日趋衰少又复感风寒湿邪，致肩部经脉不通，气血凝滞，筋肉挛缩而为“肩痹证”。采用当归四逆汤加减治疗，意在温经散寒，养血通脉。症状减轻后守方加减。当归四逆汤是仲景为伤寒厥阴病“手足厥寒，脉细欲绝者”所设之方。病机为血虚寒甚，气血运行不畅。凡属气血亏虚、寒客经脉为患的疾病，只要把握病机，均可用本方随症加减，异病同治。

在内服中药煎剂的同时，局部治疗亦非常重要。冲击波治疗是将通过物理学机制介质（空气或气体）传导的机械性脉冲压强波，通过将气动产生的脉冲声波转换成精确的弹道式冲击波，通过治疗探头的定位和移动，对疼痛治疗效果明显。同时还必须加强患者肩关节的主动功能锻炼，做到循序渐进、持之以恒，可促使肩关节功能尽快恢复。（张信成整理）

二、肱骨外上髁炎

肱骨外上髁炎是指因慢性损伤造成肱骨外上髁周围软组织的无菌性炎症。临床以肘关节外侧酸痛，进行性加重，无力为主要表现。桡侧伸腕长肌、短肌、指总伸肌、尺侧伸腕肌及肱桡肌均起于肱骨外上髁处，此肌群的过度牵拉如跌扑挫伤，强力转肘，腕部反复用力过猛、过久或较长时间提携，抛掷重物等，均会引起肱骨外上髁部发炎性病变。本病患者多数为成年人，男女比例为 3∶1，右侧多见。

本病属中医伤筋范畴。为气血虚弱，风寒湿邪侵袭而瘀阻经脉，流注关节引起。

【辨病要点】

1. 多见于劳动强度较大的青壮年工人，并有肘部急性损伤或腕关节的反复屈伸劳损病史。

2. 主要表现为肘关节肱骨外上髁部局限性疼痛，持续性的酸痛，有的可放射到前臂、腕部或上臂。部分患者夜间疼痛明显，不能端重物，严重者端水杯或扫地均引起疼痛。

3. 以肱骨外上髁中心疼痛明显，环状韧带或肱桡关节常有锐痛。

4. X 线片有时可见到在肱骨外上髁处有钙化阴影或骨赘增生。

【病因病机】

中医认为本病病因有内因和外因之分。内因主要为体质较弱，气血亏虚，血不养筋；外因则系损伤后瘀血留滞，气血循环不畅，或陈伤瘀血未去，经络不通，或寒湿留滞所致。

【辨证论治】

1. 风寒阻络证

（1）主症：肘部酸痛麻木、屈伸不利，遇寒加重，得温痛减。舌苔薄白或白滑，脉弦紧或浮紧。

（2）治法：祛风散寒，温经通络。

（3）处方：桂枝治伤汤加减。组成：赤芍、桂枝、枳壳、红花、延胡索、当归、陈皮、独活、防风、香附各 12g，生地黄 10g。加减：酸麻较甚，屈伸不利，加白芍、伸筋草、透骨草以舒筋活络；疼痛甚者加姜黄、羌活、苏木、艾叶以通络止痛。

2. 湿热内蕴证

（1）主症：肘外侧疼痛，有热感，局部压痛明显，活动后疼痛减轻，伴口渴不欲饮。舌苔黄腻，脉濡数。

（2）治法：清热化湿，通络止痛。

（3）处方：二妙散加减。组成：黄柏、炒苍术各 15g。共为末，沸汤，入姜汁调服，

3～5g/ 次。亦可作丸剂或汤剂。加减：疼痛较甚者，可加桃仁、红花、赤芍；局部肿胀明显者，为湿邪偏盛，加车前子、薏苡仁、白术；局部红肿者，为湿热较甚，可加车前子、滑石、黄芩以清热利湿。

3．气血亏虚证

（1）主症：起病时间较长，肘部酸痛反复发作，提物无力，肘外侧疼痛，喜按喜揉，并见少气懒言，面色淡白。舌淡苔白，脉沉细。

（2）治法：益气养血，活血通络。

（3）处方：养血止痛汤加减。组成：生地黄、白芍各 20g，丹参、威灵仙、桂枝、秦艽各 15g，乌药、香附、牛膝各 10g，甘草 6g。加减：气虚较甚，加党参、黄芪以益气补脾；疼痛较甚者，为瘀血内阻，加乳香、没药以散瘀通络。

【典型医案】

唐某某，女，54 岁。

初诊：2019 年 5 月 5 日。

主诉：左肘部疼痛不适 1 月余。

现病史：患者自诉 1 月前无明显诱因出现左肘部胀痛、酸楚等不适，晨起及活动劳累后加重，阴雨天疼痛更明显，自行经膏药治疗，当时症状有所缓解，后又反复发作就诊。

体格检查：左肘部无明显肿胀，肱骨外上髁处压痛明显，密耳实验（＋＋），梳头实验（±），前臂旋前、屈腕抗阻力时疼痛加重，肌力、肌张力正常，感觉正常。

辅助检查：X 线片可见骨质增生明显，肱骨外上髁处高密度骨质钙化改变。舌质黯淡，苔薄白，脉涩。红外线热成像见左肘部有片状热区，提示有局限性炎症。

西医诊断：左肱骨外上髁炎。中医诊断：痹病（气滞血瘀，寒湿痹阻证）。治以活血化瘀通络，散寒除湿止痹。处方通痹方加减：黄芪 15g，丹参 15g，伸筋草 15g，杜仲 12g，续断 10g，熟地黄 25g，白芷 10g，桂枝 10g，白芍 25g，泽泻 10g，薏苡仁 25g，全蝎 3g，三七 10g，党参 15g，甘草 5g。14 剂，水煎，每日 1 剂，分 2 次服。配合局部冲击波治疗，3 天 1 次，连续治疗 4 次。

二诊：2019 年 5 月 20 日。

诉经治疗后疼痛减轻明显，左手持物、旋转均无明显不适。

复查红外线热成像示：左肘部发热区面积减小，温度减低。

查：舌质淡红，苔薄白，脉弦。

处方：黄芪 15g，丹参 15g，伸筋草 15g，葛根 12g，羌活 10g，生地黄 25g，白芷 10g，桂枝 10g，白芍 25g，泽泻 10g，薏苡仁 25g，三七 10g，党参 15g，甘草 5g。14 剂，水煎，每日 1 剂，分 2 次服。

随访 3 月，未见复发。

按语：患者年逾五旬，常年劳作，关节耗损，筋络受损，气滞血瘀；再外加寒湿侵袭，瘀阻更甚，故症见左肘部疼痛难忍，活动不利，遇阴冷天加重，得温则缓。结合舌脉，可辨为“气滞血瘀，寒湿痹阻”之证。方中丹参为君药，为血中之气药；三七活血化瘀，伸筋草、薏苡仁除湿止痹，共为臣药；黄芪、党参补气益脾，桂枝温通经络，杜仲、续断补肝肾，强筋骨，则为佐药；甘草为使药。冲击波治疗是将通过物理学机制介质（空气或气体）传导的机械性脉冲压强波，通过将气动产生的脉冲声波转换成精确的

弹道式冲击波，对疼痛的治疗有明显效果。(仇杰整理)

三、狭窄性腱鞘炎

腱鞘炎是指腱鞘的慢性无菌性炎症改变。在日常生活和工作中，频繁活动、过度磨擦、反复轻度创伤所致劳损是引起腱鞘炎的主要原因。存在骨性隆起，或是肌腱走形方向发生改变而活动量大的部位易患此病。

桡骨茎突部有外展拇长肌腱和伸拇短肌腱的共同腱鞘。该部位的肌腱在腱鞘内较长时间的过度摩擦或反复损伤后，出现滑膜水肿、渗出增加、增厚等炎性变化，引起腱鞘管壁增厚，粘连或狭窄，称为桡骨茎突狭窄性腱鞘炎。临床表现为腕部桡侧疼痛，提物乏力，桡骨茎突部可微有肿胀，局部有压痛，疼痛严重者可放射到全手。本病多发于经常用腕部操作的劳动者，女性多于男性。

本病属中医伤筋范畴。其发病为劳伤筋脉，血络瘀滞，或复感寒湿之邪，致使寒湿瘀血痹阻，筋失濡养，而见疼痛、肿胀、提物乏力等症。

【辨病要点】

1．多见于中年妇女和手工业劳动者，女性多于男性。

2．桡骨茎突部疼痛，握物无力，拇指功能受限。腕部活动时，或受到寒冷刺激时，疼痛加重。疼痛可向拇指和前臂扩散。

3．桡骨茎突处有明显压痛点，局部有轻度肿胀，可摸到肥厚的结节。

4．握拳尺偏试验阳性。

5．X线片一般无异常发现，仅少数患者见桡骨茎突处有脱钙或钙盐沉着现象。

【病因病机】

中医认为本病多因局部过劳，血不荣筋，或受凉受寒引起局部气血凝滞，或者肝肾亏虚，不能濡养经筋而发病。

【辨证论治】

1．气滞血瘀证

(1)主症：疼痛剧烈，如针刺割或灼痛，夜间常加剧，活动不利。舌质紫黯或有瘀点瘀斑，脉弦。

(2)治法：活血化瘀，行气止痛。

(3)处方：血府逐瘀汤加减。组成：当归10g，生地黄10g，桃仁10g，红花10g，枳壳6g，赤芍6g，柴胡3g，甘草3g，桔梗4.5g，川芎4.5g，牛膝10g。加减：血瘀重者可加五灵脂、乳香、没药；气滞重者可加厚朴、香附；寒湿重者可加细辛、威灵仙；化热者可加栀子、黄芩。

2．肝肾亏虚证

(1)主症：疼痛反复，绵绵不绝。偏阳虚者，畏寒肢冷，得温痛减。舌质淡，脉沉细；偏阴虚者，伴五心烦热，咽干舌燥。舌质红苔少，脉细数。

(2)治法：补益肝肾，通络止痛。

(3)处方：偏阳虚者予右归丸加减。组成：熟地黄4份，山药2份，山茱萸2份，枸杞子2份，菟丝子2份，杜仲2份，鹿角胶2份，当归1.5份，附子1份，肉桂1份，蜜糖适量。加减：瘀血阻滞者，加丹参、桃仁；脾虚食少者加砂仁、白术、山楂。偏阴虚者予左归丸。组成：熟地黄4份，山药2份，山茱萸2份，枸杞子2份，菟丝子2份，鹿角胶2份，龟甲2份，川牛膝2份，蜜糖适量。加减：瘀血阻滞者，加丹参、桃仁；脾虚食少者加砂仁、白术、山楂；寒湿偏重者加威灵仙、千年健。

【典型医案】

黄某，女，55岁。

初诊：2018年10月20日。

主诉：右侧桡骨茎突疼痛2月余。

现病史：患者自诉2月前无明显诱因出现右侧桡骨茎突疼痛，拇指活动不能，在我院骨科门诊就诊，诊断为“右桡骨茎突腱鞘炎”，后经中药口服治疗，效果不佳，今再来我院就诊。

体格检查：右侧桡骨茎突压痛明显，握拳尺偏实验（＋），屈腕抗阻力实验（＋），拇指背伸时疼痛明显加重，前臂旋转实验（＋），余均正常。舌淡红，苔薄白，脉弦。

西医诊断：右桡骨茎突狭窄性腱鞘炎。中医诊断：痹证（气滞血瘀，寒湿痹阻证）。治以活血行气，祛寒除湿。通痹方加减：黄芪15g，丹参15g，全蝎3g，蜈蚣5g，伸筋草15g，三七10g，当归10g，川芎10g，薏苡仁25g，泽泻10g，白芷10g，土鳖虫6g，白芍25g，酸枣仁15g，甘草5g，桂枝6g。7剂，水煎，每日1剂，分2次服。

配合局部冲击波治疗，3天1次，连续治疗4次，并予骨伤止痛散蜜调外敷，每天1次，连续7天。

二诊：2018年10月27日。

诉右腕部疼痛好转明显。

查：舌淡红，苔薄白，脉弦。

处方：黄芪15g，丹参15g，忍冬藤12g，伸筋草15g，三七6g，当归10g，川芎10g，薏苡仁25g，泽泻10g，白芷10g，僵蚕10g，白芍25g，酸枣仁15g，甘草5g，木瓜10g。7剂，水煎，每日1剂，分2次服。

随访3个月，病情稳定。

按语：本案因长期劳作，损失筋脉，脉道不畅，又加外邪乘虚入里，致使局部筋脉痹阻不通，则见右拇指疼痛，活动不能。辨证当属“气滞血瘀，寒湿痹阻”之证。方中丹参入血分，为活血化瘀之良剂，能行气活血，祛瘀止痛，当为君药。伸筋草、桂枝温通筋脉，散寒除湿，尤擅筋脉挛急之痹痛症；薏苡仁、泽泻渗湿除痹；川芎善入气分，为“血中之气药”，行气活血，以助丹参之功；以上为臣药。再配以蜈蚣、全蝎增强通络行气之功，白芷增其散寒除湿之能，辅以黄芪、当归益气养血，以上为佐药。最后甘草为使。全方标本兼顾，以泻实为主，达到瘀血去，寒湿除，气血生的目的，有祛邪不伤正，扶正不恋邪之妙功。局部配合冲击波治疗，缩短疗程。（仇杰整理）

四、腕管综合征

腕管综合征是最常见的一种嵌压外周神经病，主要为各种原因致腕管内压力增高，正中神经在腕管内受卡压而产生其相应支配区的神经功能障碍的综合征。腕管是由腕横韧带及腕骨形成的一个骨纤维隧道，管道内有1条拇长屈肌腱、8条指浅、深屈肌腱，并有正中神经及其伴行的血管通过。任何引起腕管内压力增高的因素均易使正中神经遭受挤压。

本病属中医痹证、痿证范畴。

【辨病要点】

1．病史。腕部的创伤，如桡骨下端骨折、腕骨骨折脱位、腕部扭挫伤、腕部慢性损伤，或腕管内有腱鞘囊肿、脂肪瘤等原因，致腕管内容积减少。

2．症状。腕管综合征主要表现为正中神经受压后，引起腕以下正中神经支配区域内的感觉、运动功能障碍。患者桡侧3个半手指麻木、刺痛或烧灼样痛、肿胀感。患手握力减弱，拇指外展、对掌无力，握物、端物时偶有突然失手的情况。夜间、晨起或劳累后症状加重，活动或甩手后症状可减轻。寒冷季节患指可有发冷、发绀等改变。病程长者大鱼际萎缩，患指感觉减退，出汗减少，皮肤干燥脱屑。

3．体征。屈腕压迫试验，即掌屈腕关节的同时压迫正中神经1分钟，患指症状明显加重者为阳性。叩击试验，即叩击腕横韧带之正中神经处，患指症状明显加重者为阳性。

4．检查。肌电图检查可见大鱼际出现神经变性，可协助诊断。

【病因病机】

多因劳损、负重损伤或感受风、寒、湿邪致经脉阻滞、气血运行不畅；气血亏虚，筋脉失养而发病。

【辨证论治】

1．瘀滞证

（1）主症：腕部肿胀、刺痛，压痛，得热时痛增，腕部活动不利。舌质红，苔薄黄，脉弦数或弦涩。

（2）治法：舒筋活络，祛瘀止痛。

（3）处方：舒筋活血汤加减。组成：羌活、荆芥、红花、枳壳各6g，防风、独活、牛膝、五加皮、杜仲各9g，青皮5g。

2．虚寒证

（1）主症：腕部酸痛、麻木，遇冷者可有发冷、发绀，手指活动不便。舌质淡，苔薄白，脉细。

（2）治法：调养气血，温经通络。

（3）处方：当归四逆汤加减。组成：当归12g，桂枝、芍药各9g，细辛3g，炙甘草5g，通草10g，大枣5枚。加减：瘀痛甚加白芍15g，三七10g；屈伸不利者加伸筋草15g，僵蚕10g。

【典型医案】

陈某某，女，49岁。

初诊：2018年4月5日。

主诉：右上肢桡侧3个半手指麻木6月余。

病史：患者自诉6月前无明显诱因出现右上肢桡侧3个半手指麻木，以指端明显，自行经牵引、针灸、理疗后，效果较好，但常反复，夜间麻木更甚，前来我院就诊。舌质暗淡，苔薄白，脉弦滑。

体格检查：右侧拇指外展无力，肌力约4级，动作迟缓，大鱼际肌肉萎缩，指甲较左侧增厚明显，屈腕试验（＋），叩击试验（＋），右手桡侧3个半手指麻木感加重。左侧检查正常。舌质暗淡，苔薄白，脉弦滑。

辅助检查：右腕 MRI 见掌侧环状韧带膨出，正中神经受压水肿。

西医诊断：腕管综合征；中医诊断：痹证（气滞血瘀，寒湿痹阻）。治以活血通络，除湿止痹，通痹方加减：丹参 15g，川芎 10g，地龙 10g，全蝎 4g，羌活 10g，葛根 15g，白芷 10g，木瓜 15g，桂枝 10g，白术 10g，黄芪 15g，当归 10g，白芍 10g，甘草 5g。15 剂，水煎，每日 1 剂，分 2 次服。

配合局部冲击波治疗，3 天 1 次，连续治疗 3 次。

二诊：2018 年 4 月 20 日。

诉右手指麻木症状缓解，力量逐渐恢复，尤其对掌持物时力量明显增强，睡眠、饮食佳，二便调。

查：舌淡红，苔薄白，脉弦。

处方：丹参 15g，伸筋草 10g，地龙 10g，酸枣仁 15g，羌活 10g，葛根 15g，白芷 10g，木瓜 15g，桂枝 10g，白术 10g，黄芪 15g，当归 10g，白芍 10g，生地黄 25g，乌梢蛇 10g，甘草 5g。15 剂，水煎，每日 1 剂，分 2 次服。

随访半年，病情稳定。

按语：患者长期劳作，损失筋脉，又复感寒湿，遂致右腕部气血瘀滞，筋脉痹阻不通，则见右腕部疼痛；远端肢节失养，故见手指麻木不仁等异常感觉。辨证当属“气滞血瘀，寒湿痹阻”之证。方中丹参入血分，为活血化瘀之良剂，能行气活血，祛瘀止痛，当为君药。羌活、桂枝温通筋脉，散寒除湿，尤擅治上半身肢节痹痛症；葛根、木瓜升阳生津，舒筋活络；川芎擅入气分，为“血中之气药”，行气活血，以助丹参之功；以上为臣药。再配以地龙、全蝎增强通络行气之功，白芷增其散寒除湿之功，辅以黄芪、当归益气养血，以上为佐药。最后以甘草为使药。全方标本兼顾，局部配合冲击波治疗，增强疗效。（仇杰整理）

第五节　下肢疾病病案

一、股骨头坏死

股骨头坏死，又称股骨头缺血性坏死，是由于不同病因破坏了股骨头的血液供应，使骨小梁发生坏死，引起患侧疼痛、跛行，后期股骨头塌陷形成扁平髋的疾病。其病因主要有创伤、激素、长期大量饮酒；少数因风湿病、血液病、潜水病、烧伤等疾患引起。

本病属中医“骨蚀”范畴。《灵枢·刺节真邪篇》云：“虚邪之人于身也深，寒与热相搏，久留而内著，寒胜其热，则骨疼肉枯，热胜其寒，则烂肉腐肌为脓，内伤骨为骨蚀。”这里“骨蚀”分为寒热两类，显然属热者符合骨关节化脓性感染，而属寒者与现代医学骨缺血性坏死较为吻合。中医认为肾主骨生髓，主藏精，肾精旺盛，则髓满肾坚。若先天禀赋不足或肾衰精少，骨失所养，髓枯骨痿，则是造成股骨头坏死的重要原因。其次，跌打、闪挫、骨折等，骤失常度，伤及髋部，气滞血瘀，脉络瘀阻，致骨失所养；或平素嗜酒，过食肥腻，长期服用激素导致脏腑功能失调，内积宿疾而致湿热蕴结，脉络堵塞，骨失濡养发为“骨蚀”。

【辨病要点】

1. 有明显的髋部外伤史。

2. 无髋部外伤史而有长期使用激素或过量饮酒史等。

3. 髋部疼痛，以内收肌起点处为主，疼痛可呈持续性或间歇性，可向下放射至膝关节。

4. 行走困难，跛行，进行性加重。

5. 髋关节功能障碍，以内旋外展受限为主，被动活动髋关节可有周围组织痛性痉挛。

6. X 线片可见股骨头密度改变及中后期的股骨头塌陷。

【病因病机】

中医认为本病主要是由于各种原因所致“瘀”造成，或跌扑损伤，血行不畅，瘀血内聚积；或因卫阳不固，感受外邪，邪阻血运，瘀而生痹。其病机的核心为“瘀”。其主要病理是气滞血瘀，肝肾功能失调。

【辨证论治】

1. 气滞血瘀证

（1）主症：髋部疼痛，轻度跛行，舌质紫暗或有瘀点，脉弦涩。

（2）治法：行气活血化瘀，通络止痛。

（3）处方：身痛逐瘀汤。组成：麻黄 6g，独活 12g，羌活 12g，桂枝 9g，秦艽 10g，威灵仙 10g，当归 10g，赤芍 10g，乳香 10g，没药 10g，制川乌 10g，香附 10g，郁金 10g，五灵脂 10g，泽泻 10g，甘草 6g。

2. 肝肾亏虚证

（1）主症：髋部疼痛，功能障碍，下肢乏力、酸软，舌质淡红苔薄白，脉沉细弦。

（2）治法：补益肝肾，壮骨充髓。

（3）处方：六味地黄汤。组成：熟地黄 20g，山药 12g，山茱萸 12g，泽泻 1Og，茯苓 10g，牡丹皮 10g。

3. 气血两虚证

（1）主症：髋部间歇性疼痛，下肢乏力，关节屈伸不利，神疲气短，舌苔薄白，脉弦滑。

（2）治法：固本培元，气血双补。

（3）处方：人参养荣汤。组成：黄芪 12g，当归 9g，肉桂心 3g，炙甘草 3g，橘皮 6g，白术 6g，人参 6g，白芍 18g，熟地黄 9g，五味子 4g，茯苓 4g，远志 6g。

【典型医案】

病案 1：

左某某，男，69 岁。

初诊：2018 年 12 月 5 日。

主诉：双侧髋关节疼痛 10 年，加重 2 月。

现病史：患者 10 年前无明显诱因出现双侧髋关节疼痛不适，以右侧髋关节明显，当地医院予以对症治疗。症状时缓时发，近 2 个月来双髋关节疼痛加重，持续不缓解，前来就诊。症见双侧髋关节疼痛，以右侧明显，行走时疼痛加重，伴四肢怕冷，腰膝乏力，纳寐可，二便正常。

体格检查：髋关节无明显压痛，屈髋屈膝（+），髋关节内外旋、内外展稍受限。腰椎棘突无明显压痛，叩击痛（-）。跟臀试验（-），直腿抬高试验：左侧 70°（-），加强（-）；右侧 70°（-），加强（-）。双侧“4”字征（+），双下肢肌力 5 级。舌暗红，苔薄白，脉细涩。

辅助检查：骨盆正位片见右侧股骨头轻度塌陷，可见台阶征；双侧股骨头密度不均匀，双侧髋关节间隙未见明显狭窄；提示股骨头缺血性坏死。腰椎正侧位片提示腰椎退行性变。

西医诊断：股骨头缺血性坏死；中医诊断：骨蚀病（肾虚瘀痹证）。治以补肾祛瘀，通络止痛，处方：生黄芪 15g，丹参 15g，三棱 10g，骨碎补 15g，牛膝 15g，薏苡仁 25g，苍术 10g，黄柏 10g，土鳖虫 6g，全蝎 4g，党参 15g，炒白术 15g，牛蒡子 10g，杜仲 12g，熟地黄 30g，白芷 10g，酸枣仁 15g，白芍 25g，车前子 10g，甘草 5g，三七 6g，伸筋草 15g。7 剂，水煎，每日 1 剂，分 2 次服。

二诊：2018 年 12 月 12 日。

患者诉服药后双侧髋关节疼痛较前明显改善，行走时疼痛较前缓解。四肢怕冷感缓解。纳寐可，服中药后大便不成形，每日 2～3 次，小便正常。

查：舌淡红，苔薄白，脉细弦。

处方：生黄芪 15g，红景天 10g，骨碎补 15g，土鳖虫 6g，全蝎 3g，熟地黄 30g，徐长卿 15g，白芷 10g，白芍 25g，桑寄生 12g，党参 15g，炒白术 15g，泽泻 10g，淫羊藿 10g，甘草 5g，杜仲 12g，牛膝 15g，薏苡仁 25g。14 剂，水煎，每日 1 剂，分 2 次服。

三诊：2018 年 12 月 26 日。

诉服药后双侧髋关节疼痛已缓解，行走过久时稍感不适。二便正常。

查：舌淡红，苔薄白，脉细弦。

守上方去土鳖虫、全蝎。加山药 10g，枸杞子 10g，黄柏 10g。30 剂，水煎，分 2 次服，每日 1 剂。

按语：股骨头缺血性坏死又称为扁平髋。成人多由于创伤、糖皮质激素的应用、糖尿病、酒精中毒等导致股骨头缺血性坏死。患者为肾虚瘀痹证。中年男性，脏腑渐衰，阴阳渐亏，结合患者四肢怕冷，腰膝乏力症状，故从整体把握患者机体属于命门火衰，温煦无力。肾主骨，肾虚则骨失养，故出现髋关节疼痛不适。同时肾气不足，行血无力，血脉不通故见疼痛的表现。本案例中患者初诊时疼痛较甚，结合患者舌暗红，苔薄白，脉细涩的舌脉，提示患者血瘀较重，并且考虑患者痹证日久，瘀邪深入骨髓，此非草木轻剂得以祛除，故在补肾强骨汤的基础上加三棱、土鳖虫等一类破血走窜的药物，增强祛瘀止痛的功效。二诊，患者疼痛缓解，减少破血行气的药物，采取平补肾阴肾阳之剂，先天与后天同补，用淫羊藿补阳，用熟地黄补阴，阴中求阳，且有防止温补太过之功。综上，遣方用药体现了“肝脾肾同补”“急则治其标，缓则治其本”的思路。（薛凡整理）

病案 2：

陈某某，男，83 岁。

初诊：2016 年 10 月 12 日。

主诉：右髋关节疼痛 1 年余。

现病史：患者 1 年前因右髋关节疼痛到某三甲医院就诊，经摄片检查，诊断为右侧股骨头坏死。现症见直立行走困难，有双下肢麻木感，右下肢有牵拉痛，足背有烧灼感，周身瘙痒。今为求系统治疗，遂来我院就诊。纳欠佳，夜寐可，小便频数，大便不规律。

查：舌红少苔，脉沉细数。

辅助检查：右髋 MRI 检查提示右股骨头缺血坏死可能。

西医诊断：右股骨头缺血性坏死；中医诊断：骨蚀（肾虚瘀阻证）。治以补益肝肾，通络止痛。处方：生黄芪 15g，丹参 15g，黄精 20g，全蝎 5g，鳖甲（先煎）10g，土鳖虫 6g，炒白术 15g，苦参 10g，杜仲 12g，薏苡仁 20g，牛膝 15g，泽泻 10g，熟地黄 30g，枸杞子 15g，山药 15g，党参 15g，三七 10g，淫羊藿 10g，甘草 5g，桑寄生 10g，狗脊 10g。7 剂，水煎，分 2 次服，每日 1 剂。

二诊：2016 年 10 月 19 日。

诉服药后症状稍有缓解，纳寐可，二便正常。

查：舌淡红，苔薄白，脉细。

处方：生黄芪 30g，三棱 10g，骨碎补 10g，车前子 10g，全蝎 5g，淫羊藿 10g，熟地黄 25g，山药 10g，三七 10g，牛膝 15g，枸杞子 15g，甘草 5g，枣皮 10g，补骨脂 10g，苦参 10g，党参 15g，炒白术 15g，鳖甲（先煎）10g。14 剂，水煎，分 2 次服，每日 1 剂。

三诊：2016 年 11 月 2 日。

诉服药后下肢疼痛、麻木进一步好转，下肢乏力较前明显好转，可直立行走。但足背仍然有烧灼感。纳寐可，二便可。舌淡红，苔薄白，脉细弦。

处方：生黄芪 30g，三棱 10g，地龙 10g，木瓜 15g，桂枝 5g，生地黄 30g，炒白术 15g，酸枣仁 10g，党参 15g，三七 10g，鳖甲（先煎）10g，苦参 10g，牛膝 10g，薏苡仁 25g，防风 10g，枸杞子 15g，甘草 5g，白芍 25g。21 剂，水煎，分 2 次服，每日 1 剂。

四诊：2016 年 11 月 23 日。

服药后下肢疼痛、麻木明显好转，周身瘙痒已缓。今为求巩固疗效特来复诊。纳寐可，二便可。

处方：生黄芪 30g，丹参 15g，乌梢蛇 10g，当归 10g，仙茅 10g，淫羊藿 15g，熟地黄 30g，白芷 10g，鳖甲（先煎）10g，党参 15g，炒白术 15g，防风 10g，肉苁蓉 10g，地龙 10g，牛膝 20g，甘草 5g。21 剂，水煎，分 2 次服，每日 1 剂。

按语：本案老年男性，脏腑渐衰，阴阳渐亏，天癸渐竭。从整体上看，患者机体属于肾虚之证。肾主骨，肾虚则骨失养；肾气不足，血脉不通故见疼痛之症。结合患者舌脉象，采取平补肾阴肾阳之剂，先天与后天同补，用熟地黄、鳖甲补阴，肉苁蓉、仙茅、淫羊藿补阳，加苦参、防风以止痒祛风，以四君子汤补脾益气，土鳖虫、地龙、全蝎等虫药搜风走窜以通络止痛。（薛凡整理）

二、跟痛症

跟痛症是跟部周围疼痛疾病的总称。由急性或慢性损伤等引起跟后滑囊炎、跟腱止点撕裂伤、跖腱起点筋膜炎、跟下滑囊炎、跟骨脂肪垫炎和跟骨骨病等致足跟疼痛。临床一般可分为跟下痛、跟后痛、跟骨骨病三类。好发于 40～60 岁的中老年人。

本病除跟骨骨病所引起的足跟疼痛外属于跟部伤筋范畴。多因人到中年，肾精渐衰，或先天不足，思虑太过，纵欲无度，慢性病久积而导致肾精亏损，肝血不足，跟骨及周围组织失去濡养而发病。外因与劳损、寒湿入侵等有关。

【辨病要点】

以跟部慢性疼痛为临床特征。

1. 跟后滑囊炎。跟腱附着部肿胀、压痛，走路时可因鞋的摩擦而使疼痛加重。跟骨后上方有软骨样隆起。表面皮肤增厚，皮色略红、肿胀，触之有囊样弹性感，局部压痛明显。

2. 跟腱止点撕裂伤。

有反复损伤病史，跟腱附着处疼痛，肿胀压痛，足尖着地无力，足跖屈抗阻力减弱，X 线片常无异常发现。

3. 跖腱起点筋膜炎。站立或走路时跟骨下疼痛，疼痛可沿跟骨内侧向前扩展到足底。晨起或休息后走路时疼痛明显，活动后减轻。压痛点在跟骨负重点稍前方跖腱膜处。

4. 跟下滑囊炎。走路或站立时跟下疼痛较明显，跟骨结节下可肿胀，局部压痛，按之可有弹性感。X 线片可助排除骨性疾病。

5. 跟下脂肪垫炎。站立或走路时跟骨下方疼痛，按压时似有肿胀性硬块感，并有压痛。

【病因病机】

中医学认为足跟部为肾经之所主，足少阴肾经起于足小趾下面，斜行足心，至内踝后，入足跟，因此跟痛症与人体肾虚有密切关系；同时本病发生还与血瘀相关，不通则痛，足居人体最下部，赖气血的周流不息而得以濡养；另外肾虚之人易受风寒湿邪乘虚侵袭留注筋骨，导致骨脉瘀滞。

【辨证论治】

1. 气滞血瘀证

（1）主症：疼痛剧烈，如针刺刀割或灼痛，夜间常加剧，活动不利。舌质紫黯或有瘀点瘀斑，脉弦。

（2）治法：活血化瘀，行气止痛。

（3）处方：血府逐瘀汤加减。组成：当归 10g，生地黄 10g，桃仁 10g，红花 10g，枳壳 6g，赤芍 6g，柴胡 3g，甘草 3g，桔梗 4.5g，川芎 4.5g，牛膝 10g。加减：血瘀重者可加五灵脂、乳香、没药；气滞重者可加厚朴、香附；寒湿重者可加细辛、威灵仙；化热者可加栀子、黄柏。

2. 肝肾亏虚证

（1）主症：疼痛反复，绵绵不绝。偏阳虚者，畏寒肢冷，得温痛减。舌质淡，脉沉细；偏阴虚者，伴五心烦热，咽干舌燥。舌质红苔少，脉细数。

（2）治法：补益肝肾，通络止痛。

（3）处方：独活寄生汤加减。组成：独活 15g，桑寄生 15g，防风 15g，细辛 3g，肉桂 6g，白芍 10g，当归 10g，甘草 8g，熟地黄 20g，茯苓 25g，杜仲 12g，牛膝 12g，党参 30g，续断 16g，骨碎补 16g，枸杞子 16g。加减：瘀血阻滞者，加丹参、桃仁；脾虚食少者加砂仁、白术、山楂；寒湿化热者去细辛、肉桂、熟地黄，加金银花、连翘、生地黄、黄柏；肝肾阴虚者，去肉桂、细辛，加女贞子，增熟地黄；寒湿偏重者加威灵仙、千年健。

【典型医案】

张某某，男，60 岁。

初诊：2018 年 8 月 8 日。

主诉：右足跟疼痛反复 1 年，加重 1 周。

现病史：患者自诉 1 年前感右侧足跟部疼痛，久站及行走则发，自行局部贴膏药时能缓解，1 周前穿硬底鞋行走过久后，右侧足跟部疼痛又发，经社区医院对症处理，未能缓解，前来就诊。

体格检查：右足跟部未见明显肿胀，但压痛明显，皮温不高，疼痛以针扎样疼痛为主，踝关节活动尚好，双下肢肌力、感觉、血运正常。舌质暗淡，苔薄白，脉弦涩。

辅助检查：双足正侧位片见右足跟部明显骨质增生，骨刺形成。红外热像检查显示双足跟部可见冷区包裹热区，提示退行性炎症改变。

西医诊断：右足跟痛症；中医诊断：跟痛症（肝肾亏虚，气滞血瘀）。治以补益肝肾，兼以活血化瘀，处方：杜仲 12g，枸杞子 15g，补骨脂 10g，白芷 10g，僵蚕 10g，土鳖虫 6g，木瓜 15g，白芍 25g，党参 15g，白术 15g，牛膝 15g，薏苡仁 15g，甘草 5g，独活 10g。14 剂，水煎，每日 1 剂，分 2 次服。

结合温针治疗，每天 1 次，连续 7 次。局部冲击波治疗，每 3 天 1 次，连续 3 次。

随访半年，病情稳定，未再复发。

按语："足跟痛"首见于朱丹溪《丹溪心法》。《症因脉治·卷三》云："肾病之证，即骨痹也"。《诸病源候论》云："脚跟颓者脚跟忽痛……劳伤之人，肾气虚损，而肾主腰脚"。本案患者年逾六旬，肝肾亏虚，加之局部劳伤，足跟部筋脉不通，气滞血瘀。方中杜仲主入肝肾二经，擅补肝肾而强筋骨，为治疗肝肾不足之要药，故为君药。取土鳖虫、僵蚕虫类极强穿透之力，活血通络，故为臣药。木瓜、薏苡仁、独活祛风湿、通经络；党参、白术健脾，枸杞子、补骨脂补肾，先后天同补；共为佐药。甘草为使。全方标本兼治，肝肾同补，活血与养血并行，配合针灸、冲击波疏通经络之瘀阻，病症得以速解。（仇杰整理）

第六节　骨折病病案

由于外力的作用破坏了骨的完整性或连续性称为骨折。全身骨骼均有可能发生骨折。其临床表现为局部肿胀、畸形、压痛、扪及骨擦音、假关节形成、功能丧失等。其病因主要有外力的作用，如直接暴力、间接暴力、肌肉牵拉力和累积性力等。另外还有病理因素，如脆骨病、佝偻病、甲亢、骨髓炎、骨囊肿、骨肿瘤及转移性骨肿瘤等。

中医对骨折的分期，主要分为早、中、晚三期。早期为炎症期和修复期第一阶段；中期为骨折修复期第二阶段，即伤后 3～4 周；后期为骨折塑形期，约为骨折 1.5 个月以后。

【辨病要点】

1. 多有外伤史。
2. 局部有疼痛、肿胀、肢体功能障碍。
3. 可见畸形、骨擦音或异常活动。
4. X 线摄片检查可确定骨折部位、骨折类型、移位情况。

【病因病机】

造成骨折的原因主要有外力作用和骨骼疾病引起骨质破坏 2 种。损伤外力一般分为直接暴力、间接暴力、肌肉拉力、持续劳损力4种，不同的暴力形式所致的骨折，其临床特点各异。骨骼疾病常见于脆骨病、佝偻病、骨软化症、甲状腺功能亢进、骨髓炎、骨肿瘤、骨纤维结构不良等，遭受轻微外力即可造成骨折。骨折的发生，还与年龄、健康状况、解剖部位、结构、受伤姿势、骨骼是否有病变等内在因素有关。骨折移位的程度和方向，既与暴力的大小、方向、作用点及搬运情况等外在因素有关，又与肢体远侧端的重心、肌肉附着点及其收缩牵拉力等内在因素有关。

【辨证论治】

1．瘀停筋膜证

（1）主症：外伤初期，经脉损伤，血溢脉外，瘀于皮下筋膜，阻塞气血，气滞血瘀。肿胀较甚，疼痛剧烈，压痛明显。舌淡红，苔薄白，脉弦。

（2）治法：活血祛瘀，消肿止痛。

（3）处方：桃红四物汤加减。组成：当归12g，川芎10g，白芍15g，生地黄10g，桃仁10g，红花10g。加减：痛甚者加三七、乳香、没药；肿甚者加五加皮、地骨皮、生姜皮、大腹皮、茯苓、香附、木通。

2．瘀血内结证

（1）主症：创伤早期，骨断之初，血瘀气滞，瘀结骨内，疼痛固定，拒接，功能活动障碍。舌质红或见瘀紫，脉弦。

（2）治法：活血化瘀，行气止痛。

（3）处方：活络效灵丹加减。组成：当归15g，丹参15g，乳香15g，没药15g。

3．瘀血内蓄证

（1）主症：伤后局部瘀肿疼痛，腹满腹胀，腹中坚实，疼痛拒按，按之痛甚。舌质红，苔黄厚或腻，脉数。

（2）治法：攻下逐瘀。

（3）处方：桃仁承气汤加减。组成：桃仁9g，大黄（后下）15g，芒硝（冲服）6g，当归9g，芍药9g，牡丹皮9g。

4．瘀阻督脉证

（1）主症：伤后局部瘀肿疼痛，损伤平面以下肢体运动、感觉障碍，按之不知，大便秘结，小便癃闭。舌红，苔黄，脉数。

（2）治法：活血祛瘀，疏通督脉。

（3）处方：活血祛瘀汤加减。组成：当归15g，红花6g，土鳖虫9g，自然铜9g，狗脊9g，骨碎补15g，没药6g，乳香6g，三七3g，路路通6g，桃仁9g。加减：便秘者，去骨碎补、没药、乳香，加郁李仁15g，火麻仁15g；疼痛剧烈者加延胡索9g；食欲不振者加砂仁9g；心神不宁者加龙齿15g，磁石15g，酸枣仁9g，远志9g；尿路感染者加知母9g，黄柏15g，车前子15g，泽泻15g。

5．瘀血凝滞证

（1）主症：骨折中期，仍有瘀凝气滞，肿痛尚未尽除，断骨已正，骨折未愈，伤处疼痛拒按，动则加剧，功能活动障碍。舌红或有瘀点，苔白，脉弦。

（2）治法：和营止痛。

（3）处方：和营止痛汤加减。组成：赤芍9g，当归尾9g，川芎6g，苏木6g，陈皮

6g，桃仁 6g，续断 12g，乌药 9g，乳香 6g，没药 6g，木通 6g，甘草 6g。

6. 瘀血凝筋证

（1）主症：骨伤日久，肿胀消退，瘀血残留肌腠、筋膜、关节，以致筋膜粘连，关节屈伸不利。舌红苔薄，脉结。

（2）治法：活血舒筋。

（3）处方：活血舒筋汤加减。组成：羌活 6g，防风 6g，荆芥 6g，独活 9g，当归 12g，续断 12g，青皮 5g，牛膝 9g，五加皮 9g，杜仲 9g，红花 6g，枳壳 6g。

7. 肝肾不足证

（1）主症：损伤后期，断骨未坚，筋脉疲软，出现肝肾不足之症。偏阴虚者，头晕耳鸣，腰膝酸软，两目干涩，视物模糊，或有烦躁失眠，五心烦热，盗汗，遗精，咽干口燥，舌红少苔，脉细数。偏阳虚者，兼见形寒肢冷，神疲乏力，遗精早泄，月经量少、色淡，小便清长，夜尿频数。舌淡苔微白，脉沉细。

（2）治法：偏肝肾阴虚者，治宜补肝益肾。偏肾阳虚者，治宜温补肾阳。

（3）处方：偏肝肾阴虚者以六味地黄汤，组成：熟地黄 25g，山药 12g，茯苓 10g，泽泻 10g，山茱萸 12g，牡丹皮 10g。偏肾阳虚者以金匮肾气丸，组成：熟地黄 25g，山药 12g，山茱萸 12g，泽泻 10g，茯苓 10g，牡丹皮 10g，肉桂（冲服）3g，熟附子 10g。

8. 气血两虚证

（1）主症：外伤后期，外伤筋骨，内伤气血，加之长期卧床，伤血耗气，体质虚弱，短气，懒言，面色㿠白，四肢不温，舌淡苔薄，脉细缓。

（2）治法：补益气血。

（3）处方：十全大补汤加减。组成：党参 10g，白术 10g，茯苓 12g，当归 10g，川芎 6g，熟地黄 12g，甘草 5g，白芍 12g，黄芪 10g，肉桂（冲服）0.6g。

9. 脾胃虚弱证

（1）主症：四肢疲乏无力，形体虚羸，肌肉萎缩，饮食欠佳，大便不成形，舌质淡，苔薄白，脉虚弱无力。

（2）治法：补养脾胃。

（3）处方：参苓白术散加减。组成：扁豆 12g，党参 12g，白术 12g，茯苓 12g，炙甘草 6g，山药 12g，桔梗 6g，莲子肉 10g，薏苡仁 10g，砂仁 10g，大枣 4 枚。

【典型医案】

病案 1：

李某某，女，46 岁。

初诊：2012 年 12 月 6 日。

主诉：外伤致右胫腓骨粉碎性骨折术后 1 月。

现病史：患者自诉 1 月前出现车祸，当即右下肢出现肿胀、疼痛、活动不能，当地医院经 X 线片检查后，诊断为“右胫腓骨粉碎性骨折”，并行开放复位内固定术，因仍感右下肢疼痛，小腿及踝关节肿胀，前来求治，伴纳差，二便可。

体格检查：局部皮温正常，轻压痛，右下肢纵向叩击痛，小腿及踝关节肿胀。舌淡红，苔薄腻，脉细。

辅助检查：X 线片未见明显骨痂生长。

西医诊断：右胫腓骨粉碎性骨折术后；中医诊断：骨折病（脾胃气虚、瘀血留滞证）治以健脾和胃、行气活血，处方：黄芪 25g，党参 15g，陈皮 6g，枳壳 4.5g，丹参 9g，当归 9g，白芍 9g，川牛膝 9g，川芎 6g，续断 9g，骨碎补 9g，地鳖虫 4.5g，茯苓 12g，白术 12g，甘草 3g。7 剂，水煎，每日 1 剂，分 2 次服。

二诊：2012 年 12 月 13 日。

诉右下肢疼痛，小腿、踝部肿胀均有减轻，纳可，二便可。舌淡红，苔薄白，脉细。处方：续断 12g，骨碎补 10g，煅自然铜 9g，白芍 30g，丹参 15g，生地黄 25g，当归 10g，黄芪 25g，白术 12g，陈皮 10g，枳壳 10g，甘草 6g，茯苓 12g，党参 15g。14 剂，水煎，每日 1 剂，分 2 次服。局部用舒筋活络液外洗。

三诊：2012 年 12 月 27 日。

诉右下肢疼痛已缓，纳可，二便可。查：右小腿及踝关节肿胀已消，舌淡红，苔薄白，脉细。处方：续断 12g，骨碎补 10g，煅自然铜 9g，白芍 30g，丹参 15g，生地黄 25g，当归 10g，黄芪 25g，白术 12g，陈皮 10g，枳壳 10g，甘草 6g，补骨脂 15g，党参 15g。14 剂，水煎，每日 1 剂，分 2 次服。

1 个月后随诊，病情稳定，X 线片复查：骨折线部分已模糊，有骨痂生长。

按语：胫、腓骨骨干骨折在全身骨折中最为常见。10 岁以下儿童尤为多见。其中以胫骨干单骨折最多，胫、腓骨干双骨折次之，腓骨干单骨折最少。胫骨是与股骨连接的支撑体重的主要骨骼，腓骨是附连小腿肌肉的重要骨骼，并承担 1/6 的承重。胫骨中下 1/3 处易骨折。胫骨上 1/3 骨折移位，易压迫腘动脉，造成小腿下段严重缺血坏死。胫骨中 1/3 骨折瘀血潴留在小腿的骨筋膜室，增加室内压力易造成缺血性肌挛缩。胫骨中下 1/3 骨折使滋养动脉断裂，易引起骨折延迟愈合。

本案左胫腓中下 1/3 骨折，虽经手术，但局部瘀未散清，血液循环不佳，初诊时肿痛明显，拟理气活血消肿，同时健脾和胃，促进骨痂生长，传承了《正体类要》治伤重视健脾的学术观点。（张信成整理）

病案 2：

刘某，女，76 岁。

初诊：2019 年 10 月 19 日。

主诉：摔倒后右腕部疼痛伴活动受限 16 小时。

现病史：患者自述 2019 年 10 月 18 日 17 时左右洗澡时不慎摔倒，当时右手掌撑地，随后右侧臀部、右上肢及头部着地。当时感觉右腕部疼痛难忍，不能屈伸，自行使用云南白药喷雾剂外喷，疼痛未缓解。前来就诊。

专科检查：右腕部肿胀明显，拒按，屈伸受限，皮肤青紫，未见明显水泡。舌淡红，苔薄白，脉弦。

辅助检查：X 线片显示右侧桡骨远端骨折，右侧尺骨茎突撕脱骨折。

西医诊断：尺骨茎突伴桡骨远端骨折；中医诊断：骨折气滞血瘀证。

治疗：予手法复位，小夹板外固定，局部外用自制消炎散外敷以活血凉血、通络止痛，内服中药活血化瘀，行气止痛。处方：桃仁 6g，红花 6g，生地黄 10g，赤芍 15g，白术 15g，茯苓 12g，当归 10g，川芎 10g，续断 10g，泽泻 10g，党参 10g，延胡索 10g，白芷 10g，陈皮 10g，薏苡仁 10g，甘草 10g。14 剂，水煎，每日 1 剂，分 2 次温服。

二诊：2019 年 11 月 5 日。

右腕部肿胀已不明显，无手指麻木感。

查：舌淡红，苔薄白，脉弦。

予调整小夹板固定，中药守方加减，处方：桃仁 6g，红花 6g，生地黄 10g，赤芍 15g，白术 15g，茯苓 12g，当归 10g，川芎 10g，续断 10g，泽泻 10g，党参 10g，延胡索 10g，白芷 10g，陈皮 10g，骨碎补 15g，伸筋草 12g，薏苡仁 10g，甘草 10g。14 剂，水煎，每日 1 剂，分 2 次温服。同时予益肾健骨颗粒，每次 6g，每日 2 次冲服补肾强骨，指导患者加强手部功能锻炼。

三诊：2019 年 11 月 20 日。

手腕疼痛不明显，手指活动可，复查 X 线片，见骨折对位对线可，少许骨痂形成，嘱继续予益肾健骨颗粒，每次 6g，每日 2 次冲服，连续 1 月。指导患者加强手部功能锻炼。

四诊：2019 年 12 月 20 日。

手腕及手指活动可，复查 X 线片，见骨折对位对线可，骨折线稍模糊。

按语：本案老年女性，肝肾功能下降，不慎摔倒后导致右手腕处骨折，造成局部气滞血瘀，治疗当以川芎、桃红活血祛瘀，通络消肿，配合白芷、延胡索等止痛消肿，党参补气，白术、薏苡仁等健脾，相辅相成行气健脾通络止痛，再以地黄、枣仁、续断入肝肾，柔肝养血，益肾健骨，促进骨折的恢复。全方以急则治其标，标本兼治为原则，治标以祛瘀通络、行气通痹，治本以补肝养肾强骨为主。（蒋盛昶整理）

病案 3：

张某某，女，61 岁。

初诊：2020 年 5 月 5 日。

主诉：腰背部疼痛 20 余天。

现病史：患者诉 20 余天前搬抬重物后出现腰部疼痛，无下肢放射痛，偶有左下肢麻木，伴口苦，未予特殊重视，自行贴膏药治疗后未见明显好转，今来就诊。

既往体健。已绝经 13 年。

专科检查：L_4～L_5、L_5～S_1 棘间隙压痛（－），叩击痛（＋），椎旁压痛（－），双下肢直腿抬高试验（－），双侧 4 字征（－），双侧屈膝屈髋试验（－），双下肢肌力正常。舌质淡紫，苔薄白，脉弦细。

辅助检查：MRI 检查见 L_5 椎体轻度压缩性骨折。

西医诊断：L_5 压缩性骨折；中医诊断：骨折（肝肾亏虚，气滞血瘀）。治以补益肝肾，活血化瘀，补肝健腰方加减：黄芪 15g，黄芩 10g，熟地黄 30g，丹参 15g，当归 10g，淫羊藿 10g，柴胡 10g，骨碎补 15g，补骨脂 10g，白芍 30g，山药 15g，红花 3g，土鳖虫 6g，甘草 5g，杜仲 12g，赤芍 10g，延胡索 10g，牛膝 15g，薏苡仁 30g，川芎 12g。15 剂，水煎，每日 1 剂，分 2 次服。嘱严格卧床休息 4 周。

二诊：2020 年 5 月 20 日。

诉腰痛较前明显好转，左下肢麻木消失，口苦好转，精神饮食可，大小便正常。舌质淡紫，苔薄白，脉弦细。

复查 MRI 见 L_5 椎体压缩性骨折水肿较前吸收。

处方：黄芪 15g，熟地黄 30g，丹参 15g，当归 10g，淫羊藿 10g，党参 15g，补骨脂

10g，白芍 30g，山药 15g，白术 30g，土鳖虫 6g，甘草 5g，杜仲 12g，泽泻 10g，黄柏 10g，牛膝 15g，薏苡仁 30g，萆薢 12g。15 剂，水煎，每日 1 剂，分 2 次服。

三诊：2020 年 6 月 6 日。

诉腰痛明显缓解，局部无叩压痛，精神饮食可，大小便正常。

查：舌质淡紫，苔薄白，脉弦细。

处方：益肾健骨颗粒，每次 6g，每日 2 次冲服补肾强骨，指导患者戴护腰下床适当活动。

随访 3 月，病情稳定。

按语：腰椎压缩性骨折是临床常见病，患者中老年女性，肝肾逐渐亏虚，身体机能下降，肝主筋，肾主骨，肝肾不足，筋骨失养，故容易导致筋骨的疾病。患者肝肾亏虚，遭受外力后导致骨折，骨折后血液逸出脉外，形成瘀血，瘀血阻络，不通则痛。结合患者舌脉，辨证为肝肾亏虚、气滞血瘀证。治法采用补益肝肾、活血化瘀。方药以补肝健腰方加减，前方患者处于骨折前期，以活血化瘀为主，故用延胡索、骨碎补、红花、赤芍、川芎等活血化瘀止痛之品。后方患者处于骨折愈合期，以补益肝肾为主，故加用补骨脂、淫羊藿、杜仲、党参等补益之品。（郑阳整理）

第七节 骨质疏松症病案

骨质疏松症是一种以骨量低下、骨微结构破坏，导致骨脆性增加，易发生骨折为特征的全身性骨病。疼痛、畸形、骨折为其主要临床表现。多见于老年人，我国老年人的发病率男性为 60.72%，女性为 90.48%。

本病属中医骨痿的范畴。

【辨病要点】

1. 多见于绝经期妇女或老年人。
2. 持续性腰背钝痛、四肢酸痛。
3. 脊柱后凸畸形，易发生骨折。
4. 骨密度减少。

【病因病机】

中医学认为，骨痿主要是脾肾亏虚所致，其中肾虚为主，脾虚为辅，痰瘀脉阻是促进的因素。肾虚则骨不充，故骨骼疼痛酸楚。

【辨证论治】

1. 脾气虚弱证

（1）主症：腰脊疼痛，活动不利，四肢疲惫，身渐佝偻，胸闷气短。纳呆。舌淡，苔薄白，脉虚弱无力。

（2）治法：健脾益气。

（3）处方：参苓白术散加减。组成：党参 9g，茯苓 9g，白术 9g，炙甘草 3g，炒扁豆 12g，山药 12g，薏苡仁 12g，莲肉 9g，陈皮 6g，砂仁 3g，桔梗 3g，大枣 5 枚。

2. 肾阴不足证

（1）主症：腰背酸痛，腿膝无力，神疲倦怠，眩晕健忘，咽干唇燥，盗汗，颧红，五心烦热。舌红少苔，脉细数。

（2）治法：滋补肝肾。

（3）处方：六味地黄汤加减。组成：熟地黄 24g，山茱萸 12g，山药 12g，泽泻 9g，牡丹皮 9g，茯苓 9g。

3．肾阳亏虚证

（1）主症：腰背冷痛，腰膝无力，头晕耳鸣，畏寒怕冷，神疲倦怠，遇劳更甚，卧则减轻，形羸气短，肌肉瘦削。舌淡苔薄白，脉沉细。

（2）治法：温补肾阳。

（3）处方：右归丸加减。组成：熟地黄 20g，山药 15g，山茱萸 20g，枸杞 20g，鹿角胶 20g，菟丝子 20g，杜仲 20g，当归 15g，肉桂 10g，制附子 10g，淫羊藿 15g，巴戟天 15g，甘草 6g。

【典型医案】

病案 1：

罗某，女，64 岁。

初诊：2016 年 12 月 21 日。

主诉：周身关节、骨骼疼痛反复 4 年，再发加重 1 周。

现病史：患者自诉 4 年前无明显诱因出现周身关节、骨骼疼痛，经当地医院行骨密度检查诊断为“骨质疏松症”，予中药内服、补充钙剂等治疗，效果不佳就诊。

体格检查：全身多处长骨压痛，腰背部脊柱叩击痛，直腰时有明显乏力感，脊柱无明显畸形，双下肢动作迟钝，行走受限，双下肢肌力可，余正常。舌质淡，苔白腻，脉弦。

西医诊断：骨质疏松症；中医诊断：骨痿（肝肾亏虚证）。治以补益肝肾，活血通络，益肾健骨汤加减。生黄芪 15g，补骨脂 10g，活血藤 15g，丹参 15g，杜仲 10g，续断 10g，熟地黄 25g，当归 15g，生地黄 10g，三七 6g，白芍 15g，甘草 5g。7 剂，水煎，每日 1 剂，分 2 次服。

二诊：2016 年 12 月 28 日。

诉关节疼痛明显好转，双下肢稍乏力，纳食可，夜寐安。

查：舌质淡，苔白腻，脉弦。

处方：生黄芪 15g，补骨脂 10g，活血藤 15g，丹参 15g，杜仲 10g，续断 10g，熟地黄 25g，当归 15g，生地黄 10g，三七 6g，白芍 15g，炮穿山甲 3g，山药 15g，甘草 5g。30 剂，水煎，每日 1 剂，分 2 次服。

三诊：2017 年 2 月 6 日。

诉周身关节、骨骼疼痛已缓，纳食可，夜寐安。舌质淡，苔薄白，脉细。

予益肾健骨颗粒，每次 10g，1 日 2 次，温开水泡服，连服 2 月，巩固疗效。

按语：原发性骨质疏松包括绝经后骨质疏松（Ⅰ型）和老年性骨质疏松（Ⅱ型），是老年人骨关节疼痛最多的病因。骨质的主要结构是骨基质和矿物盐的沉积，具有适当的硬度和韧性。中年以后骨矿含量逐渐减少，强度减弱，脆性增加，出现腰背痛、四肢无力等骨质疏松的表现。祖国医学认为，肾主骨，肾藏精，精生髓，髓藏于骨中，滋养骨骼，肾精充足则骨髓生化有源，骨骼得到髓的滋养而坚固有力。老年人由于肾气渐衰，肾精虚少，骨髓的化源不足，不能营养骨骼，形成骨质疏松，肾虚致督脉失调，故出现腰背疼痛。《素问·脉要精微论》说："腰者，肾之府，转摇不能，肾将惫矣；骨者，髓之府，不能久立，行则振掉，骨将惫矣。"《素问·骨空论》说："督脉……贯脊属肾。"鉴于原发性骨质疏松是一种衰老性疾病，在脏腑虚衰、阴阳气血失调的生理病理过程中势必造成血流瘀滞、代谢产物堆积，以致形成局部酸血症，酸性的微环境有利于骨轻磷灰石的溶解，为骨质疏松形成的条件。故"瘀血"是本病形成和发展的一个重要因素。益肾健骨颗粒（原名强骨颗粒）有补益肝肾、活血、调理奇脉的功效，初诊、二诊改汤剂煎服，以求速效，病情稳定后，用颗粒剂调理。（易振宇整理）

病案 2：

钟某，女，79 岁。

初诊：2018 年 4 月 23 日。

主诉：腰痛、乏力反复 5 年余，加重 4 月。

病史：5 年前无明显诱因出现腰臀部疼痛伴乏力，未予特殊处理，4 月前症状加重，曾在社区医院就诊，对症治疗后症状稍好转。现症见腰臀部疼痛，无下肢放射痛及麻木感，平卧位疼痛减轻。

专科检查：脊柱后凸畸形，L_1 椎体叩压痛，身体转侧稍受限。舌淡、苔薄白，脉弦涩。

辅助检查：MRI 示 L_1 椎体压缩性骨折。

西医诊断：骨质疏松症并 L_1 椎体压缩性骨折；中医诊断：骨痿（肝肾亏虚、瘀血阻络）。治以补益肝肾、活血化瘀，处方：黄精 30g，丹参 15g，杜仲 12g，续断 10g，熟地黄 30g，淫羊藿 10g，酸枣仁 15g，白芷 10g，白芍 25g，甘草 5g，桑枝 15g，三七 6g，土鳖虫（先煎）6g，党参 15g，薏苡仁 25g。14 剂，水煎，每日 1 剂，分 2 次服。

二诊：2018 年 5 月 7 日。

诉服药后，平卧在床时无腰臀部疼痛感，稍感胃部不适，饮食可，睡眠差。

查：舌淡、苔薄白，脉弦。

处方：黄精 30g，桂枝 12g，续断 6g，薏苡仁 10g，金钱草 15g，萆薢 10g，砂仁 5g，党参 15g，土鳖虫 6g，三七 3g，山药 15g，白术 15g，甘草 5g。14 剂，水煎，每日 1 剂，分 2 次服。

三诊：2018 年 5 月 21 日。

诉腰臀部疼痛、乏力好转，但不能久立久坐，腰部活动不利，偶有咳嗽。舌淡、苔薄白，脉弦。

处方：黄精 30g，丹参 15g，杜仲 12g，续断 10g，熟地黄 30g，川贝 4g，枇杷 10g，矮地茶 12g，徐长卿 15g，狗脊 10g，土鳖虫 6g，党参 15g，天麻 10g，制首乌 15g，珍珠母 30g，白芍 25g，白术 15g，甘草 5g。30 剂，水煎，每日 1 剂，分 2 次服。

四诊：2018 年 6 月 20 日。

诉腰臀部疼痛乏力明显缓解。

查：舌淡、苔薄白，脉弦。

处方：黄精 30g，丹参 15g，续断 10g，熟地黄 30g，炮穿山甲 3g，砂仁 6g，党参 15g，白术 15g，蒲公英 15g，酸枣仁 15g，徐长卿 15g，淫羊藿 10g，山茱萸 10g，甘草 5g。30 剂，水煎，每日 1 剂，分 2 次服。益肾健骨颗粒，每次 6g，每日 2 次，连服 4 周。

随访半年，病情稳定。

按语：患者为老年女性，年过六旬，气血不足，肝肾亏虚，不荣则痛。骨得气血濡养则强，气血亏虚，不能濡养四肢关节，则易发生骨折。骨折后瘀血阻络，不通则痛。治疗上方用黄精、徐长卿、淫羊藿、山药、独活等补肾，酸枣仁、白芍等养血补肝，丹参活血化瘀，土鳖虫、全蝎、蜈蚣等通络止痛，更加白术、党参等健脾补气，补后天以助先天。甘草调和诸药，全方共奏补益肝肾、活血化瘀之功。（尹晨东整理）

病案 3：

刘某，女，65 岁。

初诊日期：2014 年 6 月 29 日。

主诉：周身关节、骨骼疼痛、乏力反复 5 年，加重 1 年。

现病史：患者述 5 年前绝经后，出现周身关节、骨骼疼痛，以腰腿疼痛为重，伴乏力，曾服中西药物治疗，效果不明显。现症见周身关节、骨骼疼痛，乏力，时有盗汗，脸部自觉发热，夜寐差，多梦，纳可，二便调。

体格检查：患者慢性病容，行动尚可，各关节活动尚可，全身各部位压之疼痛，各棘突间隙无明显压痛，双侧跟臀征（－），双直腿抬高试验（－），四肢肌力Ⅳ～Ⅴ级。舌暗红，苔薄白，脉弦，脉稍弱。

辅助检查：骨密度测定提示骨质疏松；腰椎 X 线片显示腰椎生理曲度变直，椎体骨质增生，各椎间隙无明显狭窄，骨质疏松。

西医诊断：绝经后骨质疏松症；中医诊断：骨痿病（肝肾亏虚，气郁血瘀）。治以补益肝肾，佐以疏肝理气、活血通络。六味地黄汤合逍遥散加减：熟地黄 25g，山茱萸 15g，山药 15g，三七 6g，麸炒泽泻 10g，牡丹皮 10g，茯苓 15g，全蝎 3g，黄芪 18g，丹参 15g，羌活 10g，蜈蚣 3g，独活 10g，木瓜 15g，酸枣仁 15g，续断 10g，麦冬 20g，杜仲 12g，柴胡 10g，合欢皮 10g。7 剂，水煎，每日 1 剂，分 2 次服。

二诊：2014 年 7 月 5 日。

诉周身关节、骨骼疼痛稍有好转，仍感乏力，夜寐差及盗汗稍有所改善，脸部发热较前减轻，二便尚可。舌暗红，苔薄白，脉弦，尺脉稍弱。

处方：上方去蜈蚣，加浮小麦 30g。14 剂，水煎，每日 1 剂，分 2 次服。

三诊：2014 年 7 月 19 日。

诉周身关节、骨骼疼痛明显好转，乏力亦明显改善，夜寐安，无盗汗，脸部发热较前减轻，二便尚可。

查：舌暗红苔薄白，脉弦，尺脉稍弱。

处方：7 月 5 日方去全蝎、牡丹皮、黄芪，加黄精 30g。28 剂，水煎，每日 1 剂，分 2 次服。

四诊：2014 年 9 月 2 日。

诉诸症已有所改善，腰膝稍有不适。

处方：黄精 30g，丹参 15g，杜仲 12g，萆薢 12g，续断 10g，狗脊 10g，怀牛膝 15g，三七 6g，桑寄生 15g，麦冬 15g，酸枣仁 15g，木瓜 15g。14 剂，水煎，每日 1 剂，分 2 次服。益肾健骨颗粒，每次 6g，每日 2 次，连服 4 周。

随访半年，病情稳定。

按语：本案根据病史、体征、辅助检查，结合舌、脉，辨证为肝肾亏虚，气郁血瘀。首诊时施以六味地黄汤合逍遥散加减，以补肝益肾、疏肝理气、活血通络。方中，熟地黄滋补肝肾为君；山茱萸补肾，黄芪益气，酸枣仁养肝，三七活血为臣；山药健脾补肾，泽泻利水渗湿，丹皮凉血化瘀，茯苓健脾渗湿，蜈蚣、全蝎止痉通络，丹参活血化瘀，独活、羌活除湿止痛，木瓜舒筋活络，酸枣仁养心益肝，杜仲、续断补肝肾强筋骨，麦冬润肺清心，柴胡疏肝解郁，合欢皮安神活血共为佐、使。（张信成整理）

第八节　骨肿瘤疾病病案

骨肿瘤是指发生于骨或其附属组织（骨髓、骨膜、血管、神经等）的肿瘤。其临床表现为疼痛、肿块、肢体功能丧失、畸形、压迫神经、病理性骨折等。骨肿瘤可分为良性和恶性。良性骨肿瘤以骨软骨瘤、骨瘤、内生软骨瘤等较为多见；恶性骨肿瘤以骨肉瘤、软骨肉瘤、纤维肉瘤等为多见。骨肿瘤在人群中发病率约为0.01%，其中良性占50%，恶性占40%，肿瘤样病变占10%左右。男女发病率之比约为1.5∶1。发病的第一个高峰是在10～20岁，第二个高峰是壮年以后，后者主要是转移性骨肿瘤。一般来讲年龄越小，恶性骨肿瘤的恶性程度越高。由于本病在治疗上尚未有重大突破，故预后较差。

中医称本病为骨瘤、石痈、石疽。其发病与内因和外因均有关系。风寒暑湿燥火等四时不正之气（外因）可引发本病；精神因素、体质、遗传、年龄等（内因）与肿瘤的发生也密切相关。中医的正气与遗传、体质、营养、免疫有关，先天性免疫缺陷者的肿瘤发病率明显增高，肿瘤患者的免疫指标普遍降低，肿瘤患者普遍表现出正气亏损，扶正固本疗法往往可取得较好疗效。

关于良性肿瘤本书只介绍骨软骨瘤、骨瘤、内生软骨瘤和骨样骨瘤。骨软骨瘤顶端覆盖有软骨帽的骨表面性骨隆起。在骨肿瘤中最为常见，多见于青少年，可至成年才发现或出现症状。病损多见于生长最活跃的长骨骨骺，也可发生于手指、肋骨、脊柱、骨盆等处。有单发性和多发性两种。骨瘤是一种隆突于骨面的良性肿瘤。其发病率在骨肿瘤中居第二位，好发于青少年，基本局限于颅骨和下颌骨，有时可长入副鼻窦，分为致密性和海绵性两类。内生软骨瘤是生长在骨髓腔内的较为正常的软骨细胞团。常于30～40岁之间发病，男女比例相同。好发于手和足管状骨近端处。骨样骨瘤是由成骨细胞及其产生的骨样组织构成的成骨性肿瘤。是一种较少见良性肿瘤，多见于儿童和青少年，男多于女，比例约为3∶1，好发于下肢长骨。

关于恶性骨肿瘤，本书介绍骨肉瘤、软骨肉瘤和骨纤维肉瘤。骨肉瘤又称成骨肉瘤，多为原发，也有继发于放疗者，在恶性骨肿瘤中最为常见。多见于青少年，男女比例为2∶1，好发于长管状骨干骺端。软骨肉瘤是发生于软骨细胞的恶性肿瘤，其发病率仅次于骨肉瘤。骨纤维肉瘤是发生于髓腔骨膜的纤维组织的恶性肿瘤。大多是原发，也可继发于佩吉特病、骨坏死、慢性骨髓炎、放疗后。较为少见，常于30～60岁发病，男女发病率相同，多见于长管骨的干骺端。

【辨病要点】

1. 骨软骨瘤

①可有家族遗传史。

②多见于青少年。

③长骨干骺端有生长缓慢的无痛性硬块，无压痛和移动。

④X线片可见连于干骺端的骨性突起，界限清楚，骨质密度正常。

⑤病理检查有相应改变。

2．骨瘤

①多发于青少年，多见于颅骨、下颌骨。

②骨表面椭圆形骨性隆起，坚硬而固定，无粘连，生长缓慢，无痛。

③X线片见骨表面圆形致密隆起，边缘光滑，无骨膜反应。

④病理检查有相应改变。

3．内生软骨瘤

①手足管状骨肿胀或畸形，活动受限。

②X线片有蜂窝状骨吸收。

③病理有相应改变。

4．骨样骨瘤

①发展缓慢的肢体持续性疼痛。

②局部有骨性肿块及压痛。

③X线片见骨密质内有卵圆形透明区。

④水杨酸钠类药物治疗有效。

⑤病理检查有相应改变。

5．骨肉瘤

①青少年发病。

②长骨干骺端持续性疼痛，进行性加重，包块增长较快，有压痛，局部皮肤发热，浅表静脉怒张。

③红细胞沉降率、碱性磷酸酶可增高，血清铜增高，锌降低。

④X线片有溶骨、硬化及骨膜反应。

⑤病理切片有相应改变。

6．软骨肉瘤

①成人发病。

②长管骨干骺端间歇性钝痛，逐渐加重。肿块较硬，逐渐增大，有压痛。

③X线片有长管骨干骺端不规则骨质破坏区，界限不清，内有钙化，有骨膜反应。

④病理检查有相应改变。

7．骨纤维肉瘤

①30～60岁发病，位于长骨干骺端。

②局部有轻度疼痛、肿胀、包块和活动受限。

③X线片表现为中心型或偏心型的界限清晰的地图形、虫咬形或穿凿型溶骨缺损。

④病理检查有相应改变。

【病因病机】

本病的发生由肾气不足、阴阳失调、脏腑功能紊乱，以致寒湿毒邪乘虚而入，气血瘀滞，蕴于骨骼而成。如外邪侵袭，由表及里，深达骨骼，久留积聚而成；跌扑损伤，血络受损，瘀血停聚，不散成瘤；禀赋不足，或劳力过度，房劳过度，耗伤肾气，肾主骨生髓，肾气亏耗则骨骼病变；多食不节，损伤脾胃，脾失健运，生湿生痰，积聚成瘤；精神刺激，情志不畅，五志过极，以致阴阳失调，气血不和，经络阻塞，致成骨瘤。

【辨证论治】

1．气滞血瘀证

（1）主症：局部隐隐胀痛，日轻夜重，肤色无变化，舌淡苔薄，脉平或弦。

（2）治法：和营止痛。

（3）处方：和营止痛汤加减。组成：赤芍 9g，当归尾 9g，川芎 6g，苏木 6g，陈皮 6g，桃仁 6g，续断 12g，乌药 9g，乳香 6g，没药 6g，木通 6g，甘草 6g。

2．肝郁气滞证

（1）主症：局部肿块隐隐，皮色不变，按之坚实，不热不痛，每因情志不舒而隐隐作痛，伴易怒善郁，食欲不振，舌淡苔薄，脉弦。

（2）治法：疏肝理气，破积散聚。

（3）处方：柴胡疏肝散加减。组成：陈皮 6g，柴胡 6g，川芎 4.5g，香附 4.5g，枳壳 4.5g，芍药 4.5g，甘草 1.5g。

3．痰瘀互结证

（1）主症：局部肿块明显，隐隐作痛，日轻夜重，皮色不变，按之坚实，肤色偏白或偏黑，倦怠乏力，身重嗜睡，舌胖，边有瘀斑，苔白腻，脉濡缓或弦。

（2）治法：活血止痛，化痰散结。

（3）处方：二陈汤合桃红四物汤加减。组成：半夏 15g，橘红 15g，白茯苓 9g，甘草 5g，熟地黄 15g，川芎 8g，白芍 10g，当归 12g，桃仁 6g，红花 4g。

4．湿浊困阻证

（1）主症：身困倦怠，四肢乏力，虚肿，疼痛，或破溃流液，功能失常，舌体胖，舌质暗苔白滑腻，脉滑。

（2）治法：健脾利湿，解毒止痛。

（3）处方：六君子汤加减。组成：党参 15g，白术 15g，茯苓 15g，陈皮 10g，半夏 10g，炙甘草 6g。加减：局部疼痛较重，瘀阻明显者，加当归 15g，乳香 10g，没药 10g，忍冬藤 30g，全蝎 10g，以化瘀止痛；脘痞纳呆者，加川厚朴 10g，神曲 5g，以行滞消食；小便不利者加薏苡仁 30g，猪苓 15g，泽泻 15g，以化气利湿；精神困倦，大便溏薄，寒湿偏重者，加干姜 10g，天南星 10g，白芥子 10g，砂仁 6g，以增强温阳化湿之力；湿盛而糜烂者，加苦参 12g，土茯苓 20g，以燥湿解毒。

5．脾肾两虚证

（1）主症：疾病后期，面色无华，腰膝酸软，倦怠乏力，唇甲色淡，动则汗出，纳呆，消瘦，贫血等，舌质淡苔薄白，脉沉细无力。

（2）治法：脾肾双补。

（3）处方：归脾汤合肾气丸加减。组成：白术 10g，当归 3g，党参 3g，黄芪 10g，酸枣仁 10g，木香 1.5g，远志 3g，炙甘草 4.5g，龙眼肉 4.5g，茯苓 10g，熟地黄 25g，山药 12g，山茱萸 12g，泽泻 10g，牡丹皮 10g，肉桂 3g，熟附子 10g。加减：食少便溏者加扁豆12g，升麻、莲子各12g，以健脾益气；面浮肢肿者，加猪苓15g，以温阳利水；腰膝酸软较重者，可加补骨脂、骨碎补、巴戟天、枸杞子各12g，以增强补肾功能。

6. 阴虚火炽证

（1）主症：患处肿胀疼痛，皮色暗红，疼痛难忍，夜晚加重，口干舌燥，潮热盗汗，咳嗽消瘦，面色苍白无华，神差，舌红苔少或干黑，脉细而数。

（2）治法：滋阴降火解毒。

（3）处方：清骨汤加减。组成：肿节风30g，核桃树枝30g，沙参30g，透骨草20g，生地黄20g，补骨脂15g，山茱萸15g，骨碎补15g，续断15g，寻骨风15g，当归15g，自然铜10g，牡丹皮10g，黄柏10g，知母10g。加减：骨蒸潮热者，加鳖甲30g，地骨皮12g，以滋阴清热；盗汗者加煅牡蛎30g，麻黄根12g，以敛汗；口干舌燥者，加麦冬15g，天花粉15g，以养阴生津。

7. 气血亏虚证

（1）主症：面色苍白，神疲乏力，心悸气短，动则自汗，胃纳不佳，舌淡，苔薄白，脉沉细。

（2）治法：补气养血。

（3）处方：人参养荣汤加减。组成：人参、白术、黄芪、炙甘草、陈皮、肉桂心、当归各8g，熟地黄、五味子、茯苓各6g，白芍15g，大枣4枚，生姜10g。加减：脘痞纳呆者，加川厚朴、枳实各10g，神曲15g，以消食导滞；自汗者加浮小麦30g，麻黄根12g，以敛汗。

【典型医案】

邓某某，男，75岁。

初诊日期：2017年7月21日。

主诉：颈部及左上臂疼痛，活动受限10天。

现病史：患者10天前无明显诱因出现颈部及左上肢疼痛，活动受限，遂至当地人民医院就诊，颈椎MRI示：颈椎骨质破坏，考虑为转移癌。

体格检查：颈椎后凸畸形，棘突旁压痛（＋），颈椎活动受限，双侧霍夫曼征（－），四肢肌力5级。舌淡，苔厚，脉细。

既往史：有“左肺肺癌手术”病史。

西医诊断：颈椎骨转移癌；中医诊断：颈椎骨转移癌（气阴两虚，瘀毒内结证）。治以补益气血，祛瘀散结，处方：生黄芪30g，白芷10g，炒枣仁15g，薏苡仁25g，葛根15g，灵芝25g，皂角刺10g，土茯苓15g，全蝎4g，党参15g，桔梗10g，蜈蚣5g，臭牡丹15g，炒白术15g，羌活10g，甘草5g。15剂，水煎，每日1剂，分2次服。

二诊：2017年8月6日。

诉上肢疼痛减轻，夜间睡眠尚可，饮食一般。舌淡，苔厚，脉细。

处方：守原方14剂，水煎，每日1剂，分2次服。

三诊：2017年8月20日。

自诉服药后颈部、上肢疼痛已缓解明显，睡眠、饮食佳。舌淡红，苔薄白，脉细。

处方：生黄芪30g，白芷10g，炒枣仁15g，薏苡仁25g，葛根15g，灵芝25g，皂角刺10g，土茯苓15g，全蝎4g，党参15g，臭牡丹15g，炒白术30g，羌活10g，甘草5g。

15 剂，水煎，每日 1 剂，分 2 次服。

3 个月后电话回访，患者病情无明显反复。

按语：本案为恶性肿瘤骨转移患者，此类患者病程长久，多有本虚标实的特点，久病体虚为本，正气不足外邪内结而为瘤为标。诊治此类疾病当判断患者的病情分期（早中晚），以分期论治最佳。早期患者正气尚足，此时可急则治其标，兼以扶正，故以解毒、散瘀、散结为主，辅以扶正。中晚期则以扶正为主，兼以解毒。本例患者年纪大，正气亏虚，故以扶正为主，应用黄芪、白芷、党参、白术补脾益气，土茯苓、臭牡丹清热解毒，皂角刺散结消肿，葛根、羌活、桔梗以引药上行。（薛凡整理）

第九节　其他疾病病案

一、慢性化脓性骨髓炎

慢性化脓性骨髓炎绝大多数是由急性化脓性骨髓炎治疗不及时或不彻底而形成的，小部分患者为开放性骨折合并感染或术后内置物感染所致。其主要原因有：急性期未能及时和适当治疗，有大量死骨形成；有死骨或弹片等异物和死腔存在；局部广泛瘢痕组织及窦道形成，循环不佳，利于细菌生长，而抗生素又不能达到。

本病属中医附骨疽范畴。患者往往全身症状大多消失，保留局限性症状，可见病变肢体局部皮肤色素沉着、硬化，皮肤温度接近正常，肢体肿胀、隐隐疼痛，但功能活动一般不受影响，局部可伴有慢性溃疡，反复流脓，只有在局部引流不畅时，才有全身症状表现。

【辨病要点】

1. 局部长期隐痛、疼痛，时轻时重。

2. 皮肤上有长期不愈或反复发作的窦道口一至数个，时常流出稀薄脓液，淋漓不尽，或流出小碎片死骨。

3. 窦道口常有肉芽组织增生，周围有色素沉着，用探针经窦道插入探查，常可触及死骨的粗糙面和骨瘘孔。

4. 脓液排出不畅时，局部肿胀、疼痛加剧，并伴有发热和全身不适等症状。

【病因病机】

多因病后余毒未清，兼之湿热内感，毒邪串犯筋骨，以致气血壅滞。经络阻隔；或因跌打损伤，局部骨损伤，继之毒邪感染，以致血瘀络阻，日久正虚毒滞。

【辨证论治】

1. 急性发作期

治法：清热解毒，托里排脓。

方药：透脓散合五味消毒饮加减。组成：黄芪 25g，穿山甲（炒，末）4g，川芎 15g，当归 10g，皂角刺 10g，紫花地丁 10g，蒲公英 15g，金银花藤 15g，白蚤休 15g。

2. 非急性发作期

治法：扶正托毒，益气化瘀。

方药：托里消毒散加减，可配服醒消丸、小金丸。组成：党参 15g，白术 15g，穿山甲 4g，白芷 10g，升麻 10g，甘草 6g，当归 10g，黄芪 30g，皂角刺 10g。阳虚可用神功内托散、阳和汤加减，正气虚弱、气血两亏者，宜用十全大补汤、八珍汤、人参养荣汤加减。

【典型医案】

病案 1：

张某，男，72 岁。

初诊：2016 年 8 月 24 日。

主诉：左小腿肿痛、溃烂、流脓 1 个月。

现病史：患者自述 1 个月前左下肢不慎摔伤，自行使用外用药后，未见好转，进行性加重，出现局部创面溃烂、肿胀、流脓，左小腿前外侧皮肤感觉减退，于当地医院就诊，经 CT 检查，诊断为化脓性骨髓炎，建议行手术治疗，患者不愿手术，前来求治。就诊时症见：左小腿肿胀疼痛，夜间尤甚，活动受限，左小腿前外侧创面大小约 5cm×10cm，溃烂、流脓，左小腿前外侧皮肤感觉减退，稍有灼热感，局部皮肤温度略高于健侧对应部位，创面周围皮肤颜色变黑，夜寐欠安，纳便尚可。

专科检查：左小腿前外侧创面大小约 5cm×10cm，溃烂、流脓，左小腿前外侧皮肤感觉减退，局部皮肤温度略高于健侧对应部位，创面周围皮肤颜色变黑，舌暗苔黄，脉沉细。

西医诊断：左胫骨慢性化脓性骨髓炎；中医诊断：附骨疽（气血亏虚，热毒着骨证）。治以补气托毒，清热排脓，处方：黄芪 30g，金银花藤 10g，土鳖虫 6g，丹参 15g，当归 10g，蜈蚣 1 条，苍术 10g，薏苡仁 25g，防风 10g，牛膝 15g，黄柏 10g，木香 10g，皂角刺 6g，炒白术 15g，党参 15g，白芷 10g，甘草 5g。7 剂，每天 1 剂，水煎，分早晚 2 次温服。

二诊：2016 年 8 月 31 日。

左胫骨前创面处疼痛减轻，未见明显肿胀，步行时疼痛加重，创面大小约 4cm×9cm，未见流脓，左侧胫骨处感觉减退，无明显灼热感，局部皮肤温度略高于健侧对应部位，夜寐欠安，纳便尚可。舌淡苔黄，脉沉细。

处方：效不更方，在原方基础上去蜈蚣、金银花藤、木香、白芷，加桔梗 10g，升麻 6g，柴胡 10g，黄芪加为 35g，皂角刺加为 10g。10 剂，每天 1 剂，水煎，分早晚 2 次温服。

三诊：2016 年 9 月 12 日。

左胫骨前创面处疼痛较前明显减轻，可缓慢行走，创面大小约 3.5cm×8cm，未见肿胀、流脓，左侧胫骨处感觉较健侧稍减退，无灼热感，局部皮肤温度正常，夜寐一般，纳可，二便调。舌淡苔黄，脉沉细。

处方：在二诊处方基础上去桔梗，加三棱 5g，陈皮、泽泻、菟丝子各 10g，枸杞 12g，升麻增为 10g。10 剂，每天 1 剂，水煎，分早晚 2 次温服。

四诊：2016 年 9 月 21 日。

左胫骨前创面处疼痛不明显，步行尚可，创面大小约 3cm×5cm，无肿胀、流脓，左侧胫骨处感觉较健侧稍减退，局部皮肤温度正常，创口皮色大致正常，夜寐尚可，纳食可，二便调。舌淡苔黄，脉沉细。

处方：在三诊处方基础上去防风、党参，加锁阳 10g。10 剂，每天 1 剂，水煎，分早晚 2 次温服。

五诊：2016 年 10 月 4 日。

左胫骨前创面大小约 1cm×4cm，无疼痛，局部皮温、感觉、皮色正常，左下肢运动功能基本正常，夜寐尚可，纳食可，二便调。舌淡苔黄，脉沉细。

处方：继服前方，7 剂。每天 1 剂，水煎，分早晚 2 次温服。

半年后随访，病已愈，劳作如常。

按语：附骨疽是一种毒邪深袭，附着于骨的化脓性疾病，可侵及整个骨组织，甚至周围的软组织。多发于四肢长骨，尤以胫骨最多，其临床表现为局部肿胀，附筋着骨，推之不移，疼痛彻骨，溃后脓水淋漓，不易收口，可成瘘道，损伤筋骨，病后余残，甚者危及生命。“附骨疽”理论的源流属《灵枢·痈疽》范围。经云：“热气淳盛，下陷肌肤，筋髓枯，内连五脏，血气竭，当其痈下，筋骨良肉皆无余，故命曰疽。疽者，上之皮夭以坚，上如牛领之皮。”隋代《诸病源候论》明确提出附骨疽病名，并对其病因病机进行阐述：“附骨疽者，由当风入骨解，风与热相搏，复遇冷湿；或秋夏露卧，为冷所折，风热伏结，壅遏附骨成疽。”清代《疡科心得集》载“五脏蕴毒，附骨而生，方觉大如伏瓜者为疽”，亦可视为附骨疽。可见“附骨疽”可近似理解为现代医学的骨髓炎。

仇湘中认为，正气虚弱，气血不足是本病发病的主要原因。正如古文所云：“正气存内，邪不可干”“气血不和百病乃生”。本案患者为老年男性，年逾古稀，肝肾渐亏，气血生化不足，因外伤局部损伤，未予及时有效的治疗，病延日久，致气血凝滞壅塞。八月暑热毒邪当令，湿热余毒乘虚而客之，瘀热搏结，不得内消，伏热化火，热盛则腐肉败血而为脓；发生局部红肿、疼痛、溃烂流脓等病变。正如《外科正宗·附骨疽第二十七》所载：“夫附骨疽者，凡入者，皆由体虚之人，夏秋露卧，寒湿内袭，日久阴变为阳，寒化为热，热甚而腐肉为脓，此疽已成也。”可见气虚血瘀是患病内因，湿热余毒则是患病的外因。证属本虚标实。虚实兼夹，湿性缠绵。故常法难以奏功，因此在治疗上将“托、补”作为重中之重，并且将托、补与清热解毒、攻邪相结合。故用托里消毒散合四妙散加减化裁。初诊方中重用黄芪补益气血、托毒排脓止痛，配以当归、丹参补中兼通，党参、木香、炒白术、甘草具有补气健脾、行气之功，以资气血生化之源，气血双补。“气为血之帅”，为托毒生肌提供原动力，又防气血壅遏不行蕴脓腐骨；“血为气之母”，使所补之气有所依附。土鳖虫、蜈蚣、皂角刺、白芷、金银花藤、防风合用，攻毒散结，通络止痛排脓，局部宜通，收功也在情理之中，再加四妙散（苍术、薏苡仁、牛膝、黄柏）清热利湿，舒筋壮骨，引药达病所，标本兼治。二诊中，患者创面缩小，疼痛减轻，步行困难，未见明显肿胀、流脓，无明显灼热感，感觉同前，舌淡苔黄，脉沉细。综其舌象脉症，患者素体亏虚，兼有湿热毒邪，故去蜈蚣、木香、白芷降其辛温之性，去金银花藤，加桔梗 10g，升麻 6g，柴胡 10g，辛苦微寒，可助清湿热治其标，又如《本草纲目》所载：“升麻引阳明清气上行，柴胡引少阳清气上行，此乃禀赋虚弱元气虚馁，脾胃引经之要药也。”可助补益后天气血生化之源以治其本，黄芪加量为 35g，更增益气托毒之功。三诊时患者创面缩小，疼痛较前减轻，可缓慢行走，局部皮温、皮色大致正常，局部感觉同前。去桔梗，升麻增量为 10g，加三棱、陈皮、泽泻行气泻热，菟丝子、枸杞补肝肾。诊时患者创面缩小，疼痛不明显，步行尚可，左侧胫骨处感觉较健侧稍减退。在三诊处方基础上去防风、党参，加锁阳，补肾壮阳，肾阳为一身阳气之根本，加强推动气血达下肢的力量，以改善下肢感觉异常症状。五诊时患者创面继续缩小，无疼痛，局部皮温、感觉、皮色正常，左下肢运动功能基本正常，夜寐尚可，纳食可，二便调，舌淡苔黄，脉沉细。继服前方巩固治疗，病告痊愈。综观整个治疗过程，突出体现了中医整体与局部辨证的特色。（邓咪朗整理）

病案 2：

唐某，男，69 岁。

初诊：2016 年 12 月 20 日。

主诉：左上颌肿痛、流脓反复 1 年余。

现病史：患者于 2009 年 12 月因左上颌恶性肿瘤，在某三甲医院行肿瘤切除术，术后予以 3 次放疗治疗。2012 年患者出现左上牙龈疼痛、张口困难等不适，患者以为是牙痛未予重视。2015 年患者牙痛、张口困难加重，遂于 2015 年 9 月至某三甲医院就诊，诊断为左上颌放射性骨髓炎，随后行“左上颌骨部分切除术”。术后 1 年，患者左上颌又出现肿胀、持续性疼痛、流脓，特前来就诊。症见：左侧上颌部肿胀、持续性胀痛、流脓，脓液呈黄白色，气味臭秽，纳寐可，二便调。

既往史：有糖尿病病史、青霉素过敏史。

查：舌淡红苔薄白，脉细弦。

西医诊断：放射性颌骨骨髓炎。中医诊断：附骨疽（气血亏虚、瘀毒内侵）。治以益气养血、托毒透脓立法，予透脓散合二妙散加减内服，处方：生黄芪 25g，丹参 15g，皂角刺 10g，金银花 10g，桔梗 10g，当归 10g，土鳖虫 6g，党参 15g，赤芍 10g，薏苡仁 25g，苍术 10g，黄柏 10g，炒白术 15g，川芎 10g，白芷 10g，甘草 5g，防风 10g，补骨脂 10g，枸杞子 10g，土茯苓 10g。10 剂，水煎，每日 1 剂，分早晚 2 次温服。

二诊：2017 年 1 月 5 日。

诉服药后左上颌仍肿胀，疼痛稍减轻，流脓，可见白色脓液，气味臭秽，纳寐可，二便正常。

查：舌淡红苔薄白，脉细弦。

处方：生黄芪 30g，丹参 15g，当归 10g，皂角刺 10g，金银花 10g，白芷 10g，土鳖虫 6g，全蝎 4g，炒白术 15g，蜈蚣 10g，党参 15g，生地黄 25g，薏苡仁 25g，土茯苓 15g，甘草 5g，神曲 15g，砂仁 5g，白蚤休 10g。15 剂，水煎，每日 1 剂，分早晚 2 次温服。

三诊：2017 年 2 月 13 日。

诉疼痛有缓解，流脓汁较前减少，二便正常，夜寐安。

查：舌淡苔白，脉细弦。

处方：生黄芪 50g，鹿角霜 25g，丹参 15g，熟地黄 25g，防风 10g，炒白术 15g，金银花藤 15g，蜈蚣 5g，白蚤休 15g，皂角刺 10g，土茯苓 12g，神曲 15g，党参 15g，全蝎 4g，土鳖虫 6g，甘草 5g，当归 10g，白芷 10g。15 剂，水煎，每日 1 剂，分 2 次服。

四诊：2017 年 3 月 14 日。

诉疼痛好转，分泌物也相应减少，但服药后大便稀溏，无腹胀、腹痛。

查：舌淡紫，苔白，脉弦。

处方：生黄芪 30g，熟地黄 30g，鹿角霜 20g，蜈蚣 5g，炮姜 5g，白芥子 5g，炒白术 15g，白蚤休 15g，防风 10g，皂角刺 10g，土鳖虫 6g，当归 10g，全蝎 4g，三七 10g，蒲公英 15g，白芷 10g，神曲 15g，甘草 5g。15 剂，水煎，每日 1 剂，分 2 次服。

五诊：2017 年 4 月 18 日。

诉服药后局部流脓减少，但仍肿胀、疼痛，纳寐可，二便正常。

查：舌淡红，苔白，脉细。

处方：生黄芪 30g，炒白术 15g，防风 10g，全蝎 4g，熟地黄 30g，鹿角霜 30g，炒枣仁 15g，黄柏 10g，白芷 10g，金银花藤 15g，土鳖虫 6g，苍术 10g，党参 15g，当归 10g，紫花地丁 10g，木香 10g，土茯苓 12g，骨碎补 15g，皂角刺 10g，三七 10g，甘草 5g。30 剂，水煎，每日 1 剂，分 2 次服。

六诊：2017 年 5 月 22 日。

患者诉服药后疼痛减轻，但局部稍有肿胀。仍流脓，脓液为淡黄色，纳寐可，二便正常。舌淡红，苔薄白，脉细。

处方：生黄芪 30g，炒白术 15g，柴胡 10g，党参 15g，黄芩 10g，防风 10g，皂角刺 10g，山药 15g，土鳖虫 6g，土茯苓 12g，金银花藤 15g，薏苡仁 25g，当归 10g，丹参 15g，白芷 10g，苍术 10g，车前子 10g，蜈蚣 5g，黄柏 10g，甘草 5g。30 剂，水煎，每日 1 剂，分 2 次服。

七诊：2017 年 8 月 4 日。

疼痛明显改善，但局部仍有少量脓液渗出，余无特殊。舌淡红，苔薄白，脉细弦。

处方：生黄芪 30g，丹参 15g，防风 10g，珍珠母 30g，当归 10g，炒白术 15g，鹿角霜 30g，菊花 10g，熟地黄 30g，白芥子 3g，蜈蚣 5g，枸杞子 10g，土鳖虫 6g，骨碎补 15g，三七 10g，苍术 10g，泽泻 10g，黄柏 10g。30 剂，水煎，每日 1 剂，分 2 次服。

八诊：2017 年 8 月 29 日。

病情稳定，仍见极少量脓液渗出，纳寐可，二便正常。舌淡红，苔薄白，脉细弦。

处方：生黄芪 30g，炒白术 15g，防风 10g，蒲公英 10g，当归 10g，皂角刺 10g，丹参 15g，熟地黄 25g，枣皮 10g，薏苡仁 25g，苍术 10g，牛蒡子 10g，车前子 10g，枸杞子 10g，菊花 10g，僵蚕 10g，甘草 5g，党参 25g。30 剂，水煎，每日 1 剂，分 2 次服。

九诊：2017 年 10 月 10 日。

诉疼痛、流液已基本控制。舌淡红，苔薄白，脉细。

处方：生黄芪 15g，炒白术 10g，皂角刺 10g，当归 10g，土鳖虫 6g，骨碎补 10g，土茯苓 10g，桂枝 5g，白蚤休 10g，蜈蚣 4g，枸杞子 12g，菊花 10g，党参 15g，白芷 10g，丹参 10g，牛膝 15g，麦冬 15g，甘草 5g。30 剂，水煎，每日 1 剂，分 2 次服。

随访 4 个月，患者左上颌疼痛、肿胀明显改善，局部无脓液渗出，无异常气味。

按语：本例患者为放射性骨髓炎术后复发。放射性骨髓炎属于中医的“附骨疽”中“阴疽”的范畴。放射线在中医可视为一种致病因素，即为“邪气”，患者素体阳气亏虚，精血亏虚，邪毒深窜入里，侵附于肌肉、筋骨之中，损伤筋骨，形成血瘀，瘀血化热，湿热蕴蒸，致使经络阻塞，凝滞筋骨，故发为附骨疽。本病例初诊时左上颌即已溃脓，因此在整个治疗过程使用透脓散为主方，“扶正观”贯穿整个治疗过程。配以蜈蚣、全蝎等有毒虫类药，以毒攻毒。患者脓液腥臭，血热症状明显，故配伍生地黄清热凉血、养阴生津。同时配伍神曲、砂仁化湿健脾，防止方中虫类药攻伐太过而有碍于脾胃。治疗中期合用阳和汤温阳补血、散寒通滞，此类放射性骨髓炎患者在治疗过程中常常会进行抗感染治疗，中医认为抗菌药物多为阴寒之品，久用必会伤及阳气，阳气失于温煦则容易造成水湿内聚，从而加重患者流脓的症状。治疗中后期，在扶正的基础上，患者阳气渐充，此时予以五味消毒饮合二妙散略事攻伐，增强其清热解毒的功效，避免日后“留邪”。治疗后期注重平补阴阳，在透脓散基础上用了济生肾气丸、参苓白术散等方剂以调补肾、脾之脏。（薛凡整理）

二、颞下颌关节紊乱综合征

颞下颌关节紊乱综合征在临床上是一种常见病和多发病，是指累及颞下颌关节和咀嚼系统的具有疼痛、弹响、张口受限等相关症状的一组疾病的总称。多属关节功能失调，愈后良好，但极少数病例也可发生器质性改变。好发于20～40岁的青壮年。中医认为本病属于“痹证”范畴，为风寒湿邪痹阻经脉所致。

【辨病要点】

1．局部酸胀或疼痛、弹响和运动障碍疼痛部位可在关节区或关节周围，并可伴有轻重不等的压痛。

2．关节酸胀或疼痛尤以咀嚼及张口时明显。弹响在张口活动时出现，为清脆的弹响声或碎裂的连响声。

3．常见的运动障碍为张口受限，但也可出现张口过大或张口时下颌偏斜。此外，还可伴有颞部疼痛、头晕、耳鸣等症状。

4．X线片可发现关节间隙改变和骨质改变，如硬化、骨破坏和增生、囊样变等。关节造影可发现关节盘移位、穿孔、关节盘诸附着的改变以及软骨面的变化。

【病因病机】

1．神经肌肉因素：如神经衰弱等，可使颞下颌关节周围肌群过度兴奋或过度抑制，兴奋与抑制的失平衡状态，是颞下颌关节紊乱症发病的内在因素。

2．咬合因素：不少病员有明显的咬合关系紊乱，如牙尖过高、牙齿过度磨损。其可破坏关节内部结构功能的平衡，促使本病的发生。

3．外伤因素：当颌部受到外力撞击时，其冲击力经下颌小头传导至关节面导致关节软骨盘破裂，出现张口、闭口动作受限，伴弹响及疼痛不适等。

【辨证论治】

1．理筋手法：以缓解咀嚼肌痉挛为主，主要手法有按揉、弹拨、擦法、推挤，活动颞颌关节。

2．内服药：益气活血，舒筋止痛，方用蠲痹汤加减治疗。中成药可选用活血止痛胶囊、风湿骨痛胶囊等。

3．外用药：局部可外用云南白药喷雾剂、青鹏膏、热可贴等。

【典型医案】

付某某，男，24岁。

初诊：2018年6月7日。

主诉：双侧颞颌关节弹响2年伴疼痛1个月。

现病史：患者2年前无明显诱因出现双侧颞颌关节弹响伴疼痛，未予重视。1个月前，患者午睡后再发双侧颞颌关节疼痛，遂至当地医院就诊，予以X线片检查后诊断为颞颌关节炎，予口服药（具体不详）后患者疼痛不缓解而就诊。症见双侧颞颌关节疼痛，张口及咀嚼时疼痛加重，纳寐可，二便正常。

体格检查：面部无明显畸形，双颞颌关节轻压痛，皮肤不红不肿，舌淡紫，苔薄白，脉细弦。

X线片检查：双侧颞下颌关节开口位髁状突前移过度，关节囊松弛待查，请结合临床。

西医诊断：颞下颌关节紊乱综合征。中医诊断：痹证（血瘀证）。治以活血祛瘀、通络止痛，处方：生黄芪15g，丹参15g，伸筋草15g，薏苡仁25g，葛根15g，川芎10g，羌活10g，炒枣仁30g，土鳖虫6g，全蝎3g，三七6g，白芷10g，炒白术15g，泽泻10g，白芍25g，甘草5g。7剂，水煎，每日1剂，分2次服。

二诊：2018年6月14日。

经治疗后，自觉关节处疼痛稍减轻，吃饭咀嚼时疼痛减轻明显。

查：舌淡红，苔薄白，脉平。

处方：守原方15剂，水煎，每日1剂，分2次服。

三诊，2018年6月30日。

双侧颞颌关节疼痛明显好转，张口及咀嚼已经不受限。

查：舌淡红，苔薄白，脉细稍弦。

处方：原方去土鳖虫、全蝎，加山茱萸10g、茯苓10g、山药10g。15剂，水煎，每日1剂，分2次服。

按语：此患者为青壮年男性，根据其症状、舌脉可辨证为气滞血瘀，经络不通之证。下颌关节为阳明经循行之处，故以调和阳明经气为要。予以补肝通络汤加减，方中炒枣仁、黄芪、丹参为君药；三七、川芎活血化瘀，伸筋草、薏苡仁除湿止痹，共为臣药；党参、炒白术补气健脾，葛根引药上行，则为佐药；甘草为使药，与白芍相配为芍药甘草汤，具止痛功效。（薛凡整理）

三、肌筋膜炎

肌筋膜炎是一种常见的疼痛性疾病，又称纤维组织炎或肌肉风湿病，属中医“痹证”范畴。肌筋膜炎是指由于外伤、劳损或外感风寒等原因，导致筋膜、肌肉、肌腱和韧带等软组织发生的一种非特异性炎症变化。局部可见疼痛、僵硬、活动受限和软弱无力等。常发生于颈肩、腰背、骶臀部等处。

【辨病要点】

1. 有急慢性疼痛发作或慢性疼痛急性发作史，及感受风寒湿病史。

2. 临床症状常见局部疼痛，肌肉紧张、僵硬、活动受限等。一般晨起或受凉时疼痛加重，活动后和热敷后疼痛减轻。

3. 临床体征常无明显固定压痛，但用手压迫或用手指捏挤受累肌肉时，可出现触痛，部分患者可触及小的痛性“结节”。急性发作时，局部肌肉紧张，有广泛的压痛，活动受限，用普鲁卡因痛点注射后疼痛消失，且用针刺或注射痛点时常有局部抽搐反应。

4. 辅助检查方面，X线片检查无明显异常，实验室检查抗“O”或红细胞沉降率正常或稍高。

【病因病机】

肌筋膜炎通常与外伤、劳累、受凉等相关。急性损伤后，未能及时适当治疗，肌肉筋膜组织逐渐纤维化，瘢痕形成，经络气血运行不畅，不通则痛；或慢性积累损伤，肌肉筋膜组织中产生粘连，迁延而形成慢性的疼痛。久卧湿地，贪凉受冷或劳累后复感寒邪，使肌筋膜中气血循行障碍，可导致肌筋膜炎形成。邪毒感染、风湿病的肌肉变态反应等都可使肌筋膜中气血不通，也可导致肌筋膜炎的发生。

【辨证论治】

坚持内外兼治的治疗思路，以预防为主，防治结合，治愈后要注意防止复发。

1．理筋手法：理筋的目的是减轻疼痛，缓解肌肉痉挛，舒筋活血，疏通经脉，防止产生肌筋膜粘连。主要是在病变部位进行推拿按摩，在压痛点上运用手法，以按揉、搓擦、提捏、叩击、擦法和掌击法为主。每日 1 次，症状减轻后，逐渐减少按摩次数。

2．练功活动：加强局部的功能活动，积极参加体育运动，如体操、太极拳等，以增强局部的肌力与体质。

3．药物治疗

（1）内服药

① 风寒湿阻型：治宜祛风散寒，予羌活胜湿汤、葛根汤等加减。

② 气血凝滞型：治宜行气活血，舒筋活络，方用舒筋活血汤加减。

③ 气血亏虚型：治宜补益气血，舒筋活络，方用八珍汤或当归补血汤加减。

（2）外用药：采用局部外敷、药物熏蒸、药浴等方式。

4．其他疗法　可于疼痛部位循经取穴行针灸治疗，或在局部行拔罐、游走罐治疗；封闭疗法等也有一定的疗效，在痛点以氢化可的松加利多卡因封闭，每周 1 次；小针刀治疗、电疗、磁疗等治疗。

【典型医案】

邓某某，女，48 岁。

初诊：2015 年 10 月 22 日。

主诉：背部紧束，酸胀 3 个月，加重 3 天。

现病史：患者前 3 月无明显诱因出现整个背部紧束、酸胀疼痛，伴有肩部沉重感，自行予以膏药等治疗后效果欠佳。3 天前上述症状再发加重，特来就诊。症见：背部紧束、酸胀疼痛，伴有肩部沉重感，腰部酸胀、活动不利。无下肢无力，无下肢放射痛。纳可，寐差，二便正常。平素怕冷。

体格检查：查体左侧肩胛下区压痛（＋）。舌淡，苔薄白，脉细弱。

辅助检查：红外成像示腰背筋膜炎。风湿全套（－）。

西医诊断：筋膜炎；中医诊断：痹证（阳虚寒阻证）。治以益气散寒、通络止痛，处方：生黄芪 15g，炒白术 15g，防风 10g，炒枣仁 15g，土鳖虫 6g，珍珠母 30g，柴胡 10g，木瓜 15g，伸筋草 15g，生地黄 30g，白芷 10g，全蝎 3g，葛根 15g，川芎 10g，羌活 10g，淫羊藿 10g，泽泻 10g，仙茅 10g。14 剂，水煎，每日 1 剂，分 2 次服。

配合局部冲击波治疗，3 天 1 次，连续 3 次。

局部予小针刀治疗 1 次。

二诊：2015 年 11 月 6 日。

诸症已缓，无特殊不适。

嘱患者避风寒，适当运动。

随访半年，未再复发。

按语：本案患者曾多次因背部及颈项部紧束、酸胀、沉重感前来就诊，询其平素怕冷，触其双手冰冷，夜寐欠佳，为素体阳虚之征象，复感寒湿，致背部、腰部、颈项部等不适、酸胀，遣方用药上予以二仙汤合羌活胜湿汤合九味羌活汤加减，并佐以舒筋通络之品，如木瓜、全蝎、伸筋草。二仙汤属于平补肾阳之剂，其在本方中的作用有二：一为患者素体阳虚，补其肾阳可防其再感寒湿；二是肾阳充足则有利于体内阳气温煦而助除湿散寒，且阳气温通则筋脉、经络瘀阻可通。局部冲击波治疗能缓解疼痛，增强疗效。

仇湘中认为，因小针刀外形似针灸的针，尖端有狭窄的刀刃，可以起到针刺及切割的双重功效，通过激发经气、疏通气血，达到止痛的作用。小针刀可直接松解病灶局部组织的粘连，解除肌肉痉挛，从而缓解神经、血管的压迫，进而发挥止痛的作用。（蒋盛昶、薛凡整理）

四、带状疱疹

带状疱疹是由水痘带状疱疹病毒引起的急性炎症性皮肤病，可发生任何部位，多见于腰部，常沿一定的神经部位分布，中医称为“缠腰火龙”“缠腰火丹”，民间俗称“蛇丹”“蜘蛛疮”。本病多由于情志内伤，致肝气郁结，郁而化火，肝经火甚而致；或因脾失健运，蕴湿化热，温热搏结，并感毒邪而成。

【辨病要点】

1. 发病特点：本病可发生于任何年龄，但以中老年人为多见，多发于春、秋季节。发病率随年龄增大而显著上升。多数患者愈后很少复发。

2. 临床表现：皮疹出现前常有轻重不同的前驱症状，如发热、倦怠、食欲不振等，局部皮肤知觉过敏、灼热、针刺样疼痛等症。以后皮肤出现红斑、水疱，簇集成群，互不融合排列成带状。常沿一定的外围神经部位分布、好发于单侧，亦偶有对称者。可有附近淋巴结肿大。最后水疱干燥、结痂、脱落，遗留暂时性色素沉着斑。病情严重者有的水疱内容物为血性，或发生坏死，愈后遗留瘢痕。部分患者皮疹消退后，局部遗留神经疼痛，经久不能消失。

3. 辅助检查：行疱疹皮屑刮片涂片可发现多核巨细胞及核内包涵体；疱液或患者脑脊液标本可分离出水痘 - 带状疱疹病毒；患者血清抗体检测亦可以帮助诊断。

【辨证论治】

1. 肝经郁热证

（1）主症：局部皮损鲜红，疱壁紧张，灼热刺痛。自觉口苦咽干、口渴，烦躁易怒，食欲不佳。小便赤，大便干或不爽。舌质红，舌苔薄黄或黄厚，脉弦滑微数。

（2）治法：清泻肝火，解毒止痛。

（3）处方：龙胆泻肝汤加减。组成：龙胆草（酒炒）6g，黄芩（酒炒）9g，山栀子（酒炒）9g，泽泻 12g，木通 9g，车前子 9g，当归（酒炒）8g，生地黄 20g，柴胡 10g，生甘草 6g。

2. 脾虚湿蕴证

（1）主症：皮损颜色较淡，疱壁松弛，疼痛略轻，口不渴或渴而不欲饮，不思饮食，食后腹胀，大便时溏，女性患者常见白带多。舌质淡体胖，舌苔白厚或白腻，脉沉缓或滑。

（2）治法：健脾利湿，清热解毒。

（3）处方：除湿胃苓汤加减。组成：防风、苍术、白术、赤茯苓、陈皮、厚朴、猪苓、山栀、木通、泽泻、滑石各10g，甘草、薄桂各3g。

3．气滞血瘀证

（1）主症：皮疹大部分消退，但疼痛不止或隐痛绵绵，坐卧不安，夜寐不宁。舌质紫暗，苔白，脉弦细或涩。

（2）治法：活血化瘀，行气止痛，清解余毒。

（3）处方：柴胡疏肝散合桃红四物汤加减。组成：陈皮（醋炒）10g，柴胡10g，川芎10g，香附6g，枳壳（麸炒）10g，芍药15g，桃仁10g，红花10g，当归10g，党参10g，甘草5g。

【典型医案】

莫某某，女，61岁。

初诊：2017年9月27日。

主诉：左侧肩颈疼痛7天。

现病史：诉近1周来左侧颈肩部疼痛明显并呈逐渐加重趋势，痛不可触而前来就诊。

体格检查：左肩局部皮肤微红，无明显疱疹，左侧下颌部淋巴结稍大。舌红苔薄黄，脉弦数。

辅助检查：颈部X线片见颈椎退行性变，颈椎曲度变直；红外热像见左侧颈肩部温度增高，热区较对侧变大；血常规检查结果：白细胞8.9×10^9/L，C反应蛋白6.2mg/L。

西医诊断：带状疱疹；中医诊断：带状疱疹（湿热证）。治以清热利湿、解毒止痛，龙胆泻肝汤合荆防败毒散加减：党参15g，珍珠母（先煎）30g，大青叶15g，牛蒡子10g，淡竹叶10g，黄芩10g，生地黄30g，白芷10g，车前子10g，荆芥10g，防风10g，柴胡10g，全蝎4g，龙胆草10g，甘草5g。14剂，水煎，每日1剂，分2次服。

配合抗病毒药物伐昔洛韦口服，局部予青黛散外敷。

二诊：2017年10月10日。

诉肩颈部疼痛减轻，可见部分疱疹已结痂。

查：舌淡红苔薄黄，脉弦数。

处方：党参15g，珍珠母30g，大青叶15g，牛蒡子10g，淡竹叶10g，黄芩10g，生地黄30g，白芷10g，车前子10g，荆芥10g，防风10g，柴胡10g，全蝎4g，龙胆草10g，黄柏10g，苍术10g，延胡索12g，甘草5g。14剂，水煎，每日1剂，分2次服。

随访半年，病情稳定，疼痛未再发作。

按语：患者是因左肩部近肩胛冈中点附近疼痛前来就诊，仇湘中查体见患者颈椎棘突间及棘突旁无明显压痛，叩顶试验、分离试验（－），椎间孔挤压试验（－），臂丛神经牵拉试验（－），霍夫曼征（－）。仔细询问患者疼痛性质，患者诉左肩部烧灼刺痛，且多为表皮痛，细观患者左肩局部皮肤，发现局部微红，无明显疱疹，再查患者左侧下颌部淋巴结稍大，故排除骨科方面疾病，考虑为带状疱疹。带状疱疹前期局部多表现为皮肤潮红，之后才会出现疱疹。本案以龙胆泻肝汤合荆防败毒散加减治疗，起到清热利湿、解毒止痛的功效。由此可见，患者表现为局部疼痛不一定为专科疾病，诊疗思路应当开阔，不应局限化，否则极易引起误诊、漏诊。（薛凡整理）

第五章

手 法 治 疗

中医传统正骨技术是通过各种推拿手法施术于患者受损部位，使患者的骨、筋、皮、肉、气血等受病组织恢复正常的解剖位置，使疾病得以康复，临床应用广泛。

仇湘中十分注重手法治疗研究，带领弟子们从人体脊柱生物力学角度出发，对河南开封民间戎氏整脊手法进行整理、规范，制定了以辨证的思维对各种人体疾病与脊柱的关系进行科学的认识，并加以正确的判断。对人体的颈椎、胸椎、腰椎、骶椎、尾椎及骶髂部位的各种错位体征及临床症状详加辨证，掌握病情施以救治，根据不同的椎体，不同的错位方式，施以不同的脊椎矫正手法，并指导其在临床上应用，取得良好的临床效果。

第一节　分步骤定位诊断

1．问诊定位诊断。询问患者病情，根据其疼痛、麻木症状的位置，分析脊神经根损害部位，初步判断发病的脊椎或关节。①肢体有麻木、疼痛的，与周围神经分布有关。②有内脏、器官病症的，与交感神经节段有关，例如室上性心动过速，颈上交感节段所在的颈椎节段是 C_1～C_3。③有脊柱局部症状的，还应检查所支配肌肉及韧带附着点是否劳损。

2．触诊、体格检查定位诊断。进行脊椎检查，重点检查横突、棘突及关节突是否偏歪，椎旁压痛，包括病理阳性反应物如硬结、摩擦音、弹响音、肌萎缩或代偿性肥大等。①横突、关节突触诊法：术者用双手手拇为主、食指为辅，置于患者颈椎横突后方与关节突处先从乳突尖然后向下，上下、左右滑动对比，触摸关节突有无隆起和横突左右是否对称。异常表现为硬结、肌痉挛的索状物、摩擦音等，若有即为小关节错位体征，若无则为先天性畸形。②棘突触诊法：用于下位颈椎及胸椎的检查。术者右手食、中、无名三指并拢，中指置于棘突正上方，其余二指置于两旁作上下滑动对比。③异常点触诊法：术者用拇指在患椎棘突旁、横突、关节突上下揉按触摩，并检查与患椎相连的肌肉远端附着点有无摩擦音、压痛和硬结。若有，即为劳损点或损伤的反应物。

3．透视定位诊断。观察各椎间、脊柱轴线，椎体位置关系的变化。常出现的仰位、倾位、仰旋、倾旋和侧旋等改变。观察各椎体变性、增生，韧带钙化的部位、程度等。有椎间盘突出者可行 CT、MRI 检查。观察椎间关节有无炎症，骨质疏松及钙化部位，为治疗提供参考。

不宜行治脊疗法治疗的情形有：脊柱肿瘤、结核、骨折、脱位，局部有化脓病灶，有出血倾向及各种危重患者。

第二节　手法操作流程

一、颈椎相关疾病复位手法

（一）枕寰、寰枢关节复位法

1．卧位操作方法：患者仰卧、低枕，术者一手托其下颌，另一手托枕部，将其头作上仰，侧转，缓慢摇动，将头转成极限时轻巧“闪动力”，多可听到关节复位时弹响声（彩图 5-1）。

2．坐位操作方法：患者端坐，术者站立于其后，双手前臂分别轻置于患者两肩上，其中一手掌托其下颌，手指紧贴其面颊，另一手托枕部，将其头作上仰再慢慢侧转，托下颌的手将患者头转成较大幅度时，稍向患者的后上方加有限的“闪动力”（彩图 5-2）。

3．坐位旋转复位法

操作方法：患者坐于矮凳上，背靠于术者身上。

术者摸准其患椎棘突，椎棘突向右偏歪为例，以左手拇指轻轻扶按于颈椎棘突的右侧缘，令患者低头至椎棘突稍向上将皮肤顶起，使该处的皮肤被拉紧，头的前弯就以此为度。保持此角度不变，将患者头稍向左摆，并将面旋向右。

术者稍弯腰，用胸部轻轻压住患者头部，使其保持此角度，屈右前臂，用肘弯勾托于患者下颌，前臂及手部配合胸部将患者头颈部抱住，并稍向上提拉，带动患头在此角度向右旋转，至最大限度时，双手协同配合，右手带着患头继续向右稍作超限度旋转，左手拇指同时将颈椎棘突向左侧推顶。

复位完全与否，必须将患头恢复回正常的中立位，重新进行触诊检查，若尚未完全复位，则可重新进行复位操作（彩图 5-3）。

（二）椎后关节旋转式错位复位法

操作方法：患者侧卧、平枕、低头位，前屈，下段颈椎，前屈大于 30°，术者一手轻拿后颈，拇指按于错位横突隆起处下方作为“定点”，另手托其面颊部作为“动点”，以枕部作支点，将头转动，当摇至最大角度时，托面颊之手“闪动力”，“定点”的拇指同时加力按压，使关节在动中因“定点”有压力而复位，可重复 2～3 次（彩图 5-4）。

（三）钩椎关节旋转式错位复位法

患者仰卧位，术者立于床头，一手拿住其后颈并以拇指按住患椎横突侧向隆起处，另手托其下颌并用前臂贴其面颊部，两手合作将患者头先牵引并渐屈向健侧后屈向患侧，当向患侧搬至最大角度时，拇指“定点”不放松，与“动点”手同时作一搬、按、牵联合“闪动力”，术者拇指可触到复位关节的弹跳感，多可成功（彩图 5-5）。

（四）C_2～C_4 后关节滑膜嵌顿并错位复位法

操作方法：患者健侧卧位，术者双拇指弹拨使滑膜嵌顿的肌肉松解。揉捏颈肌放松后，术者一手拇指定于患椎关节隆起之下方，另一手扶其头顶或额部，先将头搬向健侧前外侧 45° 方位，后斜向后外侧 45° 方位，如此斜向搬动按压关节面（彩图 5-6）。

（五）俯卧交叉冲压法

针对颈胸交界处前后滑脱式或合并左右旋转式错位，也常用于胸椎错位。

操作方法：（本手法应力求精准，以免造成新的伤害。）

以 T_7 棘突偏左、T_1 棘突偏右为例。患者俯卧于软枕上，头面转向左侧，术者立于床头，右手掌根部按于 T_7 棘突左方，左手掌根部按于 T_1～T_3 棘突右方，双手同时用一冲击压力下按，由于术者左右手作用力方向不同，对错位椎体棘突有旋转推压作用，能使后突和旋转错位关节达到推正的目的（彩图 5-7）。

（六）俯卧高垫胸搬按法

针对颈胸交界处或 T_1～T_2 左右旋转式错位。

操作方法：患者俯卧，头颈伸出床头之外并前屈，胸下垫枕。术者坐于床头之前，面对患者头部。以 T_1 棘突左偏为例，术者左手扶托患者头部，将其面向左转，右手拇指按于 T_1 棘突左侧。当术者左手把患者头向左搬的同时，右拇指将患椎棘突向右推。此方法可重复 2～3 次。

（七）颈椎前后滑脱式错位复位法

操作方法：患者仰卧、平枕，术者用拇食二指夹持其向后突起的棘突两旁椎板处作"定点"，另一手托其下颌，将其头作前屈后仰活动，当仰头时，"定点"之手稍加力向前推动，使之在运动中推正。有滑脱错位者，推正时双手加力将头向上牵引，复位效果更好。

（八）颈椎前后滑脱式错位牵引抖动复位法

操作方法：患者仰卧、平枕，术者一手托其下颌，另一手托枕部向头顶方向牵引。在牵引的同时，术者双手托其头部作上下抖动。边牵引边抖动，最后把患者从仰卧位向上牵抖至坐位。

（九）牵引正骨

适用于多种关节错位：颈椎椎间盘突出、椎间盘变性并发椎体滑脱式错位、颈椎倾位仰位式错位和混合式错位。

操作方法：患者坐于牵引椅上，套上牵引颈托并固定好，头向前倾 15°。牵引重量：女性多以 10～15kg，牵引 10～20 分钟；男性以 20～30kg，20～25 分钟。

1. 推正法：用于前后滑脱式错位者，及左右旋转式错位者。术者双拇指按于其后突的棘突两旁，或两拇指分别置于左、右偏向不同的 2 个棘突旁，向前推动时双拇指加力推正之。

2. 摇正法：用于中、下段颈椎左右旋转式错位者。亦可转动头部达一定角度，作"闪动力"使其复正。

3．搬按法：适用于侧弯侧摆式错位型。术者一手虎口扶于患者错位颈椎旁隆起处作一“定点”，另一手握患者对侧手腕，徐徐用力向下推使患者头部侧屈约 20°，然后轻轻还原。重复上述动作 2～3 次。

二、胸椎相关疾病复位手法

由于胸廓是笼状结构，胸椎小关节紊乱常常是由于外伤劳损、风寒湿邪致软组织炎症、粘连及体位不良等导致。胸段脊神经及脊柱前方之交感神经链分布范围广泛，其包括躯干，而且包含大部分胸腹腔脏器，胸椎不同节段病变可造成呼吸、消化、循环等多系统、多脏器的复杂病变，容易给临床增加治疗上的难度。

（一）俯卧推按法

体位：患者俯卧位，两臂平放于身体两侧，全身肌肉放松。

手法：①医者双掌重叠，掌根置于胸椎棘突上，与皮肤成 60° 角，先令患者吸气，然后屏住气，医者趁机短促用力，顿挫地向前下方推按，并沿脊柱有节奏地自上而下，或自下而上地边推按边移动手掌。对偏歪错位之椎体则应作重点按压。②掌根与皮肤成 60° 角时推按较 90° 垂直下压复位效果要好，因胸椎后关节之关节面呈冠状面，前后重叠排列，且棘突向尾端倾斜互呈叠瓦状覆盖，若垂直下压，反使错位之胸椎小关节面互相紧贴，不利于复位成功。③如有牵引床或助手协助，使椎体关节处于拉伸展开状态，则复位效果更好。

（二）握拳垫压法

体位：患者仰卧，双手交叉用力抱住双肩或上臂。

手法：医者立于患者一侧，手握空拳，掌心向上，垫于患者背后需复位之椎体棘突之下；前胸顶住患者肘部，另一手抱握住患者对侧肩部，上身前倾，将体重通过前胸及上肢压于患者肘臂之上。令患者深吸一口气，然后憋住气，医者通过患者肘臂用力向下弹压，并与垫于患者背部之手，形成双手瞬间对冲复位力量，此时即可闻及复位响声，手下亦有椎体复位之滑动感。令患者双手用力抱肩，是为了形成一个杠杆整体，便于力之有效传导，以达到椎体。此法复位效果确实可靠，成功率高。无论对于何种类型、何种方向的移位均有效。

（三）坐位旋肩法

体位：患者坐于凳子，医者站于患者前面，两腿夹住患者双膝，以固定患者骨盆。

手法：医者两手掌分别置于患者两肩之前方及后方，所需复位之患椎，由低头弯腰的角度来定点，患者采取自然呼吸，然后，医者双手协调一致地顺时针方向转动患者肩部，待身体旋转达最大限度时，再用力瞬间顿挫扳旋一下，即可听到错位关节复位声响，同样手法再反方向扳推一下，手法即告成功。

（四）膝顶法

体位：患者取坐位。背向医者。

手法：医者立于患者身后，双手分别穿过患者两腋下，手掌钩抱于两肩前，患者双手十指交叉于颈后，上身后仰 60°。医者右膝顶住患椎棘突，令患者深吸气后屏住气，医者两手将患者双肩及胸廓向后上方呈 60º 提拉，同时右膝稍用力向前方顶压，常可闻及弹响，复位成功（彩图 5-8）。

三、腰椎相关复位手法

腰椎旋转复位法是利用躯体的杠杆作用，使腰椎旋转及屈曲，充分发挥腰椎旋转力的作用，使松弛的韧带紧张，给突出的髓核一种挤压力，并使髓核恢复高度，髓核所在的腔隙加大，压力减低，突出部分可完全或部分吸回，突出物对神经根的压迫得到解除，解除突出物与神经根的压迫关系，消除症状，达到治疗腰椎间盘突出症的目的。

（一）旋转提拉复位手法

患者端坐方凳上，放松身体。医者坐在身后，首先确定病变的椎体，以向右侧突出为例，右手自患者右腋下伸出，绕过患者颈部将右手掌扶住左肩部。助手面对患者站立，两腿紧紧夹住患者右腿。医者左手拇指扣住病变椎间隙的棘突右侧，然后术者右手拉患者的肩部，使身体前屈 60°，并继续侧弯，尽量大于 45°，在最大侧弯位，医者用右上肢使患者躯干向后内侧旋转，并施加一个提拉的力。同时左手拇指顺向左上顶推棘突，即可觉察指下棘突轻微错动，在出现复位声响之后，用手掌放松肌肉。

（二）搬腿复位手法

患者俯卧，两腿稍分开，医者用双拇指确定病变的椎间隙，以向右侧突出为例，医者站在患者右侧，面对侧方，左臂从右大腿下面伸进，将右腿抱过膝、髋以患椎为支点旋转大腿，右手拇指借大腿摇转牵引力，顶压病变部位的棘突，其他方法同坐位旋转复位法。

旋转复位治疗后，患者一般应立即卧床休息 4～6 个小时，持续 3～5 日，起床时需佩戴腰围，保护腰部，限制腰椎的活动幅度。3 日后即可进行腰背肌锻炼，如果症状明显减轻，两周后即可逐渐开始恢复日常生活。

（三）摇腿复位法

适用于全部腰椎综合征者，是腰椎后关节左右旋转式错位的常规手法。尤其适用于老年人。

操作方法：患者俯卧治疗床上，助手双手分开抓住患者双足部，将患者双小腿抬起，膝关节以上平置床，嘱其腰腿部放松，同时将其双足向左右方向成八字形往返摆动，此时术者根据患椎错位方向上右掌根部按压，左手同时做腰部掌推揉法，2 人动作要协调，用力相一致。此法常配合其他正骨法进行复位。

（四）侧卧斜扳法

适用于左右旋转式腰椎后关节错位者，其余错位类型作复位辅助手法。

操作方法：左侧为患侧，先右侧卧位，右下肢伸直，左下肢屈髋屈膝，放于右大腿内侧上，右手放于枕上，左手屈肘放于身旁，头略后仰。术者面对患者立于床边，左手伸直抓扶患者左肩锁骨部，右手拇指按于患者患椎棘突处，右肘稍屈按压于其左臀部，嘱其全身放松，术者左手将其肩推向后固定，右肘用力将其臀部向前搬按至最大角度，术者紧收右肘，加上身按压的闪动力，常可听到腰后关节弹响声或在右拇指触及其后关节还纳时的弹跳感。患者再转左侧卧，重复上述手法（彩图 5-9）。

（五）俯卧按腰搬腿法

适用于旋转并反张（后突）的腰后关节错位、腰椎间盘突出症。

操作方法：以 L_4 棘突偏左后突为例，患者俯卧，双下肢伸直，术者立其左侧，左手掌按于 L_4 后突的棘突旁，右手将患者右膝及大腿托起后伸，并渐搬向左后方往返 2～4 次，待其适应，腰部放松后，将其右下肢搬至左后方最大角度时，左掌加大按压力，右前臂加闪动力将其右下肢再加大而有限制地搬动一下，复位动作完成。

（六）牵抖复位法

适用于前后滑脱式错位、倾位仰位式错位及腰椎间盘突出症。

操作方法：患者俯卧于治疗床上，双手扶抓于床沿上；一名助手双手紧握患者踝部。术者右手掌根按于其后突的棘突下方作定点，左手重叠按于右手掌背上。嘱患者腰肌放松，助手将其下肢牵拉并上下抖动，2 人同时发出爆发力，术者双手向前上方冲压，第一助手向下用力牵引抖动。先做健侧，后做患侧。手法完成后，再将患者双下肢比较其长短之差是否改善或已正常。

（七）分压复位法

适用于腰椎前滑脱或倾位仰位错位者。

操作方法：患者俯卧，于腰椎棘突凹陷处的腹部垫一个 5～10cm 高的稍硬枕头，双手扶抓于床沿上，助手立于患者足部床边，双手紧握患者踝部。术者两手交叉掌根分置于凹陷棘突之上方和下方稍隆起的棘突上，嘱患者腰肌放松，助手将其下肢牵拉并上下抖动 1～2 次，2 人同时发出爆发力。助手下方向拉，而术者两手同时向下按压，由于交叉后，其力量方向相反，与垫枕上顶作用，可间接地迫使前凹的椎关节向上还纳复位。

（八）搬腿侧摆法

适用于腰椎侧弯侧摆式错位。

操作方法：患者俯卧，术者及助手站于患侧，术者双手掌叠按，置于侧摆的椎体棘突，助手两手托扶患者双侧小腿，先搬向健侧摇松错位关节，再将患者小腿搬向患侧，当搬至最大角度时，术者双手用闪动力向前下方推，而助手同时把患者小腿往患侧搬，可闻弹响声。

（九）侧卧推髋法

适用于腰椎侧弯侧摆式错位。

操作方法：患者健侧卧位。如患者左侧卧位，左下肢伸直，右小腿屈曲，右足背钩在左小腿上，右手置胸前，术者面向患者而立，左手掌置于右臀部，往左上方斜向用力把臀向上推，右掌根压在患者的棘突上。当术者把患者右髋上推而带动腰椎往左侧移动时，右掌根即向下压偏歪之腰椎棘突，可感觉腰椎向健侧移动或弹响声。

第三节 骨病针法

仇湘中重视骨病针法的传承，他带领弟子们研究民间戎氏骨病针法，指出在针灸的过程最重要的是辨别疾病所在的经络，然后根据经络选穴位，同时针灸的应用不仅是穴位找得准确，穴位也要尽量的少而精。《史记·扁鹊仓公列传》记载，在春秋战国时期扁鹊治疗虢国太子的尸厥，选取的穴位是百会穴，一针便起死回生。华佗治疗曹操头风“若当针，不过一两处”便能缓解许多医家不能解决的病症。《针灸甲乙经》的作者皇甫谧，用腕针治疗中风拘挛，往往一针就见效。

针灸骨病常用的穴位有合谷、后溪、鱼际、中渚、昆仑、太溪、阳陵泉、太冲、行间、束骨、三间、内庭、大杼、悬钟等。

1. 合谷（Hégǔ） 大肠经原穴

【定位】在手背，第 1、2 掌骨间，当第 2 掌骨桡侧的中点处。简便取穴法：以一手拇指指间关节横纹，放在另一手拇、食指之间的指蹼缘上，当拇指尖下是穴。

【主治】①头痛、目赤肿痛、齿痛、鼻衄、口眼歪斜、耳聋等头面五官诸疾；②发热恶寒等外感病证，热病无汗或多汗；③经闭、滞产等妇产科病症。

【操作】直刺 0.5～1 寸，针刺时手呈半握拳状。孕妇不宜针。

【文献摘录】

《针灸甲乙经》：“痱痿臂腕不用，唇吻不收；聋，耳中不通；齿龋痛；喉痹；瘖不能言；[illegible]疟；狂易。”

《针灸大成》：“伤寒大渴，脉浮在表发热恶寒，头痛脊强，无汗，寒热疟，鼻衄不止，热病汗不出，目视不明，生白翳，下齿龋耳聋，面肿，唇口不收，瘖不能言，口噤不开，偏风，风疹，痂疥，偏正头痛，腰脊内引痛，小儿单乳蛾。”

2. 手三里（Shǒusānlǐ） 大肠经

【定位】在阳溪穴与曲池穴连线上，肘横纹下 2 寸处。

【主治】①手臂无力、上肢不遂等上肢病证；②腹痛，腹泻；③齿痛，颊肿。

【操作】直刺 0.8～1.2 寸。

【文献摘录】

《针灸甲乙经》：“肠腹时寒，腰痛不得卧。”

《铜人腧穴针灸图经》：“手臂不仁，肘挛不伸，瘰疬。”

《针灸大成》：“霍乱遗矢，失音气，齿痛，颊颔肿，瘰疬，手臂不仁，肘挛不伸，中风口噼，手足不随。”

3. 阴陵泉（Yīnlíngquán） 脾经合穴

【定位】胫骨内侧髁下方凹陷处。

【主治】①腹胀、腹泻、水肿、黄疸、小便不利等脾不运化水湿病证；②膝痛。

【操作】直刺 1～2 寸。

4. 后溪（Hòuxī） 小肠经输穴；八脉交会穴（通于督脉）

【定位】微握拳，第5指掌关节后尺侧的远侧掌横纹头赤白肉际。

【主治】①头项强痛、腰背痛、手指及肘臂挛痛等痛证；②耳聋，目赤；③癫狂痫；④疟疾。

【操作】直刺0.5～1寸。治手指挛痛可透刺合谷穴。

现代常用于治疗急性腰扭伤、落枕、耳聋、精神分裂症、癔症、角膜炎等。

5. 太溪（Tàixī） 肾经输穴；原穴

【定位】内踝高点与跟腱后缘连线的中点凹陷处。

【主治】①头痛、目眩、失眠、健忘、遗精、阳痿等肾虚证；②咽喉肿痛、齿痛、耳鸣、耳聋等阴虚性五官病证；③咳嗽、气喘、咯血、胸痛等肺部疾患；④消渴，小便频数，便秘；⑤月经不调；⑥腰脊痛，下肢厥冷。

【操作】直刺0.5～0.8寸。

【文献摘录】

《针灸甲乙经》："热病烦心，足寒清，多汗。"

《大成》："主久疟咳逆，心痛如锥刺，心脉沉，手足寒至节。"

6. 环跳（Huántiào） 足少阳、太阳经交会穴

【定位】侧卧屈股，当股骨大转子高点与骶管裂孔连线的外1/3与内2/3交界处。

【主治】①腰胯疼痛、下肢痿痹、半身不遂等腰腿疾患；②风疹。

【操作】直刺2～3寸。

【文献摘录】

《针灸甲乙经》："腰胁相引痛急，髀筋瘈，胫痛不可屈伸，痹不仁，环跳主之。"

《铜人腧穴针灸图经》："治冷风湿痹，风疹，偏风半身不遂，腰胯痛不得转侧。"

《席弘赋》："冷风冷痹疾难愈，环跳腰间针与烧。"

7. 阳陵泉（Yánglíngquán） 合穴；胆之下合穴；八会穴之筋会

【定位】腓骨小头前下方凹陷中。

【主治】①黄疸、胁痛、口苦、呕吐、吞酸等肝胆犯胃病证；②膝肿痛、下肢痿痹及麻木等下肢、膝关节疾患；③小儿惊风；④肩周炎；⑤落枕。

【操作】直刺1～1.5寸。

【文献摘录】

《针灸甲乙经》："胁下支满，呕吐逆，阳陵泉主之。"

《铜人腧穴针灸图经》："治膝伸不得屈，冷痹脚不仁，偏风半身不遂，脚冷无血色。"

8. 悬钟（Xuánzhōng） 胆经八会穴之髓会

【定位】外踝高点上3寸，腓骨前缘。

【主治】①痴呆、中风等髓海不足疾患；②颈项强痛，胸胁满痛，下肢痿痹。

【操作】直刺0.5～0.8寸。

9. 行间（Xíngjiān） 肝经荥穴

【定位】足背，当第1、2趾间的趾蹼缘上方纹头处。

【主治】①中风、癫痫、头痛、目眩、目赤肿痛、青盲、口歪等肝经风热所致的头目病证；②月经不调、痛经、闭经、崩漏、带下等妇科经带病证；③阴中痛、疝气；④遗

尿、癃闭、五淋等泌尿系病证；⑤胸胁满痛。

【操作】直刺 0.5～0.8 寸。

【文献摘录】

《针灸甲乙经》："癫疾，短气呕血，胸背痛""善惊，悲不乐，厥，腿足下热，面尽热，渴""溺难，痛，白浊，卒疝，少腹肿，咳热呕吐，卒阴跳，腰痛不可以俯仰""月事不利"。

10．太冲（Tàichōng） 肝经输穴，原穴

【定位】足背，第 1、2 跖骨结合部之前凹陷中。

【主治】①中风、癫狂痫、小儿惊风、头痛、眩晕、耳鸣、目赤肿痛、口歪、咽痛等肝经风热病证；②月经不调、痛经、经闭、崩漏、带下等妇科经带病证；③黄疸、胁痛、腹胀、呕逆等肝胃病证；④癃闭，遗尿；⑤下肢痿痹、足跗肿痛。

【操作】直刺 0.5～0.8 寸。

11．昆仑（Kūnlún） 膀胱经经穴

【定位】外踝尖与跟腱之间的凹陷处。

【主治】①后头痛、项强、腰骶疼痛、足踝肿痛等痛证；②癫痫；③滞产。

【操作】直刺 0.5～0.8 寸。孕妇禁用，经期慎用。

12．申脉（Shēnmài） 膀胱经，八脉交会穴（通于阳跷脉）

【定位】外踝直下方凹陷中。

【主治】①头痛，眩晕；②癫狂痫证、失眠等神志疾患；③腰腿酸痛。

【操作】直刺 0.3～0.5 寸。

【文献摘录】

《针灸甲乙经》："腰痛不能举足，少坐，若下车踬地，胫中矫矫（一作'熇熇'）然。"

《针灸聚英》："洁古曰：痫病昼发，灸阳跷。"

13．内庭（Nèitíng） 胃经荥穴

【定位】足背第 2、3 趾间缝纹端。

【主治】①齿痛、咽喉肿痛、鼻衄等五官热性病证；②热病；③吐酸、腹泻、痢疾、便秘等肠胃病证；④足背肿痛，跖趾关节痛。

【操作】直刺或斜刺 0.5～0.8 寸。

14．三间（Sānjiān） 大肠经输穴

【定位】微握拳，在食指桡侧，第 2 掌指关节后凹陷处，即赤白肉际处。

【主治】①齿痛、咽喉肿痛；②腹胀，肠鸣；③嗜睡；④手指肿痛，肩周炎。

【操作】直刺 0.3～0.5 寸。

【文献摘录】

《针灸甲乙经》："痞疟；寒热，唇口干，喘息，目急痛，善惊；多卧善睡，胸满肠鸣；三间主之。"

《备急千金要方》："气热身热，喘；目急痛；口热口干，口中烂；吐舌戾颊；头热，鼻鼽衄；凡灸疟，从手臂发者，于未发前予灸三间。"

15．鱼际（Yújì） 肺经荥穴

【定位】位于手外侧，第 1 掌骨桡侧中点赤白肉际处。

【主治】①咽干、咽喉肿痛，失音；②咳嗽，咯血；③小儿疳积；④多汗症，鼻出血，乳腺炎，手指肿痛。

【操作】直刺 0.5～0.8 寸。

【文献摘录】

《灵枢·本输》："溜于鱼际。"

《针灸甲乙经》："在手大指本节后内侧散脉中。"

16. 中渚（Zhōngzhǔ） 三焦经输穴

【定位】在手背部，当第 4 掌指关节的后方，第 4、5 掌骨间凹陷处。

【主治】①头痛、目赤、耳鸣、耳聋、喉痹等头面五官疾患；②肩、背、肘、臂疼痛麻木，手指不能屈伸；③热病；④疟疾。

现代常用于治疗头痛、神经性耳聋、梅尼埃综合征、眶上神经痛、肩周炎、急慢性腰痛等。

【操作】直刺 0.3～0.5 寸。

【文献摘录】

《针灸甲乙经》："狂，互引头痛，耳鸣，目痛，中渚主之；嗌外肿，肘臂痛，手上类类也，五指瘈不可屈伸，头眩，颔，额颅痛，中渚主之。"

《外台秘要》："主热病汗不出，头痛，耳鸣，目痛寒热，嗌外肿。"

17. 束骨（Shùgǔ） 膀胱经输穴

【定位】第 5 跖趾关节后方，赤白肉际处。

【主治】①头痛、项痛、目眩等头部疾患；②腰腿痛；③癫狂。

【操作】直刺 0.3～0.5 寸。

【配伍】

配风池、百会、印堂、太冲主治头痛；

配风池、天柱、后溪主治项强；

配大肠俞、腰阳关、委中、昆仑主治腰腿痛。

18. 大杼（Dà zhù） 膀胱经，八会穴之骨会

【定位】第 1 胸椎棘突下，旁开 1.5 寸。

【主治】①咳嗽；②项强，肩背痛。

【操作】斜刺 0.5～0.8 寸。本经背部诸穴，不宜深刺，以免伤及内部重要脏器。

【文献摘录】

《针灸甲乙经》卷七："主颈项痛不可俯仰。"

《针灸大成》卷六："主膝痛不可屈伸。"

第四节 典型病案

病案 1：

曾某某，女，65 岁。

初诊：2018 年 08 月 23 日。

主诉：反复腰部疼痛 10 年，加重 1 周 。

现病史：患者自述10年前无明显诱因出现腰部疼痛，曾多次住院治疗，诊断为“腰椎间盘突出症”，对症治疗后病情好转，但仍反复发作。1周前患者劳累后腰部疼痛加重，伴全身多处关节疼痛。前来求治，现患者腰部疼痛剧烈，活动受限，转侧屈伸不能，弯腰及翻身时疼痛加重，无放射痛。

既往史：既往体健，无高血压、糖尿病、冠心病等病史，无肺结核、肝炎等传染病史；无外伤、手术、输血、中毒史；预防接种史不详；无食物过敏史；有曲马多药物过敏史。

体格检查：腰部平直，双侧腰椎棘突旁压痛（＋）、叩击痛（＋），双直腿抬高试验70°（－），双侧加强试验（－），双侧“4”字试验（－）；双下肢肌力正常。双下肢膝腱放射正常，双下肢皮肤感觉、血运正常。舌质红，苔少，脉弦细。

辅助检查：MRI平扫：①腰椎退行性变，L_3/L_4、L_4/L_5椎间盘变性膨出；②腰背部筋膜炎。胸部＋腰椎正侧位片：①胸部摄片未见明显异常；②腰椎退行性变，小关节紊乱。

西医诊断：腰椎间盘源性腰痛；中医诊断：腰痛病，肝肾亏虚。治以调肝通络，活血补阳。

治疗：

1. 在右下肢太冲穴与行间穴之间寻找到一处条索状的压痛点，按压后患者疼痛难忍。嘱咐患者咳嗽，毫针快速刺入。

2. 在右手后溪穴寻找到一处条索状的压痛点，嘱咐患者咳嗽，毫针快速刺入。

3. 嘱患者活动腰部。5分钟后捻针，采用泻法。反复操作20分钟左右。

4. 待疼痛缓解采用旋转提拉法进行手法复位。

操作方法：患者端坐无靠背的凳上，暴露腰部，双腿分开，屈膝约成直角，踏稳勿移动。术者坐于患者之后。现以L_4棘突向左偏歪为例，一助手站于患者右前方，用双腿夹住患者右膝，双手压患者右侧大腿近髋部处，以固定患者骨盆，保持下半身稳定。术者摸准L_4棘突，以右手拇指轻轻扶按于该棘突左缘，左手从患者左腋下穿过，再从上方越过左肩及颈后，反搭于右颈肩之后（注意不要搭在颈上，以免操作过程中损伤颈椎），并以此手控制患者上身前弯角度，位置低者前弯角度就需稍大；患者个子矮者，前弯角度稍小，高者前弯角度就需较大；患者腰较硬者其前弯角度较小，腰较软者前弯就需较大。保持此前弯角度，带动患者上身向左侧转，随着上身的左转，可见到脊柱沟被扭曲，当扭曲交点达患椎处时，也即扭转力已达患椎，使患椎处于一种失稳状态，此时，术者可施“寸劲”之力，带患者上身继续向左作超限侧转，并使其上身向左旋，右手拇指同时向右侧外上方向推顶患椎棘突。通过双手协同瞬间用力，直接、间接地将双手之力从不同方向作用于患椎，即可将已经失稳的患椎推动，使其复位。

5. 嘱患者卧床休息，制动，避风寒。

二诊：2018年08月23日。

诉腰部疼痛明显好转，纳食可，夜寐安。继续采用针灸配合侧卧斜扳法。

三诊：2018年08月24日。

诉腰部疼痛基本消失。

按语：患者年过六旬，气血不足，肝肾亏虚，不能濡养腰府，则出现腰部疼痛，气血不足，无力行于脉中，易于血瘀，则疼痛固定，遇寒加重。舌质淡，苔白腻为寒湿凝结，“肝虚损，筋缓不能自收持”。《石室秘录》曰：“诸痛治肝也。”“疏其血气，令其调达，而致和平。”通过“通络止痛”的治疗，使人体达到气血平和、阴阳平衡，从而使筋骨强盛。《灵枢》“肝主厥阴之脉……是动则腰痛不可以仰俯”，厥阴肝经之支脉、别络，和太阳少阳之脉，同结于腰踝下中篌、下篌之间，经气不利则腰痛不可以俯仰；仇湘中根据“肝主身之筋膜”以补肝通络为主要治法，本实标虚，标本同治，治疗时应急则治其标，缓则治其本，选用足厥阴肝经的输穴太冲，肝主筋，腰痛则是筋伤之病。配合后溪穴，后溪穴是八脉交会，通于督脉，对于腰痛在督脉有在膀胱经循行线上的效果较好。后溪位于微握拳，第 5 指掌关节后尺侧的近端掌横纹头赤白肉际。手太阳小肠经上穴位，输（木）穴，主治头项强痛、腰背痛、手指及肘臂挛痛等痛证。临床常用于腰部正中督脉线上的疼痛。针刺多数患者症状能够立刻缓解，缓解后采用正骨手法纠正紊乱的关节，达到骨正筋松的目的。（戎宽、缪旭东整理）

病案 2：

李某某，男，56 岁。

初诊：2018 年 9 月 21 日。

主诉：腰痛伴右下肢疼痛麻木 12 天。

现病史：患者诉 12 天前因在汽车驾驶室侧身拿东西后出现腰痛，下地行走后出现右下肢沿右臀、右大腿后外侧反射痛至右外踝上，右足踝、足背、大脚趾麻木无力，当时未予特殊处理，仍带病工作。次日到某三甲医院行 CT 检查示：L_4/L_5 椎间盘向右侧后方突出，后纵韧带钙化，诊断为“腰椎间盘突出症”，建议手术治疗，患者拒绝手术，前来就诊。现症见：患者腰部疼痛剧烈，活动受限，转侧屈伸不能，弯腰及翻身时疼痛加重，伴有右下肢疼痛麻木。

既往史：既往体健，无高血压、糖尿病、冠心病等病史，无肺结核、肝炎等传染病史；无外伤、手术、输血、中毒史；预防接种史不详；无药物及食物过敏史。

体格检查：脊柱及四肢无畸形，L_4～L_5 棘间隙及右侧压痛（＋），叩击痛（＋），直腿抬高试验右 40°（＋），加强试验 35°（＋），左侧（－）；“4”字征双侧（－），膝跟腱反射正常，下肢皮肤深浅感觉正常，踝背伸力正常，右大脚趾背伸力减弱，右脚背大脚趾皮肤浅感觉减退。生理反射存在，病理反射未引出。舌质黯，苔白，脉弦涩。

辅助检查：CT：L_4/L_5 椎间盘向右侧后方突出，后纵韧带钙化。

西医诊断：腰椎间盘突出症；中医诊断：腰痛病，肝肾亏虚，气滞血瘀。治以补益肝肾、行气活血。

治疗：用手背近小指侧部分贴附于一定的部位，利用腕关节的伸屈和前臂内外旋转有节律地沿腰部两侧腰大肌进行滚法治疗，由上而下推至腰骶部，来回 5 分钟。至腰骶部时稍微用力，沿患侧大腿外侧滚至足跟部，反复 5 次。放松完后，用坐位旋转复位手法：嘱患者端坐方凳上，两脚分开与肩同宽。医者坐在身后，首先用拇指确定病变的椎间隙，以向右侧突出为例，右手自患者右腋下伸出，绕过患者颈部将右手掌扶住左肩部。助手面对患者站立，两腿紧紧夹住患者的双腿。医者左手拇指扣住病变椎间隙的棘突右侧，然后术者右手拉患者的肩部，使身体前屈 60°～70° 或略小，并继续侧弯，尽量大于 45°，在最大侧弯位，医者用右上肢使患者躯干向后内侧旋转，同时左手拇指顺向左上顶推棘突，即可觉察指下棘突轻微错动，在出现复位声响之后，双拇指从上至下将棘突韧带理顺，同时松弛骶棘肌。

每日 1 次，连续 5 次。

二诊：2018 年 9 月 26 日。

经初次手法治疗后，患者当时感觉良好，腰及右下肢活动较前好转，下肢疼痛略有减轻。次日，症状有所反复。但整体感觉尚可。后经 5 次治疗后腰部疼痛明显好转，腰骶部及右下肢症状完全消失，予以扶肝健骨颗粒，每次 10g，每日 2 次，连服半月。调理巩固疗效。

半年后随访，症状未复发。

按语：仇湘中认为，手法治疗本病的理论基础，是建立在营卫气血、经络学说的基础上。中医认为，人之生存，必须依赖于气血，举凡脏腑经络，骨肉皮毛，都须有气血来温煦濡养。经络是人体气血运行的路线，它的分布领域，内连脏腑，外达肌表，贯通而网络整个机体。就腰椎间盘突出症的临床症候来看，属于腰背部的“督脉”和“足太阳膀胱经”两经气血运行失调所致。基于上述理论，运用手法治疗，使经络气血得以宣通，骨正筋柔，其痛自止。（戎宽、缪旭东整理）

病案 3：

李某某，男，60 岁。

初诊：2019 年 1 月 6 日。

主诉：颈部疼痛伴头晕 8 年，加重 2 天。

现病史：患者 8 年前无明显诱因出现颈部疼痛，伴有头晕，未重视，未行特殊治疗，2 天前，因低头伏案过久，颈部疼痛伴头晕复发加重，经社区医院对症处理，未能缓解，前来求治，现症见颈部疼痛，伴有头晕，颈部活动度可。无肩部及双上肢牵扯痛，双手指间偶有麻木感。

既往史：既往体健，无高血压、糖尿病、冠心病等病史，无肺结核、肝炎等传染病史；无外伤、手术、输血、中毒史；预防接种史不详；无药物及食物过敏史。

专科检查：颈部外形正常，肌肉稍紧张，颈部棘突间及两侧压痛（－），颈部叩击痛，叩顶试验（＋），臂丛神经牵拉试验（－）。舌暗红，苔薄白，脉弦数。

西医诊断：颈椎病；中医诊断：项痹病（气血瘀滞证）。治以活血化瘀，疏通经络。

治疗：

1．针刺双侧昆仑穴。嘱咐患者咳嗽，毫针快速刺入。

2．手法放松颈部肌肉 15 分钟，采用寰椎关节整复手法。

操作方法：患者仰卧，双手放松置于腹部。将手置于脸颊，将脸部往右侧转，右手将头部稍微抬高，左手拇指扣紧，下颌适当向前推出，右手内带矫正。

3．嘱患者卧床休息，制动，避风寒。

患者诉针刺后头晕立刻好转，手法复位后颈椎疼痛自觉减轻 80% 以上。

复诊：2019 年 01 月 08 日。

颈部疼痛症状基本消失，未见头晕症状。手法放松颈部肌肉，外贴膏药巩固治疗效果。

按语：颈椎病是临床常见疾病，多发于中老年人，与长期低头作业、伏案工作有关。《灵枢·口问第二十八》曰：“凡此十二邪者，皆奇邪之走空窍者也。故邪之所在皆为不足。故上气不足，脑为之不满，耳为之苦鸣，头为之苦倾，目为之眩；中气不足，溲便为之变，肠为之苦鸣；下气不足，则乃为痿厥心悗。补足外踝下留之。”目眩头昏，头不能上抬的，补足外踝下足阳明胃经，也可采用留针。此患者颈椎痛伴有头晕，应取足下踝之穴昆仑穴，此为膀胱经经穴，在外踝后方，当外踝尖与跟腱之间的凹陷处。此穴位为人体足太阳膀胱经上的主要穴道之一，根据足太阳膀胱经行于脊项部，指压法可以使头脑清晰，因此此穴治疗此类颈椎病多有奇效。患者患颈椎病多年，颈痛头晕反复发作，经诊断与颈椎关节失稳有关，治疗时不宜直接使用手法，应减轻患者疼痛后，肌肉得到放松再采取关节复位，以免肌肉进一步的损伤。（戎宽、缪旭东整理）

病案 4：

肖某某，男，38 岁。

初诊：2019 年 9 月 23 日。

主诉：反复颈肩酸痛 5 年余，加重伴右上肢麻木酸痛 2 个月。

现病史：患者于 5 年前开始反复出现颈肩酸痛，经“休息、口服止痛药、推拿”治疗后症状缓解。2 个月前颈肩酸痛加重，伴右上肢疼痛、沉重、麻木，咳嗽时加重。当地医院行卧床、牵引、非甾体抗炎药（NSAIDs）等治疗，未见明显好转，影响工作、睡眠。纳可，寐差，二便调。

体格检查：体温 36.5℃，脉搏 68 次 / 分，呼吸频率 19 次 / 分，血压（收缩压 / 舒张压）120/65mmHg。

神志清楚，颈部活动稍受限，颈棘突及棘突旁轻压痛，右锁骨上窝痛觉减退，双三角肌、肱二头肌、肱三头肌肌力 V 级，双手握力 V 级。双侧肱二头肌、肱三头肌肌腱反射对称存在。双霍夫曼征未引出。椎间孔挤压试验阳性。舌淡，苔白腻，脉弦。

辅助检查：X 线片示：颈椎生理曲度变直。颈椎 CT 示：C_3/C_4 椎间盘右后缘见软组织密度影，向椎管内隆起 6.0mm，挤压右侧神经根。

西医诊断：神经根型颈椎病；中医诊断：项痹病（气滞血瘀证）。治以行气活血、通络止痛。

治疗：选取风池、大椎、肩井、病变神经根出口处颈夹脊穴，若伴有上肢部症状，因上肢外侧桡侧为手阳明大肠经所过，取手阳明大肠经穴位曲池、合谷；上肢外侧中间为手少阳三焦经所过，取手少阳三焦经穴位肩髎、外关；上肢外侧尺侧为手太阳小肠经所过，取手太阳小肠经穴位肩贞、后溪。留针 20 分钟，每 10 分钟运针 1 次。

患者针刺治疗后颈肩部及右上肢疼痛麻木症状缓解，患者连续治疗 7 天后症状完全消失，功能活动基本正常。

按语：传统医学将颈椎病归于“颈痛”“痹症”“筋痹”等范畴，其病位在颈项部，病经分别在膀胱经、胆经、三焦经、小肠经、大肠经和胃经上。本研究选穴遵循“经脉所过，主治所及”的原则，选择病变经脉所过穴位。风池为足少阳胆经的经穴；大椎穴为督脉要穴，在颈肩部，针刺后可使局部血液循环加快，改善其周围组织营养；肩井穴为足少阳胆经穴位，位于大椎与肩峰连线的中点，《针灸大成》中记载其能治疗“头项痛，五劳七伤，臂痛，两手不得向头”。仇湘中认为，夹脊穴的深层解剖定位多在脊神经根出椎间孔处。针刺颈夹脊穴能明显解除周围组织对神经的压迫，缓解颈部肌肉强直及痉挛状态，降低神经应激，可提高痛阈和有效改善神经根周围的微循环。颈夹脊穴选其在病变神经根出口处，做到治病求本，减少用穴的目的。（戎宽、缪旭东整理）

病案 5：

李某某，男，32 岁。

初诊：2019 年 02 月 15 日。

主诉：颈部疼痛，活动受限 2 天 。

现病史：患者诉 2 天前睡觉晨起后，无明显诱因出现颈部疼痛，活动受限，不能转动，热敷后症状加重。前来求治。现症见颈部疼痛，活动受限，不能转动，右肩部有放射性疼痛。

专科检查：颈部生理曲度变直，颈肩部肌肉紧张，广泛压痛，颈部棘突间及两侧压痛（－），颈部叩击痛，叩顶试验（＋），臂丛神经牵拉试验（＋），双手霍夫曼征（－），巴宾斯基征（－）。舌淡红，苔薄白，脉弦。

西医诊断：落枕；中医诊断：项痹病（气滞血瘀证）。

治疗：

1．针刺右侧束骨穴、后溪穴，选穴时应先寻找穴位周围压痛点。嘱咐患者咳嗽，毫针快速刺入。嘱咐患者缓缓活动颈部 20 分钟左右。

2．症状缓解后采用旋转提拉手法整复颈椎关节。

操作方法：患者坐于矮凳上，身稍后仰，靠于术者身上。术者摸准其患椎棘突，以右手拇指轻轻扶按于患椎棘突的右侧缘，令患者低头至患椎棘突稍向上将皮肤顶起，使该处的皮肤被拉紧，头的前弯就以此为度（过或不及均可影响复位的效果，增加复位的难度）。保持此角度不变，将患者头稍向左摆，并将面旋向右。用胸部紧贴患者头部，屈左前臂，用肘弯勾托于患者下颌，前臂及手部配合胸部将患者头颈部抱住，并稍向上提拉，带动患头在此角度向左旋转，至最大限度时，双手协同配合，左手带着患头继续向左稍作超限度旋转，右手拇指同时将患椎棘突推顶。

3．嘱患者卧床休息，制动，避风寒。

患者诉针刺治疗后颈椎疼痛减轻，手法复位后颈椎活动度基本恢复正常。

二诊：2019 年 02 月 16 日。

诉颈部转动较前灵活，颈部肌肉尚有疼痛感。

查：舌淡红，苔薄白，脉弦。

治疗：常规手法放松颈部肌肉，采用提拉旋转复位手法巩固效果。

三诊：2019 年 02 月 17 日。

颈部活动灵活，无不适的感觉。

按语："落枕"的主要原因有以下 4 个方面：①是肌肉扭伤，如夜间睡眠姿势不良，头颈长时间处于过度偏转的位置；或因睡眠时枕头不合适，过高、过低或过硬，使头颈处于过伸或过屈状态，均可引起颈部一侧肌肉紧张，使颈椎小关节扭错，时间较长即可发生损伤，使伤处肌肉筋脉强硬，气血运行不畅，局部疼痛不适，动作明显受限等。②是感受风寒，如睡眠时受寒，盛夏贪凉，使颈背部气血凝滞，筋络痹阻，以致僵硬疼痛，动作不利。③是某些颈部外伤，也可导致肌肉保护性收缩以及关节扭挫，再加上睡眠时颈部姿势不良，气血壅滞，筋脉拘挛，也可导致本病。④是素有颈椎病等颈肩部筋伤，稍感风寒或睡姿不良，即可引发本病，甚至可反复"落枕"。

仇湘中认为，针灸治疗离不开对经络的辨证，穴位的正确选择会起到意想不到的效果，所有的针灸穴位不是一成不变的。就落枕而言，如果落枕的症状主要在后项部，距离后正中较近，甚至牵及后头项背者，属足太阳经；如果落枕的症状主要在颈项部的后外侧，离后正中线稍远，属手太阳经。手太阳经行于颈项部的后外侧，距离后正中线稍远；而足太阳膀胱经即行于后项部，距离后正中线较近。《灵枢·杂病》说："项痛不可以俯仰，刺足太阳；不可以顾，刺手太阳也。"也就是说，不能上下活动要找足太阳经，不能左右活动要找手太阳经。

后项部的落枕（不能俯仰），针刺后溪穴；后溪穴属于手太阳小肠经，后溪穴位于人体的手掌尺侧，微握拳，当第5掌指关节后的远侧掌横纹头赤白肉际处。但由于后溪穴又为八脉交会穴，通于督脉，手足太阳经脉气又相通，所以只要是后项部的落枕，不管是在督脉或在太阳经，后溪穴都是常用效穴。离后正中线稍远的落枕，针刺束骨穴，束骨穴"在足小趾外侧，本节后陷者中"（《针灸甲乙经》），即在足外侧，足小趾本节（第5跖趾关节）的后方，赤白肉际处。是足太阳膀胱经的输穴，所以主要治疗足太阳经的落枕。又因为足太阳主筋所生病，落枕又是筋病，所以用之也有良效。

《正体类要》曰："肢体损于外，则气血伤于内，荣卫有所不贯，脏腑由之不和。""病之所生，都是由于经络气血不能贯而通之也。"经过正骨理筋的手法调节，就会使失去正常解剖位置的组织恢复正常，达到骨正，筋柔，肉软，皮松，经通络活，气血畅达，百症皆消，沉疴不起，五脏安和，阴阳调顺。针灸与正骨的结合往往会有奇效。（戎宽、缪旭东整理）

病案6：

罗某某，男，69岁。

初诊：2019年4月3日。

主诉：右肩部疼痛伴活动受限2个月余。

现病史：患者平素体虚，2个月前受凉后出现右肩部疼痛，疼痛以夜间为甚，不能入眠，右上肢活动受限，右肩部冷痛有刺骨，前臂有沉重麻木感，自己不能梳头。

专科检查：右肩部未见明显肿胀，右肩部肌肉僵硬，广泛压痛，右肩部活动度上举100°，外展70°，后伸15°，内收20°。舌质淡，苔薄白微腻，脉细涩。

X线片：肩峰肱骨间隙变窄。

西医诊断：右肩肩周炎；中医诊断：肩痹，阳虚型。治以温阳散寒。

治疗：

1. 针刺右侧条口，阳陵泉穴。嘱咐患者活动肩部，并留针30分钟左右。

2. 采用侧扳法对 C_6～C_7 手法整复。

操作方法：患者仰卧位，术者立于床头，一手拿住其后颈并以拇指按住患椎横突侧向隆起处，另手托其下颌并用前臂贴其面颊部，两手合作将患者头先牵引并渐屈向健侧后屈向患侧，当向患侧搬至最大角度时，拇指"定点"不放松，同时做搬、按、牵联合"闪动"。

肩峰关节矫正：①患者端坐，用右手穿过患者右前臂，把双手叠放在患者右上臂外侧，闪动力下拉。重复2～3次。②患者右肘关节屈曲，置于胸前。术者用左前臂置于患者的腋下向上拉，用右手托住患者的肘部向内推，当内侧推到最大限度时停留20秒，再放松反复3次。③嘱患者肩部功能锻炼，注意保暖。

患者针刺治疗后肩部活动度有明显的改善，肩部疼痛缓解。

患者连续治疗21天后肩关节疼痛消失，功能活动基本正常，患者坚持锻炼，随访半年未复发。

按语：仇湘中认为肩周炎是风寒侵袭肩部，不通则痛，但实际用热敷或者活血通络的中药效果往往并不理想，经典很多都讲到，主要是肝肾阴虚和阳气虚。为什么是阳气虚呢？《素问·上古天真论》讲到，“女子五七，阳明脉衰竭于上，六七三阳脉衰于上。男子五八，肾气衰，六八阳气衰竭于上。”《素问·生气通天论篇》“阳气者，精则养神，柔则养筋”。肝肾阴虚，阳明脉虚是肩周炎的内在病机。针灸治疗时要经络辨证，针刺取穴不在于多而在于辨证的精准。此症为阳虚症因此选用阳陵泉与条口穴。阳陵泉：足阳明胃经在小腿外侧，当腓骨头前下方凹陷处。在阳陵泉下0.5寸处。八会穴之一，筋会，为筋气聚合之处。《难经·四十五难》云“筋会阳陵泉”。《灵枢·终始第九》“收取不能伸者，其病在筋，伸而不屈者，其病在骨”。条口穴出自《针灸甲乙经》，属足阳明胃经，位于小腿外侧，犊鼻下8寸，犊鼻与解溪连线上，胫骨前缘1横指。亦可以分部位，如果肩前疼痛选用手太阴肺经的穴位，如鱼际。鱼际出自《灵枢·本输》，属手太阴肺经。位于手外侧，第1掌骨桡侧中点赤白肉际处。主咳嗽、咯血、咽干。肩中疼痛选用手阳明大肠经：三间：手阳明大肠经，微握拳，在食指桡侧，第2掌指关节后凹陷处，即赤白肉际处。《灵枢·经脉第十三》“咽喉肿痛，齿痛，目痛，胸腹满，气喘”。肩后疼痛选用后溪：后溪：手太阳小肠经，当第5掌指关节后的远侧掌横纹头赤白肉际处。八脉交会穴，通于督脉，手足太阳经脉气又相通。在劳损外伤的情况下，容易造成C_4～T_2的关节错位，极易损害交感神经和脊膜返回支神经中的运动根，从而导致肩部肌肉的运动功能障碍，肩周炎的手法复位应先放松肩部的肌肉，采用相应手法复位，不能忽视颈椎对肩部的影响。（戎宽、缪旭东整理）

病案7：

李某，女，42岁。

初诊：2018年8月20日。

主诉：左肩部疼痛15天。

现病史：患者诉15天前偶感风寒后出现左肩关节疼痛，肩部疼痛、酸重，呈静止痛，有时可向颈部和整个上肢放射，日轻夜重，休息后稍缓解，纳可，寐差，二便调。

体查：舌淡，苔白腻，脉浮。

既往史：既往体健，无外伤史。

西医诊断：肩周炎；中医诊断：肩痹病（风湿痹阻证）。

治疗：

针刺：右中平穴直刺0.5寸（腓骨小头与外踝连线的上1/3处，或者足三里下1寸偏于腓侧），行针患者得气后留针20分钟，隔10分钟行针1次。留针期间，嘱患者配合运动左肩关节。

治疗结束后，患者觉疼痛明显减轻，隔日治疗一次，2次后症状基本消失。

按语：肩周炎，属中医学肩痹范畴，又有根据发病原因、年龄等特点称为漏风肩、冻结肩、五十肩等。仇湘中认为，肩周炎病位在肩部的经脉和经筋，尤其与手三阳经关系密切，如《素问·经脉》曰：“大肠手阳明之脉……所生病者……肩前臑痛”；《灵枢・筋经》曰："手阳明之脉……其病……肩不举"。文献显示，西汉时期在肩周炎的治疗上已有导引按摩、针灸药熨等多种方法，如《素问・玉机真藏论》所说"今风客于人……痹而不仁肿痛，当是之时，可汤熨及火灸刺而去之"。治疗以舒筋通络为主，多选取手三阳经穴。中平穴为经外奇穴，位于足阳明胃经上，手足阳明经相为顺接，针刺中平穴可疏通阳明经气，气至病所，祛风散寒，行气通络，促进病愈；胃为水谷之海、后天之本，针刺胃经循行线上的中平穴还可以壮气血生化之源，血盛气行，标本兼顾；选用下肢的中平穴进行治疗，符合针灸取穴中"上病下取"的原则，"上病下取"的治疗方法符合肩周炎的病理变化，有良好的临床效果；实践证明，针刺中平穴有明显的镇痛作用。同时以远端刺配合运动以止痛并增加关节活动度，同时在运动中找到痛点，然后进一步在局部疏通气血，最后再以远端刺配合运动巩固疗效，增加关节活动度。达到"通则不痛""以动为用"的效应，起到事半功倍之效。（戎宽、缪旭东整理）

病案 8：

饶某某，女，55 岁。

初诊：2018 年 12 月 11 日。

主诉：左膝关节疼痛 2 年余，加重 3 天。

现病史：患者诉 2 年前无明显诱因出现左膝关节疼痛，上下楼时疼痛加剧，未予特殊处理，3 天前因跳广场舞后出现左膝关节疼痛难忍，屈伸不利，自服用双氯芬酸钠症状不能缓解。今为求系统性中西医结合治疗而来就诊。

既往史：既往体健，无药物过敏史，无风湿类风湿骨关节炎病史，无家族遗传病史。无结核，肝炎等传染病史。

专科检查：左膝关节肿胀，内侧压痛明显，浮髌试验（－），抽屉试验（－），麦氏征试验（＋），侧副韧带挤压试验（－）。右膝关节正常，活动自如。余（－）。舌淡红，苔薄白，脉弦。

辅助检查：左膝关节正侧位 X 线片示膝关节间隙变窄，胫骨髁间嵴骨质增生。

西医诊断：左膝骨关节炎；中医诊断：膝痹病（肝虚络痹）。

治疗：

1．针刺大杼穴。

2．配合针刺犊鼻穴、阳陵泉穴、阿是穴。留针半小时，每 10 分钟运针 1 次。

患者针刺治疗后膝关节疼痛症状缓解，患者连续治疗 7 天后肿胀完全消失，功能活动基本正常。

按语：仇湘中认为膝骨关节炎属于"痹症""骨痹"等范畴，认为本病主要涉及肝、脾、肾三脏，膝为肝脾肾三经所至，乃筋骨之大会。肝藏血主筋，肾藏血主骨，脾主运化合肉，本病因肝肾不足，气血亏虚，筋脉失养，膝关节局部劳损瘀阻，再加风寒湿邪侵袭，经络不畅，气血瘀阻而发病。针灸治疗可以从治疗筋骨的穴位入手。大杼出自《灵枢・刺节真邪》，《针灸大成》卷六"主膝不可屈伸"，属足太阳膀胱经，为督脉之别络；足太阳膀胱经、手太阳小肠经的交会穴；又为八会穴之骨会。阳陵泉：在小腿外侧，当腓骨头前下方凹陷处。属足少阳胆经，八会穴之筋会，为筋气聚会之处。《铜人腧穴针灸图经》："治膝伸不得屈，冷痹脚不仁，偏风半身不遂，脚冷无血色。"膝痹病病程较

长，针灸在短时间内可以立竿见影，但是难以痊愈，治疗该病应结合中医辨证，配合服用中药汤剂，效果更佳。（戎宽、缪旭东整理）

病案 9：

王某，女，27 岁。

初诊：2019 年 1 月 6 日。

主诉：口眼歪斜 5 天。

现病史：患者诉 5 天前无明显诱因出现口眼向右侧歪斜，以口角为甚，左侧面部麻木，偶有口涎流出，而自己无觉，饮食稍有不便。纳寐可，二便调。

查：舌淡苔白腻，脉浮。

既往史：既往体健。

西医诊断：左面神经麻痹；中医诊断：面瘫　血虚风动。

治疗：针刺：左地仓穴透左颊车穴，留针 5 分钟；左颧髎穴刺入 3 分，留针 5 分钟。结果隔日 1 次，针刺 3 次，病即愈。

按语：《金匮要略·中风历节病脉证并治篇》说："寒虚相搏，邪在皮肤，浮者血虚，络脉空虚，贼邪不泻，或左或右，邪气反缓，正气即急，正气引邪，喎僻不遂，邪在于络，肌肤不仁……"。仇湘中认为，贼风侵入左侧面颊之脉络，血脉损伤，致血气运行受阻，无以濡布肌肤，肌肤失养而缓纵不收，故左侧面颊麻木不仁，口眼向右歪斜。口部歪斜，则饮食有不便，且因其收摄津液之用失常，故偶有口涎流出，而自己不觉。病无热象，故苔白。其为风邪伤络而络脉血虚，是以脉浮。（戎宽、缪旭东整理）

病案 10：

刘某，女，52 岁。

初诊：2019 年 11 月 16 日。

主诉：口眼歪斜 3 天。

现病史：患者诉近来工作忙，家务又累，心中烦躁，受风后突于 3 天前早晨出现漱口时右口角漏水，经照镜查看，发现右口角下垂，右眼不能完全闭合，口眼向左侧歪斜，右侧面部略感皮肤发厚（不仁），较前不灵敏，即速去当地医院诊治，诊断为右面神经麻痹，做电疗。次日又去电针治疗，已扎针 2 天，口眼歪斜不见好转，特来诊治。询其大便较干，二三日一行，小便尚调，口略渴，不引饮，已绝经 3 年。

舌苔薄微黄，脉象弦细滑略数。

既往史：有颈痛病史。

辅助检查：颈椎正侧双斜＋张口位 X 线片示（2019 年 11 月 16 日）双侧寰枢关节间隙不等宽，C_2～C_5 棘突偏离脊柱中线；颈椎曲度变直，C_1 呈俯位移位，C_2～C_5 呈双突征；C_3～C_4、C_6～C_7 右侧椎间孔变小。

西医诊断：右面神经麻痹（寰枢椎及第 3～5 颈椎错位）；中医诊断：面瘫。

治疗：先用低头摇正法对第 3～5 颈椎错位进行复位。嘱患者侧卧、平枕、低头位（中段颈椎，前屈约 20°；下段颈椎，前屈大于 30°），术者一手轻拿后颈，拇指按于错位横突隆起处下方作为"定点"，另手托其面颊部作为"动点"，以枕部作支点，将头转动，当摇至最大角度时，托面颊之手用有限度的"闪动力"，"定点"的拇指同时加力按压，使关节在动中因"定点"有压力而复位，可重复 2～3 次。然后用仰头摇正法对环枢关节错位进行复位。患者仰卧、低枕，术者一手托其下颌，另一手托枕部，将其头作上仰侧转，缓慢摇动2～3下，嘱患者放松头部后，将头转成较大幅度时稍加有限度的“闪动力”，多可听到关节复位时弹响声。手法整复错位后，做面部穴位按摩，另每天对着镜子练习面瘫口腔操，早晚各一次。8次治疗后眼睑闭合良好，口角无歪斜，局部疼痛消失。

按语：仇湘中认为，当颈椎错位后，寰椎的横突可随错位形式如侧摆、仰、俯及旋转等，产生向上、下，左、右，前、后等移动。椎体错位可引起软组织炎症、充血、水肿。由于面神经的出口茎乳突孔毗邻寰椎横突，故寰椎错位可导致面神经受刺激。另外，颈椎解剖位置的改变刺激或压迫颈交感神经和椎动脉，引起椎-基动脉供血不足，造成脑桥面神经核血循环障碍或交感神经的鼓室丛受刺激使迷路动脉反射性痉挛，致内耳面神经径路血循环障碍而致面神经麻痹。故对颈椎相关错位椎体进行复位后，能起到良好的治疗效果。（戎宽、缪旭东整理）

病案11：

冯某某，男，60岁。

初诊：2019年9月15日。

主诉：右膝关节疼痛5年余，加重2天。

现病史：患者诉5年前无明显诱因出现右膝关节疼痛，上下楼时痛甚，自行外敷膏药后，症状稍有好转。2天前因久行后出现右膝关节疼痛剧烈难忍，屈伸不利，自服用美洛昔康胶囊症状不能缓解。今为求系统性中西医结合治疗而来就诊。

既往史：既往体健，无药物过敏史，无风湿、类风湿骨关节炎病史，无家族遗传病史，无结核、肝炎等传染病史。

专科检查：右膝关节无明显畸形，皮温正常，局部无肿胀，外侧及前侧压痛明显，浮髌试验（－），抽屉试验（－），麦氏征试验（＋），侧副韧带挤压试验（－）。左膝关节正常，活动自如。余（－）。舌淡紫，苔薄白，脉弦细。

辅助检查：右膝关节正侧位X线片示膝关节间隙变窄，胫骨髁间嵴骨质增生。

西医诊断：右膝骨关节炎；中医诊断：膝痹病，肝肾亏虚，气滞血瘀证。

治疗：

1. 针刺右三间、陷谷穴。

2. 配合针刺犊鼻穴、阳陵泉穴、阿是穴。留针20分钟，每10分钟运针1次。

患者针刺治疗后膝关节疼痛明显缓解，患者隔日一次治疗，5次后疼痛消失，功能活动基本正常。

按语：仇湘中认为，三间和陷谷为手足阳明经之输穴，阳明经本为多气多血之脉，统调一身气血，针刺此二穴得气感明显，有明显的传导感传至膝关节处，对膝关节处肌肉和神经产生刺激并有利于肌肉功能的恢复。诸穴并用既调养气血又有通调肝气，舒筋行气之功。（戎宽、缪旭东整理）

病案12：

刘某，男，32岁。

初诊：2019年8月22日。

主诉：右踝关节疼痛肿胀3天。

现病史：患者诉3天前打篮球扭伤致右踝关节疼痛肿胀，屈伸不利，触地即痛甚，自己于家中行冰敷及口服布洛芬胶囊，仍疼痛剧烈。今为求进一步中西医结合治疗故来就诊。刻下症：右侧踝关节肿胀，屈伸不利，不能下地行走，色不红但青紫，患者自诉下地后踝关节外侧疼痛，触之不热，精神可，饮食可，大小便无异常，睡眠可，其他无不适症状。

既往史：既往体健，无药物过敏史，无风湿、类风湿骨关节炎病史，无家族遗传病史。无结核、肝炎等传染病史。

专科检查：右踝关节局部肿胀无畸形，肤温正常，外侧及前侧压痛明显，活动度基本受限。舌淡红，苔薄白，脉细。

辅助检查：右踝关节正侧位X线片及三维CT示：未见明显骨折。

西医诊断：右踝关节扭伤；中医诊断：筋伤（气滞血瘀证）。治以行气活血，祛瘀通络。

治疗：

1. 针刺左侧第2掌骨压痛点，用力按压后常规消毒，快速垂直进针13～20㎜。

2. 养老穴常规针刺，得气后，使患者脚踝保持最痛的姿势，行泻法，强刺激，在行针的同时让患者活动脚踝，约1分钟后，患者可自行站立，疼痛缓解过半，可缓慢走路，但走路仍疼痛；留针5分钟后，继续行重度泻法，嘱患者活动，此时疼痛较前明显减轻。留针20分钟，每10分钟行针1次。出针后，患者踝关节依然肿，但胀感已不明显，疼痛基本消失，可自行行走。1个月后，患者自诉针刺之后未做其他治疗，现已痊愈。

按语：仇湘中认为，踝关节扭伤是一种常见的软组织损伤，无骨折、错位、皮肉损伤等情况，多由于超负荷剧烈运动或负重时姿势不当或意外跌倒或过度扭转关节等原因，导致踝关节的肌腱和皮肤受损，气血阻滞使经络不通，出现扭伤部位疼痛，关节屈伸活动不利，继而出现肿胀，扭伤处肌肤因扭伤程度不同而发红或青紫。《素问·阴阳应象大论》曰："故先痛而后肿者，气伤形也；先肿而后痛者，形伤气也。"《灵枢·刺节真邪》曰："用针者，必先察其经络之虚实，切而循之，按而弹之，视其应动者，乃后取之而下之。"《素问·阴阳应象大论》曰："故善用针者，从阴引阳，从阳引阴，以右治左，以左治右。"《灵枢·始终》曰："病在上者，下取之；病在下者，高取之。"仇湘中根据以上理论及生物全息诊疗法，在双手第2掌骨寻找压痛点，左侧"足点"压痛最明显，《金针赋》云："且夫下针之先，须爪按重而切之。"重按则气散，进针不痛，正如《标幽赋》所云："左手重而多按，欲令气散；右手轻而徐入，不痛之因。"故重按后快速进针，古人云"刺之要，气至而有效""气速至而效速"，故得气后强刺激以加强针感。《素问·缪刺论》曰："邪客于臂掌之间，不可得屈。刺其踝后，先以指按之痛，乃刺之。"也就是说，腕掌关节的病可以针刺脚踝关节或者按压疼痛的部位，反之，脚踝关节疼痛亦可在腕关节针刺压痛点；《标幽赋》云"交经缪刺，左有病而右畔取"，再结合"取象比类"的"象思维"，取对侧的养老穴。养老穴亦是手太阳小肠经的郄穴，有救急之功，主治急症、痛症，故泻养老穴可舒筋止痛，调畅气血，消瘀散滞。（戎宽、缪旭东整理）

病案13：

李某，男，34岁。

初诊：2019 年 6 月 18 日。

主诉：右踝关节疼痛肿胀 1 天。

现病史：患者诉 1 天前打篮球扭伤致右踝关节疼痛肿胀，屈伸不利，自行于家中行冰敷及活络油揉按后，疼痛加剧。今为求进一步中西医结合治疗故来就诊。刻下症：右侧踝关节肿胀，屈伸不利，不能下地行走，色不红但青紫，患者自诉下地后踝关节外侧疼痛，触之不热，精神可，饮食可，大小便无异常，睡眠可，其他无不适症状，舌淡红苔薄白，脉细。

既往史：既往体健，无药物过敏史，无风湿、类风湿骨关节炎病史，无家族遗传病史。无结核、肝炎等传染病史。

专科检查：右踝关节局部肿胀无畸形，肤温正常，外侧及前侧压痛明显，活动度基本受限。

辅助检查：右踝关节正侧位 X 线片及三维 CT 示：未见明显骨折。

西医诊断：右踝关节扭伤；中医诊断：筋伤（气滞血瘀证）。治以行气活血，祛瘀通络。

治疗：取双侧间使、三阴交常规针刺，行泻法，留针 20 分钟，每 10 分钟行针 1 次。出针后，患者踝关节依然肿，但胀感已不明显，疼痛基本消失，可自行行走。1 个月后，患者自诉针刺之后未做其他治疗，现已痊愈。

按语：仇湘中认为，间使为手厥阴心包经的经穴，《素问・灵兰秘典论》云："膻中者，臣使之官，喜乐出焉。"《素问・举痛论》云："百病皆生于气"，凡与气机阻滞有关的疾病，皆可泻本穴，以奏行气散滞之效。三阴交为脾经穴位，亦是三阴经交会穴，《针灸大成》云："如经脉闭塞不通，泻之立通"，故泻本穴可活血祛瘀。间使、三阴交配伍，共奏活血行气、消瘀散滞之效。（戎宽、缪旭东整理）

病案 14：

倪某，男，45 岁。

初诊：2018 年 12 月 12 日。

主诉：腰部胀痛反复发作 5 年，伴右下肢胀痛加重 1 个月。

现病史：患者 5 年前因劳累过度后初感腰部酸胀疼痛，腰部活动轻微受限，贴膏药后症状缓解，4 年间反复发作，未引起重视，未做系统治疗，1 个月前，因劳累后洗冷水澡腰部症状再次发作伴有右下肢放射痛，久站久立后症状加重，躺下或坐下症状缓解，在社区诊所行拔罐、推拿后无明显好转。前来就诊。

既往史：既往体健，无特殊病史。

专科检查：L_3 两侧横突压痛，以右侧为甚，两侧均可触及条索状结节，右侧较左侧粗大。屈曲试验阳性（＋），右直腿抬高试验阳性（＋），舌淡红，苔薄白，脉弦。

辅助检查：腰椎正侧位 X 线片显示 L_3 两侧横突肥大。

西医诊断：L_3 横突综合征；中医诊断：腰痹病（肝虚络痹证）。治以补益肝肾、行气活血。

治法：予行"十字"微针刀治疗。具体操作如下：患者取俯卧位，腹部垫一软枕头，充分暴露腰部。选点："十字形" L_2～L_4 棘间韧带，L_3 棘上韧带，L_3 双侧横突，另加腰部敏感痛点并依次用龙胆紫标记。操作区铺上无菌单，常规消毒，操作者戴无菌手套。用汉章牌 0.5mm×50mm 微针刀。首先 L_3 横突点进针刀口线与脊柱平行，到针尖到大腰椎 3 横突部行“十字”切割 2～3 刀，其次提插切割横突间韧带 2～3 刀，深度不超过 0.5cm；再切割棘间韧带 2～3 刀，深度不超过 0.5cm。出针后用棉签压迫刀口，无渗血后常规消毒一次，然后贴创可贴，嘱患者 1～2 周内操作部位不沾水以防感染，1 周为 1 个治疗周期。

二诊：2018 年 12 月 19 日。

患者诉腰部胀痛基本消失，下肢胀痛明显好转。

查：L_3 两侧横突压痛减轻，腰部活动正常，屈躯试验（－），右直腿抬高试验（－），舌淡红，苔薄白，脉弦。

治法：再予“十字”微针刀治疗，选点与操作与前一次相同。

半年后随访，患者腰部及下肢症状完全消失，但过度劳累后腰部仍有酸胀，无下肢症状，嘱患者勿过度劳累，注意劳逸结合。

按语：L_3 横突综合征是临床上常见和难治的多发病之一，传统的针灸、拔罐、推拿以及封闭疗法均难以缓解局部软组织的粘连、挛缩，针刀治疗 L_3 横突综合征，具有创伤小、痛苦小、疗程短、见效快、花费少等优点。且直接作用于病变靶点，松解硬化、粘连、瘢痕的软组织，切断病变软组织之间的联系，重新调节和恢复人体正常力学平衡，从而达到治疗的作用。（蒋盛昶、陈中整理）

第六章 论文选读

仇湘中从事中医药临床及科研工作近40年，理论基础扎实，积累了丰富的临床经验，擅长运用中医药理论和中西医结合方法诊治骨伤科疑难病，特别是在运用中医药及中西医结合治疗骨关节退行性病变，颈、腰椎间盘突出症，骨质疏松症，股骨头缺血坏死等方面积累了丰富经验，造诣颇深。门下弟子对其临证经验进行了总结、归纳，并开展机制探索，现选读部分论文如下。

第一节 腰椎疾病论文选读

一、仇湘中治疗脊柱退行性病变的经验

现将仇湘中诊治脊柱退行性病变经验总结如下：

（一）"补肝法"治疗脊柱退行性病变

仇湘中宗《黄帝内经》，取法《医学六要》，认为脊柱退行性病变一类的颈肩腰腿痛疾病多为"肝虚"，即"虚劳肝血不足，筋缓不能行走……或肢体麻木，筋惕肉瞤"。肝虚为病本，适逢外伤跌扑闪或风寒湿邪外侵，导致颈肩腰腿疼痛发作。因此治疗上仇湘中依据"肝主筋"的理论，取法《医学六要》之"补肝汤"，自创"养肝健腰方""颈复方"，均以"补肝"为本，兼顾化瘀及随症加减，治疗该类颈肩腰腿疼痛，屡获奇效。

（二）善用经方治疗兼症、杂症

仇湘中师古不泥古，灵活应用经方。仇湘中教授治疗骨关节退行性病变的"痹证""痿证"时，注重从"虚""瘀"辨治。但对合并杂症兼症时，在"补虚"和"化瘀"的基础上，同时灵活应用经方治疗杂症兼症，如采用"养肝健腰方"或"颈复方"合经方组成的复方用于临证，屡试不爽。如对颈、腰椎退行性病变兼有阳虚寒盛之全身疼痛、畏寒者，以"养肝健腰方合四逆汤"；兼有营卫不和者以"颈复方合桂枝汤"；兼见血虚受寒者用"养肝健腰方合黄芪桂枝五物汤"；合并妇人脏燥者以"养肝健腰方合甘麦大枣汤"等。

（三）顾护正气，避免攻伐太过与虚不受补

对骨关节退行性病变等颈肩腰腿痛的老年患者，仇湘中认为，治疗上需把握主症，兼顾次症，耐心调养，切不可急于求成而一味攻伐或盲目补益。老年患者天癸衰竭，脾胃虚弱，尤其需要顾护脾胃；同时也不可因为久病必虚而盲目峻补，否则因虚不受补而适得其反。"冰冻三尺非一日之寒"，对肩颈腰腿痛反复发作的老年患者，需耐心调养，

待复杂的兼症次症消除后，或“标实”之症消除而“本虚”症候显现出来后，再逐渐加强补益肝肾的治疗。

（四）善用清湿热、补肾阳的方法治疗脊柱及全身骨关节退变之风湿热痹

仇湘中以《黄帝内经》“肾主骨”“肝主筋”的思想为指导，认为老年患者天癸衰竭，肾阳不足，发为骨痿，或迁延日久，或失治误治，累及肝肾。这一类患者在湖南季节更换时非常普遍，仇湘中指出湖南气候潮湿而多热，特别是夏秋两季，空调的使用更加重了风湿热痹的症状。这类患者就医时往往出现脊柱及全身多处骨关节退行性病变，全身多处疼痛，伴有晨僵、滑膜炎、膝关节积液等。仇湘中认为，中老年患者天癸衰竭，肾阳不足，温煦无力，寒湿易入里或滋生内寒，郁久化热。因此，对这一类脊柱骨关节退行性病变患者，仇湘中教授非常强调清利湿热、补肾阳为主。常以独活寄生汤合四妙散、二仙汤合二妙散临证，效果颇佳。

（五）注重中西医结合治疗重度脊柱退变、原发性骨质疏松症

仇湘中认为对脊柱严重退行性病变的高龄患者，不可再一味强调“补肝”的治疗，而须筋骨并重，甚至补肝时更应注重补肾，因为这类患者不再单纯表现为“筋”的病痛，“骨”的症状同样明显，甚至出现严重的全身性的骨质疏松痛。对这类患者，仇湘中主张口服补益肝肾中药的同时，配合联用阿仑膦酸钠、阿法骨化醇，或鲑鱼降钙素、氨基葡萄糖等抗骨质疏松药物，往往短时间即可明显缓解症状，症状明显缓解后，可继续单纯口服平补肝肾之剂或口服仇湘中自行研制的中成药“强骨冲剂”善后。

（六）重视情志致病及心理关怀

仇湘中平易近人，极富同情心，非常重视患者的心理变化，强调情志致病的重要性，善于与患者交谈，深切同情、关心患者，也深受患者信赖，广受好评与爱戴。

附：典型病案

患者李某，女，69 岁。素体畏寒、双上肢发凉，诉受寒后出现腰部及全身多处关节痛，活动不利 2 个月，严重时疼痛难忍，多方奔波求治，理疗、针灸、中药、牵引均无显效，就诊时虽为大热天气，患者独着长袖上衣。查见脸色偏白，焦虑面容，畏冷蜷卧懒言，呈欲寐状。查体见各腰椎棘突不同程度压痛。双下肢直腿抬高试验正常，皮肤感觉、肌力及腱反射均正常。舌红苔白滑，脉沉无力。腰椎 CT 显示腰椎退行性病变，L_3、L_4、L_5 前缘均明显骨质增生，L_4 椎体可见“真空”征，考虑重度骨质疏松可能。中医诊断：痹证，肾阳不足，阴寒内盛；西医诊断：重度腰椎退行性病变，予四逆汤加减：制附片（先煎）10g，白参 6g，干姜 6g，甘草 6g。3 剂后，诉身子转暖，可穿短袖衣服。再先后以养肝健腰方合四逆汤加减、养肝健腰方合玉屏风散加减 30 剂、口服强骨冲剂月余，诸症痊愈，3 年未发。

按语：此病例为典型重度脊柱退行性病变患者，就诊时表现为阴寒内盛之标实，实为肾阳虚弱、肝虚骨软之本虚，因标证复杂较重，故不可贪急，先予经方四逆汤回阳祛寒，标实之症消除后，再以补肝肾强筋骨、益气固表等治本。（张旭桥、匡建军、张信成、陈坚、唐浩、蒋盛昶、仇湘中等整理）

二、仇湘中治疗腰椎间盘突出症经验

腰椎间盘突出症是骨伤科临床常见病、多发病，仇湘中诊治该病经验丰富，疗效颇佳，现总结如下。

（一）病因病机

腰椎间盘突出症属中医“腰腿痛”“痹证”等范畴。仇湘中教授认为，腰椎间盘突出症的病因多为气血瘀滞经络，与风寒湿热之邪外袭及肝脾肾亏虚有密切联系。或因暴力外伤，损伤经络血脉，瘀血阻滞，不通则痛；或因风寒湿热之邪侵袭，以致痹阻不通，气血不行，不通则痛；或因痹久正虚，气血津液运行迟涩，形成瘀血，不通则痛；或因肝脾肾亏虚，肢体、筋脉、肌肉失濡，不荣则痛，内外相合而致痹证。分为气滞血瘀、风寒湿阻、肝肾亏虚、湿热郁结等证型治疗。

（二）辨证论治

气滞血瘀：突然腰痛，痛有定处，腰椎活动受限，伴下肢疼痛，舌紫苔黄，脉沉。气血凝聚，痛有定处，故致腰痛拒按，舌紫苔黄，脉沉。治宜活血化瘀，舒筋活络，行气止痛。方用身痛逐瘀汤、桃红四物汤、补阳还五汤等加减，常用药有牛膝、川芎、赤芍、红花、桃仁、丹参等，其中牛膝应用最多。

风寒湿阻：腰痛部位走窜不定，时向下肢放射，随天气变化而加重，伴腰腿沉重感，舌淡苔白，脉迟。腰腿痛走窜不定乃风邪之故，腰脊冷痛、肢体发冷、遇寒加重、手足不温为寒邪，肢体沉重发麻乃湿邪之故。三邪杂合致机体阳气受损，气血运行不畅，经脉失养之证。治宜祛风散寒，除湿止痛。方用独活寄生汤、肾着汤等加减，常用威灵仙、独活、桑寄生、木瓜、羌活、苍术、茯苓、薏苡仁。

肝肾亏虚：腰痛反复发作，时轻时重，或伴下肢不适，头晕眼花，耳鸣健忘，手足不温，舌淡红苔白，脉沉细。治宜补益肝肾，强筋壮骨，通络止痛。方用右归丸、左归丸等加减，常用桑寄生、续断、鹿角胶、杜仲、山茱萸、当归、白芍、熟地黄、黄芪、附片、桂枝、淫羊藿等。

湿热郁结：腰腿疼痛，痛处灼热，遇热痛增，得凉稍舒，四肢困重，口干苦，小便短赤，或伴下肢肿胀，舌质红苔黄腻，脉滑数。治宜清热利湿，通络止痛。方用加味二妙散加减，常用苍术、薏苡仁、黄柏、牛膝、连翘、金银花藤、萆薢、土茯苓、伸筋草、香附等。

（三）临证经验

善用经方：仇湘中针对腰椎间盘突出症的基本病机，结合腰椎间盘突出症引起腰腿痛的现代机制，认为其主要与神经根的机械压迫、炎症刺激以及自身免疫反应有关，从中医的整体观念和辨证论治入手，善于活用补阳还五汤、独活寄生汤、身痛逐瘀汤、桃红四物汤、右归丸、左归丸等方。

巧用虫药：仇湘中认为瘀浊积聚、阻滞经络，不通则痛是本病的主要病机，发病之初、症状严重时治疗以行气活血、破积散结、疏通经络为主，尤其是病程较久者，必用发散走窜。巧用功效峻猛的蜈蚣、全蝎、乌梢蛇，全蝎、蜈蚣止痛最佳，全蝎亦为攻毒散结、通络止痛要药。虫类药能增强活血通络止痛之功，但须注意“衰其大半而止”，勿过剂久服致破气耗血伤阴。

常用对药：仇湘中临床用药善用对药，其中黄芪配当归、木瓜配威灵仙、杜仲配续断是最常用的对药。黄芪配当归出自补阳还五汤。黄芪益气固表、行血通痹，当归活血祛瘀、通络止痛，黄芪得当归之宣通使气血各有所归，当归藉黄芪之升补使气旺而能血活，二药并用，气血兼治，补气生血活血，和血息风，补肝调肝。木瓜主走肝经，舒筋活络。威灵仙能走十二经，祛风湿，通经络，善治四肢麻木疼痛，对下肢的风湿疼痛，效果显著。杜仲入肝肾经，能补肝肾而强筋骨。续断入肝肾经，可补肝肾、强筋骨，善走经络关节之中，通利血脉，在于筋节气血之间。

重视固护后天：仇湘中常用白术、黄芪、党参等药培补脾胃，以利气血化生。实验发现，黄芪可以抑制脊髓损伤后的脂质过氧化反应，减轻脊髓继发性损害，促进脊髓损伤后的神经功能恢复，从而发挥神经保护作用。党参补中益气，和脾胃，除烦渴。白术补脾胃。三者补益脾胃，以后天养先天，同时可消除药物的不良反应。

重视综合治疗：仇湘中总结了一整套治疗方法，包括腰椎牵引、按摩、针灸、药物外用、中药内服及手术等，尤以介入微创消融术治疗颇有心得，临床运用收效良好。CT或MRI检查提示椎间盘突出、椎管狭窄、硬膜囊和神经根严重受压，疼痛剧烈者，建议患者宜尽快选择手术治疗。

重视体征检查：通过询问病史、体格检查、阅读影像学图片以明确诊断，重点询问腰腿痛发生、发展演变情况，重视对全身机能状况的询问，细致检查腰部压痛点、下肢肌力、运动、腱反射等常规项目。认真阅读CT、MRI、X线平片检查，将所收集到的临床资料进行归纳整理，判断甄别，确定髓核突出部位和程度，分清责任椎间盘。

养治结合，防止复发：仇湘中常用人体力学原理评估和指导患者的坐、立、行、卧和持重姿势，防止因体位不当或用力过猛加重疼痛，引起新的损伤。指导患者做腰肌锻炼，要求睡硬板床，同时避免外伤、劳损和重体力劳动等诱因，注意护腰，只有坚持治疗才能解除发病的根本原因。

（四）体会

仇湘中辨治腰椎间盘突出症多从瘀、虚着手，并强调结合现代医学研究，辨病辨证相结合。对疼痛的治疗，从气血阻滞论治，同时结合现代医学腰椎间盘突出症疼痛机制，兼顾调节免疫及炎症因子用药，收效显著。本病病本为虚、表现为实，组方养肝健腰方加减益气活血，补肝柔筋，标本兼治，效果甚佳。

补肝健腰方由黄芪、丹参、三七粉、川芎、白芍、当归、熟地黄、全蝎、蜈蚣、杜仲、薏苡仁、延胡索、续断、甘草等组成。其中黄芪善补气行气并有调节免疫的功能，丹参活血通络、改善微循环，二者配合，气血同治、益气行气、补血活血，为君药；白芍、当归、熟地黄、杜仲、续断、川芎柔肝养筋、补血活血，共为臣药；全蝎、蜈蚣、三七通经活络、活血止痛，薏苡仁利水消肿、能缓解神经根水肿引起的放射痛，延胡索缓急止痛，共为佐药；甘草调和诸药为使药。诸药合用，共奏益气活血，补肝柔筋，健腰止痛之功。血瘀重者加牛膝、桃仁，表证重者加白芷，腰腿痛、麻重者加伸筋草、乌梢蛇，肝肾虚者加熟地黄、菟丝子、淫羊藿、补骨脂、枸杞子、桑葚，风湿重者选加秦艽、羌活、独活、桑枝、豨莶草，血虚血痹者加桂枝，神经根水肿明显者加车前子、泽泻、茯苓，女性肝郁、行经痛甚者加郁金、珍珠母、柴胡，阴虚者加黄精、麦冬、生地黄、鳖甲、龟甲等。（张信成、唐皓、陈坚、仇湘中等整理）

三、仇湘中治疗腰椎间盘源性下腰痛经验

现将仇湘中从肝论治腰椎间盘源性下腰痛经验，总结如下。

（一）“肝虚”是本病发病的内在根本原因，亦与肾虚相关。

中医学将腰椎间盘源性下腰痛归属“腰痹病”“腰痛症”的范畴，其发生责于内、外两因，外因诸如外力伤害、持续劳损、外感风寒湿邪等，内因则与年龄、体质、先天不足等相关，是故该病的发生，有其多因性、多源性。仇湘中临证多年发现，腰椎间盘源性下腰痛的发生虽多因多源，但临床以肝肾不足、脉络瘀阻最为多见。

仇湘中指出，中医“筋”的概念，不单局限于肌肉、肌腱，还应包括神经及软组织结构。腰椎间盘作为连接椎体的软组织结构，当属于“筋”的范畴。《素问·宣明五气篇》云“肝主筋”，《素问·五藏生成篇》云：“诸筋者，皆属于节”，筋的屈伸运动，亦同肝“木曰曲直”之性，说明了筋的功能与肝密切相关。故仇湘中教授言：“筋”之病变，首责于肝。首先，筋的各项功能的正常发挥，有赖于肝气血濡养，故云“肝藏筋膜之气也”，《素问·经脉别论篇》有：“食气入胃，散精于肝，淫气于筋”，若先天禀赋不足，或年高体衰精血耗损，或久病迁延气血耗伤，而致肝血不足，则筋失荣养，伏为发病之溯源。再者，肝为“罢极之本”，取力大至极而耐劳之意，如肝气血不充则筋力不健，不耐疲劳，曲折日久失其坚韧，稍感外力则出现裂隙，引为腰痛。现代医学亦证明，纤维环的退变、破裂，均能引发顽固性腰痛。研究发现，椎间盘中的神经末梢以无髓纤维为主，椎间盘的退化变性，造成神经纤维随肉芽组织深入深层椎间盘，故易受间质变化引发疼痛。另外，内层纤维环的破裂，来自髓核的机械及化学因素刺激内层的窦椎神经分支，亦可引起椎间盘源性下腰痛。

仇湘中在强调肝虚是腰椎间盘源性下腰痛的内在根本的同时，亦重视肾虚在疾病发生、发展中的作用。肝、肾在生理上有密切的联系，五行中有“母子相生”之论，精血中有“同源互生”之称。就此病的发生、发展而言，肾藏精、生髓，肾精亏损必然导致肝血不足，进而致筋失濡养，发为疾病之本源。肾主骨，筋附于骨上，若肾精不足，不能濡养骨骼及维持正常的骨结构，筋亦随之松动甚至脱离，从而加速了病情的进展，故肾虚亦为本病发生的内因。仇湘中指出，肾与膀胱互为表里，足太阳经其支从腰中，下夹脊，贯臀，入腘中，与椎间盘源性腰痛的典型症状顽固性腰痛，不典型症状腹股沟、臀部、大腿牵涉痛病位相符，表明椎间盘源性下腰痛与肾相关。

（二）脉络瘀阻是疾病发生的直接原因

导致脉络瘀阻的原因主要有气滞、气虚或血寒、血热、外伤等，脉络阻滞亦是致痛的重要原因，血行不畅、不通，故而“不通则痛”。仇湘中认为肝失疏泄，气滞血瘀而致瘀阻为发病之病机。人体一身之气、血、津、液依赖肝之疏泄，才得以疏通运行，若肝

虚疏泄失常，不能畅达全身气机，气不行血故而迟滞成瘀。《医学发明》云："恶血皆归于肝"，若血瘀日久，结而不散，终成瘀血，进一步影响肝的气机或致肝不受养，则肝虚愈虚，病情迁延缠绵。外邪入体，肝虚无力散瘀，阻塞脉络亦为病机所在。肝肾本虚，又久居寒湿之地，或冒雨涉水，或当风劳作，均可致风寒湿邪乘虚入体，如《圣济总录》之所云："风冷伤腰，筋骨疼痛，不可屈伸"。风性善动而不居，寒性凝滞而主痛，湿性黏滞而不爽，诸邪杂作，阻塞气血经络，肝虚不能散瘀，气血阻滞，而见腰腿疼痛。

（三）治疗强调从肝论治

仇湘中以"肝主筋"为理论基础，结合多年临床经验，创"补肝健腰方"治疗腰椎间盘源性下腰痛，用之临床，验效颇佳。补肝健腰方中白芍有养血荣筋、缓急止痛、柔肝安脾之功，故重用至30g，当归补血、活血，兼能行气，二者同用，主治肝血不足、筋肉失荣，共为君药；熟地黄养肝滋肾，并能去胫股酸痛，炒酸枣仁补中益肝，坚筋骨，主治四肢酸疼，杜仲可入肝经气分，补肝肾，亦善治腰脊酸痛，三者合用，有加强补益、缓解疼痛之功，同为臣药；川芎活血理气止痛，其味辛善行，通达周身，延胡索活血行气止痛，对一切气滞血瘀疼痛，皆有良效，全蝎、蜈蚣为通络止痛要药，对于病情迁延者，有发散走窜之功，四味合为佐药；甘草调和诸药为使药。全方共奏补肝益肾、通络止痛之功。

（四）验案举隅

案例1：患者，女，61岁。初诊日期：2016年3月7日。腰痛反复发作2年，加重伴臀部疼痛1个月。患者诉2年前无诱因出现腰部疼痛，久坐、久站后症状加重，坐位时疼痛明显，咳嗽时亦有明显痛感，不伴有下肢症状。患者多次于当地社区医院行牵引、针灸、理疗等治疗，症状改善不明显。1个月前，患者感腰痛加重，并伴有臀部胀痛，至某医院住院治疗。住院期间行腰部MRI检查发现L_3/L_4、L_4/L_5椎间盘退行性变，余无特殊，追查椎间盘造影检查阳性。现症见：腰部、臀部疼痛，不耐久坐、久站，坐时疼痛尤甚，弯腰受限；时有头晕、耳鸣；面色少华，舌淡，苔薄白，脉弦细。查体：脊柱未见明显侧弯畸形；L_4～L_5处压痛阳性；跟臀试验双侧阴性，直腿抬高试验均阴性。西医诊断：腰椎间盘源性下腰痛；中医诊断：腰痛（肝肾亏虚，脉络瘀阻证）。治以补益肝肾，通络止痛，方用补肝健腰方加补肾之品。处方：当归15g，川芎12g，白芍30g，熟地黄25g，炒酸枣仁10g，杜仲15g，延胡索10g，蜈蚣3g，全蝎（研兑）3g，生黄芪15g，丹参15g，党参15g，炒白术15g，山药15g，甘草5g。7剂，每日1剂，水煎，早晚分服。

二诊：2016年3月14日，腰、臀部痛明显减轻，余症亦缓，去全蝎、蜈蚣，加续断10g，14剂，水煎，分2次服，每日1剂。服上方至第3周，腰、臀部疼痛等症状渐消，头晕、耳鸣等症状明显改善，面色亦较前红润，服完上方巩固疗效。随访2个月，腰痛未作。

按语：本案患者为典型腰椎间盘源性下腰痛，证属肝肾亏虚，脉络瘀阻。仇湘中治疗从"虚""瘀"着手，以补肝健腰方主之。患者兼气血不足之证，加用生黄芪、党参补气生血，加丹参行瘀兼顾补血；患者老年女性，天癸已竭，遣方之时需顾护正气，故加用炒白术、山药健脾益气，以固后天之本。二诊时患者疼痛减轻，去全蝎、蜈蚣防攻伐太过，加续断增补益之功，以徐图其本。

案例2：患者，男，46岁。初诊日期：2017年4月2日。腰痛反复发作1年余，加重3天。患者为长期伏案工作者，1年前无诱因而见腰痛，痛处固定，拒按，卧床时可稍缓，行路、久坐后复重。1年来患者多处求医均未见良效。3天前，患者通宵工作时，未及时添加衣物，感凉后疼痛明显加重，休息未见缓解。现症见：腰部冷痛感，痛处固定，得温痛减；舌暗，苔薄白，脉弦涩。查：腰部MRI显示L_4/L_5椎间盘退行性变；椎间盘造影检查阳性。查体：L_3～L_4、L_4～L_5处压痛阳性，跟臀实验双侧阴性，直腿抬高试验均阴性。双下肢肌力、感觉可。西医诊断：腰椎间盘源性下腰痛；中医诊断：腰痛（肝肾亏虚，风寒瘀阻证）。治以补益肝肾，散寒活血止痛。方用补肝健腰方加减。处方：当归15g，川芎12g，白芍30g，熟地黄25g，炒酸枣仁10g，杜仲15g，延胡索10g，蜈蚣4g，全蝎（研兑）3g，白芷10g，威灵仙10g，附子10g，细辛3g。7剂，水煎，早晚分服，每日1剂。

二诊：2017年4月9日，服药7剂后，腰部冷痛感减轻，上方去白芷、威灵仙、附子、细辛，加用穿山甲5g，炒白术15g，葛根15g，续服7剂。水煎，早晚分服，每日1剂。

三诊：2017年4月16日，诉腰部疼痛已不明显，效不更方，守4月9日方，14剂，水煎，早晚分服，每日1剂，巩固疗效。

按语：《灵枢·百病始生篇》云："邪不能独伤人"，患者腰痛日久，复感风寒而加重，其本仍在肝肾不足。治疗时以补肝健腰方加白芷、威灵仙、细辛、附子去其风寒表证；二诊时以穿山甲增活血散结之功，白术、葛根培补脾胃，以防伤正，待诸痛渐去，再缓固其本，以求毕其功于一役。（赵迪民、仇湘中、谭旭仪、张信成、蒋盛昶等整理）

第二节　膝骨关节疾病论文选读

一、仇湘中从肝论治膝骨关节炎经验

现将仇湘中从肝论治膝骨关节炎的临床经验总结如下：

（一）病因病机

在祖国医学中未有明确记载膝骨关节炎的名称，据其临床特点属于"膝痹"等范畴，《素问·长刺节论篇》曰："病在骨，骨重不可举，骨髓酸痛，寒气至，名曰骨痹"，与临床上的膝骨关节炎相类似。目前临床上膝骨关节炎的发生多与年龄、性别、工作环境、外力损伤、机械负重等有关，但其病因病机尚未得到阐明，仇湘中教授根据中医药理论和自己多年临床经验提出膝骨性关节炎基本病因病机为风寒湿邪侵袭，肝虚瘀阻，其中主要为肝虚瘀阻所致。现代医学中的筋络、筋膜、关节软骨等组织属于中医学的筋的范畴，《素问·五脏生成篇》云："肝之合筋也，其荣爪也"。《杂病源流犀烛·筋骨皮肉毛发病源流》中指出："筋也者，所以束节络骨，绊肉绷皮，为一身之关纽，利全体之运动者也，其主则属于肝"，阐明了筋属于肝，筋的各项功能的实现得益于肝的濡养。《素问·五脏生成篇》曰："诸筋者，皆属于节"。说明了关节的活动主要是由于筋的约束与松弛作用。《素问·脉要精微论》曰："膝者，筋之府，屈伸不能，行则偻附，筋将惫

矣。”说明膝关节僵硬，活动不利，行动障碍等骨性膝关节炎主症与筋病有关。筋为肝所主，肝藏血，肝虚则筋失所养，失其坚韧之性，则筋膜韧带易松弛或出现裂隙，故《素问·上古天真论》云：“七八肝气衰，筋不能动”。膝关节骨性关节炎大多为50岁以上的老人，筋损必然累及气血伤于内，因脉络受损，气滞血瘀，为肿为痛，肝血的亏虚，“不通则痛，不荣则痛”，必然导致筋骨退变老化而出现膝关节活动不利，僵硬疼痛，多数患者在稍事活动或得熏洗热敷后挛痛、屈伸不利的症状可得缓解，这与活动热敷后血脉流通增加，局部精血得以恢复，筋骨稍得濡养有关。其次，在《素问·痹论》中论述道：“所谓痹者，各以其时重感于风寒湿之气也”“风性善行而数变”，有些患者中则会出现游走性疼痛，痛无定处。“诸暴强直，皆属于风”，有些患者则出现膝关节僵硬强直，活动不利。寒邪为阴邪，容易损伤阳气，无力推动气血运行，同时经脉气血遇寒则凝结阻滞致瘀，瘀则不通则痛；寒邪侵袭经络关节，经脉拘急收引，关节则活动不利，发冷或者有麻木感。湿邪侵犯人体后，易于阻滞阳气，留滞于经络关节，尤其是下肢或下部关节，易出现疼痛沉重，固定不移，反复发作，迁延不愈。《张氏医通》有云：“膝为筋之府，膝痛无有不因肝肾虚者，虚则风寒湿气袭之。”因此可见风寒湿邪侵袭人体，膝骨关节炎的相应症状也随之而产生。现代医学研究发现在力学和生物学等因素的共同作用下，膝骨关节炎中关节软骨的蛋白多糖含量减少，水含量增加，胶原的纤维大小和超微结构发生显著变化，关节软骨弹性因此减弱，降解酶活跃，关节润滑作用下降而使关节软骨破坏，关节软骨原纤维形成和出现溃疡，关节表面骨硬化，骨赘形成或者囊肿出现，关节囊发生一系列组织生化和组织学改变。

（二）治疗原则

仇湘中认为在临床上膝骨关节炎的发病机制为筋骨同病，以筋病为主，故治疗上应筋骨同治，尤重治筋，“肝虚损，筋缓不能自收持，目暗䀮䀮无所视”。《石室秘录》曰：“诸痛治肝也”，《灵枢·本藏》中也阐述了“活血通络”的重要性：“是故血和则经脉流行，营复阴阳，筋骨劲强，关节清利矣。”“疏其血气，令其调达，而致和平。”通过“活血通络”的治疗，使人体达到气血平和、阴阳平衡，从而使筋骨强盛，关节滑利。因此仇湘中教授通过上述理论，根据“肝主身之筋膜”，以补肝通络为主要治法，本实标虚，标本同治，此病虽以肝血亏虚症为主，亦与风，寒，湿三邪密切相关，因此治疗时补虚祛实同时进行，观其症而侧其重。

（三）治疗方药

仇湘中根据多年的临床工作经验，针对此病总结出了补肝健膝方，通过临床实验研究证明补肝健膝方治疗膝骨关节炎安全有效，随症加减治疗。处方：白芍30g，牛膝15g，生地黄15g，僵蚕10g，甘草5g，熟地黄25g，当归10g，木瓜15g，蜈蚣1条。全方组方得当，虚实兼顾，方中白芍养血柔肝，缓急止痛，治疗肝血亏虚，牛膝补肝肾，强筋骨，引血下行，活血通络，善治肝肾虚弱之膝痛，并能引药下行，共为君药；熟地黄补血养阴，填精益髓，当归补血活血，为补血之圣药，还能止痛，二者益肝肾之精血，生地黄养阴生津，共为臣药；僵蚕息风止痉、祛风止痛，蜈蚣善搜风通络，化痰散结，祛风止痛，木瓜具有舒筋活络之效，并善走下肢，共为佐药；甘草为使，调和诸药。纵观全方具有补肝养血柔筋、舒筋通络止痛之效。

（四）典型案例

向某，女，89岁，退休工人。2015年2月2日来我科门诊就诊，患者素来体质虚弱，诉左膝关节疼痛10余年，右膝关节疼痛1年，右下肢乏力，行走困难，上下楼梯困难，遇寒加重，疼痛固定，期间行针灸、推拿等理疗措施，未见明显改善。膝关节X线片示：双膝关节退行性病变，双膝关节骨质增生。查体：双膝明显畸形，浮髌试验左（+），右（-），肌力可。纳食可，夜寐一般，二便可。舌质淡，苔白腻，脉细数。治以补肝健膝方加减。处方：炒枣仁15g，杜仲10g，牛膝15g，桂枝12g，白芷10g，僵蚕10g，车前子10g，熟地黄25g，当归10g，木瓜15g，桑枝15g，蜈蚣5g，甘草5g。7剂，水煎，分两次温服，每日1剂。2015年2月9日复诊，诉膝关节疼痛明显好转，双下肢稍有乏力，纳食可，夜寐安。守上方去桂枝，加杜仲、枸杞子、续断各10g，15剂，水煎，分两次温服，每日1剂。随访6个月，病情稳定，未再复发。

按语：患者年过七旬，气血不足，肝肾亏虚，不能濡养膝关节，则出现膝关节疼痛，气血不足，无力行于脉中，易于血瘀，则疼痛固定，遇寒加重，舌质淡，苔白腻为寒湿凝结。补肝健膝方具有补益肝肾，活血通络之功效，炒枣仁入肝经，取养肝柔筋之功，牛膝、杜仲、熟地黄、桑枝补益肝肾，当归、木瓜、僵蚕、白芷、蜈蚣活血化瘀通络止痛，桂枝温阳祛寒，桑枝则活血通络，车前子利水化湿。使肝肾气血渐充，经络渐通。二诊时症状缓解，则去桂枝，防止辛温助热，伤阴动血，加枸杞子、续断为加强补益肝肾，巩固疗效。

（五）小结

膝骨关节炎为中老年多发性疾病，且有逐年增加的态势，女性较男性发病率高，严重降低了人们的工作与生活质量。近年来治疗膝骨关节炎的手段越来越多，中医药在临床上展示了其独特的疗效，深受广大患者的好评。仇湘中认为肝虚、血瘀为该病主要病机，治疗上强调补肝通络，在临床上应用补肝健膝方取得了满意的疗效。（刘栋、仇湘中整理）

二、仇湘中治疗老年性骨关节炎经验浅析

现将仇湘中治疗老年性骨关节炎的临床经验总结如下。

（一）老年性骨关节炎的病机核心为“肝虚瘀阻”

1. 人体衰老由肝虚而始。《灵枢·卫气失常第五十九》云：“人年五十以上为老。”仇湘中教授认为人体的衰老与中医的“肝脏”密切相关。《素问·上古天真论》云：“七八肝气衰，筋不能动”，《灵枢·天年》云“五十岁，肝气始衰，肝叶始薄，胆汁始灭，目始不明。六十岁，心气始衰……七十岁，脾气衰……八十岁，肺气衰……九十岁，肾气焦。”由此可见，人体的衰老由肝而始，与肝密切相关。

2. 肝主筋与骨关节炎发病的关系。《灵枢·九针论》云：“肝主筋”。《素问·痿论》云：“肝主身之筋膜”，《经脉别论》亦云：“食气入胃，散精于肝，淫气于筋”，说明肝脏

可以起到濡养筋的作用。《素问·气厥论》云："脾移寒于肝，痈肿筋挛。"《素问·痿论》云："肝气热则胆泄口苦，筋膜干，筋膜干则筋急而挛，发为筋痿"，说明肝的病变，必然影响到筋。如筋痿不用，可见于肝阴不足；筋脉拘挛抽搐，可见于肝风内动。故肝与筋无论是从生理上还是病理上都密切相关。《素问·五脏生成篇》云："诸筋者，皆属于节""宗筋主束骨而利机关也"，指出筋附着于骨，连属关节，主全身的运动，故曰："筋束骨，骨张筋"。

3．脉络瘀阻与骨关节炎的发病及致痛的关系。仇湘中认为老年性骨关节炎具有病程长、病势缠绵的特点，而人体的衰老也是一个渐进的过程，其中必然会产生病理性的代谢产物，中医将这些病理性的代谢产物归结为"瘀血"。导致瘀的因素繁多，而久病致瘀、因虚致瘀在老年性骨关节炎中较为常见。老年性骨关节炎多病程长久，久病致瘀，瘀则不通，不通则痛。久病致虚，因虚致瘀，老年人多为肝阴亏虚，肝阴即为肝体，肝体失充则脉道失于柔润而僵化，此也易致瘀。故仇湘中教授在治疗老年性骨关节炎时，常常在强调补肝的同时，也注重化瘀通络，认为脉络瘀阻即为骨关节炎产生疼痛的病理因素。

综上所述，仇湘中认为老年性骨关节炎的病机核心为"肝虚瘀阻"，治疗此类疾病在补肝的同时，不得忽略化瘀通络的必要性。

（二）辨证用药，以酸、苦、甘平调，善用虫药

1．补用酸，助用焦苦，益用甘味之药调之。《金匮要略·脏腑经络先后病脉证治第一》云："夫肝之病，补用酸，助用焦苦，益用甘味之药调之……肝虚则用此法，实则不再用之"，这是对肝虚证提出的具体治法。对于老年性骨关节病，仇湘中教授认为其病因多为肝虚瘀阻、肝肾亏虚，亦有外邪乘虚而入，亦或有外伤、劳损等。"肝虚"在该病的发生、发展过程中占有重要地位。因此，仇湘中提出以"补用酸，助用焦苦，益用甘味之药调之"的方法治疗肝虚证，从而达到治疗老年性骨关节病的效用。

（1）补用酸：根据中医五行学说，五味中"酸"与五脏中"肝"相应。又根据中药性味归经，酸味入肝。《素问·阴阳应象大论》："东方生风，风生木，木生酸，酸生肝，肝主筋。"据此，仇湘中教授认为酸可滋养肝脏，肝木得养则肝疏泄调达，故而全身气机得以通畅。并且肝为刚脏，刚为刚强、暴急之意，肝气主升、主动，易亢易逆，而酸性收敛，可制其气。同时仇湘中强调肝脏属阴，肝脏虽为阴中之阳，但其本质为阴，肝体阴用阳也正因如此，酸性可益肝之阴柔之性，以酸补肝阴之不足，以益"肝体"，对治疗老年性骨关节炎中尤为重要。仇湘中在临床上以"补肝汤"为基础方，补肝汤出自《医学六要》，方由酸枣仁、白芍、熟地黄、当归、川芎、木瓜、甘草组成。酸枣仁入肝、心经，为补肝阴之要药，在补肝汤中为君药。但在临床上如遇肝郁之证时，也须应用逍遥散等方剂以助"肝用"。

（2）助用焦苦：焦苦与心相对应，但五味入五脏，并非都能直补本脏。酸可以补肝之阴血；甘可以补脾气；咸可以补肾阴；但是辛不补肺气，而是宣降肺气；苦不仅不补心，反而泻心火。因此"助用焦苦"当理解为用苦以清心，而非补心。仇湘中认为，在治疗老年性骨关节炎等疾病中，当清心火以益肝阴。因为苦药拥有燥湿之功效，可防止性酸阴柔的补肝之药滋腻碍胃。故仇湘中在临床上治疗老年性骨关节炎时，在补肝阴的

同时会加用知母、栀子等药物。

（3）宜用甘味之药调之：《素问·生气通天论》云："是故味过于酸，肝气以津，脾气乃绝。"酸入肝，味过于酸，过则肝气盛，肝气盛易导致木乘土。而甘入脾，甘可补脾益胃、补中益气，此时用甘以补脾，防止木乘土。同时，仇湘中认为培土可以荣木，脾胃功能良好可以益肝补肝。临床上，仇湘中教授经常使用甘草、粳米、大枣等药物，起到酸甘化阴的作用。

2. 善用虫药，以取速效。仇湘中认为老年性骨关节炎多病程长，在治疗过程中常常佐以虫类药物，收效颇佳。外邪乘虚而入，病程长久则外邪多深入筋骨、脉络之中，筋骨受损，瘀血阻滞，仅靠草木类药物难以达到祛邪之效。虫类药能深入筋骨络脉，有攻剔痼结瘀痰之功效。临床上仇湘中多使用全蝎、蜈蚣、穿山甲一类，以搜风通络，活血化瘀。同时，应用此类有毒的虫类药也取其以毒攻毒之用。《卫济宝书·痈疽五发篇》："痈疽之疾，如山源之水，一夕暴涨，非决其要会，支之大渠，使杀其势，则横潦为灾。猛烈之疾，以猛烈之药，此所谓以毒攻毒也。"但仇湘中在应用的同时注重"中病即止""大毒治病，十去其六"，攻伐太过反而会凸显药物的副作用，起到相反的效果。

（三）倡导肝、脾、肾同补，专于平补，慎于峻补

老年期的生理特点是阴阳渐虚，气血渐亏，脏腑渐衰，功能渐减，形体渐弱；先天温煦无力，后天运化呆顿，生机由日益消索而渐趋绝灭。从阴阳的总体发展趋势看，是有降无升，有减无增。《素问·痹论》认为"正气虚弱"是产生痹病的内在因素。因此，仇湘中认为补虚是治疗老年性骨关节炎的要义之一，而"平补"的观点贯穿仇湘中教授的遣方用药之中。在治疗老年性骨关节炎时，仇湘中强调肝、脾、肾同治。仇湘中认为老年期的生理特点决定了其先天温煦无力，后天运化呆顿。脾为后天之本，肾为先天之本，仇湘中临床上多通过"培补后天以养先天"的方式而达到补益脾肾的功用。在治疗老年性骨关节炎时应用补肝汤的基础上多合用香砂六君子汤加减益气健脾，对于肾阳亏虚的患者多合用二仙汤加减（仙茅、淫羊霍、黄柏、当归、知母、巴戟天）。对于脾胃虚寒证明显的患者，多合用理中汤加减。但是，仇湘中强调临床开方辨证最为重要，若可明确辨证为命门火衰或肾水不济，应当大胆使用左归丸、右归丸一类药物，不可拘泥常规。

（四）主张内外兼治、中西医结合

现代医学在飞速发展，不该拘泥于某种方法来治疗疾病，应当博采众长，善于利用，这样才能对疾病的治疗达到一个最佳效果。仇湘中认为治疗老年性骨关节炎并不仅限于用中药治疗，佐以针灸、中药熏洗、外熨等理疗方法，在本病的治疗过程中具有举足轻重的地位。仇湘中注重中西医结合治疗疾病，并倡导微创治疗，认为在某些情况下，微创手术治疗效果显著，术后再予以中药等辅助配合治疗，收效颇佳。

（五）验案举隅

病案 1：瞿某，男，69 岁。于 2016 年 12 月 9 日首诊。主诉左侧膝关节疼痛、活

动不利1年。患者自诉1年前无明显诱因出现左膝关节疼痛、活动不利，伴有下肢乏力，无晨僵，自行贴膏药治疗后效果不佳，今遂来就诊。查体左侧膝关节无明显肿胀及畸形，局部皮色皮温正常，抽屉试验（－），研磨试验（＋），侧方应力试验（－），关节线压痛（－），关节摩擦感（＋），回旋挤压试验（－）。双侧膝关节正侧位站立位片：双侧膝关节间隙轻度变窄，膝关节软骨下骨硬化，髌股关节、胫股关节周缘骨赘形成。提示膝关节退行性变。患者纳食可，寐差，二便调。舌淡红，苔薄白，脉弦细。中医诊断：膝痹病。辨证为肝虚瘀阻，治以补益肝肾，益气养血，通络止痛。处方：黄精30g，丹参15g，珍珠母30g，酸枣仁15g，木瓜15g，炮穿山甲2g，三七6g，全蝎4g，苍术10g，牛膝15g，薏苡仁25g，白芍25g，白芷10g，知母10g，党参15g，炒白术15g，甘草10g。14剂，水煎，分2次服，每日1剂。2016年12月23日复诊，诉服药后左膝关节疼痛明显减轻。效不更方，上方续服15剂之后症状基本消失。随访半年未再复发加重。

病案2：周某，女，73岁。于2017年3月7日首诊。主诉：右手食指远端关节疼痛、肿胀1年，加重1月余。患者1年前无明显诱因出现右手食指远端关节疼痛、肿胀，遂至某三甲医院就诊，行右手X线检查及抽血化验后诊断为右手食指远端关节骨性关节炎，予以口服药（具体不详）治疗效果欠佳，在遇凉水及过度操劳后，上述症状常常反复发作，今为求系统性中西医结合治疗，特来就诊。现症见：右手食指远端关节疼痛、肿胀，活动受限，纳可，寐差，二便正常。体格检查：右手食指远端关节可见赫伯登结节局部肤色、肤温正常。舌脉：舌淡红，苔薄白，脉细。中医诊断：痹病，辨证为肝虚瘀阻证。西医诊断为：右手食指远端关节骨性关节炎。处方：生黄芪15g，丹参15g，熟地黄30g，白芍25g，羌活10g，葛根15g，徐长卿15g，安痛藤10g，全蝎4g，炒白术10g，僵蚕10g，三七6g，酸枣仁10g，甘草5g，木瓜10g。14剂，水煎，分2次服，每日1剂。2017年3月21日复诊，患者手食指远端关节疼痛、肿胀明显减轻，效不更方，续服15剂，症状消失，随访半年，病情稳定。

按语：两案例患者均为老年人，肝肾渐亏，肝脏体阴用阳，肝气亏虚则肝藏血、肝主疏泄功能失司，气血运行障碍，筋骨不得濡养；肾主骨，肾气不足则骨无以充养，故出现骨关节疼痛、活动不利。案例一以补肝汤为主方加减，补肝阴之不足以益“肝体”，佐以三妙散方祛风通络、引药下行，知母可防止性酸阴柔的补肝之药滋腻，起到助用焦苦之功用。黄精补气养阴益肾，同时辅以四君子汤加减健脾，达到肝脾肾同补以治其本。炮穿山甲、全蝎搜风通络，三七、丹参活血化瘀。全方组方得当，肝脾肾同治、标本兼治，培补脾胃从而养肝补肾，达到祛邪并固护本元之效。案例2为老年女性患者，同样以补肝汤为主方进行加减，上肢疾患多辅以祛风通络止痛之品，如羌活、徐长卿、安痛藤等以祛风除湿、通络止痛。同时配以僵蚕、全蝎等虫类药息风通络止痛，收效颇佳。

（六）小结

骨关节炎属于中医“骨痹”的范畴，是本虚标实之证，老年性骨关节病多为肝虚瘀阻、肝肾亏虚，亦有外邪乘虚而入，亦或有外伤、劳损等。治则以补益肝肾，益气养血，祛邪通络，治法以中医内治为主，配合中医外治。中药佐以针灸、中药熏洗、外熨等是临床治疗骨关节炎的常用方法。仇湘中认为人的衰老与肝密切相关，肝在老年性骨关节炎的形成中占有重要地位。在临床用药上以“补用酸，助用焦苦，益用甘味之药调之”为指导思路，善用虫类药，提倡平补，提倡培补脾胃以固先天的用药思路。在临床中取得满意的效果，为治疗老年性骨关节炎提供了有效的思路与方法。（薛凡、邓豪、邓咪朗、仇杰、仇湘中、赵迪民等整理）

三、基于频数分析及关联规则仇湘中治疗膝骨关节炎内服用药规律的研究

膝关节骨关节炎（knee osteoarthritis，KOA）是以膝关节软骨的退变、磨损、破坏及骨质增生为特征的慢性关节病，在中医上其属于“膝痹病”范畴。骨关节炎主要的标志之一是软骨的退化，由于软骨内缺乏血管且存在高比例的细胞外基质，使得关节软骨很难被修复，并且研究发现 KOA 较其他疾病更容易影响行走、上下楼梯等下肢功能。可见 KOA 已经严重影响到了人们的生活起居，而中医药在治疗此类疾病上疗效颇佳。仇湘中教授对膝骨关节炎的诊疗具有丰富的临床经验，现对仇湘中教授诊治病例进行收集并运用频数、关联规则统计分析，探讨其治疗 KOA 的用药规律及辨治思路。

（一）临床资料与方法

1．一般资料

本次研究资料来源于 2016 年 8 月至 2018 年 8 月仇湘中教授于湖南省中医药研究院附属医院名医堂门诊的膝骨关节炎患者，共纳入 432 例病例，共 1058 张处方。

2．诊断标准

（1）西医诊断标准：参照《2010 骨关节炎诊断及治疗指南》，包括：

1）临床标准：①近 1 个月大多数时间有膝关节疼痛；②有骨摩擦感；③晨僵时间≤30 分钟；④年龄≥38 岁；⑤有骨性膨大。

2）临床及放射、实验室标准：①近 1 个月大多数时间有膝关节疼痛；② X 线示骨赘形成；③关节液检查符合 OA；④年龄≥40 岁；⑤晨僵≤30 分钟；⑥有骨摩擦音。

（2）中医诊断标准：符合《中医病症诊断疗效标准》中“骨痹（膝痹病）”的诊断标准，包括：①刚发病时膝关节隐痛，活动屈伸不利，稍事活动后可有缓解，当气候变化时加重；②起病缓慢，大多数见于中老年人，病程长久，病情反复缠绵；③膝关节可轻度肿胀，活动时常常有摩擦声，在严重病例中，可观察到关节变形、肌肉萎缩等；④ X 线片检查：关节面不规则、不平整，关节软骨下囊性变或骨硬化，关节间隙狭窄等；⑤实验室检查可协助鉴别诊断。

（3）纳入标准：①必须符合膝关节骨性关节炎的中西医诊断标准；②必须以膝关节骨性关节炎为第一诊断的患者；③能够坚持服用仇湘中教授中药治疗的患者；④年龄 40 岁及以上可纳入。

（4）排除标准：①不符合上述纳入标准的患者；②虽符合 KOA 诊断但合并严重心血管、肝、肾、造血系统等原发性疾病、精神病患者；③病例资料不完整的患者；④妊娠期或哺乳期女性。

（二）结果

1．统计学方法

采用 SPSS 21.0 数据编辑器录入数据，数据分析采用频数分析（frequencies）；Excel2010 建立电子数据库，通过与《中医词典》数据库链接得出药物性味归经统计；运用 Apriori 算法进行中药关联规则分析。探究仇湘中治疗膝关节骨关节炎时的用药习惯及药物组合，从而分析仇湘中对于膝关节骨性关节炎的辨治思路。

2．用药频数统计

本次研究纳入 432 例膝关节骨性关节炎患者，共处方单 1058 张，处方共涉及中药 49 味，用药总频数为 23156 次，将数据录入 SPSS 21.0 数据编辑器采用频数分析得出仇湘中常用的使用频率大于 1% 的药物共 16 味（表 6-1）。

表 6-1　仇湘中教授治疗膝关节骨性关节炎用药频数统计表

药物	频数	频率 /%	药物	频数	频率 /%
黄芪	826	3.57	全蝎	677	2.92
丹参	801	3.46	蜈蚣	667	2.88
酸枣仁	752	3.25	薏苡仁	562	2.43
木瓜	748	3.23	黄柏	556	2.40
白芍	720	3.11	威灵仙	423	1.83
生地黄	701	3.01	炒白术	410	1.77
牛膝	693	2.99	杜仲	273	1.18
苍术	690	2.98	续断	259	1.12

3．用药类别统计

参照中国中医药出版社第 9 版《中药学》，对仇湘中教授治疗膝关节骨性关节炎使用频率大于 1% 的药物类别进行统计分析（表 6-2），从表 6-1 得使用频率大于 1% 的药物有 16 味，共 9758 味次，以此计算出药物分类比例。

表 6-2　仇湘中教授治疗膝关节骨性关节炎用药类别统计表

药物分类	味次	比例 /%	药物分类	味次	比例 /%
补虚药	2488	25.50	祛风湿药	1171	12.00
活血化瘀药	1494	15.31	安神药	752	7.71
平肝息风药	1344	13.77	化湿药	690	7.07
清热药	1257	12.88	利水渗湿药	562	5.76

4．用药性味归经统计

笔者对 1058 张处方共涉及的 49 味中药进行性味归经统计（表 6-3），可见仇湘中治疗膝关节骨性关节炎的用药多用温、平性药，并以寒药佐制。药味多以苦、甘、酸，并以辛药走窜通络。辨治思路多从肝经论治，脾肾兼顾。

表 6-3 仇湘中教授治疗膝关节骨性关节炎用药性味归经统计表

药性	频数	频率 /%	药味	频数	频率 /%	归经	频数	频率 /%
温	11566	49.95	苦	10131	43.75	肝	15919	68.75
平	8683	37.50	甘	9637	41.62	脾	8869	38.30
寒	5792	25.01	酸	7236	31.25	肾	8082	34.90
凉	1301	5.62	辛	6975	30.12	心	4635	20.02
热	62	0.27	咸	1447	6.25	肺	2756	11.90

5. 用药关联规则统计

根据 Excel2010 建立的数据库，运用 Weka3.6 进行 Apriori 算法关联规则分析，最小支持度设置为 0.03，最小置信度设置为 0.5，可看出仇湘中治疗膝关节骨性关节炎常用的药物组合（表 6-4）。

表 6-4 仇湘中教授治疗膝关节骨性关节炎用药关联规则统计表

左向药物	右向药物	支持度	置信度	左向药物	右向药物	支持度	置信度
丹参	黄芪	0.69	0.99	炮穿山甲、僵蚕	全蝎	0.16	0.88
酸枣仁	木瓜	0.66	0.98	红景天	黄芪	0.11	0.88
蜈蚣	全蝎、僵蚕	0.46	0.98	柴胡	黄芩	0.11	0.88
杜仲	续断	0.33	0.96	木香	砂仁	0.08	0.96
三棱	黄芪	0.21	0.88				

（三）讨论

1. 用药频数及类别分析

本次研究通过 SPSS 21.0 进行用药频数分析，得出仇湘中治疗 KOA 常用的使用频率大于 1% 的药物共 16 味，分别是黄芪、丹参、酸枣仁、木瓜、白芍、生地黄、牛膝、苍术、全蝎、蜈蚣、薏苡仁、黄柏、威灵仙、炒白术、杜仲、续断。这些药物多属于补虚药、活血化瘀药、平肝息风药。从中不难看出，仇湘中归结膝关节骨性关节炎虚证居多，络脉瘀痹贯穿始终。膝关节骨性关节炎多病程久，仇湘中认为此病虚、瘀为多的原因是"久病致虚，因虚致瘀"，在疾病发展过程中必然会产生一些病理产物，这些病理产物中医统一归结为"瘀"。同时膝关节疼痛的患者也常常表现为疼痛游走不定之风邪阻络，在应用平肝息风及祛风湿药的同时，取"治风先治血，血行风自灭"的《医宗必读》原文，应用活血化瘀之品以息风。因此从用药频数及类别统计中可看出，仇湘中治疗膝关节骨性关节炎遣方用药多从虚、瘀论治，常用补虚药及活血化瘀药，以达到补虚、化瘀、息风的功效。

2. 用药归经分析

仇湘中治疗膝关节骨性关节炎这类疾病多从"肝"论治，认为肝与膝关节骨关节炎发病的生理及病理上均密切相关。《素问・五脏生成篇》云："宗筋主束骨而利机关也"，指出筋附着骨，连关节，主司全身运动，因此膝关节周围韧带、软骨在中医上属于筋的范畴。《灵枢・九针论》云："肝主筋"。《经脉别论》亦云："食气入胃，散精于肝，淫气于筋”，说明肝脏可以起到濡养筋的作用。《素问·气厥论》云：“脾移寒于肝，痈肿筋挛”，《素问·痿论》云：“肝气热则胆泄口苦，筋膜干，筋膜干则筋急而挛，发为筋痿”，说明肝的病变必然影响到筋。如筋痿不用，可见于肝阴不足；筋脉拘挛抽搐，可见于肝风内动。故肝在膝骨关节炎的发病中扮演重要角色，由上文可知膝关节骨性关节炎的病理特点为多虚多瘀，因此“肝虚络痹”即为膝关节骨性关节炎的病机核心。

3．用药药味分析

从表6-3可知，仇湘中治疗膝关节骨性关节炎的用药药味多苦、甘、酸，并以辛药走窜通络。《金匮要略·脏腑经络先后病脉证治第一》云：“夫肝之病，补用酸，助用焦苦，益用甘味之药调之……肝虚则用此法，实则不在用之。”仇湘中以此为法在临床治疗膝关节骨性关节炎之肝虚不足，因此多用苦、甘、酸之品。酸性可补肝的原因有三，其一，《素问·阴阳应象大论》云：“木生酸，酸生肝，肝主筋”，说明酸可滋养肝脏，肝得养则疏泄调达。其二，肝为刚脏，酸性收敛，可制肝气。其三，肝在五脏中为阴中之阳，且肝体阴用阳，故肝虽为刚脏，但本为阴性，而酸也属阴性，故酸可补肝。肝为火之母，苦药可清心火，间接以益肝阴。在五行学说中，五味入五脏，甘味可以补脾气，由于木克土，为防止补肝过旺而导致木乘土，故以甘味之药先补脾气，以杜其患。膝关节骨性关节炎的患者病机上除肝虚之外，络脉瘀痹始终存在，因此，辛药走窜通络必不可少。

4．用药药性分析

表6-3中可知仇湘中治疗膝关节骨性关节炎多用温、平药，佐以寒药。仇湘中在治疗膝关节骨性关节炎中强调整体观，认为脾为后天之本，肾为先天之本，脾肾同补尤为重要。仇湘中注重平补，过温之品用之较慎，多用微温及性平之品居多，平补后天以养先天。仇湘中在临床遣方用药特别注重药物的偏性，临床当辨证准确，谨防用药之后的副作用。

5．用药关联规则分析

从表6-4可看到，仇湘中在具体用药上以补肝汤为基础方（补肝汤出自《医学六要》，方由酸枣仁、白芍、熟地黄、当归、川芎、木瓜、甘草组成），常使用酸枣仁与木瓜的药对，酸枣仁入肝、心、肾经，为补肝阴之要药，在补肝汤中为君药，木瓜可舒筋活络、和胃化湿，二药相合，一补一行，补肝而不留瘀。推崇补气与行血共施，“气行则血行”，常用黄芪与丹参的药对，瘀血重者丹参改用三棱，增强破血逐瘀的功效。同时仇湘中擅用虫药，蜈蚣、全蝎常常配对使用，此类药物搜风通络之效用强，可剔除深入骨髓之痼疾，同时也有以毒攻毒的效用，临床收效颇佳。仇湘中用药十分注重顾护脾胃，脾为后天之本，只有后天之本充足遣方用药才有途径直捣黄龙，故砂仁、木香取自香砂六君子汤的方义，临床常配对使用。

（四）总结

仇湘中认为，膝关节骨性关节炎病理上多虚多瘀，辨治思路多从肝论治，病机核心为肝虚络痹，用药上补虚与活血化瘀并重，遵金匮之法，多用苦、甘、酸之品补肝阴之不足以益肝体，用辛散之品活血通络、祛风除湿，擅用对药及虫药，临床上治疗膝关节骨性关节炎收效颇佳，值得总结推广应用。（薛凡、邓豪、邓咪朗、尹晨东、仇湘中等整理）

第三节　颈椎疾病论文选读

一、仇湘中治疗颈椎间盘突出症溶盘术后残留症状经验

经皮介入微创化学溶盘术治疗颈椎间盘突出症，取得了良好的治疗效果。但有部分患者术后仍存在肢体麻木、颈项部隐痛不适等症状。仇湘中对于中医药治疗颈椎间盘突出症溶盘术后残留症状有独特经验，现总结如下。

（一）病因病机

仇湘中认为该病以气血亏虚、瘀血阻络、痰湿凝聚为基本病机。颈椎间盘突出症溶盘术后残留症状以肢体麻木、颈项部疼痛、痛点固定不移、劳累或受寒则加剧为主，仇湘中教授根据中医药理论和多年临床经验提出，治疗应从虚、瘀、痰入手。麻木一症多属气虚、血虚或气血两虚，颈椎间盘突出症患者多因素体肝肾不足，气血亏虚，加之手术伤气耗血，致气血进一步亏损，气为血之帅，气虚则鼓动无力，血行涩滞，筋骨、肌肤得不到气血的温煦与濡养而为麻木。气虚无力推动血液运行，血留为瘀，故见患者颈项疼痛、痛处固定，舌多紫暗有瘀斑。气虚不能运化水湿，加之外感寒湿，内外湿聚成痰，湿痰与血瘀相结合，则患者局部不知痛痒，病情遇阴寒尤甚或日轻夜重。

（二）治疗原则

临床上仇湘中治疗该病以补益气血、化瘀祛痰、通络止痛为大法。针对上述病因病机分析，仇湘中教授指出颈椎间盘突出症溶盘术后残留症状多属虚证，或虚中夹实，其虽有气血亏虚，但与瘀血、痰湿甚至风寒湿三邪有关，特别是久麻不知痛痒者，多属因虚而致实，故治疗宜扶正祛邪同时兼顾，临证灵活加减。实重于虚者，以疏通为先，待邪有消退之机，气血渐趋流通之时，再施调补。虚重于实者，以补益为主，正盛则邪自退。

（三）治疗方药

仇湘中在多年临床经验中总结出益颈方加减治疗。处方：生黄芪 15g，当归 10g，葛根 12g，白芍 30g，灵芝 10g，川芎 12g，丹参 15g，海浮石 12g，陈皮 10g，全蝎 3g，僵蚕 10g，甘草 3g。全方虚实兼顾，组方精当。生黄芪为君，健脾补中，益卫固表，补气以行血；当归为臣，补血、活血止痛，黄芪、当归为伍益气生血；葛根、白芍、灵芝、川芎、丹参、海浮石、陈皮、全蝎、僵蚕为佐，葛根长于缓解外邪郁阻、经气不利、筋脉失养所致的项背疼痛；白芍养血敛阴，柔肝止痛，张仲景《伤寒论》中阴血虚经脉失于濡养而致手足挛急疼痛者，常用白芍配甘草缓急止痛，即芍药甘草汤；葛根、白芍为伍，共治表虚汗出、恶风、项背疼痛等症；灵芝能补气安神，可治疗气血不足、心神失养所致失眠、多梦、健忘；川芎为“血中之气药”，能活血行气、祛风止痛，具通达气血之功，同时本品辛温升散，能“上行头目”，祛风止痛，为治头痛要药；丹参善通行血脉，祛瘀止痛，广泛应用于各种瘀血病证；海浮石可化痰，陈皮理气健脾、燥湿化痰，

二者合用能除痰湿；全蝎归肝经，有熄风镇痉、通络止痛之效，并且搜风通络止痛能力极强；僵蚕既能熄风止痉，又能化痰散结；甘草为使，调和诸药。若患者有畏寒怕冷、腰膝酸软等阳虚症状，可加桂枝、制附片以振奋阳气；若头晕目眩，食少便溏，两腿麻木沉重，可加苍术、薏苡仁、白术等除湿健脾；若头晕耳鸣、视物昏花、腰酸腿软等肝肾亏虚症状明显者，可加枸杞子、天麻、白蒺藜养血熄风；若麻木极重，出现局部不知痒痛，可加用红花、桃仁、鸡血藤、桑枝等活血通络。

附：典型病例

刘某，男，60岁，退休工人。患者素来体虚易感，1年前受凉后出现颈部隐痛伴左上肢酸胀痛，未予重视，之后每因受凉或劳累反复发作，发作时颈项强痛，痛处拒按，痛连左上肢，自汗，面色苍白，严重时影响正常生活，时发头晕头痛。查颈椎CT、MRI诊断为C_4/C_5、C_5/C_6椎间盘突出症，于2012年12月入住我科，完善相关检查后，于2012年12月20日行C_4/C_5、C_5/C_6椎间盘突出经皮介入微创消融术，手术顺利完成。2012年12月28日，患者觉颈项强痛较前明显减轻，但夜间仍绵绵作痛，左上肢仍有麻木不适感觉，颈项部怕风畏寒，偶有头晕。食纳一般，夜寐欠佳，二便可。查C_4～C_5棘突间压痛（++）、C_5～C_6棘突间压痛（++）。左臂丛神经牵拉痛（++），霍夫曼征（–），双上肢皮肤感觉、肌力及腱反射正常。舌暗红，苔白滑，脉沉涩。治以益颈方加减，处方：生黄芪30g，桂枝5g，当归10g，葛根12g，白芍30g，灵芝10g，川芎12g，丹参15g，红花10g，桃仁10g，桑枝10g，海浮石12g，陈皮10g，全蝎3g，僵蚕10g，甘草3g。10剂，水煎，分2次服，每日1剂。2013年1月10日复诊，诉颈项部夜间疼痛明显缓解，左上肢麻木减轻，头晕症状消失，纳食较前明显增加，夜寐明显好转。上方去桂枝、红花、桃仁，加枸杞子、沙苑子、杜仲、菟丝子。15剂，水煎，分2次服，每日1剂。调养半月，诸症消失。随访6个月，未复发。

按语：患者素体虚弱易感，气虚不能濡养头面、上肢，而见头晕、左上肢麻木，气虚不能行血，血行涩滞成瘀，故头项疼痛，夜间尤甚。其舌暗红、脉沉涩亦为血瘀之证，同时患者左上肢麻木、纳食一般、苔白滑，为内有痰湿阻络、痰湿碍胃之征，其颈项部怕风畏寒，亦由气虚较久肌表失于温煦所致。益颈方有补益气血、化瘀祛痰、通络止痛之效，加大君药黄芪用量以加强补气生血，加桂枝以振奋阳气，同时加红花、桃仁、桑枝以加强活血通络，使患者经络渐通、气血渐充。二诊患者症状缓解，故去桂枝以防燥热伤阴，去红花、桃仁以防过用碍胃，加枸杞子、沙苑子、杜仲、菟丝子等调补肝肾之品以巩固疗效。（蒋盛昶、刘敏、仇湘中等整理）

二、仇湘中治疗神经根型颈椎病经验

现将仇湘中治疗神经根型颈椎病的临床经验总结如下：

（一）病因病机强调肝虚瘀阻

中医古籍中虽无神经根型颈椎病病名，但其归属于“痹”“项强”“颈项痛”等范畴。仇湘中教授认为该病的发病机制主要表现为以下几点：①多发于肝肾亏虚者。《证治准绳》曰：“颈痛头晕非是风邪，即是气挫，亦有落枕而成痛者……由挫闪及久坐而致颈项不可转移者，皆由肾气不能生肝，肝虚无以养筋，故机关不利。”中老年人群多数肝肾亏虚、肝虚瘀阻，气血生化不足，筋脉失养，加上外邪入侵，导致本病。②感受风寒湿等外在邪气。《黄帝内经·素问》曰："黄帝问曰：痹之安生？岐伯对曰：风寒湿三气杂至，合而为痹也。其风气胜者为行痹；寒气胜者为痛痹；湿气胜者为著痹也"，指出该病为风寒湿三气乘隙侵入人体，壅塞经络，凝滞气血，发为本病，且其不同外邪致病，各有其不同特点。③外伤、劳损。《外科证治全书》曰："颈项强急，转移不便，乃膀胱经感风寒湿气所致，或闪促亦令项强"，《医宗金鉴·正骨心法要旨》曰："因跌、仆、闪、失，以致骨缝开错，气血郁滞，为肿为痛"，指出外伤、劳损等亦可导致颈项肩臂筋脉受损，气血溢出脉外，经脉瘀阻而发本病。④颈部姿势的不当。《张氏医通》曰："有肾气不循故道，气逆夹脊而上，至头肩痛。或观书对弈久坐而致脊背痛"。指出长期的低头或伏案工作，颈部过度负荷亦可导致该病的发生。

仇湘中认为本病病位在筋骨，病理为筋骨受损，气血瘀滞，病性为正虚邪实。肝在体合筋，肝主筋，肾主骨，肝之气血充盛，筋膜得其所养，则筋力强健，运动灵活。肝之气血亏虚，筋膜失养，则筋力不健，运动不利，颈项僵硬或疼痛，转动不利。肾藏精，精生骨髓，骨髓充实，骨骼强壮，运动捷健，肾的精气盛衰，直接影响骨骼的生长、营养、功能等。肝失藏血，肾精亏损，致肝肾不足，气血瘀阻，筋脉失养，腠理空虚，再加外邪侵犯，阻塞经络导致本病。风寒湿三邪的外侵，以及外伤、劳损、长期的颈部姿势不当导致气血瘀阻于经脉之中，气虚无力，气不行血，瘀血不去，新血无生，筋脉失养，经络闭塞，血运不通，也是发病的重要因素。

（二）临证治疗重视辨证论治，善用虫类药物，注重肝、脾、肾调治，倡导中西医结合

1. 辨证论治。仇湘中从中医整体观念出发，运用中医辨证论治思想，结合多年临床经验，对神经根型颈椎病的治疗具有独到见解。仇湘中对于骨伤科疾病多从虚、瘀着手，善于从肝论治，认为该病主要病机为内在正气不足，肝肾亏虚，多有肝虚、气虚、瘀阻，使得卫外不固。外因劳损、外伤、颈部姿势不当或感风、寒、湿邪等，外邪侵犯太阳经脉使得筋脉失养，经络痹阻，气血运行不畅，不通则痛，不荣则痛。故应补益肝肾以养气血治其本，行气止痛，活血化瘀治其标。神经根型颈椎病多表现为颈肩部及上肢的症状，使用一些引经药物效果会更好，如桂枝、桑枝等。针对其肝虚瘀阻之本，可用香附、柴胡等引药入肝。且应根据发病的季节，患者的生活环境，患者自身体质，发病诱因等，灵活运用"三因制宜"思想，达到随证治之。仇湘中认为任何疾病都不是一成不变的，现代环境与古时相比更为复杂多变，病症也更复杂多样。要准确地判断疾病现处于何种阶段，有无夹杂其他病症，不可生搬硬套，想当然地辨病辨证。需四诊合参，详细而准确地采集患者信息，综合舌脉象，结合季节、生活环境、自身体质等对疾病做出正确的诊断及用药。当以补益肝肾以养气血治其本，活血化瘀行气止痛治其标。并根据多年临床经验自创治疗神经根型颈椎病经验方"颈复方"以及"益颈方"等，以此为基础方，根据证型加减化裁，临床上收效颇佳。肝肾亏虚者常用淫羊藿、仙茅、补骨脂等。气血两虚者常用黄芪、党参、山药、熟地黄等。气阴两虚者常用沙参、麦冬、枸杞子等。脾肾阳虚者常用杜仲、续断、狗脊等。风寒重者常用羌活、独活、白芷。气滞血瘀者常用三七、牛膝等。阳虚血痹者常用桂枝、附子。颈肩、上肢麻木重者常用伸筋草、乌梢蛇等。神经根水肿明显者常用泽泻、茯苓、薏苡仁等。女性肝瘀者常用珍珠母、柴胡等。

阴虚者常用麦冬、生地黄等。

2. 善用虫药、对药。仇湘中认为神经根型颈椎病病程长，风寒湿邪等深入筋骨，脉络之中，筋骨受损，瘀血阻滞，仅靠草木类药物难以达到祛邪之效。虫类药能深入筋骨络脉，有攻剔痼结瘀痰之功效，且虫类药的合理使用是病情逆转的重要措施。在治疗过程中佐用一些虫类药物，疗效甚佳。地龙性寒而下行，大解热毒，行湿病。全蝎为防风要药，善窜筋透骨，对风湿痹痛久治不愈者效佳，配葛根、秦艽治疗颈部疼痛剧烈者。蜈蚣熄风定惊，开瘀解毒，舒利关节。乌梢蛇追风止痒，搜剔风邪自肌表出，而无辛热之虞。穿山甲活血化瘀、散结消痈。僵蚕息风止痉，祛风止痛，化痰散结。对药是中医临床常用的相对固定的两味药物的配伍组合，或相辅相成，或相互制约。仇湘中认为用对药能取方之精华，达到用药少而疗效佳的目的。仇湘中善用黄芪配当归，黄芪重在补气，当归重在补血，前者又可行气，后者又可活血，两者合用可气血兼补，补气生血，补肝养肝。善用杜仲配续断，杜仲及续断同入肝肾二经，皆有补肝肾，强筋骨之功。杜仲甘温，偏入肾经气分，长于补养。续断味苦而重，偏入肾经血分，长于活血通络，二药相须为用，行血寓有止血，使补血而不留瘀。

3. 善于培补后天以养先天。肾为先天之本，脾为后天之本。肾藏精，《灵枢·决气》曰："两神相搏，合而成形，常先身生，是谓精"，《灵枢·经脉》曰："人始生，先成精，精成而后脑髓生，骨为干，脉为营，筋为刚，肉为墙，皮肤坚而毛发长。"由上可知，"先天"是指禀受于父母的"两神相搏"之精，以及由先天之精化生的先天之气，由遗传而来，是人体生命的本源。其在个体生命过程中，先身而生，是后天脏腑形成及人体生长发育的动力。肾为先天之本是指肾的功能是决定人体先天禀赋强弱，生长发育快慢，脏腑功能盛衰的根本。脾为后天之本，气血生化之源，胃主受纳，脾主运化，脾胃的受纳运化功能好似仓廪，可以摄入食物并输出精微营养物质以供全身之用。人以水谷为本，胃主受纳水谷，脾主运化精微营养物质。脾胃健旺，则诸脏安和。仇湘中认为神经根型颈椎病患者多为中老年患者，肝肾渐衰，肝虚瘀阻。故可培补脾胃以养肝肾，以后天养先天。对于脾胃的固护，始终贯穿在仇湘中的临床用药之中。常用党参、炒白术、茯苓、山药、木香、砂仁等健脾之药。党参补脾胃之气，炒白术健脾益气，茯苓健脾利湿止泻，山药补脾气、益胃阴，木香行气止痛、健脾消食，砂仁温脾开胃、止呕止泻。随症加减，以后天养先天，同时可消除药物不良反应。

4. 倡导内外兼治、中西医结合。仇湘中并不仅限于用中药治疗神经根型颈椎病，仇湘中认为佐以推拿、针灸等理疗方法，在本病的治疗过程中具有举足轻重的地位。有研究表明推拿联合针灸在临床治疗神经根型颈椎病的过程中能有效改善患者肌力及颈部、肢体功能和日常生活，同时控制根性疼痛症状。仇湘中注重中西结合治疗疾病，现代医学发展迅速，对于颈椎病的治疗方法多种多样且成效甚佳。仇湘中倡导微创，认为在某些情况下，微创手术治疗效果显著，术后再予以中药等辅助配合治疗，收效良好。现代医学飞速发展，不该拘泥于一种方法来治疗疾病，要博采众长，善于利用，这样才能对疾病的治疗达到一个最佳效果。

（三）验案举隅

袁某，女，44 岁。于 2016 年 2 月 13 日首诊。主诉：颈肩部不适伴左上肢麻木 1 年。

患者自述1年前因持续保持颈部同一姿势拍照，后出现颈部不适及左上肢麻木、疼痛，夜间尤甚，偶有头痛。于当地医院治疗后症状好转，但仍时有反复。查体：颈项部及左肩关节周围广泛压痛，叩顶试验（－），椎间孔挤压试验（＋），臂丛神经牵拉试验（－），霍夫曼征（－），双上肢感觉、肌力正常，肢端血运可。颈部MRI示：颈椎生理曲度变直，颈椎退行性变，多个椎间盘膨出、突出。食纳可，寐差，二便调。舌淡红，苔薄白，脉弦。处方：生黄芪15g，丹参15g，当归10g，地龙10g，葛根15g，川芎10g，桂枝6g，泽泻10g，炒白术15g，白芍25g，炒枣仁15g，木瓜15g，甘草5g，灵芝15g，生地黄25g，天麻10g，制首乌15g，柴胡10g，三七6g。7剂，水煎，分2次服，每日1剂。2016年2月21日复诊，诉服药后颈肩部不适及麻木症状基本消失，睡眠改善，头痛明显减少。效不更方，守方15剂，水煎，分2次服，每日1剂。随访半年未复发。

按语：患者为中年女性，气血渐衰，肝肾渐亏，气无力行血，血瘀滞脉中，不能濡养筋骨，故出现颈肩部不适及左上肢麻木、疼痛，且患者长期颈部姿势不当，颈部负荷过重亦是诱发该病重要原因之一。方中黄芪、当归补气活血，川芎活血行气、祛风止痛。葛根解肌升阳，桂枝、泽泻温阳利水。白芍、天麻平肝止痛。炒枣仁、灵芝、生地黄补气安神滋阴。炒白术、木瓜补脾益气，化湿和胃。柴胡疏肝升阳，引药入肝。三七补血止血。全方组方得当，气血兼补，行气活血，养心安神，培补脾胃从而养肝补肾，达到祛邪并固护本元之效。（邓豪、薛凡、仇湘中等整理）

三、仇湘中“从肝论治”颈椎病经验浅析

对于颈椎病的发病机制和治疗仇湘中有独特的学术见解，认为颈椎病多责之素有体虚或慢性劳损，在风、寒、湿或外伤等因素的刺激下，引发诸症。博采百家之长，结合多年临床诊治颈椎相关疾病的丰富经验，将其病理核心归属于“肝虚瘀阻”，提出“补肝通络”治疗思路，从肝论治颈椎病，取得满意效果，现将其治疗颈椎病的经验介绍如下。

（一）病因病机

1. 本虚标实，肝虚瘀阻。中医学中并没有颈椎病病名，根据其症状表现，仇湘中教授认为可归属于“项痹”范畴，古代典籍对该病的描述散见于“痹症”“颈肩痛”“肩背痛”等。病之早起，多为感受外邪，以实证为主，《素问·痹论》中：“风、寒、湿三气杂至，合而为痹”，指出了颈椎病常见的外邪致病因素。《证治准绳》言：“颈项强急之证，多由邪客三阳经也，寒搏则筋急，风搏则筋弛”，指出本病多由风寒之邪客三阳经，经络不通而痛。“气血不和百病乃生”，正气虚弱，气血不足是颈椎病发病的主要原因。“邪之所凑，其气必虚”，《重订严氏济生方》中记载：“皆因体虚腠理空疏，受风寒湿气而成痹也”，正虚卫外不固是颈椎病发生的内在基础，感受风寒湿外邪是发生的外在条件，邪气痹阻经脉是为病机之本，病变累及肢体筋骨、肌肉。其虚者，多责之于肝肾，以往有关本病的治疗多从肾立论。而从肝论治者鲜。《素问·痹论》对其病因的描述“筋痹不已，复感于邪，内舍于肝”。《素问·金匮真言论》曰：“东风生于春，病在肝，俞在颈项”。为从肝论治颈椎病提供了理论依据，仇湘中认为肝虚失其所主，正虚邪犯，外感

致病是主因。肝为风木之脏，其气升发，喜条达而恶抑郁，主筋、主疏泄而藏血，肝体阴而用阳，以血为体，以气为用，集阴阳气血于一体。古今医家有“肝为五脏之贼”之说，如清代黄元御《四圣心源·六气解》中云：“风木者，五脏之贼，百病之长。凡病之起，无不因于木气之郁。”故肝脏功能失常，可引起人体全身气血运行失常，水液代谢功能紊乱，致血瘀气滞搏结于颈项。或因年高肾气已衰、精血亏耗，或因先天禀赋不足，或因多种慢性疾病迁延日久，筋骨失养，继而出现筋骨失主，不得濡养发为痹痛。或者是由于七情或外伤劳损，使颈部经脉阻滞，加之肝病则主筋的功能障碍，加速颈椎的老化与退变，导致颈椎病的发生。

2．肝主筋的功能失常是颈椎病发生的内在因素。中医学认为，筋络、筋膜、椎间盘属筋，筋为肝所主，在《素问·痿论》中提到：“肝主身之筋膜”。指明肝对筋具有主持、调控作用，正如《杂病源流犀烛·筋骨皮肉毛发病源流》所言：“筋也者，所以束节络骨，绊肉绷皮，为一身之关纽，利全体之运动者也，其主者所于肝”，阐述了肝“宗筋主束骨而利机关也”的作用。又如《素问·经脉别论篇》云：“食气入胃，散精于肝，淫气于筋”，肝所获取的精气都会散布到筋，发挥濡养作用，筋者络缀形体，连属关节，司关节运动，“屈伸行动，皆筋为之”。只有肝血充足，疏泄正常，使筋得其养，才能使筋力强健而富有弹性，运动灵活。筋在维持颈椎功能的稳定中起着重要作用，筋的损伤和退变是颈椎病发生的主要原因。若肝虚颈部筋失养，失其坚韧之性，筋膜韧带易松弛或出现裂隙，或加之七情六邪或外伤劳损使气血瘀滞，搏结于颈项而发病。临床可表现为颈部拘急疼痛、肌肉僵硬活动不利等症。

《石室秘录》的“诸痛治肝也”，亦为从肝论治颈椎病提供了理论依据。基于肝与筋的关系，以及肝的生理特点，仇湘中治疗颈椎病从治肝入手，使其筋韧骨强，达到气血阴阳调和的生理状态。

3．肝主疏泄与颈椎病。肝的生理特性为升散条达。肝主疏泄是指肝有保持全身气机畅通的作用，疏则气通而不滞；泄则气散而不郁。肝主疏泄主要与气血运行相关，唐容川《血证论·脏腑病机论》中记载：“肝属木，木气冲和条达，不致遏郁，则血脉得畅。”中医学认为“气为血之帅”，可以推动血液运行。而气机的通畅有赖于肝的疏泄，肝的疏泄功能正常则气血冲和，经络通利，五脏安而不病。若肝虚或肝气郁结而不得舒，肝气失于条达，则会导致气机紊乱、气血瘀阻不畅，颈部筋脉挛急失养而发病，如《读医随笔·平肝者舒肝也非伐肝也》中记载：“凡病之气结、血凝、痰饮……血痹、虚损，皆肝气之不得舒畅所致也”，可见肝的疏泄功能失常与颈椎病的发病密切相关。仇湘中在治疗颈椎病中，十分注重肝疏泄正常与否，并根据其情况辨证施治，肝虚则养肝柔肝，使得肝血充盈，肝气疏散，筋有所养，柔韧有力，从而改善和延缓椎间盘的退变；肝郁则宜疏肝达气，遣方用药常配有柴胡、枳壳、麦芽、山茱萸、白芍、郁金等养肝疏肝理气的药物，每每收到很好的效果。

4．肝藏血与颈椎病。《素问·五脏生成篇》中云：“故人卧血归于肝，肝受血则能视，足受血则能步，掌受血则能握，指受血则能摄。”简略地概括了肝藏血的生理功能。但肝藏血并不是简单的贮血器，亦是血气化生之所，肝血充盈才能濡养脏腑及筋脉，唐容川的《血证论·脏腑病机论》曰：“肝主藏血焉，至其所以能藏之故，则以肝属木，木气冲和条达，不致郁遏，则血脉得畅。”阐释了若肝藏血失司，临床上表现出血瘀、血虚、出血等病理变化，血不足则筋骨失养，调节血量功能受损，过量血液归藏于肝脏不能输布于诸经，颈部失于濡养，筋骨失主，则发为痹痛，血瘀则气血壅滞颈部，不通则痛。日久不愈，势必影响其疏泄、主筋的功能，从而加重颈部的病理改变。仇湘中在颈椎病的治疗中重视补血活血，在颈椎病的治疗中常以“四物汤”加减，使得肝有血可藏，则筋脉柔、筋骨强劲，能束骨而利关节。譬如气虚血瘀者常重用黄芪、黄精，加熟地黄、川芎、地龙等；血痹颈、肩、上肢疼痛麻木者，方用黄芪桂枝五物汤化裁，加以山茱萸、伸筋草、桑枝等；正如《黄帝内经》所言“血和则经脉流行，营复阴阳，筋骨劲强，关节清利矣”，从而达到“治病求本”的目的。

（二）治疗方药

仇湘中师宗中医典籍，博采各家之长，结合多年临床经验，创有效方剂“颈复方”。临床观察治疗颈椎病安全有效，临证中不断优化处方，并随证加减治疗各型颈椎病，方药组成如下：酸枣仁 15g，葛根 15g，丹参 15g，黄芪 15g，白芍 30g，当归 10g，川芎 10g，全蝎 4g，防风 10g，延胡索 10g，甘草 6g。该方结构精当，标本兼治。方中酸枣仁“益肝气，坚筋骨，助阴气”，葛根解肌通络，合为君药。当归、白芍养阴血柔肝筋，防风、川芎祛风湿除骨节疼痹，以上四味均入肝经，加丹参、黄芪气血同治共为臣药；全蝎入肝经，解痉通络，善治风湿顽痹，配以活血化气第一品的元胡，“行血中气滞，气中血滞”，以调畅气血止痛，共为佐药。甘草缓急止痛，调和诸药为使药。纵观全方共奏补肝柔筋、益气活血，舒筋除痹，通络止痛之效。

（三）验案介绍

罗某，女，42 岁。颈肩部酸痛、僵硬，伴左上肢麻木 10 天，于 2016 年 8 月 30 日就诊。平素多伏案工作。时有颈部酸痛，长时间低头、劳累后发作。自诉 10 天前，患者午睡吹空调后，出现颈肩部酸胀疼痛、僵硬，继而出现左上肢麻木，颈椎及左上肢活动受限，头部左偏及左上肢下垂时均会诱发疼痛加重，伴有头晕、昏沉感，无天旋地转及耳鸣眼花，易疲劳，食纳一般，二便可，夜寐欠安。舌紫暗，苔白，脉弦。颈椎 X 线正侧位片示：①颈椎生理曲度变直，椎间隙狭窄。②颈椎骨质增生。颈椎 MRI 示：颈椎退行性变，C_3/C_4、C_4/C_5、C_5/C_6 椎间盘变性膨出；C_6/C_7 椎间盘向左后突出。专科检查：颈项部筋肉僵硬、紧张，可扪及条索状感，颈项部及肩胛部压痛不明显，颈椎及左上肢主动活动受限，被动活动正常，但会诱发颈部、肩胛部及左上肢疼痛加重；颈椎间孔挤压试验（＋），叩击，分离试验（－），臂丛牵拉试验（－），霍夫曼征（－），双上肢肌力、肌张力正常，感觉、血运正常。诊断：混合型颈椎病、肝虚络瘀证，处方：酸枣仁 15g，葛根 15g，川芎 10g，三七 6g，防风 10g，当归 10g，白芍 25g，黄芪 15g，丹参 15g，全蝎 4g，砂仁 4g，甘草 6g。7 剂，水煎，早晚温服，每日 1 剂。2016 年 9 月 7 日复诊，颈肩部酸胀疼痛减轻，活动可，无头晕、昏沉感，仍有左上肢麻木，舌淡紫，苔薄白，脉弦。方证合拍，守原方加减，气虚为麻，血虚为木，加熟地黄，取四物汤方义，补血活血；易薏苡仁为桑枝，以形治形，祛风除痹。14 剂，水煎，早晚温服，每日 1 剂。2016 年 9 月 21 日三诊，诉颈肩部酸痛、左上肢麻木消失，颈椎活动灵活，疾病告愈。

（四）小结

颈椎病主要发病机制由于肝藏血不足，筋膜失养，疏泄失司，导致气血不足，血不能濡养筋脉；加之六淫七情情志内伤或长期劳累致使局部气滞血瘀所致。仇湘中经过长期的临床实践，确立了“从肝论治”颈椎病的学术思想和“补肝通络”的治疗方法。同时注重审证求因，标本兼顾，在补肝的基础上，早期注重祛风解表除痹，中期偏重舒筋活血通络，对于病程较长的患者以补为主，筋骨同治。（邓咪朗、薛凡、邓豪、仇湘中、仇杰、赵迪民等整理）

四、“颈复方”加减治疗颈椎病376例的回顾性分析

仇湘中对颈椎病的辨证治疗有独到的见解，采用经验方“颈复方”治疗该病，疗效颇佳。他认为颈椎病多是素有体虚或慢性劳损，在风、寒、湿或外伤等因素的刺激下，引发诸症，并指出，颈椎的功能基础和解剖基础均为“筋”和“骨”，根据内经“肝主筋”“肾主骨”的理论依据，治疗上在针对风寒湿等外感邪气的治疗过程中，注重补益肝肾；同时，注重病证结合，既强调辨证论治，又注重疾病分型，中西结合，用药精当，疗效颇佳。现将其2007—2009年间376例颈椎病患者，进行总结报道如下。

（一）临床资料

1．一般资料。376例患者均为湖南省中医药研究院附属医院2007—2009年的门诊患者，男197例，女179例；年龄最大63岁，最小22岁，平均47岁；病程最长者22年，最短者1个月。颈型97例，神经根型84例，脊髓型65例，交感神经型59例，椎动脉型46例，混合型25例。风寒阻络型192例，气滞血瘀型89例，气血不足型63例，肝阳上亢型21例，其他证型11例。根据症状分级量化，病情轻者122例，中型197例，病情重者57例。

2．诊断标准。西医诊断标准参照《中药新药临床研究指导原则》，均根据临床症状及X线片，部分患者经CT、MRI、椎动脉彩超确诊，均可诊断为颈椎病。中医诊断标准参照《中药新药临床研究指导原则》拟定，可分为风寒阻络、气滞血瘀、气血不足、肝阳上亢及其他证型。

（二）治疗方法

1．所有患者均口服仇湘中经验方加减，7天1个疗程，根据病情服药2～18个疗程。经验方基础组方如下：黄芪18g，丹参30g，葛根15g，当归10g，白芍30g，防风10g，川芎10g，全蝎4g，蜈蚣1条，元胡10g，甘草6g，秦艽12g。该方结构精当，浑然一体。黄芪、丹参、葛根，气血同治，解肌通络，为君药。当归、川芎、白芍、防风、秦艽，养肝柔筋，补血活血，祛风湿止痹痛，共为臣药；全蝎、蜈蚣、元胡，祛风通络，缓痉止痛，共为佐药。甘草调和诸药，为使药。以上十味，共奏益气活血、解肌柔筋、祛风除湿、通经活络之功，为治疗各型颈椎病基础方。风寒阻络型加羌活、独活、白芷、赤芍；气滞血瘀者加桃仁、红花、三七粉；气血不足者重用黄芪，加熟地黄、牛膝、太子参、山药、黄精等；肝阳上亢型加龙骨、牡蛎、豨莶草、桑枝等。肝肾虚者，加熟地

黄，菟丝子、淫羊藿、补骨脂、枸杞子、桑葚之类；卫表虚弱者加玉屏风散；阳虚血瘀者，加桂枝、附子、大枣；颈、肩、上肢疼痛麻重者，加伸筋草、乌梢蛇；神经根水肿明显者加车前子、泽泻、茯苓；女性肝郁，行经痛甚者，加郁金、珍珠母、柴胡；阴虚者加麦冬、生地黄、鳖甲、龟板等。病程长者，早期注重祛风除湿、散寒止痹，中期注重通经活络，治疗素体兼证，后期偏重补益肝肾。

2．疗效评价标准。疗效评价标准参照《中药新药临床研究指导原则》：将主要症状量化积分，按尼莫地平法计算治疗前后积分变化情况，统计疗效。

（三）结果

所有患者在服药前及服药后 1 周进行疗效观察，结果如下：临床痊愈 102 例，显效 197 例，有效 47 例，无效 30 例；总有效率达 92%。各疾病分型及中医证型疗效情况如表 6-5、表 6-6 所示。

表 6-5　各型颈椎病疗效表

分型（例数）	临床痊愈	显效	有效	无效	总有效率 /%
颈型（97）	39	50	6	2	98
神经根型（84）	26	38	15	5	94
脊髓型（65）	13	40	5	7	89
交感神经型（59）	11	28	12	8	86
椎动脉型（46）	9	29	5	3	93
混合型（25）	4	12	4	5	80
合计（376）	102	197	47	30	92

表 6-6　各证型疗效表

分型（例数）	临床痊愈	显效	有效	无效	总有效率 /%
风寒阻络型（192）	71	101	15	5	97
气滞血瘀型（89）	16	60	9	4	96
气血不足型（63）	7	25	17	14	78
肝阳上亢型（21）	6	7	4	4	81
其他型（11）	2	4	2	3	73
合计（376）	102	197	47	30	92

由表 6-5、表 6-6 可见，各型颈椎病型中以颈型、神经根型及椎动脉型疗效较佳；各证型中以风寒阻络型及气滞血瘀型疗效较好。

（四）验案介绍

患者谭某，女，39 岁。素来体虚易感冒，2009 年春节期间因连续 3 次感冒后，出现颈、肩疼痛，反复发作，逐渐加重，痛时头项强痛，自汗，心悸，畏寒，严重时疼痛难忍，多方奔波求治，理疗、针灸、中药、牵引均无显效。2009 年 3 月 3 日来求医诊治，查见脸色偏白，焦虑面容；C_4～C_5 棘突间压痛（＋＋）、C_6～C_7 棘突间压痛（＋＋

＋)。左臂丛神经牵拉痛(＋＋),霍夫曼征(－),双上肢皮肤感觉肌力及腱反射正常。舌淡红,苔白滑,脉弦细。颈椎X线片示:颈椎生理曲度变直,左侧 C_4～C_5 及 C_6～C_7 椎间孔变窄,颈椎MRI示:C_4/C_5、C_7/T_1 椎间盘变性,C_4/C_5、C_6/C_7 椎间盘向后突出压迫硬膜囊。心电图正常。诊断:混合型颈椎病、证属风寒阻络,并服中药如下:黄芪18g,丹参30g,白芍30g,三七粉6g,天麻10g,蜈蚣1条,全蝎4g,葛根15g,秦艽12g,生地黄25g,炒白术12g,太子参30g,防风10g,薏苡仁20g,茯苓10g,甘草6g,桂枝10g,元胡15g。7剂。此后再以此方加减连服21剂,患者诸症基本消失;再以初诊方先后加玉屏风散、补益肝肾之品,调养月余,症状消失,随访8个月,未复发。

(五)讨论

现代医学认为,颈椎病的发生源于颈椎间盘的退变。随着年龄的增长,颈椎部位的慢性劳损可引起椎间盘变性、弹性减弱、椎体边缘骨刺形成、关节功能紊乱、韧带增厚钙化等一系列退行性病理改变。属于祖国医学的“痹证”“项强”“痿证”“眩晕”等范畴,并认为肾精不足、体质虚弱则易感风寒湿邪,导致气血不和、经络闭塞而发生颈项肩背疼痛等症状。由于病程日久而产生的病理产物,如瘀血、痰浊则可进一步影响机体,从而产生眩晕、肢麻等症。补益肝肾,调养气血是治疗筋骨疾病的根本,根据颈椎病的分型特点及证型分布,结合解表散寒、活血化瘀、平肝潜阳等治疗,可有效治疗该病。仇湘中经验方,则是宗此为法,病证结合,辨证施治与现代医学研究成果相结合,遣方用药精当,故收效满意。(张旭桥整理)

第四节　骨质疏松症论文选读

一、仇湘中治疗原发性骨质疏松症经验

仇湘中对“骨质疏松症”有其独特的中医药理论认识和丰富的临床经验,创立补肾健脾、化瘀通络法则,并据此组方强骨颗粒、补肾强骨汤等有效方剂,以下对其治疗原发性骨质疏松症的临证心得进行总结。

(一)病因病机

1. 肾虚。肾虚为原发性骨质疏松的第一大要因。仇湘中认为,肾与骨的关系极为密切,其相互关系在生理上及病理上均得到充分体现。肾为“先天之本”,主藏精,在体合骨,骨为“髓府”,骨受 髓充而矫尧有力,行动敏捷。正如《医经精义·中卷》所言“肾藏精,精生髓……精足则髓足,髓足则骨强”。纵观人体的生长发育与新陈代谢的自然规律,禀受于父母的先天之精在某个时段会慢慢形成“天癸”,这种物质能够促进身体骨骼及各器官的全面发育,并且促进生殖之精的产生。仇湘中教授认为“天癸”应对于现代医学中的生长激素与性激素。当人体发育进入青春期后,生长激素与性激素开始分泌,在这两种激素的刺激下,体格骤长,性特征随之出现,生殖能力也就逐渐形成。《素问·上古天真论》中曰:“二八,肾气盛,天癸盛,精气溢泄……五八,肾气衰,发堕齿槁……七八,肝气衰……天癸竭,精少……八八,则齿发去。”这段经典文

字正是人们对人体生命活动规律及骨骼生长发育、退化、衰老过程的最早的认识。仇湘中教授认为无论是何种原因所导致的肾精衰惫，均可出现不同程度的骨质疏松，甚则导致骨枯齿槁，痿软无力，行动迟缓。《素问·脉要精微论》中曰：“骨者，髓之府，转摇不能，肾将惫矣”，临床上肾衰的原因很多，各个年龄段又有所区别，幼年若先天禀赋不足，易发为佝偻病；暮年肾精亏损，则发为骨质疏松症；壮年肾阴、肾阳失衡，体内激素内分泌代谢紊乱，也可有骨质疏松症的表现，如《素问·痿论》云：“肺主身之皮毛……肺热叶焦……则生痿也……肝气热……发为筋痿……肾者，水脏也，今水不胜火……发为骨痿”。

肾与骨的关系异常密切，髓为骨的生长提供养分，精为髓的化生提供源泉，肾精的盛衰与充盈直接决定着骨骼生长发育的强盛与衰弱。肾精足则髓之化生泉源不竭，骨骼刚强坚韧、铿锵有力。如若因为各种原因导致肾精不足，则会导致骨质疏松，脆弱颓软。

2. 脾虚。脾虚为原发性骨质疏松症的第二大要因。仇湘中认为脾为“后天之本”，主散精，在体合肉，脾的生理功能与特性失常成为了骨质疏松症的第二大原因。后天之精来源于脾胃化生的水谷精微，先天之精赖于后天之精的濡养方能源源不断壮大。若脾失健运，水谷精微生化匮乏，久之则会导致先天之精失养，从而形成整体的肾精亏虚，髓生乏源，骨骼失养。即《素问·五脏生成》有云：“肾之合骨也，其荣在发，其主脾也……多食甘，骨痛则发落”。由此可见脾胃正常生理功能的发挥，间接影响着骨骼的生长发育，脾肾两脏相互共济、相互依存，故常有“脾肾同病”之说。

脾不仅贵为“中焦之土”，承载万物，化生气血，而且还有散精升清的作用，脾气散精，上归于肺，通过肺的宣发肃降之能，将精微物质扩达至全身，充养周身百骸。若脾虚则散精不足，形体骨、肉、筋、脉失养，四肢痿废无力。《素问·厥论》曰：“脾主为胃行其津液者也”，《素问·太阴阳明论》云：“脾病四肢不用何也……四肢皆禀气于胃，而不得至经……今脾病不能为胃行其津液，四肢不得享水谷气……故不用焉。”

仇湘中教授基于长期的临床经验总结并结合“筋骨并重”的原则出发，认为脾虚不能合肉，也是诱发骨质疏松的一大原因。《素问》曰：“脾主身之肌肉……脾病，筋骨肌肉皆无气与生”，《素问·太阴阳明论》云：“四肢皆禀气于胃……必因于脾……脾脉太过为病，在外则令四肢不举者是也。”均阐述了脾主四肢，在体合肉之理论。临床上脾胃受困，脾气虚弱常可见四肢倦怠、乏力、形体消瘦或四肢浮肿等症，这些皆体现了脾与四肢的关系。《黄帝内经·痿论》中云：“阳明者……主润宗筋，宗筋主束骨而利机关也……故阳明虚，宗筋纵”，《医宗必读》曰：“阳明虚……宗筋纵则带脉不能收引，故足痿不用”。即脾胃阳明之气血是为骨骼筋肉运动之动机，而筋附着于骨，筋动则骨动，若长期气血衰弱，肌肉瘦削，众宗筋失养乏力，骨骼终将失用颓废，发为骨质疏松。

3. 瘀血阻络。瘀血阻络为骨质疏松症发展的最终结局。骨质疏松症的主要临床表现是周身疼痛。疼痛的病机主要在“不通则痛、不荣则痛”。《素问·举痛论》云：“经脉流行不止……泣而不行……气不通，故卒然而痛”，《血证论》唐容川云：“瘀血在经络脏腑之间，以其堵塞气之往来……所谓痛则不通也。”骨质疏松症发患者群多为中老年，仇湘中教授认为中老年人大多气血阴阳亏虚，血液黏稠度高，加之气虚血脉推动无力，血流缓慢，久之，体内的酸性物质及代谢废物在肢体骨节堆积沉淀，产生无菌性炎症，不断刺激周围神经产生疼痛，不断刺激组织发生重吸收与增生，这与中医学中的瘀血致病极为类似。瘀血既是病理产物，同时又是发病因素。现代研究表明瘀血在局部形成后，会造成骨骼骨小梁微循环障碍，血流动力学发生改变，成骨细胞不能有效进行物质交换，血液中的钙、磷也就不能通过哈佛管道沉积于骨骼，从而进一步导致骨骼脆性增加，加重骨质疏松的进程。

综上所述，原发性骨质疏松症的病位主要在脾、肾。病性为本虚标实之证，脾虚、肾虚为本虚，瘀血阻络为标实。其单纯的本虚证或者标实证，临床上很是少见。对于原发性骨质疏松症的中医临床证型，各专家均有不同的分型论治，现仍未完全统一。仇湘中教授根据临床所见，并集百家所长，大致将原发性骨质疏松症分为肾阳虚、肾阴虚、肾精不足、脾肾阳虚、肝肾阴虚、瘀血阻络 6 大证型，并确定了温补肾阳、滋补肾阴、益精填髓、温肾壮脾、滋水涵木、活血化瘀等治法。仇湘中教授认为原发性骨质疏松症为慢性疾患，日久必多虚、多瘀，甚则阴阳两虚。在同一患者可兼有两种以上的证型。因此，临证须灵活辨证遣药。

（二）典型病案

刘某，女，64 岁。2016 年 12 月 15 日就诊，全身疼痛 4 年余。患者诉 4 年前无明显诱因开始出现全身长骨及关节疼痛，行走困难，行关节 CT、脊柱 MRI、风湿全套等检查，均未见异常，一直未明确诊断，经非甾体类抗炎药（塞来昔布胶囊）口服，膏药（狗皮膏）外敷，针灸理疗等治疗措施，效果当时较好，但时好时坏，常反复发作，严重影响生活，为求中西结合系统治疗，遂前来就诊。既往体健，否认“高血压、冠心病”病史；否认“肝炎、结核”等传染病史；无药物及食物过敏史；已绝经 13 年。现症见：全身关节疼痛明显，肌肉酸软、乏力，尤以腰背部直腰困难，行走需扶拐进行，双下肢夜间偶发抽搐，怕冷；平素饮食乏味，大便稀溏不成形，1～2 次 / 天，偶发腹痛，喜温喜按；睡眠不佳，辗转反侧，难以入睡，多梦，夜间最多可睡 2～3 小时；小便正常。体查：全身骨关节及长骨轻压痛，各关节活动度尚可；脊柱无明显侧弯及后凸畸形，棘突叩击痛（＋），叩击试验（＋－），四肢肌张力正常，肌力Ⅳ级，生理反射较弱，病理反射未引出。舌质暗淡，苔薄白，脉细涩。辅助检查：双下肢 X 线片示：双下肢骨皮质较常人变薄，胫骨两端骨小梁稀疏，双膝关节骨质增生明显，骨节间隙变窄。腰椎骨密度测定：T 值＝－3.2；髋关节骨密度测定：T 值＝－3.5。西医诊断：原发性骨质疏松症；中医诊断：骨痿，辨证：肾阴阳两虚，脾阳不足，瘀血阻络。治法：补肾健脾，强筋健骨，化瘀通络。拟方补肾强骨汤加减。处方：黄芪 25g，白术 15g，熟地黄 25g，淫羊藿 10g，补骨脂 15g，三七 10g，丹参 15g，党参 15g，白芍 25g，当归 10g，柴胡 10g，酸枣仁 15g，杜仲 15g，菟丝子 10g，珍珠母 30g，甘草 5g。30 剂，1 剂 / 天，水煎，分两次口服。

二诊：2017 年 1 月 20 日，全身疼痛、乏力症状明显好转，现已能脱拐行走；睡眠质量显著提高，可熟睡 5 小时左右；大便溏泄次数渐少，食纳较前明显变佳。拟原方加减。处方：黄芪 15g，丹参 15g，三七 10g，全蝎 4g，牛膝 15g，薏苡仁 25g，白芍 25g，白芷 10g，白术 15g，补骨脂 12g，党参 15g，枸杞子 12g，杜仲 12g，泽泻 10g，木香 10g。15 剂，水煎，分 2 次服，每日 1 剂。

按语：患者年老，天癸竭，肾精亏空，化髓不足，骨骼失充，故全身关节、长骨酸痛；脾肾两虚，故见饮食乏味，便溏，肢冷等症；肾阴不足，致心肾不交，肾水不能上济于心，再加之脾虚气血不足，心神失养，故可出现失眠，难以入睡，夜梦纷芸；肾虚日久，阴阳两虚，久病必瘀，不通则痛，不荣则痛，故见周身反复疼痛，难以痊愈；再结合舌质黯淡，脉细涩，可辨为"肾阴阳两虚，脾阳不足，瘀血痹阻"之本虚标实证。补肾强骨汤中重用熟地黄、黄芪共为君药，具有益精填髓，健脾益气升阳之功，此两药相配，有"先后天同治"相得益彰之妙用。淫羊藿、杜仲、菟丝子、补骨脂补肾阳，强筋骨，同时还能温脾止泻；党参、白术增强君药黄芪健脾之功；丹参、三七活血化瘀，祛血中之瘀滞，共为臣药。柴胡、当归、白芍入肝经，养血柔肝疏肝，一散一收，取肝"体阴而用阳"之用意，使肝血充沛，筋脉得养，达到"筋骨并重"之目的；珍珠母、酸枣仁相配重着降逆、养心安神，以上共为佐药。甘草为使，调和诸药。纵观全方，标本兼治，配伍灵活，主次分明，最终达到"补肾健脾、化瘀通络"之目的。

仇湘中通过望闻问切，灵活辨证，强调病证结合，但又不拘泥于古，重视现代临床学检查，根据骨密度检测客观指标，明确诊断为原发性重度骨质疏松症，并在充分认清疾病的本质上，确定相应治法，严谨组方，故疗效颇佳。（仇杰、仇湘中、谭旭仪、张信成、蒋盛昶等整理）

二、仇湘中"三期三型"辨治老年性骨质疏松经验总结

仇湘中在老年性骨质疏松症的治疗方面有独特的学术见解，提出老年性骨质疏松"三期三型"辨治的学术思想，现将其经验介绍如下。

（一）中医病名：骨痿

中医并无关于骨质疏松症的记载，根据其发病特点、发病部位，可归属于"骨痹""骨痿""骨枯""虚劳"等范畴，其中与"骨痿"最为接近。李东垣《脾胃论》中提到"大抵脾胃虚弱，阳气不能……是为骨痿"。张仲景《金匮要略》有云："味酸则伤筋……咸则伤骨，骨伤则痿，名曰骨枯。"

（二）病因病机

仇湘中认为，骨质疏松症是在人体正常衰老的基础上经历了五脏渐亏、寒邪凝滞、瘀血阻络的病理过程。疾病初期仅表现为阴阳、气血、脏腑、形体的功能下降，先天温煦无力，后天运化失司，生机由日益消失而渐趋绝灭。随着五脏的亏虚的加重，肾阳温煦无力而生内寒，肺卫不足以抵挡外邪则易被外寒侵袭。寒邪或客于腰背部、肌表，或客于关节，寒性收引，表现出骨质疏松患者特有的腰背及周身疼痛。疾病后期，气血不足、寒邪凝滞、血行脉外的共同作用，导致瘀血的发生。虚、寒、瘀是老年骨质疏松病理病机的核心部分。

1. 早期：五脏渐亏。《素问·上古天真论》："女子七岁肾气盛，齿更发长……七七任脉虚，太冲脉衰少，天癸竭……丈夫八岁肾气实，发长齿更……七八肝气衰，筋不能动，天癸竭，精少，肾脏衰，形体皆极。八八则齿发去。"中医认为，人体的生长衰老与天癸密切相关。骨痿的发生，源于人体生理性衰老，肾脏亏虚，天癸渐竭。肾脏虚则难以温煦五脏，五脏功能下降，尤以肾、脾、肺亏虚为甚。肾脏的亏虚既可以直接导致骨

髓失养而生骨痿，又可因肺脾二脏的功能下降，间接导致骨痿的发生。《素问·太阴阳明论》："脾病四肢不用"，说明脾胃之气的充足与骨骼肌肉息息相关。脾胃虚则气血生化无源，不能濡养肌肉骨骼。脾胃又为后天之本，脾虚则无法充养先天之肾，加重肾脏亏虚。肺朝百脉，主治节，有宣发和肃降的功能，肺气虚则难以输布水谷精微至四肢百骸，筋骨肌肉失养，不荣则痛。具体表现为舌淡苔白，脉缓弱，腰背部绵绵作痛，喜温喜按。

2. 中期：寒邪凝滞。《素问·举痛论》："寒气入经而稽迟，泣而不行，客于脉外则血少，客于脉中则气不通，故卒然而痛""痛者寒气多也，有寒故痛也"，腰背部及周身疼痛是贯穿骨质疏松患者病程的一个显著特征。仇湘中认为除疾病后期血瘀形成的影响之外，寒邪的存在是骨质疏松疾病进展的一个不可忽视的因素。老年患者肺气、脾气、肾气亏虚，得不到纠正而逐渐加重，终至肺卫阳虚、脾肾阳虚的地步。脾肾阳虚，肾阳温煦无力而生内寒，肺卫阳虚，则肺卫之气不得发挥其温分肉、充皮肤、肥腠理、司开合的作用，机体易受寒邪侵袭。肺卫不固，外寒侵袭，寒为阴邪，易袭阳位，容易停留于腰背部、肌表、关节，凝滞经脉，阳气阻滞运行不畅，不通则痛。表现为舌苔白，脉沉紧，头身疼痛，腰背部痛有定处，不可屈伸，遇寒加重。艾灸、烫熨、温针等温热治疗在治疗骨质疏松疼痛时取得较好疗效也能说明寒邪存在于骨质疏松的发展过程中。

3. 晚期：瘀血阻络。瘀血阻络为骨质疏松症发展的最终结局。寒为阴邪，具有凝滞收引之性。血液得温则行，遇寒则凝。外感寒邪或阴寒内盛，阳气受损，失其温煦之功，致血运不畅而成瘀血；同时，又因感寒之后，血脉蜷缩拘急，促进或加重瘀血。骨质疏松患者常因腰背及周身疼痛而活动不利，长期卧床，老年人素体气虚，卧则气耗，气虚而致血瘀。疾病后期，骨质疏松的病理改变为骨小梁强度下降，一旦下降超过一定限度，负荷加重就会使骨小梁折断，出现微骨折，而这种骨折难以避免地会损伤血窦，血液逸于脉外，停留体内，不能及时消散或排出体外，或血液运行不畅，从而形成瘀血。寒、虚、离经之血的共同作用，导致了骨质疏松疾病后期瘀血的形成，表现为舌色面色青紫、晦暗，脉细涩，腰背部痛如针刺刀割，痛有定处。

（三）治疗特色

仇湘中治疗骨质疏松强调"治未病"思想，同时用药善用虫药、藤类、善补后天以助先天。自拟有补肾强骨汤（又称益肾健骨颗粒、强骨冲剂），是临床经验方，疗效满意。

1. 善用"治未病"分期论治。仇湘中根据患者疼痛特点、舌脉、症状等，灵活辨证施治，将《黄帝内经》治未病的思想应用于骨质疏松的治疗中。对于未病的患者强调生活方式的调整，提高峰值骨量，寓意未病先防。早期患者重在补益五脏，延缓骨量的丢失，强调有病早治。中期在补益的基础上注重温中散寒，稍加活血化瘀之品，意在既病防变。晚期则以活血化瘀为中心，但仍注重补益与祛寒，同时强调功能锻炼，预防骨质疏松骨折的发生，旨在病前防危。

2. 善用虫药、藤药。老年性骨质疏松患者多为久病老年患者，周身疼痛明显，久病多瘀，老年人多瘀，《本草便读》云："凡藤类之属，皆可通经入络。"故仇湘中善用取类比象原则，取藤类缠绕蔓延，纵横交错，形如经络之意，对久病不愈，邪气入络，络脉瘀阻者，加藤类药物以理气活血，散结通络。如忍冬藤、伸筋草、青风藤、鸡血藤等。

用药常佐以搜风、通络、化瘀的虫类药物，如全蝎、蜈蚣、地龙、僵蚕一类，其能深入筋骨络脉，有攻剔痼结、瘀痰之功效，在病情顽固的骨伤科疾病中起到化瘀、搜风、通络、止痛的作用。

3．善补后天以助先天。脾胃运化水谷精微的功能起着濡养骨骼的重要作用，故仇湘中重视固护后天。常用白术、黄芪、党参等药培补脾胃，以利气血化生。白术补脾胃，黄芪益气固表、行血通痹，党参补中益气、和脾胃。三者补益脾胃，以后天养先天。脾胃为气血生化之源，脾胃健运既可使气血得以充盛，又能培土生金，肺气充盛则输布气血有力，筋骨得以充养。肺卫气足，则肌肉腠理得以温养，便可御寒于外。同时补益脾胃还能资助先天，直接营养骨骼。

（四）结语

随着我国人口老龄化的发展，骨质疏松症已经严重地影响了我国老年人的健康状况。根据第五次人口普查的结果，预测我国原发性骨质疏松人数约为 8800 万人，占总人口的 6.97%，75 岁以上的男性将患老年性骨质疏松。仇湘中认为骨质疏松患者的病理病机核心为“虚、寒、瘀”，并运用结合患者症状、体征，灵活辨证施治，提出“三期三型”的病理病机特点，根据各期特点分期论治，给老年性骨质疏松的治疗提供了有效的辨证思路和解决办法。（张信成、仇湘中、尹晨东、邓咪朗等整理）

第五节　其他论文选读

一、仇湘中治疗强直性脊柱炎的经验

现将仇湘中治疗强直性脊柱炎的临床经验总结如下：

（一）辨证思路

1．该病的病机以“肾督亏虚”为本。《素问・六节藏象论篇》：“肾者主蛰，封藏之本，精之处也。”《素问・解精微论篇》：“髓者骨之充也。”肾主骨、藏精，精生髓，髓养骨，肾精充盈，骨髓则能充盈，骨骼得以茁壮生长。《素问・骨空论》云：“督脉为病，脊强反折。”《医学衷中参西录》有曰：“凡人之腰痛，皆脊梁处作痛，此实督脉主之……肾虚者，其督脉必虚，是以腰疼。”督脉乃阳脉之海，总督一身之阳气，其循行人体背部，督脉受累常常引起腰背部的疼痛不适。《素问・骨空论篇》载：“督脉者……与太阳起于目内眦……挟脊抵腰，人循膂络肾。”《医学衷中参西录》曰：“凡人之腰痛，皆脊梁处作痛，此实督脉主之……肾虚者，其督脉必虚，是以腰疼。”由此可知，肾与督脉密切相关，其经络上相互联系。生理上督脉的充盈依赖于肾中精气的旺盛，病理上肾虚精亏，督脉充盈乏源，气血阴阳失衡，可致“不通”与“不荣”，从而出现脊柱关节的疼痛。因此，仇湘中认为强直性脊柱炎的病机核心为肾与督脉的亏虚。

2．该病的辨证分期当以“寒热”为纲。仇湘中认为强直性脊柱炎患者活动期常常以湿热痹阻、寒湿痹阻等实热、实寒为主，其临床表现可见腰脊、臀部、髋部酸胀重着，脊柱强直畸形，活动受限，身热不扬，汗出心烦，口干口苦，口不渴或渴不欲饮，纳差，小便黄赤，大便黏滞不爽等湿热痹阻的表现，也可见腰脊、髋部重着疼痛、固定不移，

遇冷加重，身寒等寒湿痹阻的表现。缓解期以虚寒为多见，临床常见脊背、腰骶部酸痛，腰膝酸软少力，畏寒喜暖，躯体活动不利，甚则脊柱变形、坐卧不能等肾亏督寒的表现。

3．“瘀血阻络”贯穿始终。目前许多医家都认为“瘀血阻络”贯穿强直性脊柱炎的始终，其主要是因为有研究表明强直性脊柱炎患者血小板、D-二聚体明显升高，血液呈高凝状态。仇湘中认为强直性脊柱炎具有病程长、病势缠绵的特点，在病程中必然会产生病理性的代谢产物，中医将这些病理性的代谢产物归结为“瘀血”。中医上产生瘀的因素很多，在强直性脊柱炎中因虚致瘀、久病致瘀较为常见。强直性脊柱炎病程久，久病致瘀，瘀则不通，不通则痛。而久病又易致虚，因虚致瘀。有研究发现，活血化瘀法可显著降低强直性脊柱炎患者血小板水平，有良好抗炎作用，临床收效颇佳。故仇湘中在治疗强直性脊柱炎时，在调补肾督的同时，也注重活血化瘀，认为瘀血阻络是产生强直性脊柱炎疼痛的重要原因。

（二）用药施治

1．阴中求阳，专于平补，慎于峻补。在治疗强直性脊柱炎缓解期时，仇湘中认为临床以肾虚督寒为多见，在用药上专于平补，慎于峻补。仇湘中临床常应用二仙汤加减（出自《妇产科学》：仙茅、淫羊霍、黄柏、当归、知母、巴戟天）平补肾阳。在使用附子等一类大补肾阳的药物时，常伍熟地黄、枸杞子、麦冬等滋润之品，既有补肾填精之功效，也取其“阴中求阳”以补肾阳的功效，同时又可中和温燥防其伤阴。

2．倡导肾、肝、脾同补。仇湘中认为强直性脊柱炎病位以“肾督”为要，同时可责之于“肝、脾”。由前文可知，肾藏精，精生髓，髓养骨，肾精充盈，骨髓则能充盈，骨骼得以茁壮生长。而肝主筋，肝脏可以起到濡养筋脉的作用，肝体阴用阳，肝脏的濡养作用正因肝体充盈才得以实现，肝体失充则筋脉失养而为瘀。同时，肝主疏泄，疏泄功能失司将直接导致血液运行不畅而为瘀。脾为后天之本，强直性脊柱炎患者常常有长期服用非甾体抗炎药史，此类药物在中医看来属于阴寒之品，最易伤及脾阳。因此，仇湘中认为在强直性脊柱炎缓解期补虚即为要义之一，而“肾、肝、脾平补”的观点贯穿仇湘中的遣方用药。肾为先天之本，脾为后天之本，仇湘中在临床上经常通过“培补后天以养先天”的方式而达到补益肾脾的功用，临床以补肾强骨汤为基础方，合用香砂六君子汤加减益气健脾，临证重用黄芪、白术健脾益气及充养肌肉，重用杜仲补肾强筋骨以促进四肢肌肉的生长和恢复，从而改善患者的生活质量。

3．善用虫药，搜风通络，以取速效。强直性脊柱炎多病程长久，致病因素多为顽痰久痹，邪气深入骨节、经络，普通草木之药宣达之力不足，要想将病邪拔草除根常常难以奏效。因此，仇湘中在治疗过程中常常借助有搜剔通络作用的虫类药物，如全蝎、蜈蚣、乌梢蛇、地龙、炮穿山甲、僵蚕一类，其有攻剔痼结瘀痰之功效，在病情顽固的骨伤科疾病中起到化瘀搜风、通络止痛的作用，临床收效颇佳。与此同时，该类药物具有毒性，仇湘中应用此类药物治疗强直性脊柱炎也取其以毒攻毒的功用。但仇湘中在应用的同时注重“中病即止”，避免攻伐太过而导致的副作用。

4．巧用引经药，直达病所。脊柱为督脉之所及，腰骶、臀部、背部、胸胁肋部等为足太阳经、足太阴经、足厥阴经、足阳明经等经络经过的部位。仇湘中在治疗强直性脊柱炎时常同时采用“循经辨证”的思路，根据临床不同的表现，常常加入不同的引经药。

如羌活性辛、苦、温，归膀胱、肾经。可解表散寒，祛风除湿止痛。又宜治疗上半身痹痛，同时具有升举督脉之阳气的作用。牛膝性味苦、甘、酸、平，归肝、肾经。可逐瘀通经，补肝肾强筋骨，引血下行。牛膝苦泄甘缓，性善下行，故常用于臀部及下肢疼痛。独活性味辛、苦、微温，归肾、膀胱经。可祛风除湿，通痹止痛。独活善入肾经而搜伏风，常应用于下半身疼痛。姜黄性辛、苦、温，归肝、脾经，可破血行气，通络止痛。姜黄辛散苦燥，温通经脉，尤长于行肢臂而除痹痛。桑枝性味微苦、平，归肝经，可祛风湿、利关节，药性善达四肢经络，常用于四肢痹痛。另外痛在筋骨者，加用蜂房、制川乌及乌蛇；腰痛僵硬明显者，加用杜仲、防己；脊柱僵化变形者，可加狗脊、鹿角胶、羌活；兼有低热者可加黄柏、地骨皮、银柴胡等。

（三）主张内外兼治、中西医结合

仇湘中认为治疗强直性脊柱炎并不仅限于用中药治疗，经常佐以针灸、中药熏洗、外熨等外治方法，内外兼治，临床显效。同时仇湘中注重中西结合治疗疾病，现代医学发展迅速，应该“取其精华，弃其糟粕”，这样才能让患者最大化地获益。

（四）验案举隅

曹某，男，48岁。2018年2月4日，患者因“腰骶部疼痛20余年，加重伴颈椎、胸、腰活动不利半月”前来求诊。患者20余年前无明显诱因出现腰骶部疼痛，无臀部及下肢疼痛症状，无腰部活动不利，腰骶部疼痛经休息后可缓解，未予重视。之后腰骶部疼痛常常反复发作。半月前，患者觉腰骶部疼痛加重伴胸背部、颈部疼痛及活动不利、转侧困难，先至当地医院就诊。行腰椎正侧位片及骨盆片示胸腰椎呈竹节样改变，胸椎右侧弯畸形，骶髂关节间隙钙化、狭窄，考虑骶髂关节炎可能。查HLA-B27（+），RF：21.90IU/ml，ESR：44mm/h，C反应蛋白：75mg/L。诊断为强直性脊柱炎，予以戴芬口服后症状缓解不明显。现症见：腰骶部疼痛，持续性疼痛，夜间加重，胸背部、颈部疼痛并活动不利、转侧困难。口干苦，纳可，夜寐差，二便正常。舌脉：舌淡紫，苔黄腻，脉弦数。中医诊断：大偻病（湿热痹阻证），西医诊断：强直性脊柱炎（活动期）。治以清热利湿，活血通脉，予以四妙散加减，处方：生黄芪15g，三棱10g，白芷10g，全蝎3g，蜈蚣5g，珍珠母30g，牛膝15g，苍术10g，薏苡仁15g，黄柏10g，白芍15g，甘草5g，独活10g，秦艽10g，徐长卿15g，熟地黄25g，酸枣仁15g。7剂，水煎，分两次温服，每日1剂。2018年4月9日二诊，诉服药后腰骶部疼痛明显好转，口干苦好转，口淡黏腻，睡眠好转。现仍觉躯体活动不利，转侧困难。纳食欠佳，二便正常。舌脉：舌淡紫，苔薄白微腻，脉滑。治以益肾通络，健脾化湿，予以补肾强骨汤加减，处方：黄芪30g，丹参15g，杜仲12g，全蝎3g，蜈蚣5g，淫羊藿10g，熟地黄30g，枣皮10g，白芷10g，炮穿山甲2g，牛膝15g，党参15g，仙茅10g，白芍25g，炒枣仁15g，甘草5g，炒白术15g，薏苡仁25g。14剂，水煎，分两次温服，每日1剂。此后患者坚持服用中药调治2月，以补肾强督、活血通络为辨治思路，症状缓解，病情得以控制。

按语：该患者首诊以腰骶部疼痛伴活动不利为主，疼痛夜甚、口干苦，舌淡紫，苔黄腻，脉弦数，结合西医化验结果提示强直性脊柱炎活动期，中医诊断明确，辨证为湿热痹阻证，以清热利湿、活血通络为治则，予以四妙散加减清热燥湿，活血通络，方中黄柏取其苦以燥湿，寒以清热，其性沉降，长于清下焦湿热。苍术辛散苦燥，长于健脾燥湿。牛膝引血下行，使邪有出路。二诊患者发热症状消除，湿邪黏腻难以速除，中医治以益肾通络，健脾化湿，予以补肾强骨汤加减：方中重用熟地黄、黄芪，具有养阴填精益髓，健脾益气升阳的作用，同时还有“阴中求阳”的妙用。淫羊藿、仙茅补肾阳，强筋骨。丹参活血化瘀，炮穿山甲破血逐瘀。白芍入肝经，酸枣仁入肝、心经，前者养血柔肝，补肝血之不足，体现肾、肝、脾同治的思想。党参、白术以增强黄芪健脾之功。全方组方得当，体现了仇湘中治疗强直性脊柱炎活动期以清热利湿、活血通络为主，缓解期以补肾强督为主的“急则治其标，缓则治其本”的辨治思想。

（五）小结

强直性脊柱炎属于中医“痹证”的范畴，中医谓之“大偻”，是本虚标实之证。强直性脊柱炎病机核心为“肾督亏虚”，辨证分期当以“寒热”为纲，活动期常见肾亏寒湿证及肾亏湿热证，缓解期多为肾亏督寒证。治则以平补肾督，活血通络，治法以中医内治为主，配合针灸、中药熏洗、外熨等理疗方法。在遣方用药上，仇湘中教授应用“阴中求阳”的理论，专于平补，慎于峻补；以补肾督为主，倡导肾、肝、脾同补；善用虫药，搜风通络，以取速效；巧用引经药，直达病所。临床收效颇佳，同时也为强直性脊柱炎的中医辨治提供了思路与方法。（薛凡、邓豪、邓咪朗、仇湘中等整理）

二、仇湘中治疗非创伤性股骨头坏死经验浅析

仇湘中认为非创伤性股骨头坏死的发生多因酒与激素之邪致虚、致痰、致瘀；主要病机为脾肾本虚，痰瘀标实；提出了补肾健脾、化痰祛瘀的治疗法则；同时用药因人制宜、因地制宜、重视君臣佐使。为非创伤性股骨头坏死的治疗提供了有效的辨证思路和方法。

（一）中医病名：骨蚀、骨痹

中医古籍中没有“股骨头坏死”的病名记载，依据本病临床特点、发病部位等，可将股骨头坏死归属中医学“骨蚀、骨痹”范畴。《灵枢·刺节真邪》云：“虚邪之入于身也深，寒与热相搏，久留而内著。寒胜其热，则骨疼肉枯。热胜其寒，则烂肉腐肌为脓，内伤骨为骨蚀。”本病亦可归为骨痹范畴，最早见于《黄帝内经》，属于五体痹之一。《黄帝内经》曰：“病在骨，骨重不可举，骨髓酸痛，寒气至，名曰骨痹。”《灵枢·刺节真邪》曰：“虚邪之中人也，洒淅动形，起毫毛而发腠理，其入深，内搏于骨，则为骨痹。”也有学者以其疼痛在髋部，将其归属在“髋骨痹”。痹者，闭也，闭而不通，不通则痛。

（二）病因病机：脾肾本虚，痰瘀标实

仇湘中认为非创伤性股骨头坏死的病机为脾肾本虚，痰瘀标实。《素问·宣明五气篇》：“五脏所主，肝主筋，肾主骨”“肾精所生，髓在骨内，髓足则骨强”。《脾胃论·脾胃胜衰论》：“大抵脾胃虚弱，阳气不能生长，是春夏之令不行，五脏之气不生。脾病则下流乘肾，土克水，则骨乏无力，是为骨蚀，令人骨髓空虚，足不能履地。”说明肾的精气盛衰和脾胃的运化功能不仅影响着骨的营养、生长、功能等生理作用，也在骨病的疾

病发展过程中起着重要的作用。

现代医学认为过量饮酒及长期应用大剂量激素是股骨头坏死最常见的原因。仇湘中认为过量饮酒及长期应用大剂量激素皆可损伤脾肾，生痰生瘀。《诸病源候论》："酒性有毒，而复大热，饮之过多，故毒热气渗溢经络、腑脏，而生诸病也"。酒毒湿热之邪入胃中，致使脾胃失于运化输布，酒气蕴结中焦，蕴湿伤脾。脾土壅滞，土壅木郁，则肝失条达。长期饮酒则脾虚而失运化，导致肾阳不足，水湿潴留。而肝气郁久，化热伤阴，致使肾阴不敷。酒邪与伏邪相似，过量饮酒导致"伏痰、伏湿、伏瘀"的发生，阻滞气血的运行。

中医古籍中并无激素这一概念，现代中医根据其药性，认为激素同酒精同属阳热之品。激素性温热，大剂量或长期应用可酿湿生热，湿热内蕴而伤脾胃。大剂量或长期应用激素既"壮火食气"致气损使推动血液无力，又劫灼阴津，血液黏滞而运行不畅，均可导致瘀阻脉络之症。外源性超生理剂量的激素是具有"壮火"之性的"邪火"，其发肾气、肾精，致肾不藏精，火旺阴伤，日久累及肾阳，最终形成阴阳两亏。

过量饮酒及长期应用大剂量激素首先损及脾胃，致脾胃功能下降，可见纳少、腹胀、便溏、舌淡苔白或有齿痕，脉缓弱或沉迟无力等症。脾虚不能运化水液，水停成饮，饮聚成痰，可见胸闷脘痞，形体肥胖，咳吐涎痰，舌苔腻，脉滑等症。痰饮既作为脾虚的病理产物影响着气机，又作为病理因素加重脾虚，形成恶性循环。脾虚则气血不足，推动无力，痰凝则气机不畅，气滞则血行不畅，加之药邪温热之性劫灼阴液，血液瘀于脉中，可见双髋关节固定刺痛，面色、舌色青紫晦暗，脉细涩等症。痰瘀互结，继续扰乱着五脏功能的运行，最终导致肾脏阴阳两虚，可见腰膝酸软，头晕目眩，畏寒怕冷，自汗盗汗等症。肾虚则髓海失养，髓虚则骨弱，髓精空虚骨失所养，痰瘀之邪侵袭四肢关节，则为骨蚀。故病机为脾肾本虚，痰瘀标实。在疾病的发展过程中，虚、痰、瘀是骨蚀发展的核心因素，三者紧密关联，相互影响。即"虚致痰、瘀""痰致瘀、虚"和"瘀致虚、痰"。

（三）治疗思路：补肾健脾、化痰祛瘀

股骨头坏死的病机为脾肾本虚，痰瘀标实，故补肾健脾尤为重要。《医经精义》："肾藏精，精生髓，髓养骨，故骨者，骨之合也，髓者，精之所生也，精足则髓足，髓在骨内，髓足则骨强。"《灵枢·本神》："脾气虚则四肢不用。"《灵枢·决气篇》："谷入气满，淖泽注于骨。"故仇湘中重视补肾健脾，补肾可以直接养髓强骨，健脾能运化水湿，打断脾虚与痰凝的恶性循环，脾健运又能运化水谷精微，充养先天肾之不足。同时仇湘中遵循"标本同治"，补法攻法并重，攻中有补，补中寓攻，以达到祛邪以扶正的目的。方药中多有燥湿祛痰及活血化瘀之品，痰湿去则脾气健运而气血充足，瘀血除则气机得畅而脉道滑利，髓海得以充足，筋骨得以濡养。补肾健骨汤（又称强骨冲剂）是仇湘中自拟经验方，治疗非创伤性股骨头坏死、骨质疏松、骨痛等病症，临床疗效满意。

（四）用药特色

1. 因人制宜。《灵枢·寿夭刚柔》："人之生也，有刚有柔，有弱有强，有阴有阳。"仇湘中教授认为非创伤性股骨头坏死的核心为虚、瘀、痰。但人各有异，不同的人群也

存在以痰为主、以瘀为主、以虚为主的不同病理类型。根据人群的差异，用药方式也有所不同。非创伤性股骨头坏死患者各年龄段均有发病，但以青壮年为主。男性在酒精性股骨头坏死中的占比远高于女性。中青年男性患者虽生机减退，精血暗耗，但阴阳之气尚足，疾病多因长期饮酒所致，痰饮较盛，故用药重在健脾祛痰。女性患者气滞血瘀型患病率高于男性，多由长期使用激素所致，加上常为情志所伤，肝气瘀滞，瘀血较重，则用药重在化瘀、理气等。中老年人则阴阳气血脏腑渐亏，以肝肾亏虚型最为常见，符合中老年人肝肾亏虚与年老久病肝肾不足的体质特点。故仇湘中强调老年患者用药需重补益轻攻伐，加大健脾补肾之功，使机体祛邪有力。

2．因地制宜。《医学源流论》曰："人禀天地之气以生，故其气随地不同。"张介宾云："地势不同，则气习有异，故治法亦随而不一也。"东南地势低下，居处卑湿，气候温暖或炎热潮湿，多为湿邪、湿热、暑湿、风湿所犯。仇湘中认为湖南地处长江中下游，四季多雨，气候潮湿，故本地患者多受湿邪侵扰。且外湿与内湿常相互影响，外感湿邪既能侵袭人体发为痹证，又可影响脾胃，脾虚又加重内蕴痰湿，影响股骨头坏死患者的预后。故仇湘中治疗湖南本地患者时，多在补肾健脾、化痰祛瘀的同时，加用白芷、苍术、独活、萆薢等祛风祛湿之药，既可未病先防，既病防变，又能通痹止痛，改善症状。

3．善用佐使。仇湘中善用佐使药物，以助君臣发挥疗效。①善用行气药，如川芎、木香等应用于补益药中，既可加强补益、祛痰、化瘀效果，又能使补而不滞。②善用反佐药，如众多滋补药中，加用黄柏、黄芩等清热泻火药防止补益滋腻之品生湿伤脾。③善用引经药：君臣诸药，皆作用于脾肾，仇湘中常用牛膝引经报使，不仅能补肝肾，强筋骨，又能活血通络、引药下行，直达疼痛病所。④善用甘草：仇湘中拟方，善用甘草，既可调和诸药，缓和或减轻药物毒副作用，又可补脾益气、缓急止痛。

（五）小结

非创伤性股骨头坏死因其病因复杂，起病隐匿而难以得到及时的诊断和治疗，最终导致髋关节功能障碍，严重影响生活质量，具有多发病、难治病，病程长，致残率高等特点，是骨伤科常见疑难疾病之一。近些年来对于非创伤性股骨头坏死的治疗手段仍然匮乏，而中医药在临床上展示了其独特的疗效。仇湘中对于非创伤性股骨头坏死的治疗形成了独特的学术见解，提出非创伤性股骨头坏死"脾肾本虚，痰瘀标实"的病理病机特点。治疗上标本兼顾，扶正与祛邪并进，用药上强调因人因地而异，重视君臣佐使，在临床上应用取得了满意的疗效，为非创伤性股骨头坏死的临床治疗提供了有效的辨证思路与方法。（尹晨东、薛凡、邓豪、邓咪朗、仇杰、蒋盛昶、仇湘中等整理）

三、仇湘中治疗骨伤杂病用药经验浅析

仇湘中认为骨伤杂病病在筋骨，多虚实夹杂，且病程长，缠绵难愈。从病位言，病在筋骨；从病机言，多肝虚络阻。仇湘中经 30 余年临床经验总结归纳出"补肝通络"为主的治疗法则，在辨证论治基础上强调特色用药。仇湘中认为骨伤杂病虽多本虚，但应同时平补肝、脾、肾，慎峻补，避免温燥伤阴；然其病位在筋骨，仇湘中在"补肝"基础上配伍"通络"的藤类药、虫类药，如鸡血藤、夜交藤、全蝎、穿山甲等；对于特定部位仇湘中强调须加入引经药、直达病所。

仇湘中临证用药，药虽平淡，却收效颇佳，且“补肝通络”的学术观点始终贯穿仇湘中的遣方用药。现将跟师所得加以概括，浅析如下：

（一）常用对药，精确配伍

1．黄芪与当归。黄芪味甘，归肺、脾经，具有升阳举陷，益气固表作用。当归味甘，归肝、心、脾经，具有活血调经，补血养血的功效。黄芪补脾胃之气，有固外益表之能，当归和营补血，是血家之气药。黄芪以辛升为用，当归以辛润为功，两药相须，更能补气生血。仇湘中在诊治骨伤杂病时，尤其是病程较长患者，多因素体亏虚复感外邪而引发诸症，故在辨证论治的基础上常用黄芪与当归相配伍取其补益气血，恢复正气。该药对是仇湘中在治疗骨伤科疾病中最常见的药物之一。

2．全蝎与穿山甲。全蝎味辛，有毒，归肝经，具有搜风通络，散结止痛作用。穿山甲味咸，有毒，归肝、胃经，具有搜风通络、破血逐瘀作用。全蝎乃风行要药，其能治风者，亦能走窜经络，风淫可祛，湿痹可利；穿山甲搜风之力强而迅速，内达脏腑，外通经络，正如《医学衷中参西录》所言：“穿山甲，味淡性平，气腥而窜，其走窜之性，无微不至，故能宣通脏腑，贯彻经络，透达关窍，凡血凝血聚为病，皆能开之。”故仇湘中常用两药与祛风、除湿、活血药相配伍治疗类风湿性关节炎、骨关节炎等引起的手足麻木僵硬。常用于腰椎、颈椎间盘突出压迫神经所致的疼痛麻木者。

3．党参与丹参。党参味甘，归肺、脾经，具有补气益脾，生津润肺作用。丹参味苦，归心、肝经，具有凉血祛瘀，调经止痛作用。党参性质平和，擅补脾胃之气，燥而不伤正，腻而不留湿，正如《本草正义》“健脾运而不燥，滋胃阴而不湿，润肺而不犯寒凉，养血而不偏滋腻，鼓舞清阳，振动中气而无刚燥之弊”；且现代药理研究表明丹参提取物里有总丹参酮、丹参素等具有抗菌、抗氧化、抗凝血、消炎、改善微循环等作用。正如《妇人明理论》所言：“一味丹参散，功同四物汤”，二药相伍，常用于气虚血瘀的老年病患者，加强补气、活血、祛瘀之效，以达到标本兼治。

4．砂仁与熟地黄。砂仁味辛，归胃、脾、肾经，具有化湿行气、温脾止泻、安胎作用。熟地黄味甘，归肝、肾经，具有填精益髓、补血养阴作用，据《本草正》记载：“阴性缓，熟地黄非多，难以奏效”，故仇湘中在临床上每遇精血亏虚之证，必用之，且一般剂量较大，但因为此药滋补之力强，且剂量大，易滋腻过度，有碍阻滞胃之弊，常与砂仁为伍，一方面取砂仁调理脾胃之功，使熟地黄充分发挥滋补作用，又克服其阻滞胃之弊；另一方面取砂仁引药入肾，正如《本草新编》所言：“砂仁，止可为佐使……谓诸补药必借砂仁，引其由脾以入肾。”仇湘中认为砂仁在组方中虽有一举两得的作用，但砂仁较贵，且用量也无须过大。

（二）善用藤类药，舒筋通络

藤类药大多味辛。辛能行气，表里内外无所不及，气为血帅，气机通畅、血运无碍，则气血调和外邪入内无门；辛能散结，可作使药，以增强祛瘀化痰的作用，且《本草汇言》有载：“凡藤蔓之属，皆可通经入络”，故仇湘中认为凡藤类药物皆有通筋骨、利关节之功效，同时仇湘中强调藤类药物各有所长，如钩藤长于熄风通络，常用于肝阳上亢兼有手足游走性疼痛或痉挛拘急的患者；《饮片新参》载鸡血藤长于“去瘀血，生新血，流利经脉”，常用于血虚或血瘀所致腰膝酸软、麻木不仁者；《本草纲目》载青风藤“治风湿流注，历节鹤膝，麻痹瘙痒，损伤疮肿”，可见青风藤长于祛风、除麻、止痒，仇湘中常与雷公藤合用外洗，用于风湿痹痛、关节麻木瘙痒者；《饮片新参》载夜交藤“养肝肾，止虚汗，安神催眠”，可见夜交藤能养心安神，常用于筋骨疼痛兼有辨证为阴虚失眠者，仇湘中在临床上常与酸枣仁、远志等安神定志之药相配伍，以增强其安眠作用。同时仇湘中强调临床用药应熟谙各药特性，以求药病合一，药到病除。

（三）善用虫药，驱逐顽痹

虫类药虽皆有搜风通络功效，但各有偏性，地龙、僵蚕偏治风湿热痹；全蝎、蜈蚣偏治风寒湿痹；穿山甲、土鳖虫偏治痰瘀兼痹；而乌梢蛇可用于各种痹症。根据叶天士“久痛入络、久病入络”理论，瘀血积久往往与气滞、痰聚相互交织结为顽疾，对于此类久痛、宿瘀之症，仇湘中认为非一味活血化瘀药能胜其责，需加破血逐瘀、搜风通络的虫类药，疗效颇佳。仇湘中在临床上尤善喜用炮穿山甲，《医学衷中参西录》载其能“走窜之性，无微不至，故能宣通脏腑，贯彻经络，透达关窍”。两药同用，意在加强破结祛瘀、通络止痛。仇湘中强调在用蜈蚣、全蝎等性燥之药时，应配伍地黄、麦冬等滋阴之品；穿山甲、水蛭等破血逐瘀药性寒，应配伍桂枝、细辛等辛温之品，使“邪去而不伤正，效捷而不猛悍”。

（四）善用引经报使药，直达病所

《医学读书记》载：“兵无向导则不达贼境，药无引使则不达病所”，巧妙地使用引经药，可使药物直达病所发挥靶向治疗的作用。在临床实践中，仇湘中根据患者病症部位结合脏腑经络辨证，选择合适引经药以增强疗效。如后枕部太阳用羌活、川芎；两侧少阳用黄芩、柴胡；前额阳明用升麻、白芷、葛根；巅顶厥阴用吴茱萸、藁本；颈部用白芷、葛根；肩臂用姜黄；上肢用桑枝、桂枝；腰背部用威灵仙、防风、狗脊、杜仲、续断；病在上部用羌活加桔梗、柴胡、升麻载药上行；病在下部用独活加牛膝、旋覆花载药下行。

（五）验案举例

病案 1：股骨头无菌性坏死案

胡某，女，24 岁。2019 年 4 月 29 日首诊，主诉：双髋部及左腹股沟疼痛 1 年，加重 2 月。既往史：患者诉 1 年前体测后出现左侧髋部疼痛，未引起重视，疼痛越发加重，继而出现右侧髋部隐痛，左侧腹股沟疼痛，尚能活动行走，虽无行走脱落感，服用非甾体类止痛药，无好转，逐渐影响生活，特来就诊。现症见：双髋关节及左腹股沟疼痛，行走时和月经期感觉疼痛明显加重，纳寐可，二便调。舌淡红，苔薄白，脉弦。专科检查：L_2～L_4 棘突压痛（＋），左腹股沟中点压痛（＋），双“4”字征（＋），骨盆挤压试验（＋），分离试验（＋），余体查均阴性，四肢肌力肌张力均正常。MRI 提示：双侧股骨头坏死（Ⅰ度）。中医诊断：骨痿，证候诊断：气血痹阻证；西医诊断：股骨头无菌性坏死。治法：滋肝补肾，舒筋通络，行气止痛，予仇湘中教授自拟方：黄芪 15g，丹参 15g，炮穿山甲 3g，骨碎补 15g，白芷 10g，牛膝 15g，徐长卿 15g，熟地黄 25g，枸杞 12g，党参 15g，炒白术 15g，白芍 25g，炒枣仁 15g，甘草 5g，补骨脂 10g，淫羊藿 10g，茯苓 10g，桑寄生 10g。14 剂，水煎，分早晚两次温服，每日 1 剂。

2019 年 5 月 13 日二诊，症状改善，腰臀部肌肉有拘紧感，腰部肌肉僵硬，容易腰酸腰痛。舌淡红，苔薄白，脉弦。前方去徐长卿、桑寄生，加黄精 30g，当归、川芎、桃仁、木瓜各 10g，红花 3g。14 剂，水煎，分早晚两次温服，每日 1 剂。

2019 年 6 月 10 日三诊，经服中药 28 剂，双髋关节及左腹股沟疼痛明显好转，腰背部肌肉僵硬感好转，但仍觉酸软。纳寐可，二便调。舌淡红，苔薄白，脉弦。予首诊方去徐长卿、桑寄生，加僵蚕 10g，柴胡 10g，黄芩 10g，鸡血藤 5g。14 剂，水煎，分早晚两次温服，每日 1 剂。

2019 年 7 月 1 日四诊，静息时已无自觉疼痛，久行后（约 5000 步）觉左髋部疼痛，经期前两天感觉疼痛明显。纳寐可，二便调。舌淡红，苔薄白，脉细弦。处方：首诊方去桑寄生，加黄精 25g，杜仲 12g，当归 10g。14 剂，水煎，分早晚两次温服，每日 1 剂。以固疗效。半年随访，活动无受限。

按语：患者髋关节及腹股沟处疼痛，此乃气血受阻，肌肉关节失精血所养而引发，方中重用补肝肾之药，充分体现了仇湘中“肝虚络阻”的思想，以仇湘中多年经验自拟补肝健腰方为主方，加杜仲、骨碎补、枸杞、淫羊藿、桑寄生、补骨脂等滋肝养肾，补骨生髓；僵蚕、地龙、徐长卿、威灵仙、桃仁、红花等搜风通络，活血舒筋；太子参、党参、砂仁、藿香、柴胡、牡丹皮、丹参健脾养胃，清热化瘀。纵观全体方药补中有泻，在滋补肝肾的同时，清体内虚热。后期主要以滋补肝肾、伸筋补骨为主，同时嘱患者避免饮酒，避免长期接触放射性物质，不可过度劳累。

病案 2：椎间盘源性腰痛案

周某，男，59 岁。2018 年 11 月 6 日首诊，主诉：反复腰痛 20 余年。现病史：患者诉 20 余年前无明显诱因出现腰部疼痛，休息可缓解，近 2 年来腰痛频发，严重时须服用止痛药，半月前腰痛再次发作，彻夜难眠，站立时严重，无下肢症状，特来就诊。现在症：腰部胀痛，久立久行后加重，无明显双下肢症状。纳可，寐一般，二便正常。舌淡，苔薄白，脉细。专科检查：L_3～L_4、L_4～L_5 棘突压痛、叩击痛，双直腿抬高试验（－），双跟臀试验（－），双“4”字征（－），双股神经牵拉试验（－），双下肢肌力可。辅助检查：腰椎 MRI：L_3/L_4、L_4/L_5 椎间盘信号减退，椎间盘造影检查阳性。中医诊断：腰痹病，证候：肝肾亏虚，脉络瘀阻证；西医诊断：腰椎间盘源性腰痛。予补肝健腰方加减：当归 15g，川芎 12g，白芍 30g，熟地黄 25g，炒酸枣仁 10g，杜仲 15g，延胡索 10g，蜈蚣 1 条，全蝎 3g，生黄芪 15g，丹参 15g，党参 15g，炒白术 15g，山药 15g，甘草 5g。14 剂，水煎，分早晚两次温服，每日 1 剂。

2018 年 11 月 20 日复诊，患者诉腰部疼痛明显减轻，久立久行后仍稍有疼痛，上方去全蝎、蜈蚣，加续断 10g。7 剂，水煎，分早晚两次温服，每日 1 剂。随访半年，腰痛未复。

按语：本案为典型腰椎间盘源性下腰痛，证属肝肾亏虚，脉络瘀阻，仇湘中治疗从“虚、瘀”着手，以补肝健腰方主之，患者兼有气血不足之证，故重用白芍、当归以补血、活血，兼能行气，二者同用，主治肝血不足，筋肉失荣，共为君药；熟地黄养肝滋肾，炒酸枣仁补中益肝，主四肢酸疼，杜仲可入肝经气分，三者合用，有加强补益、缓解疼痛之功；川芎、延胡索活血行气止痛，对一切气滞血瘀疼痛皆有良效，全蝎、蜈蚣通络止痛，对于病情迁延者，有发散走窜之功；甘草调和诸药为使药。全方共奏补肝益肾，通络止痛之功。加用生黄芪、党参补气生血，丹参行瘀；患者老年男性，病程长久、机体亏虚，遣方之时需顾护正气，故加用炒白术、山药健脾益气，以固后天之本。复诊时患者疼痛减轻，去全蝎、蜈蚣防攻伐太过，加续断增补益之功，以徐图其本。

病案 3：神经根型颈椎病案

陈某，女，58 岁。2019 年 7 月 1 日首诊，主诉：反复颈部胀痛，右侧手指麻木 5 年余。现病史：长期从事伏案工作，10 余年前无明显诱因出现颈部不适，手指麻木，抬举正常，针灸推拿可缓解，然反复发作，现特来就诊。现症见：颈部反复酸胀疼痛兼右侧手指麻木，颈部活动僵硬，手臂抬举正常，无头晕眼花，无心慌胸闷，纳可，寐一般，二便正常。舌淡苔白，脉细弦。专科检查：C_3～C_4 棘突旁压痛（＋），右臂丛神经牵拉试验（＋），左（－）。辅助检查：颈部 X 线片：颈椎退行性变；颈椎 MRI：C_3/C_4、C_4/C_5、C_5/C_6、C_6/C_7 椎间盘突出。中医诊断：项痹病，气血亏虚证；西医诊断：神经根型颈椎病。处方：酸枣仁 15g，葛根 10g，党参 10g，柴胡 10g，川芎 15g，三七 6g，苍术 10g，白术 10g，当归 15g，山药 25g，黄芪 20g，丹参 15g，全蝎 4g，砂仁 4g，桑枝 10g，甘草 6g。14 剂，水煎，分早晚两次温服，每日 1 剂。

2019 年 7 月 15 日复诊，患者诉颈部酸胀感及手指麻木症状减轻，空调室内遇寒加重。舌淡红苔白，脉细弦。前方去苍术、白术、三七，加桂枝 10g。7 剂，水煎，分早晚两次温服，每日 1 剂。随访两月，症状未复。

按语：仇湘中认为此案患者颈部胀痛、手指麻木乃是肝血不足，不能濡养筋脉，经络痹阻所致。方中当归、山药、酸枣仁补养肝血以荣肝体，黄芪、党参、柴胡补气行气，丹参、川芎、三七补血行血，葛根、桑枝、全蝎祛风活络，白术、苍术、砂仁燥湿健脾，以防山药、酸枣仁滋补有碍脾胃，甘草调和诸药。二诊时患者苔腻已化，故去苍术、白术；三七活血之力较强，且患者症状改善，有当归、丹参即可；但患者在空调室久居工作，故加桂枝温通经脉。全方以补肝血、养肝阴类药物为主，充分体现仇湘中“补肝通络”的学术思想。（陈中、郑阳、仇湘中、张信成、邓豪、蒋盛昶、尹晨东等整理）

四、仇湘中从肝论治类风湿关节炎的理法方药经验总结

类风湿关节炎是临床表现主要以四肢手、足、腕等小关节冷痛、僵硬、严重者畸形以及小关节机能下降为特征的自身免疫性疾病。仇湘中认为类风湿关节炎致病因素虽然复杂，但可归纳为肝虚、络痹、痰滞；提出了养血柔肝、搜风通络、滋补肝肾为总的治疗法则；在遣方时善用桂枝芍药知母汤、补肝汤、四妙散等经方化裁；用药遵金匮之法“补用酸，助用焦苦，益用甘味之药调之”；同时强调辨证论治随症加减。为治疗类风湿关节炎提供了有效的辨证思路和治疗方法。

（一）理——肝虚络痹痰滞

1. 肝气不舒，诸痹乃至。肝主一身之气，肝气乃肝血、肝精化生，推动和调控肝生理功能特性，肝主一身之气机，气机运行通畅，升降各司其职，则一身气血运行调和，脉络无阻，运行通畅，百病不生，正如清代医家唐宗海的《血证论》所言：“肝属木，木

气冲和条达，不致遏郁，则血脉得畅”；《中藏经·论气痹》载：“气痹者，愁思喜怒过多……壅而不散则痛，流而不聚则麻”；《内经博议》曰：“凡七情过用，则亦能伤脏气而为痹，不必三气入合于其合也”等都表明情志不畅肝气逆乱可引发痹症。《四圣心源》载：“筋膜者，肝木之所生也，肝气盛则筋膜滋荣而和畅。”由此可见，肝气对人体筋脉的畅通调达至关重要。仇湘中认为肝为五脏之贼，肝和则五脏和，若肝气机升降失常，出入紊乱，则五脏不和，脏腑气机运行紊乱，脉道郁滞不通。气为血之帅，气滞则血滞，血行不畅，瘀阻于脉道，可致周身筋脉拘急，关节辗转不利，发为痹痛。

2. 肝风内动，经络痹痛。肝主筋，体阴而用阳，刚柔并济。《黄帝内经》载：“肝为刚脏…诸暴强直，皆属于肝”；《素问·生气通天论》载：“阳气者，精则养神，柔则养筋”。肝性条达，肝气则不至于易逆躁急太过，筋依赖于具有柔和之性的肝血润之、揉之，故肝柔则筋柔，如若肝木失和，肝不柔筋，则化为风。故尤在泾先生说：“肝不柔而风动”。《读医随笔》载：“肝气愈郁愈逆……皆有横悍逼迫之势而不可御也”。肝郁郁结，疏泄失职，肝气升降紊乱，则筋脉失其柔和之性而生风。《医学衷中参西录》载：“盖肝属木，中藏相火，木盛火炽，即能生风也”；《血证论》载：“风火交煽，则身不可转侧，手足抽掣。”以及《太平圣惠方》载：“夫肝者，足厥阴经也……关节不利、筋脉拘挛、爪甲干枯”等都说明凡此肝气逆乱、肝火炽盛、肝阴不足均可致筋脉失于煦养，筋痉不柔，筋急而生风。故仇湘中在治疗肝风内动所致的类风湿关节炎时，多加入养血活血之品，取李中梓“治风先治血，血行风自灭”之意。

3. 肝血羸弱，百节不张。肝主藏血，有“血海”之称。肝血除濡养肝脏之外，还输布血液至形体官窍，濡养筋、爪等。正如《素问·五脏生成篇》所言：“肝之合筋也，其荣爪也”；《诸病源候论》有载：“虚劳损血，不能荣养于筋，致使筋气极虚”；说明若肝血不足，血海空虚，血不荣筋，则致疼痛不伸、肢体麻木、辗转活动不利、肌肉枯槁、手足颤动等一系列痹证之症。《灵枢·阴阳二十五人》载：“血气皆少则无须，感于寒湿则善痹，骨痛，爪枯也”，《类证治裁》载：“腠理不密，风寒乘虚内袭，正气为邪所阻，不能宣行，因而留置，气血凝滞，久而成搏”等都指出肝血与痹证的发生关系密切。仇湘中认为正气羸弱，气血亏虚腠理空疏，营卫不固，复受风寒湿外邪侵袭肢体关节肌肉，使筋脉闭阻不通，故发为痹。

4. 痰瘀痹阻，久成顽疾。肝主疏泄，为气机之枢，津液输布有赖于肝脏疏泄正常。血藏于肝，统于脾，行于心，但肝气易亢、易逆，易横逆犯胃，所以肝的疏泄功能异常，亦可影响心、脾功能或气机异常而生瘀血、痰浊。仇湘中认为瘀血源于血液，痰浊源于津液，血行不畅而致血瘀于络，脉络不通，津液输布障碍，停而成痰；脉内之血渗于脉外，或痰浊停滞压迫脉内之血，致使津液交换通道受阻，致血停成瘀，痰浊交织。痰瘀既是病理产物，也是致病因素，痰瘀互结日久，痹阻于经络骨节之中，关节闭阻，筋骨失养，筋缩肉卷，活动受限，迁延不愈，以致畸形。仇湘中通过多年临床观察认为“痰、瘀”贯穿于整个病程，且随着病情进展逐渐加重，在遣方用药时理应兼顾化痰祛瘀。

（二）法——谨守病机，伏其所主

1. 早期——病在经络，因势利导，阻病深入。仇湘中认为类风湿关节炎早期往往发病迅速，病情迅猛。若卫强则驱邪而出，营卫调和；若正气亏虚，则卫弱而邪强，卫气失守，邪入机体。仇湘中认为该期病在经络，尚未入筋，主要以邪盛为主兼有正虚，治疗主要以散寒化湿、清热除痹佐以补肝通络，根据其病邪性质遣方用药，驱邪而不伤正，邪去则正自安。

2．中期——病在筋，养血柔肝，搜风通络。仇湘中认为该期主要多见于老年人，病程长久，病势进展缓慢。多是因为老年人素体虚弱，脏腑机能降低，受轻邪或早期邪未去尽，郁久化热皆能诱发该病。主要表现为四肢小关节疼痛和肿胀，肌肉萎缩或功能障碍。仇湘中认为该期虚实夹杂，病在筋，尚未入骨，乃是病邪滞留体内日久，痹阻于肢体筋脉，致使关节气血不畅，脉道闭塞不通，肝血不充，筋失所养。治疗当以祛邪与扶正并重，祛残留之邪而复五脏正气，宜养肝柔筋，化痰祛瘀，以治五脏之贼。

3．晚期——病在骨，滋补肝肾，壮骨强筋。仇湘中认为该期主要多见于病情缠绵不愈，或久病伤肾的老年患者。久病多病患者其形体虚衰，五脏功能紊乱，痰瘀等病理产物留滞关节。主要表现为关节畸形，疼痛，僵硬痉挛，行走等功能活动障碍，严重者可致瘫痪。仇湘中强调，该期病在骨，患者正气极虚而邪极深，当以补益肝肾扶正固本为首要治则，一则补益肝肾精血，以柔养筋脉；二则温补正气，正复则邪去，佐以蠲痹通络止痛等急则治标为法，临床当根据病情需要，随证灵活运用。

（三）方——善用经方

1．寒湿痹阻证。仇湘中指出该证的辨证要点是：患者关节症状受天气变化影响较大，得热痛减，遇寒加重。当用桂枝芍药知母汤加减，方出《金匮要略》“诸肢节疼痛，身体尪羸”。方中附子、桂枝、麻黄温养肝经，散寒通阳；佐以知母、芍药敛肝滋阴；羌活、独活化湿止痛；威灵仙、全蝎、乌梢蛇走窜逐经，搜风通络，有调达肝经之功；炙甘草调和诸药，使燥烈之性去，温通之力强。全方共奏补肝通络，散寒化湿，除痹止痛之功。若气血亏虚严重者，仇湘中加大黄芪用量，并加当归、川芎活血养血，肾虚严重者重用熟地黄，并加巴戟天、淫羊藿补肾壮阳。

2．湿热痹阻证。仇湘中指出该证除了关节肿胀、疼痛等症状外，还兼有发热、汗出、舌红、苔黄或黄腻、脉滑数或浮数等热象。当以四妙散为基本方，方出清代张秉成的《成方便读》，仇湘中认为方中苍术、薏苡仁皆有通络除湿之效，知母、水牛角清热利湿；加以全蝎、蜈蚣搜风通络，平肝熄风；甘草调和诸药，全方共奏清热利湿除痹之功。若上肢痛甚者加桑枝、姜黄；下肢痛甚者加续断、桑寄生、元胡；晨僵明显者加炮穿山甲、土鳖虫；常有低热不退自汗者重用黄芪、柴胡、地骨皮；久治不愈者，仇湘中认为乃是阴损及阳，寒自内生，应加温通之品如桂枝、细辛等。

3．痰瘀互结证。仇湘中指出该证患者病程日久，关节痛处不移，皮色紫暗，还兼有舌有瘀斑或紫暗等痰瘀表现。当用活血健腰汤合二陈汤加减，活血健腰汤乃张三锡“补肝汤”化裁加全蝎、蜈蚣、元胡、续断、鸡血藤而来；“二陈汤”方出《太平惠民和剂局方》，费伯雄称“二陈汤为治痰之主药”。仇湘中认为半夏、橘红降逆顺气、燥湿化痰，茯苓健脾渗湿，以助化痰之功；当归、川芎补血养血，赤芍、生地黄皆有凉肝止血作用，赤芍长于散瘀，生地黄长于养阴，四药合用以达补血而不滞血，行血而不耗血之功；续断入血分与鸡血藤合用健骨强筋，诸药合用共奏活血化瘀、化痰止痛之功。若瘀重者加桃仁、红花、地龙活血祛瘀，若关节肿胀不消者加白芥子、胆南星化痰消肿。

4．肝肾亏虚证。仇湘中指出该证兼有心烦口干、骨蒸劳热等阴虚表现。当用补肝汤合独活寄生汤化裁。仇湘中认为对肝肾亏虚患者，应用补肝汤大补肝血，肝血充则筋骨柔，再合独活寄生汤健骨强筋。方中秦艽为风药，舒利关节；熟地黄、枸杞、芍药共用以增强补益肝血作用；桑寄生、木瓜均有补肝通经作用，桑寄生长于补益，而木瓜长于活络，二者相须为用以增强补肝通经作用；杜仲长于健骨强筋，牛膝长于补肝活血舒筋，相须为用增强补肝益肾，健骨强筋作用；甘草调和诸药，全方共奏补益肝肾，养血舒筋之功。若阴虚甚者，加麦冬、玉竹，重用地黄以滋补阴液；若腰膝酸软者加大怀牛膝用量，再加枸杞、杜仲以补肾强筋。

（四）药——遵金匮之法，特色用药

1．补用酸，助用焦苦，益用甘味之药调之。仇湘中强调肝虚络痹是类风湿关节炎的核心病机，在治疗用药时应遵金匮之法。“补用酸”，根据中医五行学说，五味“酸”与五脏“肝”相对应，酸味入肝。仇湘中在临床多用酸枣仁补肝，酸枣仁味甘酸，归心肝二经，《神农本草经》载：“补中益肝，坚筋骨，助阴气，皆酸枣仁之功也”，酸枣仁可补益肝血，肝血足则筋骨坚。“助用焦苦”，焦苦入心，仇湘中认为应选用苦味药物以压制君火，一方面补心血，心血足，可制肝气易逆易亢阳刚之性；正如《三因方》“虚则补其子”所言。另一方面清心火可制约肺金，肺金受制，则木不受克而肝病自愈，可选用党参、太子参、黄芪、黄芩、黄连等清心火补心气的药物。“益用甘味之药调之”，用归甘味的药物来补益脾胃，调和肝脾，脾为后天之本，运化水谷化生精微，以养四肢百骸，充盈脉道，有助于改善肝虚的病症。另外仇湘中临床开具有穿山甲、蜈蚣、全蝎等损伤脾胃之药时常加入茯苓、白术、陈皮、粳米等健脾药物，取“夫治未病者，见肝之病，知肝传脾”之意。

2．善用虫药，特色用药。叶天士提出“久病入络，痛久入络”。病邪深入筋骨，草木之类不可及，非虫蚁之品搜风剔络不可。虫类药擅长搜风剔络，祛寒除痹，如僵蚕、全蝎走窜之力迅速，搜风通络，共祛风湿顽痹。乌梢蛇、地龙性善走窜、长于通络，对于四肢关节僵硬屈伸不利之类的类风湿关节炎效优。仇湘中强调对于不同发病部位用药也应有所区别，可加部分引经药，使药直达病所，如病在上肢，常用桑枝、羌活、姜黄等；病在下肢，可用威灵仙、木瓜、牛膝等。关节僵硬疼痛严重者，当首治其标，常用延胡索、川芎、徐长卿。临床运用应根据病情轻重缓急酌情加减，不可拘泥。

总结：本文从理、法、方、药四方面对仇湘中治疗类风湿关节炎进行总结，总结出肝虚、络痹、痰滞三大病机，辨证施治，效果显著，以期能为更多临床工作者治疗该病提供思路。（陈中、郑阳、仇湘中、张信成、仇杰、蒋盛昶、尹晨东等整理）

五、中国传统“儒释道”文化思想对中医学发展的影响

中国传统文化，是指在长期的历史发展过程中形成和发展起来的，保留在中华民族中间具有稳定形态的中国文化。中医学是以中国传统文化为背景的医学学科，是中国传统文化的一部分，兼具科学文化及人文文化的双重属性，其在形成发展的过程中也一定程度上受到了中国传统文化思想的影响。

（一）理论奠基形成期：从医巫分离到理论形成

1. 从医巫同源到医巫分离。殷商时期，医学与巫术本为一体。殷人将疾病分为“天帝降疾”“鬼神作祟”和“蛇虫致疾”三种类型，这种行为表明殷商时期的人们已经初步有了疾病和医学的基本概念。殷商文化是重巫文化，中医学在此阶段仍然属于巫术范畴，巫术思维是对疾病发生的原始思考，是中医学产生的萌芽，但信奉天帝鬼神致病的迷信思维则是中医学发展的阻碍。随着社会生产力及科学文化的进步，中医学依托于先秦哲学的大发展，在此期间吸收了先秦哲学创立的道气、阴阳五行等学说，融合和、中庸、无为等儒家、道家思想，逐渐建构了中医学以气、阴阳五行、藏象为主要架构的基本理论，逐步与巫术分离，这是中医学发展历史上的巨大转折点。至此，中医学脱离了巫术的约束，而是开始以取类比象的朴素唯物主义方法去看待疾病及解释中医学理论。而“天地降疾”则成为“天人合一”思想的理论基础，“蛇虫致疾”成了后世病因学发展的源头，“鬼神作祟”也在后世演变为“祝由科”，成为中医学学科的一个重要组成。

2. 两汉经学：理论的奠基与学术的规范化。秦汉时期的历史稳定与“罢黜百家、独尊儒术”的学术政策，给中医学提供了良好的发展背景。汉代经学将经学的自然观引入医学，形成中医学的有机人体观，发挥儒家“仁政”思想，建立以“仁术”为核心的医德规范，援用经学的理论模型和解决问题的框架，并把经学的研究方法引入医学，铸成了中医学的树状延伸的发展方式。成书于此时期的《黄帝内经》《神农本草经》《难经》《伤寒杂病论》在儒家经学的影响下建立起了理、法、方、药的学术体系，至今仍是现代中医的基本理论体系。四大经典不仅奠定了中医学理论根基，也将中医学的学术范式系统化、规范化。儒家突出礼教，严守师法，使中医学形成了注重经典、注释经典的传统，有利于中医学的传承稳定。但厚古薄今、唯经所是的学风使中医学研究呈现出重于固守已有框架而轻于突破经典探讨创新的特征。两汉经学“罢黜百家，独尊儒术”的单一学术氛围有利于学术思想的统一与沉淀，但同时失去了先秦时期百花齐放的学术争鸣，也使中医学局限于儒家的思想之中，在中医学以后的历史进程中一直限制着中医学的视野，妨碍着中医学的发展。

（二）经验积累理论完善期：儒释道的交替影响

1. 魏晋玄学：中医学历史上的一次“文艺复兴”。魏晋玄学是道家思想融合儒家经义而形成的新道家，是具有“简约、精致、思辨性强”的哲学思潮。在道家玄学理论的影响下，人们开始强调人的真情实感和自然之性，使人从旧道德观念的禁锢下得到一定程度的解放。玄学放任自然的形式逻辑冲击了儒家带给中医学的“崇古尊经”的固化思维，给中医学术带来了活跃之风；不循礼教的思维方式突破了儒学带来的不毁伤形体的传统思维，给了中医外科学一定的开展空间。王叔和受玄学“言意”之辨的影响，赋予了《脉经》“言、象、意”三位一体的活跃的思辨思想。但同时“言意”之辨认为言语不能表达事情的内在真理，给中医学的理论披上了一层神秘面纱。除此之外，人们继承《黄帝内经》的“法于阴阳，和于术数”的养生思想，崇尚自然，重视养身、养气，使养生学初成体系。基于“却谷食气、胎息之法”的内丹术养生思想至今仍是中医养生学的重要组成部分。尽管道家及道教以寻求长生不老仙丹而炼丹服食的理论和实践推动了中药剂型的发展，但其不切实际的求仙之风，对中医养生学的发展产生了消极的影响。

2. 隋唐佛学：中医学从唯物走向唯心。佛学传入我国的早期，其“四大”学说丰富、补充、发展了中医学五行理论，“五蕴”及“以心医疾”理论同样丰富了情志致病和中医学心理疗法理论。“慈悲为怀、众生平等”的主张也给中医学医德带来了积极的作用。禅宗作为后来本土化的佛学，融合了道家、儒家的学术思想，延续了玄学的“言意”之辨，其讲究“活参”的思维方式给中医学带来了活泼随意，留给中医学极大的变通空间。禅宗的思辨、领悟、以不变应万变的学术思想，对中医学辨证论治体系的确立和发展起到了重要的推动和促进作用。但禅宗强调“意”的抽象、细腻、深刻的唯心主义也打断了魏晋兴起的“无不能生有”的具体、粗糙、表象的求实学风，也使中医学从唯物转向唯心。其注重心悟、以心传心的思维方式使中医学理论渐渐变为只可意会不可言传，使中医学丧失了传播的普适性，也为后世中医学理论与实践的“神化”埋下了伏笔。

3. 宋明理学：封闭环境下的大繁荣。中医学基础理论至此时期已经基本完善，宋明理学在发展哲学新思想的同时，与中医学相互借鉴吸收，其格物致知的方法论给中医学提供了科学的认知方法。相比汉代儒家的宽宏包容的思想，宋明儒家更追求精钻某一点的内涵意义，为医学流派的学术争鸣打下了基础。中原王朝的更替使得南北文化交流空前频繁，涌现出包括金元四大家在内的一大批著名医学家，他们继承了禅宗“以不变应万变”的灵活学术思想，分别站在各自的经验基础上，充分利用辨证论治和可循环论证来解释自己的学术见解，中医学也在已经固化的学术框架下形成了最后的大繁荣。但过度崇尚道德养生，抹杀天性的礼教给中医学的发展戴上了枷锁。继承了玄学“言意”、禅宗“心悟”的程朱理学与陆王心学是典型的唯心主义，以心识病诊病，脱离客观的医学实验，使中医学的后世发展始终无法摆脱思辨主义的范式结构而呈现出封闭性、僵化性和笼统性。尽管后世明清医家完善了温病学说，王清任等更是重视解剖，强调革新，但当时兴起的“言必谈内、难，方必尊仲景”的尊经崇古学风，是历史的倒退，使中医学彻底错过与近代科学的接轨。

（三）中医现代化的探索期：近现代中医学的绝处逢生

在西学东渐的背景下兴起了中医学存废的论争给近代的固步自封的中医学敲响了生死存亡的警钟。洋务派、维新派的“师夷长技以制夷”“中学为体、西学为用”，抨击了传统夷夏之辩的守旧观念。新文化运动将西方启蒙思想及马克思主义传入中国，解放了思想，抨击了专制主义和封建礼教。汇通流派主体上肯定中医学，主张吸收西医学的优势，在复古守旧派与全盘西化派中脱颖而出，并多方面进行中西医汇通的尝试，促进了中西医汇通思潮的形成。张锡纯的“衷中参西”思想，也逐渐成为近现代中医发展的主流。即使目前中医学越来越多地受到西医的影响，但中西汇通打破了中医学封闭僵化的局面，重新将中医学引向现代化的实证主义，还最大限度地保留了中医学的原始面貌，避免了中医学被全盘取代。中医学内部门户派别的保留，使中医学呈现学术争鸣的状态，但也导致至今仍未达成统一的标准，阻碍着中医学理论的发展。“经典就是真理”以及讲究“心悟”的观念也被保留下来，成为当前中医学未来发展的隐患。

（四）思考及展望

中国传统文化思想中既存在精华也存在糟粕，而中医学作为一门扎根于中国传统文化的医学学科，受到其正面影响和负面影响都很大。直至今日，中国传统文化思想依旧影响着中医学的发展。当前的全球化历史大环境下，中医学仍然面临着许多机遇和挑战。中医学只有抛弃糟粕的传统文化所带来的负面影响，弘扬优秀的传统文化，才能走向世界，走向繁荣。（尹晨东、仇湘中整理）

第七章 科研探索

仇湘中在繁忙的临床工作中，勤于思考，重视科研工作，不断总结经验，追踪学科发展的最新进展，既有传承，又有创新，把现代医学的最新成果和中医传统理论相结合，他以严谨的科学态度，带领学术团队，进行了一系列探索性临床与实验研究，如强骨颗粒对骨质疏松症骨骼质量影响的临床及机制研究、基于肝虚络痹理论探讨补肝健腰方防治椎间盘退变及突出的临床及机制研究、红外热成像技术在腰膝痹病辨证分型与疗效判定的研究、舒筋通络液外治腰椎间突出症的临床研究、补肝健膝方治疗膝骨关节炎的临床及机制研究等。

第一节　强骨颗粒（益肾健骨颗粒）对骨质疏松症患者骨骼质量影响的研究

一、临床研究

骨质疏松症是一种骨量低下和骨组织结构退化破坏为特征，导致骨脆性增加随后引起骨折危险性增加的骨代谢疾病。这种低骨量和微结构破坏在脊柱中表现较早、较广泛，常因轻微外力或跌落而出现脊椎压缩性骨折。

仇湘中在长期的临证诊疗基础上，提出了骨质疏松属“本虚标实”之证，本虚以肾虚为主，涉及脾气、肝阴及气血之不足，而标实为瘀血、痰阻的论点，并据此提出以补肾健脾益气，活血化痰通络立法，选药组方强骨颗粒（益肾健骨颗粒）进行系统的临床研究。

1994 年以来，课题组将强骨颗粒作为院内制剂用于临床。经多年的临床研究，证明该方对骨质疏松症疗效满意，症状缓解起效时间快，远期疗效巩固。1996 年 5 月至 1998 年 10 月，采用随机分组、单盲观察方法治疗骨质疏松症 30 例，并与性激素＋活性钙冲剂治疗的 30 例作对照，初步观察预防骨质疏松性骨折的临床疗效。结果显示，强骨颗粒治疗骨质疏松症能明显缓解临床症状，延缓骨密度的下降趋势，疗效与对照组相似，但 1 年后追访，骨折发生率 4.35%，明显低于对照组的 16.67%，似乎提示在调节骨代谢、改善骨骼质量方面更具优势。2000 年 3 月至 2002 年 10 月，再次采用随机分组单盲观察方法治疗骨质疏松症 39 例，并与骨疏康颗粒 34 例对照观察，采用双能 X 线吸收法（DEXA）测定。结果显示，强骨颗粒治疗骨质疏松症证候疗效总有效率 92.31%，骨密度疗效总有效率 28%，均稍优于对照组。治疗后 1、2、6 个月证候疗效均明显优于对照组，有显著性意义，提示强骨颗粒起效快，远期疗效好，具有改善骨骼质量的作用。

二、实验研究

仇湘中带领科研团队进一步开展经验处方强骨颗粒治疗骨质疏松的机制研究，开展了基于破骨细胞分化调节通路 OPG/RANKL 探讨强骨颗粒治疗骨质疏松症的机制。

研究结果表明：①骨质疏松症模型大鼠造模成功后，血清 OPG 含量及胫骨 OPG 表达均较正常对照组明显下降，经强骨颗粒干预后模型大鼠血清 OPG 含量及胫骨 OPG 表达均明显增加。②骨质疏松症模型大鼠造模成功后，血清 RANKL 含量及胫骨 RANKL 表达均较正常对照组明显增高，经强骨颗粒干预后模型大鼠血清 RANKL 含量及胫骨 RANKL 表达均明显下降。

三、结论

强骨颗粒治疗骨质疏松症、预防骨质疏松性骨折，能明显缓解临床症状，延缓骨密度的下降趋势，且起效快，远期疗效好，改善骨骼质量，其作用机制可能与上调血清 OPG 含量及胫骨 OPG 表达、抑制血清 RANKL 含量及胫骨 RANKL 表达等作用有关。

四、研究论文

（一）强骨颗粒治疗骨质疏松症的临床研究总结

1. 资料与方法

（1）临床资料

① 一般资料：73 例患者均为我院门诊及住院患者，随机分为两组，其中治疗组 39 例，男性 17 例，女性 22 例，平均年龄（54.97±15.70）岁；伴有骨折 22 例，骨质疏松病程（7.18±4.55）年；治疗前症状积分（18.42±4.26）分；治疗前腰部骨密度 0.67±0.08；髋部骨密度 0.59±0.06。对照组 34 例，男性 13 例，女性 21 例，平均年龄（53.63±14.12）岁；伴有骨折 17 例，骨疏松病程（5.70±6.60）年；治疗前症状积分（17.36±4.25）分；治疗前腰部骨密度 0.69±0.08；髋部骨密度 0.61±0.08。两组性别、年龄、病程、治疗前症状积分情况、骨密度值比较均无显著性差异，提示两组间均衡性好，具有可比性。

② 诊断标准：疾病依据世界卫生组织（WHO）1994 年制定的诊断标准；中医证候诊断参照《中药新药治疗临床研究指导原则》第三辑的“中药新药治疗骨质疏松症的临床研究指导原则”制定。

③ 纳入标准：符合骨质疏松症西医疾病诊断标准及中医辨证标准中肝肾不足证、脾胃气虚证；年龄在 50～70 岁之间者；知情同意，志愿受试，并能接受试验药物剂型，保证完成疗程者。

④ 排除病例标准：不符合上述骨质疏松症西医诊断标准及中医辨证标准者；年龄在 50 岁以下或 70 岁以上者；有甲状旁腺功能亢进、骨软化症、类风湿性关节炎、多发性骨髓瘤、糖尿病等继发性骨质疏松症及其他严重合并症者；合并心血管、肝、肾、造血系统等严重原发病，或精神病、阿尔茨海默病患者；已知对本药组成成分过敏者；近 2 周使用了其他治疗本病的药物者；长期使用激素治疗者。

⑤ 症状体征分级量化标准如表 7-1 所示。

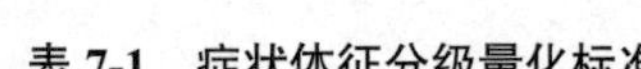
表 7-1　症状体征分级量化标准

主症	正常（0 分）	轻度（3 分）	中度（6 分）	重度（9 分）
腰背疼痛	无疼痛，无叩击痛	偶尔疼痛，轻度压痛	疼痛较重，需常变换体位，有叩击痛	疼痛显著，持续不已，需服药方能缓解，明显叩击痛
腰膝酸软	无	偶尔发生，不影响生活和工作	经常发生，不愿多活动，服药可缓解	持续发生，影响生活和工作，服药不易缓解
次症	**正常（0 分）**	**轻度（1 分）**	**中度（2 分）**	**重度（3 分）**
四肢骨痛	无	偶有	经常有	持续存在，难以忍受
肢体麻木	无	偶有	经常有	持续存在，难以忍受
目眩	无	偶尔出现，不影响生活和工作	经常发生，活动后加重，服药可缓解	频繁发作，不能正常工作
步履艰难	无	偶有行走不便，百米之内无不适感	有行走不便	站立、行走困难
神疲乏力	无	活动后乏力	休息时仍疲乏	萎靡不振
功能障碍	无功能障碍	腰活动度达正常 60% 以上	腰活动度达正常 30～59.9%	腰活动度达正常 30% 以下
食少便溏	正常	食量较前减少 1/3，大便不成形，每日 1～2 次	食量减少 1/2，大便不成形，每日 2～3 次	食量减少 2/3，大便不成形，每日 3～5 次
舌苔	正常：苔薄白	异常：白腻，剥苔 异常：红，红绛		
舌质	正常：淡红	淡		
脉象	正常：脉平	异常：弦，紧，沉		

（2）治疗方法：采用随机、对照、单盲法观察设计方案。

① 试验组：强骨颗粒，每次 1 袋，每日 2 次，温水冲服。

② 对照组：骨疏康颗粒剂，每次 1 袋，每日 2 次，温水冲服。

两组疗程均定为 3 个月，且两组治疗期间均不得使用任何与治疗本病有关的中西药物及方法。

（3）观察项目

① 安全性观测：在用药前及治疗结束后各检测一次，包括一般体格检查； 血、尿、便常规检查；肝功能（ALT）、肾功能（BUN、Cr）；心电图。

② 观测记录：临床症状：每个月观察 1 次；骨量：用双能 X 线骨密度测定仪，用药前和疗程结束时各测 1 次；血钙、磷、碱性磷酸酶用药前和疗程结束时各检测 1 次。并同时进行不良反应观察。

（4）资料统计处理方法：计数资料比较采用 χ^2 检验，等级资料比较采用 Ridit 分析，计量数据比较：组间采用成组均数比较 t 检验；组内采用成对均数比较 t 检验。

2．疗效观察

疗效评定标准：

① 中医证候疗效标准

临床控制：主要症状消失，症状积分值下降≥90%。

显效：主要症状明显改善，症状积分值下降≥70% 且≤89.9%。

有效：主要症状有所缓解，症状积分值下降≥30%且≤69.9%。

无效：主要症状无明显改善，症状积分值下降<30%。

② 骨质疏松症骨密度疗效标准

计算公式：$\dfrac{\text{治疗后骨密度}-\text{治疗前骨密度}}{\text{治疗前骨密度}}\times 100\%$

显效：骨密度提高2%以上。

有效：骨密度值基本不变，或增加0～2%之间。

无效：骨密度增加<0%。

3．结果

（1）中医证候疗效如表7-2所示。

表7-2 中医证候疗效

组别	例数	临床控制	显效	有效	无效	显效率/%	总有效率/%
治疗组	39	22	11	3	3	84.62	92.31
对照组	34	16	11	4	3	79.41	91.18

治疗组与对照组疗效比较（Ridit检验）：治疗组 $R=0.477$，对照组 $R=0.527$，$U=0.735$，$p>0.05$；
上表中两组中医证候疗效的统计结果表明，治疗组疗效稍优于对照组，但组间疗效差异无显著性意义

（2）治疗后骨密度改善情况如表7-3所示。

表7-3 治疗后骨密度改善情况

组别	例数	显效	有效	无效	总有效率/%
治疗组	25	1	6	18	28.00
对照组	21	0	5	16	23.81

治疗组与对照组疗效比较（Ridit检验）：治疗组 $R=0.488$，对照组 $R=0.514$，$U=0.301$，$p>0.05$

上表中两组中医证候疗效的统计结果表明，治疗组疗效稍优于对照组，但组间疗效差异无显著性意义。

（3）治疗后髋部骨密度均值变化如表7-4所示。

表7-4 治疗后髋部骨密度均值变化（g/cm^2，$\bar{x}\pm s$）

组别	例数	疗前	疗后	t值	p值
治疗组	19	0.59±0.06	0.69±0.06	0.85	$p>0.05$
对照组	17	0.61±0.08	0.67±0.05	1.08	$p>0.05$

（4）治疗后腰椎骨密度均值变化如表7-5所示。

表7-5 治疗后腰椎骨密度均值变化（g/cm^2，$\bar{x}\pm s$）

组别	例数	疗前	疗后	t值	p值
治疗组	6	0.674±0.079	0.724±0.081	0.24	$p>0.05$
对照组	4	0.687±0.084	0.699±0.079	0.48.	$p>0.05$

（5）治疗后3个月主症积分变化如表7-6所示。

表7-6　治疗后3个月主症积分变化（$\bar{x}\pm s$）

主症	组别	例数	疗前	疗后3个月	t值	p值
腰背疼痛	治疗组	39	6.32±2.04	2.86±0.90	0.32	$p>0.1$
	对照组	34	6.17±1.93	3.01±1.01	0.67	
腰膝酸软	治疗组	39	6.01±1.43	2.90±0.91	0.15	$p>0.1$
	对照组	34	5.96±1.50	3.25±1.08	1.50	
四肢骨痛	治疗组	31	2.29±0.83	0.79±0.21	0.54	$p>0.1$
	对照组	28	2.18±0.90	0.86±0.30	1.17	
功能障碍	治疗组	26	2.37±0.62	0.98±0.33	1.39	$p>0.1$
	对照组	21	2.17±0.60	1.01±0.31	0.40	
肢体麻木	治疗组	24	1.82±0.97	0.91±0.42	0.21	$p>0.1$
	对照组	18	1.87±1.10	0.97±0.51	0.55	
步履艰难	治疗组	19	2.82±0.88	1.12±0.56	0.29	$p>0.1$
	对照组	13	2.76±0.86	1.87±0.60	5.52	
神疲乏力	治疗组	25	2.19±0.73	0.73±0.31	0.06	$p>0.1$
	对照组	20	2.20±0.69	0.81±0.29	1.13	

上表说明，疗后3个月，两组主症比较无显著性意义

（6）治疗后随访3个月主症积分变化如表7-7所示。

表7-7　治疗后随访3个月主症积分变化（$\bar{x}\pm s$）

主症	组别	例数	疗前	疗后6个月	t值	p值
腰背疼痛	治疗组	39	6.32±2.04	2.91±0.92	0.32	$p>0.1$
	对照组	34	6.17±1.93	3.89±1.13	4.08	$p<0.01$
腰膝酸软	治疗组	39	6.01±1.43	2.95±0.87	0.15	$p>0.1$
	对照组	34	5.96±1.50	3.55±0.94	2.83	$p<0.01$
四肢骨痛	治疗组	31	2.29±0.83	0.73±0.30	0.54	$p>0.1$
	对照组	28	2.18±0.90	0.88±0.31	2.10	$p<0.05$
功能障碍	治疗组	26	2.37±0.62	1.12±0.24	1.39	$p>0.1$
	对照组	21	2.17±0.60	1.28±0.20	3.07	$p<0.05$
肢体麻木	治疗组	24	1.82±0.97	1.08±0.31	0.21	$p>0.1$
	对照组	18	1.87±1.10	1.34±0.49	2.74	
步履艰难	治疗组	19	2.82±0.88	1.12±0.63	0.29	$p>0.1$
	对照组	13	2.76±0.86	1.90±0.61	5.35	$p<0.01$
神疲乏力	治疗组	25	2.19±0.73	0.93±0.61	0.06	$p>0.1$
	对照组	20	2.20±0.69	1.04±0.27	0.97	

上表说明，疗后随访3个月，腰背疼痛、腰膝酸软、功能障碍、步履艰难的主症两组比较有显著性意义

（7）两组治疗前后骨代谢生化指标血ALP、钙、磷检查指标比较，无显著性意义。

（8）两组用药后均未出现不良反应。

4．结论

强骨颗粒由制首乌、紫河车、生黄芪、丹参、龟板、补骨脂、活血藤、自然铜、炒白术、茯苓、海蛤壳、陈皮等12味中药组成。制首乌补肝肾，益精血为君药；紫河车补气血，益精髓；生黄芪补脾益气；丹参活血祛瘀共为臣。龟板益肾健骨，补骨脂补肾壮阳，活血藤、自然铜活血通络止痛；炒白术、茯苓健脾渗湿；海蛤壳、陈皮行气化痰为佐使。综观全方，温而不燥，凉而不滞，补而不腻，行而不伐，将补肾、健脾、益气、活血、化痰融于一方之中，达到补肾健脾益气，活血化痰通络之功效。临床观察表明，强骨颗粒治疗骨质疏松症证候疗效总有效率92.31%，且远期疗效巩固，表明强骨颗粒能改善骨骼质量，临床用药安全、有效，值得进一步开发研究。（蒋盛昶、张信成、夏爱民、仇湘中等整理）

（二）强骨颗粒对骨质疏松大鼠胫骨组织中 OPG、RANKL 表达的影响

1．材料与方法

（1）实验动物：10月龄Wistar雌性大鼠，体重（345±15）g，共36只，由湖南省中医药研究院实验动物中心提供，许可证号：SCXK 湘 2013-0004。

（2）实验药物：强骨颗粒（由制首乌、紫河车、生黄芪、丹参、龟板、补骨脂、活血藤、自然铜、炒白术、茯苓、海蛤壳、陈皮组成），购于湖南省中医药研究院附属医院，生产批号：20130123，规格：90g/盒。

（3）试剂 OPG免疫组织化学检测试剂盒（Bioss公司，批号：bs-0431R），RANKL免疫组织化学检测试剂盒（Proteintech公司，批号：23408-1-AP），大鼠骨保护素（OPG）、骨动素（MTL）、核因子κb受体活化因子配体（RANKL）ELISA检测试剂盒（上海酶联生物，批号：20160916）

（4）模型建立及分组：采用完全随机区组分组法，共分6组，分别为对照组、假手术组、模型组、强骨颗粒组、骨疏康颗粒组和尼尔雌醇片组，每组各6只。

（5）干预方法：采用去势大鼠模型的造模方法，造模成功后，每只实验大鼠每天按照75mg/kg的标准将强骨颗粒分两次灌胃。其他组分别给予等剂量生理盐水、生理盐水、生理盐水、骨疏康颗粒和尼尔雌醇片治疗，以上均为灌胃治疗，灌胃剂量根据人与动物剂量换算公式进行剂量换算。

（6）观察指标及方法：分别于造模后3、6周随机抽取6只大鼠，按照以下方法进行检测：①尾静脉抽血后离心，采用ELISA法检测血清OPG、RANKL，进行比较。②脱颈处死实验大鼠后，取出左侧胫骨近端，采用免疫组织化学检测法检测骨OPG、RANKL表达情况，运用图像分析软件为IPP（Image-Pro-Plus），比较400倍视野下平均IOD（视野下的阳性表达部位的累积光密度和视野下样本面积的比值）和阳性率（视野下的阳性表达的细胞核个数和视野下的细胞核总数的比值）。

（7）统计学方法：采用SPSS 19.0进行统计学处理，所有检测数据以$\bar{x} \pm s$表示，组间差异性比较采用单因素方差分析，以$p<0.05$为差异具有统计学意义。

2．结果

（1）各组大鼠血清OPG含量比较 模型组、强骨颗粒组、骨疏康组、尼尔雌

醇组在治疗第3、6周时，血清OPG含量均较正常对照组下降，差异有统计学意义（$p<0.05$），经治疗后，强骨颗粒组、骨疏康组、尼尔雌醇组均较模型组血清OPG上升，差异有统计学意义（$p<0.05$），且治疗第6周时血清OPG较本组治疗第3周时得到增加（$p<0.05$），提示经强骨颗粒、骨疏康颗粒和尼尔雌醇片治疗，大鼠血清OPG得到增加，详细情况见表7-8。

表7-8　各组大鼠血清OPG含量比较（$\bar{x}\pm s$，ng/L）

组别	N	第3周	第6周	t值	p值
正常对照组	6	0.67±0.07	0.68±0.07	−0.530	0.781
假手术组	6	0.68±0.06	0.69±0.09	−0.487	0.826
模型组	6	0.17±0.04[a]	0.18±0.05[ce]	−0.475	0.817
强骨颗粒组	6	0.34±0.06[ab]	0.47±0.06[cdf]	24.354	0.000
骨疏康组	6	0.35±0.07[ab]	0.48±0.08[cdf]	25.709	0.000
尼尔雌醇组	6	0.34±0.08[ab]	0.46±0.08[cdf]	23.517	0.000
F值		57.354	67.517		
p值		<0.01	<0.01		

注：第3周，与正常对照组比较，[a]$p<0.05$，与模型组比较，[b]$p<0.05$，强骨颗粒组、骨疏康组、尼尔雌醇组互相比较，$p>0.05$；第6周，与正常对照组比较，[c]$p<0.05$，与模型组比较，[d]$p<0.05$，强骨颗粒组、骨疏康组、尼尔雌醇组互相比较，$p>0.05$。组内干预前后比较，[e]$p>0.05$，[f]$p<0.05$

（2）各组大鼠血清RANKL含量比较：模型组、强骨颗粒组、骨疏康组、尼尔雌醇组在治疗第3、6周时，血清RANKL含量均较正常对照组增高，差异有统计学意义（$p<0.05$），经治疗后，强骨颗粒组、骨疏康组、尼尔雌醇组均较模型组血清RANKL下降，差异有统计学意义（$p<0.05$），且治疗第6周时血清RANKL较本组治疗第3周时得到下降（$p<0.05$），提示经强骨颗粒、骨疏康颗粒和尼尔雌醇片治疗，大鼠血清RANKL得到降低，详细情况见表7-9。

表7-9　各组大鼠血清RANKL含量比较（$\bar{x}\pm s$，ng/L）

组别	N	第3周	第6周	t值	p值
正常对照组	6	28.07±2.85	29.12±2.94	-0.790	0.566
假手术组	6	28.11±3.10	29.20±3.40	-0.754	0.547
模型组	6	80.54±7.02[a]	81.61±9.27[ce]	-0.761	0.564
强骨颗粒组	6	67.00±8.22[ab]	38.44±3.74[cdf]	31.520	0.000
骨疏康组	6	68.50±8.71[ab]	39.27±4.34[cdf]	31.707	0.000
尼尔雌醇组	6	67.72±7.07[ab]	38.28±4.51[cdf]	30.613	0.000
F值		102.785	122.271		
p值		<0.01	<0.01		

注：第3周，与正常对照组比较，[a]$p<0.05$，与模型组比较，[b]$p<0.05$，强骨颗粒组、骨疏康组、尼尔雌醇组互相比较，$p>0.05$；第6周，与正常对照组比较，[c]$p<0.05$，与模型组比较，[d]$p<0.05$，强骨颗粒组、骨疏康组、尼尔雌醇组互相比较，$p>0.05$。组内干预前后比较，[e]$p>0.05$，[f]$p<0.05$

（3）各组大鼠胫骨OPG表达比较：模型组、强骨颗粒组、骨疏康组、尼尔雌醇组在治疗第 3、6 周时，胫骨 OPG 表达均较正常对照组下降，差异有统计学意义（$p<0.05$），经治疗后，强骨颗粒组、骨疏康组、尼尔雌醇组均较模型组胫骨 OPG 表达增加，差异有统计学意义（$p<0.05$），且治疗第 6 周时胫骨 OPG 较本组治疗第 3 周时得到增加（$p<0.05$），提示经强骨颗粒、骨疏康颗粒和尼尔雌醇片治疗，大鼠胫骨 OPG 表达得到增加，详细情况见表 7-10。

表 7-10　各组大鼠胫骨 OPG 表达比较（$\bar{x}\pm s$）

组别	N	第 3 周	第 6 周	t 值	p 值
正常对照组	6	22.12±2.24	22.20±3.25	−0.458	0.831
假手术组	6	22.02±2.20	22.21±3.30	−0.674	0.678
模型组	6	7.01±0.66[a]	7.05±0.97[ce]	−0.427	0.851
强骨颗粒组	6	10.24±1.04[ab]	14.32±1.55[cdf]	31.520	0.000
骨疏康组	6	10.25±1.05[ab]	14.74±1.87[cdf]	31.707	0.000
尼尔雌醇组	6	10.62±1.32[ab]	14.80±2.24[cdf]	30.613	0.000
F 值		66.064	73.598		
p 值		<0.01	<0.01		

注：第 3 周，与正常对照组比较，[a]$p<0.05$，与模型组比较，[b]$p<0.05$，强骨颗粒组、骨疏康组、尼尔雌醇组互相比较，$p>0.05$；第 6 周，与正常对照组比较，[c]$p<0.05$，与模型组比较，[d]$p<0.05$，强骨颗粒组、骨疏康组、尼尔雌醇组互相比较，$p>0.05$。组内干预前后比较，[e]$p>0.05$，[f]$p<0.05$

（4）各组大鼠胫骨 RANKL 表达比较：模型组、强骨颗粒组、骨疏康组、尼尔雌醇组在治疗第 3、6 周时，胫骨 RANK 表达均较正常对照组升高，差异有统计学意义（$p<0.05$），经治疗后，强骨颗粒组、骨疏康组、尼尔雌醇组均较模型组胫骨 RANK 表达下降，差异有统计学意义（$p<0.05$），且治疗第 6 周时胫骨 RANK 较本组治疗第 3 周时得到下降（$p<0.05$），提示经强骨颗粒、骨疏康颗粒和尼尔雌醇片治疗，大鼠胫骨 RANK 表达得到降低，详细情况见表 7-11。

表 7-11　各组大鼠胫骨 RANKL 表达比较（$\bar{x}\pm s$）

组别	N	第 3 周	第 6 周	t 值	p 值
正常对照组	6	6.85±0.56	6.94±0.55	-0.676	0.677
假手术组	6	6.78±0.54	6.89±0.56	-0.692	0.670
模型组	6	40.33±5.84[a]	40.51±7.05[ce]	-0.813	0.510
强骨颗粒组	6	31.41±3.75[ab]	20.64±2.57[cdf]	22.544	0.000
骨疏康组	6	32.07±3.75[ab]	20.91±2.58[cdf]	23.109	0.000
尼尔雌醇组	6	31.84±4.05[ab]	20.88±2.74[cdf]	22.854	0.000
F 值		66.064	73.598		
p 值		<0.01	<0.01		

注：第 3 周，与正常对照组比较，[a]$p<0.05$，与模型组比较，[b]$p<0.05$，强骨颗粒组、骨疏康组、尼尔雌醇组互相比较，$p>0.05$；第 6 周，与正常对照组比较，[c]$p<0.05$，与模型组比较，[d]$p<0.05$，强骨颗粒组、骨疏康组、尼尔雌醇组互相比较，$p>0.05$。组内干预前后比较，[e]$p>0.05$，[f]$p<0.05$

3. 结论

本研究证实强骨颗粒能改善骨质疏松大鼠骨组织中 OPG、RANKL 的表达，初步揭示

了其治疗骨质疏松的疗效机制。（张信成、张旭桥、仇湘中、蒋盛昶、唐皓、刘栋等整理）

第二节　补肝健腰方防治腰椎间盘退变及突出的研究

一、临床研究

腰椎间盘突出症是骨伤科常见的疾患之一，是腰腿疼痛最常见的原因，发病率高，病程长。仇湘中认为腰椎间盘突出症的发病关键为肝虚，其标为瘀血痹阻。治当补肝健腰、化瘀通络立法。仇湘中自 2002 年 8 月至 2014 年 6 月采用补肝健腰方内服治疗 300 例，并与独活寄生汤治疗的 60 例进行对照，观察治疗腰椎间盘突出症的临床疗效，结果表明，补肝健腰方治疗腰椎间盘突出症临床安全、有效。治疗前两组患者血清中 TNF-α 水平较高，经治疗后患者血清中 TNF-α 水平下降，证实腰椎间盘突出症椎管内炎症因子聚集，经治疗可使炎症水肿消除，从而减轻腰腿痛的症状。

二、实验研究

仇湘中教授进一步探讨补肝健腰方治疗腰椎间盘疾病的作用机制，在湖南省科技计划项目、湖南省自然基金项目、湖南省中医药科研项目、长沙市科技局科研项目等的资助下，分别从对大鼠腰椎间盘退变髓核水通道蛋白（aquaporin，AQP）、TNF-α、IL-1β、IL-6、NF-κB 表达的影响以及髓核超微结构变化等研究。

研究结果表明：①通过实验研究可以看出，大鼠椎间盘退变造模后椎间盘组织 AQP1 的表达较椎间盘未退变组织 AQP1 的表达明显降低，而在药物干预下，AQP1 的表达又有明显提升，补肝健腰方对腰椎间盘退变后大鼠椎间盘组织 AQP1 表达的增强作用更为明显，说明补肝健腰方中药对于治疗椎间盘退变有更大的意义。②通过动物实验发现，用药 6 周后，补肝健腰方组腰椎间盘组织 TNF-α、IL-1β 的含量均低于模型组，差异均有非常显著性意义（$p<0.01$），显示补肝健腰方能抑制 TNF-α、IL-1β 的表达，说明补肝健腰方对于机体内细胞因子有调节作用，可抑制炎性物质的释放，也初步提示，补肝健腰方极有可能是通过抑制 IL-1β、TNF-α 的合成和分泌发挥其延缓椎间盘退变的作用。③通过对实验性腰椎间盘退变大鼠髓核超微结构的观察，实验结果显示大鼠椎间盘退变造模后电镜下多数髓核细胞明显退变或死亡，较多胶原原纤维变性、融合或扭结成团块，而在中药复方补肝健腰方干预下，积极地影响了椎间盘组织的修复，髓核细胞退变减轻，死亡细胞较少，可见基本正常的软骨样细胞及少量形态异常的软骨样细胞，存活的软骨样细胞甚至有增生现象，其细胞膜完整，细胞器基本正常；胶原原纤维有明显、规则的横纹，变性轻。提示中药复方补肝健腰方对实验性腰椎间盘退变的损伤具有很好的修复作用。④补肝健腰方可降低实验性腰椎间盘退变大鼠髓核 NF-κB 及炎性因子 IL-1β、IL-6、TNF-α 的表达，研究结果表明，造模成功时、灌胃干预第 20 天，第 40 天，腰椎间盘退变模型大鼠椎间盘 TNF-α、NF-κB 均较正常椎间盘增高，提示 NF-κB 信号通路在腰椎间盘退变中处于激活状态，经补肝健腰方灌胃干预后，TNF-α、NF-κB 表达较模型组下降，且较干预前也得到下降，提示补肝健腰方可能通过降低 TNF-α、NF-κB 表达，阻断 NF-κB 信号通路，达到延缓椎间盘退变过程。⑤研究结果表明，腰椎间盘退变模型大鼠椎间盘 MMP-3、TIPM-1 均较正常椎间盘增高，经补肝健腰方灌胃干预后，MMP-3、

TIPM-1 表达较模型组下降，且较干预前也得到下降，补肝健腰方能降低腰椎间盘退变模型大鼠椎间盘 MMP-3、TIMP-1 及 MMP-3 mRNA、TIMP-1 mRNA 的表达，提示补肝健腰方可能通过降低 MMP-3、TIPM-1 表达，达到延缓椎间盘退变过程。⑥ NF-κB 信号通路在终板软骨退变过程处于激活状态，补肝健腰方具有调控 NF-κB 信号通路的作用，减少退变终板软骨细胞 IKKα、NF-κB p65 mRNA 及蛋白表达，减少信号通路中下游产物 Aggrecan、MMP-3 表达，增加终板软骨细胞增殖，抑制终板软骨退变，达到治疗 DDD 的作用。依据这些研究结论初步阐明了补肝健腰方防治腰椎间盘退变疾病的作用机制。⑦补肝健腰方具有调控椎间盘突出症 NF-κB 信号通路作用，能有效抑制下游产物的产生，表明该方具有抗炎、镇痛和调节免疫的作用，对腰椎间盘退变的损伤具有较好的修复作用，达到延缓椎间盘退变过程之效。⑧补肝健腰方能抑制 NF-κB 信号通路，减少 TNF-α、IL-1β 等炎症因子表达水平，缓解疼痛反应，改善神经功能评分。

三、结论

补肝健腰方治疗腰椎间盘突出症具有良好的临床疗效，其作用机制可能与上调退变椎间盘细胞 AQP1、3 的表达、抑制退变腰椎间盘髓核中致炎因子、修复腰椎间盘退变的损伤，调控 NF-κB 信号通路、增加终板软骨细胞增殖，抑制终板软骨退变等作用有关。

四、研究论文

（一）补肝健腰方对腰椎间盘退变大鼠髓核组织 TNF-α、IL-1β 干预作用的研究

1. 材料与方法

（1）实验动物：健康 10 月龄 SD 大鼠 40 只，雌雄各半，体重 300g 左右，实验动物由湖南斯莱克景达实验动物有限公司提供，实验动物许可证号：SCXK（湘）2012-0027。40 只 SD 大鼠随机分为造模组 30 只、假手术组 10 只；造模组造模后随机分为模型组、补肝健腰方组、布洛芬组，每组各 10 只。

（2）模型建立：采用纤维环针刺法复制动物模型。10% 水合氯醛（3ml/kg）腹膜内麻醉，剪毛、左侧卧位固定大鼠、消毒、铺无菌巾。取右腹后外侧正中切口长约 2cm，腹外斜肌与背肌之间剪开，腹膜外入路到达椎体右侧方，依据髂嵴定位（平 L_6 椎体），暴露 L_3～L_4、L_4～L_5、L_5～L_6 椎间隙，用 16G，穿刺针头，由椎间盘纤维环前外侧方平行终板，与脊柱矢状面呈约 45° 角方向刺入，深度控制在 2.3mm，行全层针刺，维持 10s 后拔针，术毕逐层缝合创口。分笼常规饲养 6 周。

（3）给药方法：造模成功后 1 周，开始给药。补肝健腰方组应用补肝健腰方（炒枣仁 10g，熟地黄 20g，杜仲 15g，当归 15g，白芍 30g，川芎 10g，延胡索 10g，蜈蚣 5g，全蝎 3g，木瓜 15g），药物制备由湖南省中医药研究院附属医院制剂室完成。选用道地药材，煎液，冰箱内冷藏 48h，将冷藏液离心，上清液滤过，得混悬药液浓度为含生药 2.16g/ml。参照《医用实验动物学》，按人体体表面积与大鼠体表面积之比例换算，药量 81mg/（kg·d）灌胃，每天 1 次，连续 6 周；布洛芬组给予布洛芬缓释胶囊（中美史克公司生产，规格为每粒 0.3g），配制成含生药 0.003g/ml 混悬液，药量 24mg/（kg·d）灌胃，每天 1 次，连续 6 周；模型组及假手术组则每日灌予同等量饮用水，连续 6 周。

（4）取材方法：给药6周后，在4倍手术显微镜下切取大鼠L_4/L_5椎间盘，置于－80℃冰箱保存，待测白细胞介素1β、肿瘤坏死因子α的含量。

（5）检测指标及方法：取大鼠椎间盘组织20mg，加入0.5ml磷酸盐缓冲液，4℃匀浆，在4℃条件下以10000r/min转速离心匀浆液10min后，取上清液，由专人按放射性免疫检测试剂盒说明书进行IL-1β、TNF-α含量的测定。

（6）统计学方法：使用SPSS19.0统计软件进行处理。所有数据以（$\bar{x} \pm s$）表示，采用配对t检验。

2．结果　补肝健腰方组、布洛芬组、模型组腰椎间盘组织TNF-α、IL-1β的含量均高于假手术组，差异均有非常显著性意义（$p<0.01$）；补肝健腰方组腰椎间盘组织TNF-α、IL-1β的含量均低于模型组，差异均有非常显著性意义（$p<0.01$）；布洛芬组腰椎间盘组织IL-1β的含量低于模型组，差异有显著性意义（$p<0.05$）（表7-12）。

表7-12　实验6个月后大鼠腰椎间盘组织中TNF-α、IL-1β含量比较（$\bar{x} \pm s$）

组别	n	TNF-α	IL-1β	组别	n	TNF-α	IL-1β
补肝健腰方组	10	9.16±2.49$^{\#\triangle}$	7.63±1.51$^{\#\triangle}$	模型组	10	12.13±2.39	9.53±1.22
布洛芬组	10	10.87±2.56$^{\triangle\triangle}$	8.02±1.37*	假手术组	10	3.24±1.67$^{\#}$	2.36±0.41$^{\#}$

注：与模型组、补肝健腰方组、布洛芬组相比，$^{\#}p<0.01$；与模型组相比，*$p<0.05$，$^{\triangle\triangle}p>0.05$；与布洛芬组相比，$^{\triangle}p>0.05$

3．结论

通过动物实验发现，用药6周后，补肝健腰方组腰椎间盘组织TNF-α、IL-1β的含量均低于模型组，差异均有非常显著性意义（$p<0.01$），显示补肝健腰方能抑制TNF-α、IL-1β的表达，说明补肝健腰方对于机体内细胞因子有调节作用，可抑制炎性物质的释放，也初步提示，补肝健腰方极有可能是通过抑制IL-1β、TNF-α的合成和分泌以发挥其延缓椎间盘退变的作用，至于是通过何种具体途径来发挥作用，有待进一步研究。（仇湘中、蒋盛昶、张信成、严敏、唐皓、蒋益兰、王威等整理）

（二）补肝健腰方对腰椎间盘退变大鼠髓核超微结构的影响

1．材料与方法

（1）材料

① 动物：健康10月龄SD大鼠40只，雌雄兼用，体质量250～300g，由湖南斯莱克景达实验动物有限公司提供，实验动物许可证号：SCXK（湘）2012-0027。

② 药物：补肝健腰方处方来源于湖南省中医药研究院附属医院骨伤科。阳性对照药物布洛芬，由中美史克公司生产，规格为每粒0.3g，配制成含生药10.7mg/10ml混悬液，批号：20110901，国药准字H10900089。

③ 试剂：水合氯醛：青岛宇龙海藻有限公司生产，国药准字H37022673。青霉素钠注射剂：80万U/支，华北制药股份有限公司，批号F2503426，国药准字H13020657。0.9%氯化钠注射液：国药集团容生制药有限公司，批号：1207301—031，国药准字H20044204。灭菌注射用水：国药集团容生制药有限公司，批号：1204514—B11，国药准字H41024923。

④ 仪器：磨砂硅化载玻片、显微镜盖玻片，世泰CITOG，LAS公司；HM335E型切

片机，德国 MICROM 公司；AP280-123 型包埋机，德国 MICROM 公司；Eclip- se.E2OO 型光学显微镜，日本 Nikon 公司；透射电子显微镜 JEM-1230 型，日本电子公司；微型高速离心机，上海安亭科学仪器设备厂；高速台式离心机，上海医用分析仪器厂；Multiskan MK3 型酶标检测仪，芬兰雷勃公司；精密移液枪，上海大龙。解剖显微镜：K-400L 麦克奥迪实业集团中国有限公司。显微手术器械：宁波医用器械厂；数显电热恒温水温箱，上海跃进医疗器械厂。BX41 奥林巴斯显微镜，Motic6.0 图文分析系统。

（2）方法

① 动物分组：动物适应性饲养 1 周后，40 只 SD 大鼠按随机数字表法分为造模组 30 只、假手术组 10 只。

② 造模方法：采用纤维环针刺法复制动物模型。10% 水合氯醛（3ml/kg）腹膜内麻醉，剪毛、左侧卧位固定大鼠、消毒、铺无菌巾。

取右腹后外侧正中切口长约 2cm。腹外斜肌与背肌之间剪开，腹膜外入路到达椎体右侧方，依据髂嵴定位（平腰椎 6 椎体），暴露 L_3～L_4、L_4～L_5、L_5～L_6 椎间隙，用 16G 穿刺针头，由椎间盘纤维环前外侧方平行终板，与脊柱矢状面呈约 45° 角方向刺入 L_4/L_5，深度控制在 2.3mm，行全层针刺，维持 10s 后拔针，术毕逐层缝合创口。假手术对照组：仅切开皮肤后缝合。并连续 3d 各组大鼠均腹腔注射青霉素钠盐 20 万 U/kg，每天 1 次，以预防切口感染。术后各组大鼠在 23～25℃环境中，同等正常条件下单笼标准饲料喂养 6 周。造模后 6 周，模型组和假手术对照组均随机抽取 4 只大鼠，模型组和假手术对照组各 2 只大鼠进行椎间盘的组织形态学观察，各 2 只大鼠进行椎间盘的超微结构观察，证实造模成功。造模期间死亡大鼠 3 只，其中假手术组 1 只，模型组 2 只。再采用随机数字表法将造模组造模成功大鼠 24 只分为模型组、补肝健腰方组、布洛芬组，每组各 8 只。

③ 给药方法　造模成功后，开始灌胃给药，中西药服药剂量按成人体质量 70kg，等剂量计算大鼠用药剂量。补肝健腰方组：灌胃体积 10ml/（kg・d），给药剂量为 3.9g/（kg・d），连续 6 周；布洛芬组：灌胃体积 10ml/kg，给药剂量为 0.1g/（kg・d），连续 6 周；模型组及假手术组则每日灌予同等量饮用水，连续 6 周。两种药物的总量均分早、晚两次灌服。

④ 标本收集：给药 6 周，末次给药后 12h，所有大鼠均采用腹腔注射过量麻醉处死大鼠，处死后沿上、下软骨终板与椎体的交界面完整切取大鼠造模节段腰椎间盘标本常规梯度乙醇脱水，然后进行二甲苯透明，石蜡包埋切片，切片厚度一般在 4μm，HE 染色。

⑤ 检测指标及方法

A. 大鼠行为学变化：观察各组大鼠运动、活动、食欲等情况。术后 1d 各组大鼠都恢复了正常的运动功能，体重增加正常，未出现撕咬肢体、频繁摇动尾巴、后肢或足突然自发抬起、用嘴反复舔后爪、食欲降低等情况，而各实验组均出现了易激惹、活动频繁的行为。

B. 大鼠退变腰椎间盘髓核组织的超微结构改变：光镜下组织切片观察，电镜下观察髓核细胞的改变及髓核中胶原纤维的改变。

2. 观察结果

（1）光镜下观察结果：假手术组见椎间盘髓核结构完整，纤维板菲薄，软骨细胞规则增生，髓核处见软骨细胞增生，依稀可辨髓核结构，大鼠经 6 周喂养，为 16 月龄大鼠，其椎间盘开始出现正常的轻度退变（彩图 7-1）。模型组纤维板基本被软骨成分取代，排列不规则，还可见骨小梁形成。髓核结构消失（彩图 7-2）。布洛芬组可见纤维板断裂髓核部分水肿，周边有软骨细胞反应性增生（彩图 7-3）。补肝健腰方组可见残存的纤维板结构，纤维板局灶性不规则软骨增生，髓核结构模糊可见（彩图 7-4）。

（2）电镜下观察结果

① 假手术组：见正常的软骨样细胞，其细胞膜完整、光滑，细胞器正常；胶原纤维平行排列、整齐、规则、纵横交错、大小及方向一致，可见明暗相同的周期性横纹，着色均匀。胶原纤维未见交织在一起，无团块样结构出现。未见到高电子密度细颗粒的钙化点（彩图 7-5）。

② 模型组：细胞数量稀少，多数呈现不同程度的退变或死亡，较多胶原纤维变性、交织在一起，扭结呈毛线团或髓鞘状，亦可见呈指纹状结构或堆聚成片块状，内部含较高电子密度的细颗粒的钙化点，边缘变粗糙模糊，横纹消失，内部结构亦模糊不清（彩图 7-6）。

③ 布洛芬组：细胞数量较少，可找到存活的软骨样细胞，其细胞膜尚完整，细胞器基本正常，胶原纤维排列较致密，方向欠规则，粗细不均，可见周期性横纹，内部少见含较高电子密度的细颗粒的类似钙化点（彩图 7-7）。

④ 补肝健腰方组：髓核细胞退变较轻，死亡细胞较少，可见基本正常的软骨样细胞及少量形态异常的软骨样细胞，存活的软骨样细胞甚至有增生现象，其细胞膜完整，细胞器基本正常；胶原纤维有明显、规则的横纹，变性轻（彩图 7-8）。

3．结论

通过实验结果显示，大鼠椎间盘退变造模后电镜下多数髓核细胞明显退变或死亡，较多胶原原纤维变性、融合或扭结成团块，而在中药复方补肝健腰方干预下，积极地影响了椎间盘组织的修复，髓核细胞退变减轻，死亡细胞较少，可见基本正常的软骨样细胞及少量形态异常的软骨样细胞，存活的软骨样细胞甚至有增生现象，其细胞膜完整，细胞器基本正常；胶原原纤维有明显、规则的横纹，变性轻。提示中药复方补肝健腰方对实验性腰椎间盘退变的损伤具有很好的修复作用。（仇湘中、张信成、严敏、蒋盛昶、王威、唐皓、蒋益兰整理）

（三）补肝健腰方对腰椎间盘退变大鼠椎间盘 TNF-α 及 NF-κB 表达的影响

1．资料与方法

（1）实验动物：10 月龄 SD 大鼠 75 只，雌雄各半，体重 250～300g，实验动物均采购于湖南斯莱克景达实验动物有限公司，由湖南中医研究院实验动物中心提供。动物许可证：SCXK（湘）2015-0008。

（2）实验药物：补肝健腰方由湖南中医研究院附属医院药剂科提供。腰痹通胶囊（江苏康缘弘道医药有限公司生产，产品批号 15090101405，规格：0.42g/ 粒）具有舒筋活血、强筋骨、提高机体免疫力的作用。布洛芬缓释胶囊（商品名：芬必得，葛兰素史克公司生产，国药准字 9908，规格：0.4g/ 粒）。

（3）实验试剂：TNF-α 免疫组织化学检测试剂（美国 Santa Cruz 有限公司，批号 Sc-8301）。NF-κB 免疫组织化学检测试剂（武汉博士德公司，批号 BA0610）。

（4）实验方法

① 药物制备：取补肝健腰方 10 剂加水 5000ml，煎煮 2 次，每次 1h，合并煎液，静

置 24h，离心，上清液水浴浓缩至 600ml，灌装灭菌，备用，得到含补肝健腰方生药浓度约为 2.08g/ml。

② 分组方法：大鼠适应性喂养 1 周后，按照体质量进行排序，随机分为假手术组、模型组、腰痹通组、芬必得组、补肝健腰组，每组各 15 只。

③ 造模方法：参考崔力扬等实验方法进行模型制备。将造模组大鼠腹腔注射 10% 水合氯醛（3ml/kg）麻醉。麻醉成功后取仰卧位，腹部备皮，固定四肢，用碘伏消毒后铺巾。取右侧旁正中切口，长 1.5～2.0cm，远端略过髂嵴 2～3mm。将肠管及大网膜用湿纱布向头侧、对侧推移，暴露腹后壁，剪开腹后膜，保护好下腔静脉，将腰大肌从脊柱附着点上节段性剥离（髂嵴平对 L_6 椎体或 L_5/L_6 椎间盘）暴露 L_4/L_5 椎间盘，针刺角度与椎间盘矢状面呈 0°～60°，平行于软骨终板进针。针刺成功后，缝合腹膜层、肌层，关闭皮肤。假手术组在暴露 L_4/L_5 椎间盘后，不进行针刺。术后观察步态、进食，有无尿潴留、伤口感染等。参照该方法，在造模 2 周后即可成功制备大鼠腰椎间盘退变模型。

④ 药物干预：造模成功后，参照不同动物等效剂量的折算系数，计算得出大鼠补肝健腰方灌胃 11.25g/kg，腰痹通胶囊灌胃 0.34g/kg，芬必得 0.072g/kg。腰痹通组、芬必得组大鼠灌胃之前，取对应重量的腰痹通胶囊或芬必得药物，加 1ml 温水溶解后灌胃。假手术组和模型组则给与生理盐水灌胃，1ml/200g，1 天 1 次。

（5）观察指标及方法：在实验实验造模成功时（即实验干预前）、灌胃第 20、第 40 天时，各组随机选取 5 只大鼠，水合氯醛腹腔麻醉后，取出完整 L_4/L_5 椎间盘组织，制备石蜡切片，在 10×20 倍光镜下观察各组椎间盘显微组织形态。同时，采用免疫组织化学检测法检测各组椎间盘细胞 TNF-α、NF-κB 表达情况，即观察同一组动物同一部位切片，选择 5 个不重复视野进行观察，测出每张切片中 TNF-α、NF-κB 染色平均光密度和染色面积率，进行对比。

（6）统计学方法：采用 SPSS17.0 统计软件进行处理，计量资料先进行正态性和方差齐性检验，满足正态性和方差齐性时，采用单因素方差分析，组间比较：若方差齐时，采用 LSD 检验；不满足正态性时，选择秩和检验，以 $p<0.05$ 认为差异有统计学意义。

2. 结果

各组给予对应药物干预后，均无死亡动物，在实验实验造模成功时（即实验干预前）、灌胃第 20、第 40 天时，检测椎间盘 TNF-α、NF-κB 表达情况，结果如下：

（1）各组三个时间点 TNF-α 表达比较：在干预前，模型组、腰痹通组、芬必得组、补肝健腰组分别与假手术组比较，差异有统计学意义（$p<0.05$），该四组互相比较，差异无统计学意义（$p>0.05$）。干预第 20 天、第 40 天，模型组、腰痹通组、芬必得组、补肝健腰组分别与假手术组比较，差异有统计学意义（$p<0.05$）；腰痹通组、芬必得组、补肝健腰组分别与模型组比较，差异有统计学意义（$p<0.05$）；腰痹通组、芬必得组、补肝健腰组互相比较，差异无统计学意义（$p>0.05$）。干预第 20 天、第 40 天，腰痹通组、芬必得组、补肝健腰组分别与干预前比较，差异有统计学意义（$p<0.05$），而模型组则无差异（$p>0.05$）。提示在造模成功时、灌胃干预第 20 天、第 40 天，腰椎间盘退变模型大鼠椎间盘 TNF-α 均较正常椎间盘增高，经腰痹通胶囊、补肝健腰方、芬必得灌胃干预后，各组 TNF-α 表达较模型组下降，且较干预前也得到下降，详细情况见表 7-13。

表 7-13　各组三个时间点 TNF-α 表达比较（$\bar{x} \pm s$）

组别	只数	剂量 /（g/kg）	干预前	第 20 天	第 40 天
假手术组	5	—	0.058±0.009	0.062±0.011	0.053±0.007
模型组	5	—	0.549±0.022[a]	0.550±0.024[ad]	0.561±0.013[ad]
腰痹通组	5	0.34	0.564±0.032[ab]	0.432±0.012[ace]	0.368±0.011[ace]
芬必得组	5	0.072	0.552±0.035[ab]	0.444±0.012[ace]	0.378±0.014[ace]
补肝健腰组	5	11.25	0.548±0.024[ab]	0.434±0.014[ace]	0.379±0.035[ace]

注：组间经单因素方差分析，$F_{干预前}=288.100$，$F_{第20天}=730.818$，$F_{第40天}=440.070$，与假手术组比较，[a]$p<0.05$，与模型组比较，[b]$p>0.05$，[c]$p<0.05$，腰痹通组、芬必得组、补肝健腰组三组比较，$p>0.05$。组内前后比较，与同组干预前比较，[d]$p>0.05$，[e]$p<0.05$

（2）各组三个时间点 NF-κB 表达比较：在干预前，模型组、腰痹通组、芬必得组、补肝健腰组分别与假手术组比较，差异有统计学意义（$p<0.05$），该四组互相比较，差异无统计学意义（$p>0.05$）。干预第 20 天、第 40 天，模型组、腰痹通组、芬必得组、补肝健腰组分别与假手术组比较，差异有统计学意义（$p<0.05$）；腰痹通组、芬必得组、补肝健腰组分别与模型组比较，差异有统计学意义（$p<0.05$）；腰痹通组、芬必得组、补肝健腰组互相比较，差异无统计学意义（$p>0.05$）。干预第 20 天，第 40 天，腰痹通组、芬必得组、补肝健腰组分别与干预前比较，差异有统计学意义（$p<0.05$），而模型组则无差异（$p>0.05$）。提示在造模成功时、灌胃干预第 20 天，第 40 天，腰椎间盘退变模型大鼠椎间盘 NF-κB 均较正常椎间盘增高，经腰痹通胶囊、补肝健腰方、芬必得灌胃干预后，各组 NF-κB 表达较模型组下降，且较干预前也得到下降，详细情况见表 7-14。

表 7-14　各组三个时间点 NF-κB 表达比较（$\bar{x} \pm s$）

组别	只数	剂量 /（g/kg）	干预前	第 20 天	第 40 天
假手术组	5	—	0.096±0.009	0.103±0.008	0.101±0.010
模型组	5	—	0.731±0.017[a]	0.742±0.019[ad]	0.736±0.033[ad]
腰痹通组	5	0.34	0.737±0.023[ab]	0.544±0.020[ace]	0.357±0.022[ace]
芬必得组	5	0.072	0.740±0.033[ab]	0.533±0.029[ace]	0.365±0.018[ace]
补肝健腰组	5	11.25	0.747±0.030[ab]	0.550±0.025[ace]	0.350±0.022[ace]

注：组间经单因素方差分析，$F_{干预前}=681.075$，$F_{第20天}=615.540$，$F_{第40天}=497.224$，与假手术组比较，[a]$p<0.05$，与模型组比较，[b]$p>0.05$，[c]$p<0.05$，腰痹通组、芬必得组、补肝健腰组三组比较，$p>0.05$。组内前后比较，与同组干预前比较，[d]$p>0.05$，[e]$p<0.05$

3．结论

本研究结果表明，造模成功时、灌胃干预第 20 天、第 40 天，腰椎间盘退变模型大鼠椎间盘 TNF-α、NF-κB 均较正常椎间盘增高，提示 NF-κB 信号通路在腰椎间盘退变中处于激活状态，经补肝健腰方灌胃干预后，TNF-α、NF-κB 表达较模型组下降，且较干预前也得到下降，提示补肝健腰方可能通过降低 TNF-α、NF-κB 表达，阻断 NF-κB 信号通路，达到延缓椎间盘退变过程。（仇湘中、朱承勋、张信成、谭旭仪、唐皓、蒋盛昶等整理）

（四）补肝健腰方对腰椎间盘退变大鼠椎间盘 MMP-3、TIMP-1 表达的影响

1. 资料与方法

（1）实验动物：10 月龄 SD 大鼠 75 只，雌雄各半，体重 250～300g，实验动物均采购于湖南斯莱克景达实验动物有限公司，由湖南省中医药研究院实验动物中心提供。动物许可证：SCXK（湘）2015-0008。

（2）实验药物：补肝健腰方由湖南省中医药研究院附属医院药剂科提供。腰痹通胶囊（江苏康缘弘道医药有限公司生产，产品批号 15090101405，规格：0.42g/ 粒）具有舒筋活血、强筋骨、提高机体免疫力的作用。盐酸多西环素片（商品名：强力霉素，上海五洲药业公司生产，药物批号：2015150314）。

（3）实验试剂：MMP-3 免疫组织化学检测试剂（美国 Santa Cruz 有限公司，批号 Sc-271230），TIMP-1 免疫组织化学检测试剂（Proteintech 有限公司，批号 10753-1-AP）。

（4）实验方法

① 药物制备：取补肝健腰方 10 剂加水 5000ml，煎煮 2 次，每次 1 小时，合并煎液，静置 24h，离心，上清液水浴浓缩至 600ml，灌装灭菌，备用，得到含补肝健腰方生药浓度约为 2.08g/ml。

② 分组方法：大鼠适应性喂养 1 周后，按照体重进行排序，随机分为假手术组、模型组、腰痹通组、强力霉素组、补肝健腰组，每组各 15 只。

③ 造模方法：参考崔力扬等实验方法进行模型制备。将造模组大鼠腹腔注射 10% 水合氯醛（3ml/kg）麻醉。麻醉成功后腹部剪毛，清洁，仰卧位，固定四肢，碘伏消毒铺巾。取右侧旁正中切口，长 1.5～2.0cm，远端略过髂嵴 2～3mm。将肠管及大网膜用湿纱布向头侧、对侧推移，暴露腹后壁，剪开腹后膜，保护好下腔静脉，将腰大肌从脊柱附着点上节段性剥离（髂嵴平对 L_6 椎体或 L_5/L_6 椎间盘）暴露 L_4/L_5 椎间盘，针刺角度与椎间盘矢状面呈 0°～60°，平行于软骨终板进针。针刺成功后，缝合腹膜层、肌层，关闭皮肤。假手术组在暴露 L_4/L_5 椎间盘后，不进行针刺。术后观察步态、进食，有无尿潴留、伤口感染等。参照该方法，在造模 2 周后即可成功制备大鼠腰椎间盘退变模型。

④ 药物干预：造模成功后，参照不同动物等效剂量的折算系数，计算得出大鼠补肝健腰方灌胃 11.25g/kg 腰痹通胶囊灌胃，0.34g/kg 强力霉素灌胃 0.18g/kg。补肝健腰方组、腰痹通组、强力霉素组大鼠灌胃之前，取对应重量的各组药物，加 1ml 温水溶解后灌胃。假手术组和模型组则给予生理盐水灌胃，1ml/200g，1 天 1 次。

（5）观察指标及方法：采用免疫组织化学检测法检测各组椎间盘细胞内炎性因子 MMP-3、TIMP-1 表达情况。在实验造模成功时（即实验干预前）、灌胃第 20 天、第 40 天时，各组随机选取 5 只大鼠，水合氯醛腹腔麻醉后，取出完整 L_4/L_5 椎间盘组织，制备石蜡切片，在 10×20 倍光镜下随机观察同一组动物同一部位切片，选择 5 个不重复视野进行观察，测出每张切片中 MMP-3、TIMP-1 染色平均光密度（IOD 值），即视野下的阳性表达部位的累积光密度和视野下样品面积的比值，进行对比。

（6）统计学方法：采用 SPSS17.0 统计软件进行处理，计量资料先进行正态性和方差齐性检验，满足正态性和方差齐性时，采用单因素方差分析，组间比较：若方差齐时，采

用 LSD 检验；不满足正态性时，选择秩和检验，$p<0.05$，则差异有统计学意义。

2. 结果　各组给予对应药物干预后，均无死亡动物，在实验造模成功时（即实验干预前）、灌胃第 20 天、第 40 天时，检测椎间盘细胞 MMP-3、TIMP-1 表达情况，结果如下。

（1）各组三个时间点 MMP-3 表达比较：在干预前，模型组、腰痹通组、强力霉素组、补肝健腰组分别与假手术组比较，差异有统计学意义（$p<0.05$），该四组互相比较，差异无统计学意义（$p>0.05$）。干预第 20 天，第 40 天，模型组、腰痹通组、强力霉素组、补肝健腰组分别与假手术组比较，差异有统计学意义（$p<0.05$）；腰痹通组、强力霉素组、补肝健腰组分别与模型组比较，差异有统计学意义（$p<0.05$）；腰痹通组、强力霉素组、补肝健腰组互相比较，差异无统计学意义（$p>0.05$）。干预第 20 天、第 40 天，腰痹通组、强力霉素组、补肝健腰组分别与干预前比较，差异有统计学意义（$p<0.05$）。提示在干预前、灌胃干预第 20 天，第 40 天，腰椎间盘退变模型大鼠椎间盘 MMP-3 均较正常椎间盘增高，经腰痹通胶囊、补肝健腰方、强力霉素灌胃干预后，各组 MMP-3 表达较模型组下降，且较干预前也得到下降，详细情况见表 7-15。

表 7-15　各组三个时间点 MMP-3 表达比较（$\bar{x}\pm s$）

组别	只数	剂量 /（g/kg）	干预前	第 20 天	第 40 天
假手术组	5	—	1.23±0.002	1.39±0.005	1.52±0.001
模型组	5	—	8.82±0.013 *	11.42±0.028 *▼	14.29±0.025 *▼
补肝健腰组	5	11.25	8.83±0.007 *▲	5.66±0.003 *△▼	3.18±0.007 *△▼
腰痹通组	5	0.34	8.80±0.006 *▲	5.75±0.005 *△▼	3.29±0.009 *△▼
强力霉素组	5	0.18	8.84±0.009 *▲	5.64±0.008 *△▼	3.15±0.004 *△▼
F			14520.693	12667.684	22545.184
p			0.000	0.000	0.000

注：与假手术组比较，* $p<0.05$，与模型组比较，▲ $p>0.05$，△ $p<0.05$，腰痹通组、强力霉素组、补肝健腰组三组比较，$p>0.05$。组内前后比较，与同组干预前比较，▼ $p<0.05$

（2）各组三个时间点 TIMP-1 表达比较

在干预前，模型组、腰痹通组、强力霉素组、补肝健腰组分别与假手术组比较，差异有统计学意义（$p<0.05$），该四组互相比较，差异无统计学意义（$p>0.05$）。干预第 20 天、第 40 天，模型组、腰痹通组、强力霉素组、补肝健腰组分别与假手术组比较，差异有统计学意义（$p<0.05$）；腰痹通组、强力霉素组、补肝健腰组分别与模型组比较，差异有统计学意义（$p<0.05$）；腰痹通组、强力霉素组、补肝健腰组互相比较，差异无统计学意义（$p>0.05$）。干预第 20 天、第 40 天，腰痹通组、强力霉素组、补肝健腰组分别与干预前比较，差异有统计学意义（$p<0.05$）。提示在干预前、灌胃干预第 20 天，第 40 天，腰椎间盘退变模型大鼠椎间盘 TIMP-1 均较正常椎间盘增高，经腰痹通胶囊、补肝健腰方、强力霉素灌胃干预后，各组 TIMP-1 表达较模型组下降，且较干预前也得到下降，详细情况见表 7-16。

表 7-16 各组三个时间点 TIMP-1 表达比较（$\bar{x} \pm s$）

组别	只数	剂量 /（g/kg）	干预前	第 20 天	第 40 天
假手术组	5	—	11.36±0.010	12.81±0.008	13.97±0.011
模型组	5	—	18.24±0.025 *	22.78±0.020 *▼	26.91±0.030 *▼
补肝健腰组	5	11.25	18.26±0.033 *▲	17.13±0.044 *△▼	15.31±0.036 *△▼
腰痹通组	5	0.34	18.20±0.006 *▲	17.37±0.039 *△▼	15.82±0.041 *△▼
强力霉素组	5	0.18	18.28±0.055 *▲	17.14±0.0326 *△▼	15.17±0.036 *△▼
F			8090.034	10732.731	29795.115
P			0.000	0.000	0.000

注：与假手术组比较，* $p<0.05$，与模型组比较，▲$p>0.05$，△ $p<0.05$，腰痹通组、强力霉素组、补肝健腰组三组比较，$p>0.05$。组内前后比较，与同组干预前比较，$^{d}p<0.05$

3．结论

本研究结果表明，造模成功时、灌胃干预第 20 天，第 40 天，腰椎间盘退变模型大鼠椎间盘 MMP-3、TIPM-1 均较正常椎间盘增高，经补肝健腰方灌胃干预后，MMP-3、TIPM-1 表达较模型组下降，且较干预前也得到下降，提示补肝健腰方可能通过降低 MMP-3、TIPM-1 表达，达到延缓椎间盘退变过程。（仇湘中、刘栋、张信成、谭旭仪、唐皓、蒋盛昶等整理）

（五）补肝健腰方对腰椎间盘退变大鼠椎间盘 MMP-3、TIMP-1mRNA 表达的影响

1．资料与方法

（1）实验动物：10 月龄 SD 大鼠 75 只，雌雄各半，体重 250～300g，实验动物均采购于湖南斯莱克景达实验动物有限公司，由湖南省中医药研究院实验动物中心提供。动物许可证：SCXK（湘）2015-0008。

（2）实验药物：补肝健腰方由湖南省中医药研究院附属医院药剂科提供。腰痹通胶囊（江苏康缘弘道医药有限公司生产，产品批号 15090101405，规格：0.42g/ 粒）具有舒筋活血、强筋骨、提高机体免疫的作用。盐酸多西环素片（商品名：强力霉素，上海五洲药业公司生产，药物批号：2015150314）。

（3）实验仪器及试剂：荧光定量 PCR 仪（美国 Thermo Fisher 公司，型号 PIKO REAL 96），Trizol 总 RNA 提取试剂（北京康为世纪生物科技有限公司），大鼠 MMP-3、TIMP-1mRNA 引物（南京金斯瑞生物科技有限公司）。

（4）实验方法

① 药物制备：取补肝健腰方 10 剂加水 5000ml，煎煮 2 次，每次 1h，合并煎液，静置 24h，离心，上清液水浴浓缩至 600ml，灌装灭菌，备用，得到含补肝健腰方生药浓度约为 2.08g/ml。

② 分组方法：大鼠适应性喂养 1 周后，按照体重进行排序，随机分为假手术组、模型组、腰痹通组、强力霉素组、补肝健腰组，每组各 15 只。

③ 造模方法：参考崔力扬等实验方法进行模型制备。将造模组大鼠腹腔注射 10% 水合氯醛（3ml/kg）麻醉。麻醉成功后腹部剪毛，清洁，仰卧位，固定四肢，碘伏消毒铺巾。取右侧旁正中切口，长 1.5～2.0cm，远端略过髂嵴 2～3mm。将肠管及大网膜用湿

纱布向头侧、对侧推移，暴露腹后壁，剪开腹后膜，保护好下腔静脉，将腰大肌从脊柱附着点上节段性剥离（髂嵴平对 L_6 椎体或 L_5/L_6 椎间盘）暴露 L_4/L_5 椎间盘，针刺角度与椎间盘矢状面呈 0°～60°，平行于软骨终板进针。针刺成功后，缝合腹膜层、肌层，关闭皮肤。假手术组在暴露 L_4/L_5 椎间盘后，不进行针刺。术后观察步态、进食，有无尿潴留、伤口感染等。参照该方法，在造模 2 周后即可成功制备大鼠腰椎间盘退变模型。

④ 药物干预：造模成功后，参照不同动物等效剂量的折算系数，计算得出大鼠补肝健腰方灌胃 11.25g/kg，腰痹通胶囊灌胃 0.34g/kg，强力霉素灌胃 0.18g/kg。腰痹通组、强力霉素组大鼠灌胃之前，取对应重量的腰痹通胶囊或强力霉素药物，加 1ml 温水溶解后灌胃。假手术组和模型组则给与生理盐水灌胃，1ml/200g，1 天 1 次。

（5）观察指标及方法：采用 RT-qPCR 法检测各组椎间盘 MMP-3、TIMP-1 mRNA 表达，方法如下：在实验实验造模成功时（即实验干预前）、灌胃第 20 天、第 40 天时，各组随机选取 5 只大鼠，水合氯醛腹腔麻醉后，取出完整 L_4/L_5 椎间盘组织，通过 Trizol 提取细胞总 RNA、RNA 反转录、RT-qPCR，检测各组椎间盘 MMP-3、TIMP-1m RNA 表达，进行对比。

（6）统计学方法：采用 SPSS17.0 统计软件进行处理，计量资料先进行正态性和方差齐性检验，满足正态性和方差齐性时，采用单因素方差分析，组间比较若方差齐时采用方差分析中 LSD 检验，不满足正态性时选择秩和检验，以 $p<0.05$ 认为差异有统计学意义。

2．结果

各组给予对应药物干预后，均无死亡动物，在实验实验造模成功时（即实验干预前）、灌胃第 20 天、第 40 天时，检测椎间盘细胞 MMP-3、TIMP-1mRNA 表达情况，结果如下。

（1）各组三个时间点 MMP-3 mRNA 表达比较：在干预前，模型组、腰痹通组、强力霉素组、补肝健腰组分别与假手术组比较，差异有统计学意义（$p<0.05$），该四组互相比较，差异无统计学意义（$p>0.05$）。干预第 20 天、第 40 天，模型组、腰痹通组、强力霉素组、补肝健腰组分别与假手术组比较，差异有统计学意义（$p<0.05$）；腰痹通组、强力霉素组、补肝健腰组分别与模型组比较，差异有统计学意义（$p<0.05$）；腰痹通组、强力霉素组、补肝健腰组互相比较，差异无统计学意义（$p>0.05$）。干预第 20 天、第 40 天，腰痹通组、强力霉素组、补肝健腰组分别与干预前比较，差异有统计学意义（$p<0.05$）。提示在干预前、灌胃干预第 20 天、第 40 天，腰椎间盘退变模型大鼠椎间盘 MMP-3 mRNA 均较正常椎间盘增高，经腰痹通胶囊、补肝健腰方、强力霉素灌胃干预后，各组 MMP-3 mRNA 表达较模型组下降，且较干预前也得到下降，详细情况见表 7-17、彩图 7-9～彩图 7-14。

表 7-17　各组三个时间点 MMP-3 mRNA 表达比较（$\bar{x} \pm s$）

组别	只数	剂量 /（g/kg）	干预前	第 20 天	第 40 天
假手术组	5	-	5.10±0.55	5.35±0.31	5.24±0.10
模型组	5	-	13.19±2.12[a]	17.33±1.27[ad]	22.50±3.33[a]
补肝健腰组	5	11.25	13.13±1.14[ab]	10.25±0.98[acd]	8.43±0.45[acd]
腰痹通组	5	0.34	13.15±1.20[ab]	10.31±1.58[acd]	8.50±2.01[acd]
强力霉素组	5	0.18	13.20±1.33[ab]	10.22±1.75[acd]	8.39±1.34[acd]

注：组间经单因素方差分析，$F_{干预前}=2195.589$，$F_{第20天}=31321.210$，$F_{第40天}=79561.077$，与假手术组比较，[a]$p<0.05$，与模型组比较，[b]$p>0.05$，[c]$p<0.05$，腰痹通组、强力霉素组、补肝健腰组三组比较，$p>0.05$。组内前后比较，与同组干预前比较，[d]$p<0.05$

（2）各组三个时间点 TIMP-1 mRNA 表达比较：在干预前，模型组、腰痹通组、强力霉素组、补肝健腰组分别与假手术组比较，差异有统计学意义（$p<0.05$），该四组互相比较，差异无统计学意义（$p>0.05$）。干预第 20 天，第 40 天，模型组、腰痹通组、强力霉素组、补肝健腰组分别与假手术组比较，差异有统计学意义（$p<0.05$）；腰痹通组、强力霉素组、补肝健腰组分别与模型组比较，差异有统计学意义（$p<0.05$）；腰痹通组、强力霉素组、补肝健腰组互相比较，差异无统计学意义（$p>0.05$）。干预第 20 天、第 40 天，腰痹通组、强力霉素组、补肝健腰组分别与干预前比较，差异有统计学意义（$p<0.05$）。提示在干预前、灌胃干预第 20 天、第 40 天，腰椎间盘退变模型大鼠椎间盘 TIMP-1mRNA 均较正常椎间盘增高，经腰痹通胶囊、补肝健腰方、强力霉素灌胃干预后，各组 TIMP-1mRNA 表达较模型组下降，且较干预前也得到下降，详细见表 7-18、彩图 7-15～彩图 7-18。

表 7-18　表 2 各组三个时间点 TIMP-1 mRNA 表达比较（$\bar{x}\pm s$，%）

组别	只数	剂量 /（g/kg）	干预前	第 20 天	第 40 天
假手术组	5	-	2.82±0.08	3.71±0.11	4.24±0.15
模型组	5	-	7.25±1.03[a]	8.93±0.92[a]	10.47±0.76[a]
补肝健腰组	5	11.25	7.21±0.89[ab]	6.10±0.07[acd]	5.55±0.21[acd]
腰痹通组	5	0.34	7.23±0.46[ab]	6.03±0.18[acd]	5.47±0.10[acd]
强力霉素组	5	0.18	7.24±0.77[ab]	6.12±0.82[acd]	5.57±1.01[acd]

注：组间经单因素方差分析，$F_{干预前}=4867.812$，$F_{第20天}=3508.166$，$F_{第40天}=3317.094$，与假手术组比较，[a]$p<0.05$，与模型组比较，[b]$p>0.05$，[c]$p<0.05$，腰痹通组、强力霉素组、补肝健腰组三组比较，$p>0.05$。组内前后比较，与同组干预前比较，[d]$p<0.05$

3．结论

本研究结果表明，造模成功时、灌胃干预第 20 天，第 40 天，腰椎间盘退变模型大鼠椎间盘 MMP-3、TIPM-1 mRNA 均较正常椎间盘增高，经补肝健腰方灌胃干预后，MMP-3、TIPM-1 mRNA 表达较模型组下降，且较干预前也得到下降，提示补肝健腰方可能通过降低 MMP-3、TIPM-1 mRNA 表达，达到延缓椎间盘退变过程。（仇湘中、刘栋、张信成、谭旭仪、唐皓、蒋盛昶等整理）

（六）补肝健腰方对腰椎间盘突出大鼠 NF-κB 信号通路的影响

1．资料与方法

（1）实验动物：3～4 个月龄清洁级健康 SD 大鼠 100 只，雄性，体重约 180～220g（由湖南省中医药研究院动物实验室代购），动物合格证：SCXK（湘）2016-0012。

（2）实验药物：补肝健腰方由湖南省中医药研究院附属医院药剂科提供，加水煎煮 2 次后，制备得到含补肝健腰方生药浓度约为 2.15g/ml。塞来昔布胶囊（辉瑞制药有限公司生产，0.2g/ 粒），药物批号 16020101407。

（3）实验仪器及试剂：Trizol 总 RNA 提取试剂（北京康为世纪生物科技有限公司），大鼠 NF-κB 及 IKK-βm RNA 引物（南京金斯瑞生物科技有限公司）。TNF-α 免疫组织化学检测试剂（美国 Santa Cruz 有限公司），荧光定量 PCR 仪（美国 Thermo Fisher 公司，型号 PIKO REAL 96）。

（4）实验方法

① 实验分组：根据大鼠体质量，随机分为正常对照组、假手术组、模型对照组、补

肝健腰方组、塞来昔布组，各 20 只。

② 动物造模：模型对照组、补肝健腰方组、塞来昔布组大鼠腰椎间盘突出症动物模型制备方法参考自体髓核回植的方法步骤：10% 水合氯醛腹腔注射麻醉后，俯卧位固定，将背部、尾部术区常规备皮，并消毒铺巾，先切取 2 个尾椎椎间盘，切取的椎间盘需包含上下软骨终板，用针刺破椎间盘上下终板，暴露髓核，并用 7 号手术线呈“米”字形包绕椎间盘待用。再手术切开皮肤等，暴露 L_5～L_6 椎间隙及 L_5 神经根，将预先准备包绕的尾椎椎间盘放入左侧 L_5 神经根处，逐层缝合。假手术组大鼠手术暴露 L_5～L_6 椎间隙及 L_5 神经根，不放置椎间盘。正常对照组不给予任何手术处理。术后连续 3 天将青霉素 80 万 U/（kg·d）腹腔注射，预防感染。

③ 实验干预：在造模 1 周后，观察到模型对照组、补肝健腰方组、塞来昔布组大鼠均出现下肢神经症状，提示造模成功，各组给予实验药物灌胃，具体剂量参照大鼠与人的等效剂量折算系数，其中补肝健腰方组大鼠用含补肝健腰方生药浓度约为 2.15g/ml 灌胃，11.61g/kg1 天 1 次。塞来昔布组给予塞来昔布胶囊灌胃，0.34g/kg1 天 1 次。正常对照组、假手术组、模型对照组则给予生理盐水灌胃，1ml/200g，1 天 1 次。

（5）观察指标及方法：在药物干预前（即造模成功 1 周后），以及干预后第 1 周、第 2 周、第 3 周，各组随机选取 5 只大鼠，脱颈法处死大鼠，逐层剥离皮肤及肌肉组织，找到 L_5 神经根处自体移植包埋的尾椎椎间盘，正常对照组、假手术组则取 L_5 神经根对应周围组织。采用 RT-qPCR 法检测该组织 NF-κB、IKK-βRNA 表达，以及免疫组化法检测 TNF-α 的表达水平。具体检测方法参照 RT-qPCR 及免疫组化方试剂盒方法进行。

（6）统计学方法：实验中运用 SPSS17.0 统计学软件进行处理，计量资料采用单因素方差分析及 t 检验，以 $p<0.05$ 认为差异有统计学意义。

2. 结果

（1）各组 NF-κB mRNA 表达结果比较：在干预前，与模型对照组比较，补肝健腰方组、塞来昔布组腰椎间盘突出局部组织 NF-κB mRNA 表达无统计学差异（$p>0.05$），且均高于假手术组。经灌胃治疗第 1、2、3 周，补肝健腰方组、塞来昔布组 NF-κB mRNA 表达均较模型对照组下降，差异有统计学意义（$p<0.05$），补肝健腰方组、塞来昔布组之间差异无统计学意义（$p>0.05$）。同时，补肝健腰方组、塞来昔布组经灌胃治疗第 1、2、3 周 NF-κB mRNA 表达均较干预前下降（$p<0.05$）。提示大鼠腰椎间盘突出局部 NF-κB mRNA 表达增加，经补肝健腰方干预后，局部 NF-κB mRNA 表达下降，详细情况见表 7-19。

表 7-19　各组 NF-κB mRNA 表达结果比较（$\bar{x}\pm s$）

组别	只数	剂量 /（g/kg）	干预前	第 1 周	第 2 周	第 3 周
正常对照组	20		0.15 ± 0.06^{a}	0.15 ± 0.03^{a}	0.16 ± 0.07^{a}	0.15 ± 0.05^{a}
假手术组	20		0.48 ± 0.03^{a}	0.47 ± 0.04^{a}	0.47 ± 0.02^{a}	$0.46+0.06^{a}$
模型对照组	20		2.22 ± 0.12	2.15 ± 0.09	2.33 ± 0.13	2.39 ± 0.08
补肝健腰方组	20	11.61	2.18 ± 0.06^{bc}	1.15 ± 0.16^{acd}	0.86 ± 0.06^{acd}	0.83 ± 0.03^{acd}
塞来昔布组	20	0.34	2.19 ± 0.10^{b}	$1.18+0.11^{ad}$	0.82 ± 0.07^{ad}	0.81 ± 0.14^{ad}

注：组间同时间点比较，与模型对照组比较，$^{a}p<0.05$，$^{b}p>0.05$。与塞来昔布组比较，$^{c}p>0.05$。组内与本组干预前比较，$^{d}p<0.05$

（2）各组 IKK-β mRNA 表达结果比较：在干预前，与模型对照组比较，补肝健腰方组、塞来昔布组腰椎间盘突出局部组织 IKK-β mRNA 表达无统计学差异（$p>0.05$），且均高于假手术组。经灌胃治疗第 1、2、3 周，补肝健腰方组、塞来昔布组 IKK-β mRNA 表达均较模型对照组下降，差异有统计学意义（$p<0.05$），补肝健腰方组、塞来昔布组之间差异无统计学意义（$p>0.05$）。同时，补肝健腰方组、塞来昔布组经灌胃治疗第 1、2、3 周 IKK-β mRNA 表达均较干预前下降（$p<0.05$）。提示大鼠腰椎间盘突出局部 IKK-βmRNA 表达增加，经补肝健腰方干预后，局部 IKK-β mRNA 表达下降，详细情况见表 7-20。

表 7-20　各组 IKK-β mRNA 表达结果比较（$\bar{x}\pm s$）

组别	只数	剂量 /（g/kg）	干预前	第 1 周	第 2 周	第 3 周
正常对照组	20		0.84 ± 0.12^{a}	0.78 ± 0.22^{a}	0.81 ± 0.11^{a}	0.85 ± 0.14^{a}
假手术组	20		0.96 ± 0.14^{a}	1.2 ± 0.19^{a}	1.51 ± 0.34^{a}	1.68 ± 0.22^{a}
模型对照组	20		1.5 ± 0.25	2.32 ± 0.36	3.13 ± 0.40	4.03 ± 0.35
补肝健腰方组	20	11.61	1.53 ± 0.23^{bc}	1.28 ± 0.42^{acd}	1.07 ± 0.29^{acd}	0.94 ± 0.28^{acd}
塞来昔布组	20	0.34	1.56 ± 0.28^{b}	1.30 ± 0.51^{ad}	1.05 ± 0.34^{ad}	0.90 ± 0.26^{ad}

注：组间同时间点比较，与模型对照组比较，$^{a}p<0.05$，$^{b}p>0.05$。与塞来昔布组比较，$^{c}p>0.05$。组内与本组干预前比较，$^{d}p<0.05$。

（3）各组 TNF-α 表达结果比较：在干预前，与模型对照组比较，补肝健腰方组、塞来昔布组腰椎间盘突出局部组织 TNF-α 表达无统计学差异（$p>0.05$），且均高于假手术组。经灌胃治疗第 1、2、3 周，补肝健腰方组、塞来昔布组 TNF-α 表达均较模型对照组下降，差异有统计学意义（$p<0.05$），补肝健腰方组、塞来昔布组之间差异无统计学意义（$p>0.05$）。同时，补肝健腰方组、塞来昔布组经灌胃治疗第 1、2、3 周 TNF-α 表达均较干预前下降（$p<0.05$）。提示大鼠腰椎间盘突出局部 TNF-α 表达增加，经补肝健腰方干预后，局部 TNF-α 表达下降，详细情况见表 7-21。

表 7-21　表 3 各组 TNF-α 表达结果比较（$\bar{x}\pm s$，IOD 值）

组别	只数	剂量 /（g/kg）	干预前	第 1 周	第 2 周	第 3 周
正常对照组	20		1.25 ± 0.23^{a}	1.26 ± 0.36^{a}	1.30 ± 0.28^{a}	1.34 ± 0.22^{a}
假手术组	20		8.62 ± 1.37^{a}	11.47 ± 2.85^{a}	14.29 ± 2.53^{a}	16.54 ± 2.45^{a}
模型对照组	20		8.83 ± 0.78	16.66 ± 3.86	18.22 ± 0.64	22.31 ± 0.36
补肝健腰方组	20	11.61	8.78 ± 0.63^{bc}	14.25 ± 0.61^{acd}	12.02 ± 0.58^{acd}	10.75 ± 0.46^{acd}
塞来昔布组	20	0.34	8.86 ± 0.91^{b}	14.43 ± 0.81^{ad}	12.08 ± 0.57^{ad}	10.68 ± 0.48^{ad}

注：组间同时间点比较，与模型对照组比较，$^{a}p<0.05$，$^{b}p>0.05$。与塞来昔布组比较，$^{c}p>0.05$。组内与本组干预前比较，$^{d}p<0.05$

3．结论

本研究结果发现，通过自体尾椎椎间盘移植制备的大鼠腰椎间盘突出症动物模型中，局部组织 NF-κB 信号通路处于激活状态，即 NF-κB、IKK-βmRNA 表达增加，诱导下游产物 TNF-α 的表达，且经补肝健腰方灌胃干预后，具有降低 NF-κB、IKK-βmRNA 表达，减少下游产物 TNF-α 的表达的作用，与模型对照组比较，差异有统计学意义（$p<0.05$），提示补肝健腰方具有调控 NF-κB 信号通路作用。

本研究结果表明补肝健腰方具有调控椎间盘突出症 NF-κB 信号通路作用，能有效抑制下游产物的产生，表明该方具有抗炎、镇痛和调节免疫的作用，这与课题之前的研究结果相符。补肝健腰方治疗腰椎间盘突出症是否从其他信号途径，有待下一步继续研究。

附：各组 TNF-α 免疫组化图（彩图 7-19～彩图7-22）。

（七）补肝健腰方对腰椎间盘突出症模型神经功能评分及 IL-1 表达的影响

1．资料与方法

（1）实验动物：3～4 月龄清洁级健康 SD 大鼠 100 只，雄性，体重 180～220g（由湖南省中医药研究院动物实验室代购），动物合格证：SCXK（湘）2016-0012。

（2）实验药物：补肝健腰方由湖南省中医药研究院附属医院药剂科提供，加水煎煮 2 次后，制备得到含补肝健腰方生药浓度约为 2.15g/ml。塞来昔布胶囊（辉瑞制药有限公司生产，0.2g/ 粒），药物批号 16020101407。

（3）实验仪器及试剂 IL-1 免疫组织化学检测试剂（美国 Santa Cruz 有限公司）。

（4）实验方法

① 实验分组：根据大鼠体质量，随机分为正常对照组、假手术组、模型对照组、补肝健腰方组、塞来昔布组，各 20 只。

② 动物造模：大鼠腰椎间盘突出症动物模型制备方法参考自体髓核回植的方法步骤：10% 水合氯醛腹腔注射麻醉后，俯卧位固定，将背部、尾部术区常规备皮，并消毒铺巾，先切取 2 个尾椎椎间盘，切取的椎间盘需包含上下软骨终板，用针刺破椎间盘上下终板，暴露髓核，并用 7 号手术线呈“米”字形包绕椎间盘待用。再手术切开皮肤等，暴露 L_5/L_6 椎间隙及 L_5 神经根，将预先准备包绕的尾椎椎间盘放入左侧 L_5 神经根处，逐层缝合。假手术组大鼠手术暴露 L_5/L_6 椎间隙及 L_5 神经根，不放置椎间盘。正常对照组不给予任何手术处理。术后连续 3 天将青霉素 80 万 U/（kg・d）腹腔注射，预防感染。

③ 实验干预：在造模 1 周后，各组给予实验药物灌胃，具体剂量参照大鼠与人的等效剂量折算系数，其中补肝健腰方组大鼠用含补肝健腰方生药浓度约为 2.15g/ml 灌胃，11.61g/kg1 天 1 次。塞来昔布组给予塞来昔布胶囊灌胃，0.34g/kg 灌胃时按照 1ml/200g，取生理盐水溶解后灌胃，1 天 1 次。正常对照组、假手术组、模型对照组则给予生理盐水灌胃，1ml/200g，1 天 1 次。

（5）观察指标及方法 在药物干预前（即造模成功 1 周后），以及干预后第 1 周、第 2 周、第 3 周共四个时间点，各组随机选取 5 只大鼠，参照 Siegal 神经功能评分方法，进行评分。Siegal 神经功能评分从 0 级至 5 级：0 级，正常；1 级，甩尾无力；2 级，后肢无力，行走时具有轻度困难；3 级，后肢无力，行走时具有明显不稳定性；4 级，站立不稳，但后肢能够移动；5 级，瘫痪，后肢无自主移动。从 1～6 分积分，评分越高提示神经功能越差。之后，对各时间点选择的大鼠，采用脱颈法处死，逐层剥离皮肤及肌肉组织，找到 L_5 神经根处自体移植包埋的尾椎椎间盘，正常对照组、假手术组则取 L_5 神经根对应周围组织，采用免疫组化法检测该组织 IL-1 表达。

（6）统计学方法 实验中运用 SPSS17.0 统计学软件进行处理，计量资料采用单因素方差分析及 t 检验，以 $p<0.05$ 认为差异有统计学意义。

2．结果

（1）各组大鼠神经功能评分结果比较

在干预前，与模型对照组比较，补肝健腰方组、塞来昔布组神经功能评分无统计学差异（$p>0.05$），且均高于假手术组。经灌胃治疗第 1、2、3 周，补肝健腰方组、塞来昔布组神经功能评分较模型对照组下降，差异有统计学意义（$p<0.05$），补肝健腰方组、塞来昔布组之间差异无统计学意义（$p>0.05$）。同时，补肝健腰方组、塞来昔布组经灌胃治疗第 1、2、3 周神经功能评分均较干预前下降（$p<0.05$）。提示干预前大鼠腰椎间盘突出模型神经功能评分升高，经补肝健腰方干预后，神经功能评分下降，详见表 7-22。

表 7-22 各组大鼠神经功能评分结果比较（$\bar{x}\pm s$，分）

组别	剂量 /（g/kg）	干预前	第 1 周	第 2 周	第 3 周
正常对照组		1.00 ± 0.00^{a}	1.00 ± 0.00^{a}	1.00 ± 0.00^{a}	1.00 ± 0.00
假手术组		1.40 ± 0.55^{a}	1.40 ± 0.55^{a}	1.40 ± 0.55^{a}	1.40 ± 0.55^{a}
模型对照组		3.80 ± 0.45	3.80 ± 0.45	4.00 ± 0.00	4.20 ± 0.45
补肝健腰方组	11.61	3.60 ± 0.55^{bc}	2.60 ± 0.55^{acd}	2.40 ± 0.55^{acd}	2.20 ± 0.84^{acd}
塞来昔布组	0.34	3.60 ± 0.55^{b}	$2.80+0.45^{ad}$	2.40 ± 0.55^{ad}	2.00 ± 0.71^{ad}

注：组间同时间点比较，$F_{干预前}=42.091$，$F_{第1周}=31.800$，$F_{第2周}=37.444$，$F_{第3周}=22.471$，与模型对照组比较，$^{a}p<0.05$，$^{b}p>0.05$。与塞来昔布组比较，$^{c}p>0.05$。组内与本组干预前比较，$^{d}p<0.05$

（2）各组 IL-1 表达结果比较

在干预前，与模型对照组比较，补肝健腰方组、塞来昔布组腰椎间盘突出局部组织 IL-1 表达无统计学差异（$p>0.05$），且均高于假手术组。经灌胃治疗第 1、2、3 周，补肝健腰方组、塞来昔布组 IL-1 表达均较模型对照组下降，差异有统计学意义（$p<0.05$），补肝健腰方组、塞来昔布组之间差异无统计学意义（$p>0.05$）。同时，补肝健腰方组、塞来昔布组经灌胃治疗第 1、2、3 周 IL-1 表达均较干预前下降（$p<0.05$）。提示大鼠腰椎间盘突出局部 IL-1 表达增加，经补肝健腰方干预后，局部 IL-1 表达下降，详细情况见表 7-23。

表 7-23 各组 IL-1 表达结果比较（$\bar{x}\pm s$，IOD 值）

组别	剂量 /（g/kg）	干预前	第 1 周	第 2 周	第 3 周
正常对照组		1.00 ± 0.00^{a}	1.00 ± 0.00^{a}	1.00 ± 0.00^{a}	1.00 ± 0.00
假手术组		1.40 ± 0.55^{a}	1.40 ± 0.55^{a}	1.40 ± 0.55^{a}	1.40 ± 0.55^{a}
模型对照组		3.80 ± 0.45	3.80 ± 0.45	4.00 ± 0.00	4.20 ± 0.45
补肝健腰方组	11.61	3.60 ± 0.55^{bc}	2.60 ± 0.55^{acd}	2.40 ± 0.55^{acd}	2.20 ± 0.84^{acd}
塞来昔布组	0.34	3.60 ± 0.55^{b}	$2.80+0.45^{ad}$	2.40 ± 0.55^{ad}	2.00 ± 0.71^{ad}

注：组间同时间点比较，与模型对照组比较，$^{a}p<0.05$，$^{b}p>0.05$。与塞来昔布组比较，$^{c}p>0.05$。组内与本组干预前比较，$^{d}p<0.05$

3．结论

本研究结果发现，通过自体尾椎椎间盘移植制备的大鼠腰椎间盘突出症动物模型中，局部组织 IL-1 表达增加，神经根功能下降，且经补肝健腰方灌胃干预后，IL-1 表达下降，神经功能得到改善。与模型对照组比较，差异有统计学意义（$p<0.05$），提示补肝健腰方具有降低大鼠腰椎间盘突出症模型突出部位 IL-1 的表达，改善神经功能评分的作用。

腰椎间盘突出症是临床上的常见病、多发病，它是在腰椎间盘发生退变的病理基础上，再结合外力等其他因素，发生的纤维环膨出、破裂，髓核突出、脱垂等病理变化。

可因突出的椎间盘刺激或压迫窦椎神经、脊神经根或马尾神经所引起的腰痛、神经根放射痛等症状的病变。本病具有病程缠绵、易复发等特点，严重影响患者的生活。然而，关于本病的具体发病机制尚未完全阐明，目前认为与椎间盘机械压迫、化学炎症刺激及自身免疫密切相关。其中，化学炎症刺激系椎间盘压迫神经根引起不同程度的炎性反应，诱导如白介素、肿瘤坏死因子等炎性介质刺激神经根，从而产生疼痛等相关症状。近年来大量研究表明炎症相关的信号通路与腰椎间盘突出症关系极为密切。如研究发现腰椎间盘突出的发病过程中，NF-κB 信号通路得到激活，上调大量的炎性因子（如 TNF-α、IL-1、IL-6）的表达，给予 NF-KB 抑制剂（PDTC）则可抑制信号通路，减少 TNF-α、IL-1β 等炎症因子表达水平，缓解疼痛反应。塞来昔布为非甾体类抗炎药，可抑制环氧化酶 -2（COX-2）来抑制前列腺素生成，可减少 IL-1 等细胞因子表达的作用。

本研究结果表明补肝健腰方具有降低大鼠腰椎间盘突出症模型突出部位 IL-1 的表达，改善神经功能评分的作用，这与课题之前的研究结果相符。补肝健腰方治疗腰椎间盘突出症是否从其他信号途径，有待下一步继续研究。（谭旭仪、赵迪民、仇湘中、仇杰、蒋盛昶、张信成、唐皓等整理）

第三节　红外热成像技术在腰膝痹病辨证分型与疗效判定中的应用

红外热成像检查作为功能性诊断方法相比我们熟悉的如 B 超、CT、MRI 等结构性诊断方法，它的最大优点就是能够早期发现人体机能发生的变化，从而为临床医生提供参考；并且还能追踪病情发展的变化，为治疗方案的选择提供依据。

一、红外热成像技术在腰椎间盘突出症辨证分型与疗效判定中的应用

仇湘中研究团队观察了 300 例腰椎间盘突出症（其中辨证分型研究观察 250 例，疗效评定观察 50 例），研究结果表明：①通过红外热图技术结合血清 TNF-α 水平能够为腰椎间盘突出症患者的中医辨证分型提供依据，尤其能较为准确地判断出中医八纲辨证中的寒、热证型；其敏感度高，可捕捉病变的早期变化信息，可较为准确判断病变的性质，临床可以据此指导中医的辨证施治以确定正确有效的诊疗方案。可视化的证候疗效评判，比单纯凭自觉症状要更客观，更具有实用的价值。②通过红外线热成像技术结合血清 TNF-α 水平能对腰椎间盘突出症（肝肾亏虚、瘀血阻络证）患者的治疗效果进行客观、可视的评定。

二、红外热成像技术在膝骨关节炎辨证分型与疗效判定中的应用

仇湘中研究团队观察了 250 例膝骨关节炎患者（其中辨证分型研究观察 200 例，疗效评定观察 50 例），研究结果表明；①膝骨关节炎中医证型与红外热成像图及血清 IL-1β 水平存在一定相关性。②红外热成像检查可敏感地反映治疗前后膝关节软组织疼痛状态与症状改善的变化。③肝肾不足、筋脉瘀滞证与肝肾亏虚、痰瘀交阻证患者患膝部温度比较差异无显著性意义；脾肾两虚、湿注关节证与其他两证型患者患膝部温度比较差异有显著性意义。④健康人群经过红外热成像测出双膝的温差不明显。因此能够分辨出膝关节骨性关节炎的患者和健康人群之间的差别。同时说明红外热成像图结合临床症状能

够有效地诊断膝骨关节炎。

三、结论

1. 红外热图能较好地分辨出具有症状的腰椎间盘突出症的患者和健康人群之间的差别。同时说明腰椎间盘突出症中医证型与红外热图具有一定的对应关系，可用于辅助诊断中医证型。

2. 膝关节骨性关节炎中医证型与红外热成像技术具有一定相关性；结合临床症状可用于膝骨关节炎的诊断。

3. 红外热成像技术结合血清 TNF-α、IL-1β 可以为腰膝痹病辨证分型及疗效评价提供一定的客观依据。

四、研究论文

（一）腰椎间盘突出症患者红外热成像图表现与中医证型关系探讨

1. 资料与方法

（1）诊断标准。采用胡有谷主编的《腰椎间盘突出症》中诊断标准：①腰痛、下肢痛呈典型的腰骶神经根分布区域的疼痛，常表现为下肢痛大于腰痛。②按神经分布区域表现肌肉萎缩、肌力减弱、感觉异常和反射改变 4 种神经障碍体征中的 2 种征象。③神经根张力试验：直腿抬高试验或股神经牵拉试验均为阳性。④影像学检查：X 线片、CT、MRI 或特殊造影等异常征象与临床表现一致。

（2）辨证标准。采用《中药新药临床研究指导原则》中的“腰椎间盘突出症中医辨证标准”，辨证为血瘀证、寒湿证、湿热证、肾虚证 4 型：①血瘀证。腰痛如刺，痛有定处，轻则俯仰不便，重则因痛剧而不能转侧，痛处拒按，舌质紫暗，或有瘀斑，脉涩，部分患者有外伤史。②寒湿证。腰部冷痛重着，转侧不利，渐渐加重，虽静卧亦不稍减或反加重，遇阴雨天疼痛加剧，舌苔白腻，脉沉或迟缓。③湿热证。腰部疼痛，痛处伴有热感，热天或雨天加重，活动后或可减轻，小便短赤，舌苔黄腻，脉濡数。④肾虚证。腰痛以酸为主，喜揉喜按，腿膝无力，遇劳更甚，卧则减轻，常反复发作。偏阳虚者，少腹拘急，面色㿠白，手足不温，舌淡、脉沉细；偏阴虚者，心烦失眠，口燥咽干，面色潮红，手足心热。舌红，脉弦细数。

（3）纳入标准：①符合上述诊断及辨证标准者。②年龄 20～68 岁。③ CT 或 MRI 显示 L_4/L_5、L_5/S_1 一侧椎间盘突出。④同意参加本项研究，签署知情同意书。患者需满足纳入标准中的所有条款才能被纳入研究范围。

（4）排除标准：①有明显马尾神经受压症状，须手术者。② CT 或 MRI 提示突出物前后径大于椎管前后径的 1/3 者；经后纵韧带突出型及游离型腰椎间盘突出者；突出椎间盘后缘骨化或椎体后缘骨赘形成者。③合并严重的内科疾病者。④存在其他相关骨关节疾患，包括腰椎滑脱、腰椎管狭窄、腰椎结核、脊髓肿瘤等病变或风湿性、类风湿性关节炎者。⑤妊娠、哺乳期、月经期间妇女以及过敏体质者。⑥合并肾脏疾患以及腰骶部浅表组织疾患的患者，如果是女性，合并妇科疾病患者。⑦近期接受过相关治疗者。

（5）一般资料：纳入观察的病例 120 例来源于本院骨伤科 2010 年 2 月至 2013 年 12 月住院患者，其中男 67 例，女 53 例，年龄 18～65 岁，中位数 46 岁，病程 1 个月至3年，中位数5个月。临床表现：腰痛120例，患侧下肢疼痛者120例，患侧下肢麻木者96例；直腿抬高试验<30°者85例，30°～70°者35例；足踇趾背伸肌力下降者81例；腰腿疼痛VAS评分（7.14±0.61）分，JOA评分（6.29±0.87）分，证候积分（24.91±2.41）分。影像检查示L_4/L_5椎间盘突出50例，L_5/S_1椎间盘突出39例，L_4/L_5、L_5/S_1椎间盘突出31例。

（6）检测方法

① 受检要求：红外热像仪检查患者的房间必须保持23～24℃的室温；在检查房间受检者必须处于安静状态下完全暴露，休息15min后，患者适应室温，情绪稳定后才进行检查。

② 红外热成像检查方法及观察项目：所有患者均通过PFK-800医用红外热像仪进行扫描，扫描范围主要为大腿后侧、小腿后侧，并记录相同区域的两侧体表温度值。受检者均通过PFK-800医用红外热像仪进行扫描。受检查者暴露肢体，调整好距离，医生操作仪器，观察屏幕彩色图像，以图像清晰、线条分明为原则。CT证实L_4/L_5 LDH患者测量股后区体表温度；L_5/S_1 LDH患者测量小腿后区体表温度；两者均有，取温差较大者。然后双下肢进行对比，测出体表温差最大的部位，并记录其差值（患者组Δt=高侧温度－低侧温度；正常健康组Δt=右下肢温度－左下肢温度）。以Δt<0.5℃为无差异；Δt>0.5℃为有差异。

（7）统计学方法：所有数据均以SPSS 19.0软件进行统计分析。计量资料以（$\bar{x} \pm s$）表示，两组间比较采用t检验，$p<0.05$表示差异有统计学意义。

2. 结果

（1）证型分布情况 在120例腰椎间盘突出症患者中，瘀血证42例（35.0%）、肾虚证33例（27.5%）、寒湿证30例（25.0%）、湿热证15例（12.5%）。

（2）对照组下肢温差值比较：正常健康者下肢体温比较，差异无统计学意义（$p>0.05$）（表7-24）。

表7-24 对照组下肢温差值比较（$\bar{x} \pm s$，℃）

部位	下肢	大腿后侧	小腿后侧	部位	下肢	大腿后侧	小腿后侧
左侧	30	33.55±1.37	32.33±1.45	右侧	30	32.96±1.28	31.75±1.38

（3）中医各证型与正常对照组红外热像图下肢温差程度比较：血瘀证组、寒湿证组、湿热证组、肾虚证组下肢温差均高于对照组，差异均有统计学意义（$p<0.05$），血瘀证组与湿热证组下肢温差比较，差异无统计学意义（$p>0.05$），寒湿证组与肾虚证组下肢温差比较，差异无统计学意义（$p>0.05$）；血瘀证组下肢温差高于肾虚证组和寒湿证组，差异均有统计学意义（$p<0.05$）（表7-25）。

表7-25 中医各证型与对照组红外热像图下肢温差比较（$\bar{x} \pm s$，℃）

	血瘀证	寒湿证	湿热证	肾虚证	对照组
例数	42	30	15	33	30
温差	0.82±0.35[a]	0.63±0.37[bg h]	0.68±0.27[ce]	0.59±0.31[df]	0.41±0.21

注：与对照组比较，t=5.717，[a]$p<0.05$；t=2.832，[b]$p<0.05$；t=3.692，[c]$p<0.05$；t=2.671，[d]$p<0.05$。与血瘀证组比较，t=1.404，[e]$p>0.05$；t=2.969，[f]$p<0.05$；t=2.218，[g]$p<0.05$；与肾虚证组比较，t=0.467，[h]$p>0.05$

（4）5组红外热像图下肢温差程度分布情况比较：血瘀证组、寒湿证组、湿热证组、肾虚证组红外热像图下肢温差程度分布情况与对照组比较，差异均有统计学意义（$p<0.01$）；腰椎间盘突出症患者红外热像图下肢温差程度分布情况与对照组比较，差异有统计学意义（$p<0.01$）；血瘀证组与湿热证组比较，寒湿证组与肾虚证组比较，差异均无统计学意义（$p>0.05$）；血瘀证组与寒湿证和肾虚证组比较，差异均有统计学意义（$p<0.05$）（见表 7-26）。

表 7-26　5组红外热像图下肢温差程度分布情况比较（例）

组别	例数	温差	
		<0.5	>0.5
血瘀证	42	17	25
寒湿证	30	5	25
湿热证	15	2	13
肾虚证	33	5	28
腰椎间盘突出症合计	120	29	91
对照组	30	23	7

注：血瘀证组与对照组比较，$\chi^2=9.283$，$p<0.01$；寒湿证组与对照组比较，$\chi^2=21.696$，$p<0.01$；湿热证组与对照组比较，$\chi^2=13.781$，$p<0.01$；肾虚证组与对照组比较，$\chi^2=24.083$，$p<0.01$；腰椎间盘突出症患者与对照组比较，$\chi^2=26.917$，$p<0.01$。血瘀证组与湿热证组比较，$\chi^2=2.545$，$p>0.05$；寒湿证组与肾虚证组比较，$\chi^2=0.303$，$p>0.05$；血瘀证与寒湿证组比较，$\chi^2=4.675$，$p<0.05$，血瘀证与肾虚证组比较，$\chi^2=5.718$，$p<0.05$

3．结论

本次临床观察发现腰椎间盘突出症中医各证型与对照组之间以及腰椎间盘突出症患者与对照组之间双下肢温差程度分布情况比较，差异有统计学意义（$p<0.01$）；对照组双下肢经过红外热图测出的温差比较，差异无统计学意义（$p>0.05$）。中医各证型组与对照组之间比较，差异均有统计学意义（$p<0.01$）；腰椎间盘突出症中医各证型患者的双下肢经过红外热图测出的温差均高于对照组（$p<0.05$）；血瘀证组下肢温差高于肾虚证组和寒湿证组，差异有统计学意义（$p<0.05$）。

本研究结果表明，红外热图能较好地分辨出具有症状的腰椎间盘突出症的患者和健康人群之间的差别。同时说明腰椎间盘突出症中医证型与红外热图具有一定的对应关系，可用于辅助诊断中医证型。红外热像技术在腰椎间盘突出症诊断中的应用仍有许多问题有待于深入探讨。（张信成、仇湘中、蒋盛昶、唐皓等整理）

（二）红外热成像图在腰椎间盘突出症证候疗效评定中的应用

1．临床资料

（1）一般资料：纳入研究的患者60例，男27例，女33例。年龄20～68岁，中位数46岁。病程最短3天，最长78个月，中位数38.4d。临床表现为腰痛者60例，患侧下肢疼痛者60例，患侧下肢麻木者48例。查体直腿抬高试验<30°者42例、30°～70°者18例，足踇趾背伸肌力下降者32例。腰腿疼痛视觉模拟评分法（visual analogue scales，VAS）评分（7.06±0.58）分，日本骨科学会（Japanese Orthopaedic Association，JOA）评分（6.73±0.65）分；证候积分（24.87±2.39）分。影像检查示，均为单节段侧

突型椎间盘突出，其中 L_4/L_5 椎间盘左侧突出 20 例，L_4/L_5 椎间盘右侧突出 12 例，L_5/S_1 椎间盘左侧突出 18 例，L_5/S_1 椎间盘右侧突出 10 例。

（2）诊断标准：采用胡有谷教授主编的《腰椎间盘突出症》中诊断标准。①腰痛、下肢痛呈典型的腰骶神经根分布区域的疼痛，常表现为下肢痛大于腰痛。②按神经分布区域表现肌肉萎缩、肌力减弱、感觉异常和反射改变四种神经障碍体征中的两种征象。③神经根张力试验：无论直腿抬高试验或股神经牵拉试验均为阳性。④影像学检查：包括 X 线片、CT、MRI 或特殊造影等异常征象与临床表现一致。

（3）辨证标准：采用《中药新药临床研究指导原则》的“腰椎间盘突出症中医辨证标准”选择辨证为血瘀证和肾虚证的患者。

（4）纳入标准：①符合上述诊断及辨证标准者；②年龄 20～68 岁，男女不限；③ CT 或 MRI 显示 L_4/L_5、L_5/S_1 一侧椎间盘突出；④同意参加本项研究，签署知情同意书。

（5）排除标准：①有明显马尾神经受压症状，须手术者。② CT 或 MRI 提示突出物前后径大于椎管前后径的 1/3 者；经后纵韧带突出型及游离型腰椎间盘突出者；突出间盘后缘骨化或椎体后缘骨赘形成。③合并严重的内科疾病。④存在其他相关骨关节疾患，包括腰椎滑脱、腰椎管狭窄、腰椎结核、脊髓肿瘤等病变或风湿性、类风湿性关节炎。⑤孕妇及过敏体质。⑥近期接受过其他治疗者。

2．方法

（1）治疗方法：入组病例均采用非手术综合疗法：①卧床休息；②腰椎牵引；③药物治疗，包括辨证内服中草药、中成药等；④物理治疗，包括中药离子导入治疗等；⑤推拿治疗；⑥针灸治疗；⑦封闭治疗；⑧针刀治疗。根据病情选择治疗组合，以 10d 为 1 个疗程，治疗 2 个疗程后统计疗效。

（2）观察方法：

① 证候疗效观察。治疗前后主要症状量化评分。主症：腰腿疼痛、腰膝酸软、患肢麻木，分无、轻、中、重，分别计 0、2、4、6 分。次症：腰部板硬、腰腿发凉、步履艰难，分无、轻、中、重，分别计 0、1、2、3 分。参照《中药新药临床研究指导原则》标准拟定。临床控制：证候积分减少≥9 分。显效：证候积分减少≥70%。有效：证候积分减少≥30 分。无效：证候积分减少不足 30%。

② 证候疗效与红外热成像技术的相关性观察。治疗前后所有患者均通过 FK — 800 医用红外热像仪进行扫描，扫描范围包括大腿后侧、大腿后外侧、小腿后侧、小腿后外侧、足底体表。主要记录相同区域的两侧体表温度平均值。并将检查体表温度变化特征与证候疗效进行相关性比较。

③ 受检要求。红外热像仪检查患者的房间必须保持 23～24℃的室温；在检查房间受检者必须处于安静状态下完全暴露，休息 15min 后，患者适应室温，情绪稳定后才进行检查。

（3）统计学方法：应用 SPSS19．0 统计分析软件来完成对所得数据的处理。计量资料：计算各检测指标的均数及标准差，符合正态性和方差齐性时采用配对 t 检验，方差不齐时采用秩和检验。治疗前后患侧肢体温度变化与症候疗效采用相关性分析。

3．结果

（1）患侧下肢温度与健侧的比较本组 60 例检查发现大腿后侧、大腿后外侧、小腿后侧、小腿后外侧、足底部，健、患侧温度分别为（34.46±1.08）、（31.87±1.10）℃，

（34.45±1.07）、（31.79±1.07）℃，（33.43±1.05）、（31.1±1.06）℃，（32.65±1.08）、（30.20±1.06）℃，（30.75±1.08）、（28.36±1.07）℃。经统计学处理，患侧温度明显低于健侧（$p<0.05$）。

（2）证候疗效与红外热像图温差比较本组 60 例，经非手术综合治疗，临床控制 8 例，显效 28 例，有效 24 例。经比较，不同疗效下的患肢温差变化有统计学意义，临床控制的比显效的平均高 0.049℃，$p=0.461$，显效的比有效的平均高 0.343℃，$p=0.000$，临床控制的比有效的平均高 0.392℃，$p=0.000$，均有统计学意义（表 7-27）。

表 7-27　证候疗效与红外热像图温差比较（$\bar{x}\pm s$，℃）

疗效分级	例数	部位	温差（治疗后－治疗前）/%
临床控制	8	大腿后侧	1.50±0.02
		大腿后外侧	1.24±0.40
		小腿后侧	1.00±0.34
		小腿后外侧	0.67±0.24
		足底部	1.01±0.35
显效	28	大腿后侧	1.12±0.14
		大腿后外侧	1.10±0.21
		小腿后侧	1.03±0.18
		小腿后外侧	0.89±0.15
		足底部	1.04±0.19
有效	24	大腿后侧	0.62±0.13
		大腿后外侧	0.76±0.21
		小腿后侧	0.74±0.18
		小腿后外侧	0.65±0.14
		足底部	0.74±0.18

注：进行组内分组的方差分析 Corrected Model 的 $F=13.182$，单侧 $p=0.000$，所选模型具有统计学意义，分成因素疗效的 $F=33.361$，$p=0.000$，可以得出结论不同疗效下的患肢温差变化有统计学意义，分成因素部位统计量 $F=3.005$，$p=0.020$，因此不同部位的温差变化有统计学意义。根据多重比较输出结果疗效为临床控制的比显效的平均高 0.049℃，$p=0.461$，显效的比有效的平均高 0.343℃，$p=0.000$，临床控制的比有效的平均高 0.392℃，$p=0.000$

（3）红外热像图温差值和证候积分差值比较 本组 60 例，治疗前后两者相关性分析 $p=0.001$，患侧肢体温度差异与证候积分存在明显相关性（表 7-28）。典型病例影像资料如彩图 7-23 所示。

表 7-28　治疗前后红外热图患侧肢体温度差与证候积分差比较

	例数	温度（$\bar{x}\pm s$，℃）	证候积分（$\bar{x}\pm s$，分）
治疗前	60	30.66±1.07	24.87±2.39
治疗后	60	31.61±1.07	7.63±2.68
差值	60	0.95±1.07	17.24±2.47

注：进行两变量相关性分析，$r=0.584$，$p=0.001$

4．结论

到目前为止对腰椎间盘突出症非手术治疗的证候疗效判定主要是通过患者的主观感

觉。探索一种客观的观察指标是临床的迫切需要。我们对60例旁侧型腰椎间盘突出症患者经非手术综合治疗后进行了证候疗效评定与红外热成像技术的相关性研究，结果显示：两者之间存在明显相关性，这种可视的证候疗效评判，比单纯凭自觉症状要更客观，更具有实用的价值，其可能的机制有待进一步研究。但我们有理由相信，红外热像技术和临床体检相互配合来诊断腰椎间盘突出症的程度和进行疗效评判的意义和潜力是巨大的。（仇湘中、蒋盛昶、张信成、唐皓、夏爱民、张伟、张旭桥等整理）

（三）腰椎间盘突出症中医证型与血清 TNF-α 水平相关性研究

1. 资料与方法

（1）一般资料：纳入观察的120例患者来源于本院骨伤科2010年2月—2013年12月住院患者：其中男67例，女53例；年龄18～65岁，中位数46岁；病程1月～3年，中位数4月。L_4/L_5 椎间盘突出50例，L_5/S_1 椎间盘突出39例，L_4/L_5、L_5/S_1 椎间盘突出31例。

（2）诊断标准：采用胡有谷教授主编的《腰椎间盘突出症》中诊断标准。①腰痛、下肢痛呈典型的腰骶神经根分布区域的疼痛，常表现为下肢痛大于腰痛；②按神经分布区域表现肌肉萎缩、肌力减弱、感觉异常和反射改变四种神经障碍体征中的两种征象；③神经根张力试验：无论直腿抬高试验或股神经牵拉试验均为阳性；④影像学检查包括X线片、CT、MRI或特殊造影等异常征象与临床表现一致。

（3）辨证标准：采用《中药新药临床研究指导原则》中的“中药新药治疗腰椎间盘突出症的临床研究指导原则”的“腰椎间盘突出症中医辨证标准”。辨证为血瘀证、寒湿证、湿热证、肾虚证四型。具体标准如下：①血瘀证为腰痛如刺，痛有定处，轻则俯仰不便，重则因痛剧而不能转侧，痛处拒按，舌质紫暗，或有瘀斑，脉涩，部分患者有外伤史；②寒湿证为腰部冷痛重着，转侧不利，渐渐加重，虽静卧亦不稍减或反加重，遇阴雨天疼痛加剧，舌苔白腻，脉沉或迟缓；③湿热证为腰部疼痛，痛处伴有热感，热天或雨天加重，活动后或可减轻，小便短赤，舌苔黄腻，脉濡数；④肾虚证为腰痛以酸为主，喜揉喜按，腿膝无力，遇劳更甚，卧则减轻，常反复发作。偏阳虚者，少腹拘急，面色㿠白，手足不温，舌淡、脉沉细；偏阴虚者，心烦失眠，口燥咽干，面色潮红，手足心热，舌红，脉弦细数。

（4）方法：患者入院明确诊断及辨证分型后，从腰椎间盘突出症组和正常对照组抽取早晨空腹静脉血2ml，加入促凝管，室温复融混匀后，在4℃条件下以3000r/min转速离心5min；取上清液（血清）200μL，加入10μL抑肽酶；置－20℃冰箱保存备用。采用放射免疫法分析血清TNF-α含量，试剂盒购自晶美生物工程有限公司，操作方法严格按放射免疫药盒说明书测定方法检测外周血TNF-α水平。

（5）统计学方法：应用SPSS19.0统计分析软件来完成对所得数据的处理，计量资料数值以（$\bar{x} \pm s$）表示，多组间比较采用单因素方差分析（ANOVA），多组均数间的两两比较采用LSD检验；计数资料采用卡方检验。

2. 结果

（1）各证型分布情况：在120例腰椎间盘突出症患者中，瘀血证42例（35%）、肾虚证33例（27.5%）、寒湿证30例（25%）、湿热证15例（12.5%）。

（2）血清 TNF-α 水平在腰椎间盘突出症各证型中分布情况：血清 TNF-α 在腰椎间盘突出症各证型组中按肾虚证组、寒湿证组、湿热证组、瘀血证组呈逐步增高趋势，详细情况见表 7-29。

表 7-29　腰椎间盘突出症各中医证型血清 TNF-α 水平比较

组别	例数	TNF-α/（ng/L）	组别	例数	TNF-α/（ng/L）
瘀血证组	42	2.23±0.46	湿热证组	15	2.11±0.38
肾虚证组	33	1.55±0.21	正常组	30	1.15±0.34
寒湿证组	30	1.61±0.47			

注：正常组与瘀血组相比，t=10.89921，p<0.01；正常组与肾虚组相比，t=5.674199，p<0.01；正常组与寒湿组 相比，t=4.343361；p<0.01；正常组与湿热组相比，t=8.5873，p<0.01；瘀血组与肾虚组相比，t=7.84602，p<0.01；瘀血组与寒湿组相比，t=5.587719，p<0.01；瘀血组与湿热组相比，t=0.904608，p<0.1；肾虚组与寒湿组相比，t=0.664408，p<0.1；肾虚组与湿热组相比，t=6.583012，p<0.01；寒湿组与湿热组相比，t=3.571492，p<0.01

3．结论

本次研究中，腰椎间盘突出症患者中医证型以瘀血证、肾虚证占多数，约占 62.5%，这一结果对腰椎间盘突出症专病专方的研发具有一定的参考意义。另一方面，血清 TNF-α 在腰椎间盘突出症各证型组分布规律，按肾虚证、寒湿证、湿热证、瘀血证呈逐步增高趋势。说明腰椎间盘突出症患者中医证型与血清 TNF-α 具有一定的相关性，可尝试用于腰椎间盘突出症患者中医证型的辅助诊断。（仇湘中、蒋盛昶、张信成、唐皓、夏爱民、易振宇、张旭桥等整理）

（四）红外热成像技术与膝关节骨性关节炎中医证型的相关性研究

1．资料与方法

（1）一般资料：2012 年 9 月～2014 年 8 月共收集病例 150 例作为观察组，均来自湖南中医药研究院附属医院骨伤科门诊和住院患者。观察组患者分为肝肾不足、筋脉瘀滞证组，脾肾两虚、湿注骨节证组和肝肾亏虚、痰瘀交阻证组各 50 例。并以 50 例健康人志愿者为对照组，所选健康人群均无腰、腿、膝关节疼痛病史。观察组中肝肾不足，筋脉瘀滞证组男性 23 例，女性 27 例，年龄 50～68（58.9±7.8）岁；肝肾亏虚，痰瘀交阻证组男性 24 例，女性 26 例，年龄 51～69（59.4±8.4）岁；肝肾亏虚，痰瘀交阻证组男性 23 例，女性 27 例，年龄 51～70（58.3±8.0）岁。对照组男性 24 例，女性 26 例，年龄 50～65 岁，平均（57.1±8.1）岁。4 组性别、年龄比较差异无统计学意义（p>0.05），具有可比性。

（2）病例选择

① 西医诊断标准：采用美国风湿病学会制定的膝关节骨性关节炎诊断标准。

② 中医辨证标准：肝肾不足，筋脉瘀滞证。主证关节疼痛，胫软膝酸；次证活动不利，运作牵强，舌质偏红，苔薄或薄白，脉滑或弦。脾肾两虚，湿注骨节证：主证关节疼痛，肿胀积液；次证活动受限，舌质偏红，或舌胖质淡，偏红，苔薄或薄腻，脉滑或弦。肝肾亏虚，痰瘀交阻证：主证关节疼痛，肿胀肥厚感，痿弱少力；次证关节肥大，活动受限，舌质偏红，或舌胖质淡，偏红，苔薄或薄腻，脉滑或弦细。

③ 纳入标准：A. 符合西医膝骨性关节炎诊断标准及中医证候诊断标准。B. 年龄范围 50～70 岁之间。C. 受试者在疗前 7d 未接受过其他疗效相同的药物及治疗手段。D. 关节功能在Ⅰ～Ⅲ级，X 线分期在Ⅲ期者；E. 签署知情同意书。

④ 排除标准：A. 过敏体质及对多种药物过敏者。B. 继发性骨关节炎。既往患有如下疾病或有相关证据：化脓性关节炎、炎症性关节疾病、痛风、反复发作的假性痛风、关节骨折、褐黄病、肢端肥大症、血色病、原发骨软骨瘤、遗传性疾病（如多动症）和胶原基因突变 / 系统性红斑狼疮。C. 类风湿性关节炎、成人的幼年慢性关节炎、结节病、急性创伤。D. 伴有心脑血管、肝、肾和造血系统，内分泌系统等严重原发性疾病及肿瘤、精神病患者。E. 关节功能Ⅳ级，X 线分级Ⅳ期者。F. 妊娠哺乳或正准备妊娠妇女。G. 研究者认为不宜参加临床试验者。

（3）研究方法

① 受检要求 红外热像仪检查患者的房间必须保持 23～24℃的室温；在检查房间受检者必须处于安静状态下完全暴露，休息 15min 后，患者适应室温，情绪稳定后才进行检查。

② 红外热成像检查方法及观察项目：治疗前后患者均通过 PFK-800 医用红外热像仪进行扫描，扫描范围主要为膝关节前侧面、胫侧面、腓侧面。前侧矩形以髌骨下极为中心，胫侧及腓侧矩形取自髌骨下极与膝后部水平连线的中点为中心，大小均为 1.0cm×0.3cm，长轴平行于纵轴。利用计算机直接读取矩形内平均温度即为各侧面膝部温度，并记录。将检查体表温度变化特征与中医证型进行相关性比较。

（4）统计方法：所有数据均以 SPSS19.0 软件进行统计分析。结果以 $\bar{x}\pm s$ 表示，t 检验，$p<0.05$ 表示差异有统计学意义。

2. 结果

正常膝关节三侧温度以前侧最小，同胫侧、腓侧比较差异有显著统计学意义（$p<0.01$），胫侧与腓侧之间比较无统计学差异（$p>0.05$）（表 7-30）。

表 7-30　四组健膝温度与患膝温度比较

例数	测量方位	对照组	筋脉瘀滞组		痰瘀交阻组		湿注骨节组	
		健膝	健膝	患膝	健膝	患膝	健膝	患膝
50	前侧	20.62±0.48	20.68±0.45	22.01±0.72$^{*\#}$	20.66±0.35	21.95±0.52$^{*\#}$	20.63±0.65	21.65±0.68*
50	胫侧	21.17±0.32	21.34±0.42	22.75±0.31$^{*\#}$	21.30±0.33	22.72±0.29$^{*\#}$	21.26±0.41	22.56±0.45*
50	腓侧	21.30±0.36	21.37±0.40	22.55±0.34$^{*\#\blacktriangle}$	21.33±0.38	22.53±0.29$^{*\#}$	21.02±0.41	22.40±0.32*

注：与本组健膝温度比较，$^{*}p<0.01$；与湿注骨节组患膝比较，$^{\#}p<0.05$；与痰瘀交阻组比较$^{\blacktriangle}p<0.05$

通过表 7-29 发现，中医各证型组患者健膝前侧、胫侧、腓侧温度与对照组健膝温度比较，胫侧健膝温度筋脉瘀滞组、痰瘀交阻组与对照组比较有统计学意义（$p<0.05$）；腓侧健膝温度湿注骨节组与对照组比较有统计学意义（$p<0.05$）；中医各证型组前侧、胫侧、腓侧的患膝温度与健膝温度差异均有统计学意义（$p<0.01$）。

患膝前侧面温度比较：筋脉瘀滞组与痰瘀交阻组比 $t=0.477$，$p>0.1$；痰瘀交阻组与湿注骨节证组比 $t=2.478$，$p<0.05$；筋脉瘀滞组与湿注骨节组比 $t=2.570$，$p<0.05$。患膝

胫侧面温度比较：筋脉瘀滞组与痰瘀交阻组比 $t=0.499$，$p>0.1$；痰瘀交阻组与湿注骨节组比 $t=2.113$，$p<0.05$；筋脉瘀滞组与湿注骨节组 $t=2.458$，$p<0.05$。患膝腓侧面温度比较：筋脉瘀滞组与痰瘀交阻组比 $t=0.316$，$p>0.1$；痰瘀交阻组与湿注骨节组比 $t=2.128$，$p<0.05$；筋脉瘀滞组与湿注骨节组 $t=2.271$，$p<0.05$。

3. 结论

本研究发现，正常膝关节三侧温度以前侧最小，前侧温度最小的原因可能是有髌骨及胫骨结节骨性突起，软组织相对较少，且胫侧及腓侧温度离血管较近，受其影响较大。膝关节骨性关节炎热像图呈现以膝关节为中心的温度升高图，温度较健康膝升高0.3～1.5℃。热图特点：局部热辐射温度大面积增高，热区明显增多，以膝关节为中心，面积增大，周围冷热交叉，温度升高与性别、发病部位无关，与病情严重程度密切相关，伴有疼痛、肿胀、畸形和关节间隙狭窄者膝部温度升高更明显。

研究结果显示，肝肾不足、筋脉瘀滞证与肝肾亏虚、痰瘀交阻证患者患膝部温度比较差异无显著性意义（$p>0.05$）；脾肾两虚、湿注关节证与其他两证型患者患膝部温度比较差异有显著性意义（$p<0.05$）。提示膝关节骨性关节炎中医证型与红外热成像技术具有一定相关性，这种可视的证型诊断评判，比单纯凭自觉症状要更客观，更具有实用的价值，可用于辅助诊断中医证型，其可能的机制有待进一步研究。另外本次研究也发现，健康人群经过红外热成像测出双膝的温差不明显，因此能够分辨出膝关节骨性关节炎的患者和健康人群之间的差别，同时说明红外热成像图结合临床症状能够相对有效地诊断膝关节骨性关节炎。（唐皓、蒋盛昶、陈坚、张信成、仇湘中等整理）

（五）膝关节骨性关节炎患者中医证型与血清 IL-1β 水平的相关性研究

1. 临床资料

（1）一般资料：纳入观察的病例 90 例来源于本院骨伤科 2012 年 7 月至 2014 年 6 月住院病人，其中男 41 例，女 49 例，年龄 40～65 岁，中位数 52 岁。病程 1 月～4 年，中位数 5 月。左膝关节 37 例，右膝关节 39 例，双侧膝关节 14 例。所有病例均行 X 线检查，其中Ⅱ期 47 例，Ⅲ期 39 例，Ⅳ期 4 例。临床表现：主要症状为膝关节呈间断疼痛。疼痛的特点是关节间隙疼痛及内外侧副韧带压痛，运动时加重，关节积液时可有浮髌征。下肢负重时膝关节疼痛患者 53 例，不负重时膝关节疼痛患者 37 例；膝关节活动受限 51 例，膝关节活动度正常 39 例。正常对照组选择无膝骨性关节炎、无内分泌疾病及其他疾病，年龄在 40 岁以上健康志愿者。

（2）诊断标准：按中华医学会骨科学分会关于骨关节炎诊治指南（2007 版）中膝关节骨性关节炎的诊断标准：①近 1 个月内反复膝关节疼痛；② X 线片（站立或负重位）示关节间隙变窄，软骨下骨硬化和（或）囊性变，关节边缘骨赘形成；③骨关节炎性滑液（至少 2 次）透明、黏性，WBC＜2000 个 /ml；④中老年患者，年龄＞40 岁；⑤晨僵＜30min；⑥关节活动时有骨摩擦感（音）。综合临床、实验室及 X 线检查，诊断必须满足①＋②；或①＋③＋⑤＋⑥；或①＋④＋⑤＋⑥可诊断膝骨性关节炎。

（3）辨证标准：中医辨证诊断标准，按 2002 版《中药新药临床研究指导原则》中的“膝关节骨性关节炎”诊断标准：①肝肾不足，筋脉瘀滞证：主证见关节疼痛，胫软膝酸。次证见活动不利，动作牵强，舌质偏红，苔薄或薄白，脉滑或弦。②脾肾两虚，湿注骨节证：主证见关节疼痛，肿胀积液。次证见活动受限，舌质偏红，或舌胖质淡偏红，苔薄或薄腻，脉滑或弦。③肝肾亏虚，痰瘀交阻证：主证见关节疼痛，肿胀肥厚感，痿弱少力。次证见关节肥大，活动受限，舌质偏红，或舌胖质淡偏红，苔薄或薄腻，脉滑或弦细。

（4）纳入标准：①年龄 40～65 岁之间；②符合膝关节骨性关节炎西医诊断标准和中医辨证标准；③签署知情同意书。

（5）排除标准：①继发性骨关节炎；②类风湿性关节炎、成人的幼年慢性关节炎、结节病、急性创伤；③伴有心脑血管、肝、肾和造血系统、内分泌系统等严重原发性疾病及肿瘤、精神病患者；④妊娠哺乳或正准备妊娠妇女；⑤研究者认为不宜参加临床试验者。

2. 方法

（1）标本采集：病人入院明确诊断及辨证分型后，从膝关节骨性关节炎组和正常对照组抽取晨起空腹静脉血 2ml（用血常规管），分离血清后置低温冰箱保存待测。

（2）标本测定：采用双抗体夹心法 ELISA 测定血清 IL-1β 含量，标本送长沙维尔生物科技有限公司检测。

（3）统计学分析：应用 SPSS19.0 统计分析软件来完成对所得数据的处理，计量资料数值以 $\bar{x} \pm s$ 表示，多组间比较采用单因素方差分析（ANOVA），多组均数间的两两比较采用 LSD 检验；计数资料采用卡方检验。

3. 结果

（1）各证型分布情况：在 90 例膝关节骨性关节炎患者中，肝肾不足、筋脉瘀滞证 37 例（41.1%）；脾肾两虚、湿注关节证 28 例（31.1%）；肝肾亏虚、痰瘀交阻证 25 例（27.8%）。

（2）血清 IL-1β 水平在膝关节骨性关节炎各证型中分布情况：膝关节骨性关节炎患者血清 IL-1β 水平均高于正常组，差异有显著统计学意义（$p<0.01$），各证型组中按肝肾亏虚、痰瘀交阻证，脾肾两虚、湿注关节证，肝肾不足、筋脉瘀滞证呈逐步增高趋势。分析结果显示：肝肾不足、筋脉瘀滞证组与肝肾亏虚、痰瘀交阻证组比较，差异有统计学意义（$p<0.05$），而脾肾两虚、湿注关节证组与肝肾不足、筋脉瘀滞证组及肝肾亏虚、痰瘀交阻证组比较，差异均无统计学意义（$p>0.05$）（表 7-31）。

表 7-31　膝关节骨性关节炎各中医证型血清 IL-1β（$\bar{x} \pm s$）水平比较

组别	n	IL-1β（pg/ml）	组别	n	IL-1β（pg/ml）
肝肾不足、筋脉瘀滞证组	37	32.43±16.17*Δ	肝肾亏虚、痰瘀交阻证组	25	42.21±18.45*
脾肾两虚、湿注关节证组	28	38.56±17.62*#	正常组	30	14.41±4.86

注：* 与正常组比较，$p<0.01$；Δ 与肝肾亏虚、痰瘀交阻证组比较，$p<0.05$；# 与肝肾亏虚、痰瘀交阻证组及肝肾不足、筋脉瘀滞证组比较，$p<0.05$

4. 结论

探索研究血清 IL-1β 水平在膝关节骨性关节炎中医证型中的分布规律及其关系，旨在探索现代指标对中医微观辨证的支持作用。

本研究中膝关节骨性关节炎的中医诊断分型依据，采用中药新药治疗膝关节骨性关节炎临床研究指导原则的中医辨证分型方法，结果显示：肝肾不足、筋脉瘀滞证占 41.1%，脾肾两虚、湿注关节证 31.1%，肝肾亏虚、痰瘀交阻证 27.8%。与文献调查结果相似。这一结果对膝关节骨性关节炎专病专方的研发具有一定的参考意义。另一方面，血清 IL-1β 水平在膝关节骨性关节炎各证型组分布规律，按肝肾亏虚、痰瘀交阻证，脾肾两虚、湿注关节证，肝肾不足、筋脉瘀滞证呈逐步增高趋势，说明膝关节骨性关节炎患者中医证型与血清 IL-1β 具有一定的相关性，可尝试用于膝关节骨性关节炎患者中医证型的辅助诊断。（蒋盛昶、唐皓、张信成、仇湘中、王威、朱承勋等整理）

第四节　舒筋通络液外治腰椎间盘突出症的临床研究

一、舒筋通络液透药治疗腰椎间盘突出症的临床疗效观察

将 90 例腰椎间盘突出症住院患者随机分为舒筋通络液组、空白对照组，每组 45 例；比较 2 组临床疗效及血清 TNF-α 的变化情况。结果：2 组均能改善临床症状、体征及 VAS 评分，舒筋通络液组明显优于对照组（$p<0.01$），在降低血清 TNF-α 方面，舒筋通络液组治疗前后差异有统计学意义（$p<0.05$），且明显优于对照组（$p<0.01$），2 组患者在治疗期间均未见明显不良反应。

二、舒筋通络液离子治疗腰椎间盘源性腹股沟疼痛的临床观察

将 60 例腰椎间盘源性腹股沟疼痛住院患者随机分为治疗组和对照组各 30 例，治疗组予以基础治疗加舒筋通络液离子导入治疗，对照组予以基础治疗加温水离子导入治疗，对比观察两组患者综合疗效、疼痛评分、JOA 评分情况及不良反应，并进行统计分析。观察舒筋通络液离子导入治疗腰椎间盘源性腹股沟疼痛的临床疗效及安全性。结果：治疗组综合疗效、疼痛评分及 JOA 评分改善情况明显优于对照组（$p<0.01$）。

三、结论

舒筋通络液外治治疗腰椎间盘突出症及腰椎间盘源性腹股沟疼痛安全、有效，体现了中医外治即内治之理，值得推广应用，降低 TNF-α 浓度为其可能的作用机制之一。

四、研究论文

（一）舒筋通络液离子导入治疗腰椎间盘源性腹股沟疼痛的临床观察

1．资料与方法

（1）一般资料：纳入研究的患者 60 例：男 31 例，女 29 例；年龄 20～50 岁，中位数 38.1 岁；病程 5d～17 个月，中位数 24d；所有病例均行腰椎 MRI 及 CT 引导下腰椎间盘造影检查证实，MRI 检查中 33 例 L_4/L_5，27 例 L_5/S_1 椎间盘变性、纤维环后缘见高信号区；腰椎间盘造影检查中 33 例 L_4/L_5，27 例 L_5/S_1，均显示纤维环破裂，造影剂外漏，并可诱发典型的复制性疼痛，而相邻的上下椎间盘对这一刺激未能诱发出症状。

（2）诊断标准：参照国际疼痛分类学会诊断标准。①腰痛反复发作超过 6 个月，可伴下肢放射痛，但疼痛往往不过膝；② X 线、CT 检查排除腰椎间盘突出、椎管狭窄、腰椎不稳定、腰椎峡部裂以及腰椎滑脱等疾病；③存在纤维环撕裂的影像学依据，椎间

盘造影显示纤维环破裂，造影剂外漏，MRI 纤维环后缘见高信号区；④椎间盘造影可诱发典型的复制性疼痛。

（3）纳入标准：①符合上述诊断标准并以腹股沟疼痛为主要临床表现；②中医辨证为血瘀证；③年龄 18～65 岁；④同意参与本项研究，签署知情同意书。患者需满足纳入标准中的所有条款才能被纳入研究范围。

（4）排除标准：①有明显马尾神经受压症状，须手术者；② CT 或 MRI 提示腰椎间盘突出物前后径大于椎管前后径的 1/3 者，经后纵韧带突出型及游离型腰椎间盘突出者，突出间盘后缘骨化或椎体后缘骨赘形成者；③合并糖尿病及严重心肝肾等重要脏器功能损害者；④存在其他相关骨关节疾患，包括腰椎滑脱、腰椎管狭窄、腰椎结核、脊髓肿瘤等病变或风湿性、类风湿性关节炎者；⑤妊娠期、哺乳期、月经期间妇女以及过敏体质者；⑥合并有髋部及股骨头器质性病变者；⑦近期接受过其他治疗者。患者只要满足排除标准中的任意 1 条，就必须被排除在研究范围之外。

（5）疗效评价标准：参照《中药（新药）临床研究指导原则》拟定。治愈：腹股沟及腰部疼痛消失，活动自如。好转：腹股沟及腰部疼痛减轻，腰部活动功能改善。无效：症状及体征无改善。

（6）方法

① 分组方法　采用随机数字表法将纳入研究的患者分为 2 组。治疗组 30 例，男 16 例，女 14 例，年龄 22～50 岁，中位数 37.4 岁，病程 11d～17 个月，中位数 25.3d；30 例均行腰椎 MRI 及 CT 引导下腰椎间盘造影检查明确诊断，其中 L_4/L_5 17 例，L_5/S_1 13 例。对照组 30 例，男 15 例，女 15 例，年龄 20～49 岁，中位数 38.8 岁，病程 5 天～15 个月，中位数 22.7 天，30 例均行腰椎 MRI 及 CT 引导下腰椎间盘造影检查明确诊断，其中 L_4/L_5 病例 16 例，L_5/S_1 病例 14 例。经统计学处理，两组间性别、年龄、病程等差异均无统计学意义（$p>0.05$），具有可比性。

② 治疗方法

A．常规治疗：卧床休息、功能锻炼、腰椎牵引、药物治疗等。功能锻炼方法：包括股四头肌等长收缩、踝关节屈伸功能锻炼；单侧下肢直腿抬高、踢腿锻炼；腰背肌功能锻炼，如五点支撑法、三点支撑法、飞法等。3～5 次 / 天，每次 20～30min。每天练习的强度根据患者的耐受能力而定，以不引起患者疼痛不适为宜，循序渐进，逐步加强。腰椎牵引：采用腰椎牵引床（型号 DPK- Ⅲ C，张家港市德丰医疗设备有限公司生产）骨盆牵引法，牵引质量根据患者病情、体格和肌肉发达情况而定，质量宜逐渐增加或减少，以不使患者疼痛为标准。牵引时间每次 30min，1 次 / 天。药物治疗：以腰痹通胶囊（江苏康缘药业股份有限公司生产）口服，每次 3 粒，3 次 / 天。

B．治疗组：在常规治疗的基础上，配合舒筋通络液离子导入治疗。药物组成：桑寄生 20g，续断 20g，三棱 15g，乳香 15g，威灵仙 20g，海桐皮 20g，海风藤 20g，元胡 25g，秦艽 30g。水煎，1 剂 /d，外用。

方法：采用中频治疗仪（型号 ZP-100CH，成都千里电子设备有限公司生产）进行中药舒筋通络液离子导入治疗，部位为 L_4～L_5、L_5～S_1，1 次 / 天，每次 30min。

C．对照组：在常规治疗的基础上，配合温水离子导入治疗，方法同治疗组。

③ 疗效评定方法　两组均以 10 天为 1 个疗程，连续 2 个疗程后进行疗效评价。采

用疗效评价标准进行两组综合疗效评价。采用视觉模拟评分法（VAS），观察两组疼痛改善情况。采用JOA评分，观察两组功能障碍改善情况，JOA总评分最高为29分，最低0分，分数越低表明功能障碍越明显，改善指数＝治疗后评分－治疗前评分，治疗后评分改善率＝［（治疗后评分－治疗前评分）/29－治疗前评分）］×100%。

（7）统计学方法：采用SPSS20.0统计分析软件来完成对所得数据的处理，所有计量资料采用均数加减标准差（$\bar{x} \pm s$）表示，采用t检验，计数资料采用卡方检验，等级资料采用秩和检验（Ridit分析）。以$p<0.05$为差异有统计学意义。

2．结果

（1）两组患者综合疗效比较如表7-32所示（$x^2=15.2$，$p=0.0005$）。

表7-32　两组患者综合疗效比较

组别	例数	治愈/%	好转/%	无效/%	总有效率/%
治疗组	30	2（73.33）	8（26.67）	0（0）	100.00
对照组	30	8（26.67）	16（53.33）	6（20）	80.00

（2）两组患者疼痛评分（VAS）比较如表7-33所示。

表7-33　两组患者VAS评分情况比较（$\bar{x} \pm s$）

组别	治疗前	治疗1个疗程	治疗2个疗程
治疗组	7.867±0.743	5.067±0.799	2.933±0.594
对照组	7.933±0.799	6.00±0.657	4.667±0.617
t	0.33	4.97	11.09
p	0.742	0.002	0.000

（3）两组患者功能障碍评分（JOA）比较如表7-34所示。

表7-34　两组患者JOA评分情况比较（$\bar{x} \pm s$）

组别	治疗前	治疗1个疗程	治疗2个疗程
治疗组	10.20±1.474	15.2±0.941	22.267±1.033
对照组	9.93±0.798	14.2±0.942	18.867±1.302
T	0.88	4.12	11.20
p	0.381	0.000	0.000

（4）不良反应：两组患者在治疗期间均未见明显不良反应。

3．结论　本次临证观察结果显示，采用舒筋通络液离子导入治疗能有效缓解腰椎间盘源性腹股沟疼痛患者症状，且无明显不良反应。（蒋盛昶、刘敏、唐皓、张信成、仇湘中、陈坚等整理）

（二）舒筋通络液透药治疗腰椎间盘突出症的临床研究

1．资料与方法

（1）诊断标准：西医诊断标准根据《腰椎间盘突出症》中诊断标准拟定；中医辨证

标准根据《中药新药临床研究指导原则》中的“腰椎间盘突出症血瘀证辨证标准”拟定。

（2）纳入标准：①符合腰椎间盘突出症诊断标准；②符合腰椎间盘突出症血瘀证辨证标准；③无手术治疗的绝对指征；④能按疗程完成治疗，治疗及随访资料完整；⑤患者同意参加本试验，并签署知情同意书。

（3）排除标准：①合并腰椎结核、椎间盘炎、椎间隙感染、脊髓肿瘤等病变及皮肤有破损者；②入组前1周内已接受其他相关治疗者；③妊娠或哺乳期妇女；④合并严重的内科疾病及过敏体质者。

（4）一般资料 将2014年5月至2015年5月本院90例住院患者随机分为两组，治疗组45例，男24例，女21例；年龄25～53岁，中位数39.4岁；病程9天至6.5年，中位数29.6天；腰椎间盘突出部位：L_3/L_4 5例，L_4/L_5 18例，L_5/S_1 14例，L_4/L_5、L_5/S_1 8例；对照组45例，男23例，女22例；年龄23～51岁，中位数38.5岁，病程5天至5.3年，中位数27.4天；腰椎间盘突出部位：L_3/L_4 4例，L_4/L_5 19例，L_5/S_1 15例，L_4/L_5、L_5/S_1 7例。两组患者性别、年龄、病程、突出部位等比较，差异均无统计学意义（$p>0.05$），具有可比性。

（5）治疗方法

① 基础治疗：采用卧床休息、腰椎牵引、药物治疗、功能锻炼和动作训练指导等。

② 治疗组：在基础治疗的基础上，采用原导电致孔电子脉冲治疗仪（型号LHJ-XI型，广州绿海医疗器械保健用品有限公司制造），进行中药舒筋通络液定向透药治疗，部位为L_3～L_4、L_4～L_5、L_5～S_1，1次/天，30分钟/次。舒筋通络液药物组成：桑寄生20g，续断20g，三棱15g，乳香15g，威灵仙20g，海桐皮20g，海风藤20g，延胡索25g，秦艽30g。由我院药剂科配制成外用液，150毫升/袋。

③ 对照组：在基础治疗的基础上，采用原道电致孔电子脉冲治疗仪（型号LHJ-XI型，广州绿海医疗器械保健用品有限公司制造），配合温水进行治疗，部位为L_3～L_4、L_4～L_5、L_5～S_1，1次/天，30分钟/次。

两组均由固定的专人进行仪器操作，治疗前，向患者说明该治疗的目的及经过，以取得配合；同时注意擦去局部皮肤油脂以减低阻抗；取2块多层纱布，折叠成电极板大小，放入适当的容器中，加入温舒筋通络液或温水使纱布完成浸润；将纱布对置平整地放在患者的治疗部位上，取海绵2块，分别均匀地压敷在两药疗电极板的黑色导电面上；统一选择自动治疗方案，治疗强度以患者感觉舒适为度；治疗时间统一设定为30分钟/次；注意治疗时患者的舒适性，如舒适的体位，注意保暖；治疗过程若患者出现身体不适，应立即关闭电源，停止治疗。

两组均以10天为1个疗程，连续2个疗程后进行疗效评价。

（6）观察指标：①疼痛评分：采用视觉模拟评分法（VAS），进行两组疼痛改善情况评价。②血清TNF-α：采用酶联免疫吸附测定法检测患者治疗前后晨起空腹静脉血清TNF-α含量。

（7）疗效标准：根据《中药新药临床研究指导原则》拟定。治愈：腰腿痛消失，直腿抬高试验70°以上，能恢复原工作；好转：腰腿痛减轻，腰部活动功能改善；无效：症状、体征无改善。

（8）统计学方法 采用SPSS 17.0统计软件对数据进行处理，计量资料以均数±标准差”表示，采用 t 检验，计数资料采用 χ^2 检验，等级资料采用秩和检验。$p<0.05$ 为差异有统计学意义。

2. 结果

（1）两组疗效比较 治疗组疗效优于对照组，差异有统计学意义（$p<0.01$）（表 7-35）。

表 7-35 两组疗效比较（例）

组别	例数	治愈	好转	无效	总有效率 /%	组别	例数	治愈	好转	无效	总有效率 /%
治疗组	45	27	17	1	97.8	对照组	45	9	28	8	82.2

注：两组比较，经秩和检验，$p<0.01$

（2）两组治疗前后 VAS 疼痛评分比较：两组患者治疗后 VAS 疼痛评分均较治疗前降低，差异有统计学意义（$p<0.01$）；治疗组治疗后 VAS 疼痛评分低于对照组，差异有统计学意义（$p<0.01$）（表 7-36）。

表 7-36 两组治疗前后 VAS 疼痛评分比较（$\bar{x}\pm s$，分）

组别	例数	治疗前	治疗后	组别	例数	治疗前	治疗后
治疗组	45	7.29±1.28	1.43 ± 0.39^{ab}	对照组	45	7.31±1.13	3.04 ± 0.47^{a}

注：与组内治疗前比较，$^{a}p<0.01$；与对照组治疗后比较，$^{b}p<0.01$

（3）两组治疗前后血清 TNF-α 浓度比较 治疗组治疗后血清 TNF-α 浓度低于治疗前（$p<0.05$）；治疗后比较，治疗组血清 TNF-α 浓度低于对照组，差异有统计学意义（$p<0.01$）（表 7-37）。

表 7-37 两组患者血清 TNF-α 浓度比较（$\bar{x}\pm s$，pg/ml）

组别	例数	治疗前	治疗后	组别	例数	治疗前	治疗后
治疗组	45	223±33	87 ± 25^{bc}	对照组	45	221±32	115 ± 28^{a}

注：与组内治疗前比较，$^{a}p>0.05$，$^{b}p<0.05$；与对照组治疗后比较，$^{c}p<0.01$

3. 结论

本次研究探讨了舒筋通络液电子脉冲定向透药治疗腰椎间盘突出症的疗效，观察了对患者血清 TNF-α 的影响。结果表明，治疗组疗效优于对照组，差异有统计学意义（$p<0.01$）；治疗前两组患者血清中 TNF-α 水平均较高，治疗后治疗组患者血清中 TNF-α 水平下降，证实腰椎间盘突出症椎管内炎症因子聚集，经治疗可使炎症水肿消除，从而减轻腰腿痛的症状。本研究结果提示，舒筋通络液透药治疗腰椎间盘突出症有较好临床疗效，降低患者血清 TNF-α 浓度可能为其机制之一。（夏爱民、朱承勋、彭小玉、仇湘中、易振宇等整理）

第五节 补肝健膝方治疗膝骨关节炎的临床及机制研究

一、临床研究

膝骨关节炎是临床上常见病和多发病，其病因主要是由于各种病因导致关节软骨的慢性退行性改变。其发病率呈持续上升的趋势，严重影响中老年人的生活质量。仇湘中团队于 2008 年 1 月至 2010 年 12 月采用补肝通络法，拟方补肝健膝方治疗本病 60 例，并与塞来昔布胶囊进行对照，参照《中药新药临床研究指导原则》及 WOMAC（ 西安大略和曼彻斯特大学）骨性关节炎指数并结合健康评价问卷（HAQ），主要观察两组疼痛、肿胀、关节活动、生活能力等积分变化情况。结果显示，两组治疗前后患者症状评分均显著降低，且其症状和功能均得到了明显改善，治疗组优于对照组（$p<0.05$），证明补肝通络法之补肝健膝方治疗膝骨关节炎安全有效。

二、实验研究

仇湘中带领团队在临床验证有效的基础上，开展相关实验研究探讨补肝健膝方的作用机制，初步开展了补肝健膝方对 KOA 兔关节液中骨桥蛋白（OPN）、白介素 1（IL-1）、肿瘤坏死因子 α（TNF-α）干预的研究。

研究结果表明：①补肝健膝方有拮抗膝骨关节炎模型软骨退变的作用。②补肝健膝方可降低实验性兔膝骨关节炎模型关节液 OPN、IL-1、TNF-α 的表达。

三、结论

补肝健膝方治疗膝骨关节炎安全、有效，其作用机制可能与拮抗膝骨关节炎模型软骨退变、降低 OPN、IL-1、TNF-α 的表达等有关。

四、研究论文

（一）补肝通络法治疗膝骨关节炎小结

1. 临床资料

（1）一般资料：两组 120 例均为我院骨科住院病人。采用双盲双模拟临床研究设计方案将其分为两组。治疗组 60 例中，男性 23 例，女性 37 例；年龄最大 60 岁，最小 42 岁，平均（53.5±6.34）岁；病程最长 12 年，最短 6 个月，平均（ 2.13±0.61）年。对照组 60 例中，男性 21 例，女性 39 例；年龄最大 60 岁，最小 41 岁，平均（54.2±5.77）岁；病程最长 10 年，最短 4 个月，平均（2.16±0.73）年。两组性别、年龄、病程等资料比较差异无统计学意义（$p>0.05$），具有可比性。

（2）诊断标准：依据《中药（新药）临床研究指导原则》中的“膝骨性关节炎”诊断标准和《骨关节炎诊治指南》拟定。①近 1 个月内反复出现膝关节疼痛；② X 线片（站立或负重位）示关节间隙变窄、软骨下骨硬化和（或）囊性变、关节缘骨赘形成；③关节液（至少 2 次）清亮、黏稠，白细胞数量＜ 2000 个 / ml；④中老年患者（年龄≥40 岁）；⑤晨僵≤30min；⑥活动时有骨擦音（感）。临床上结合临床、实验室及 X 线检查结果并满足①、②或①、③、⑤、⑥或①、④、⑤、⑥条件者即可确诊。

（3）纳入标准 符合膝关节骨性关节炎诊断标准者；年龄为 40～60 岁者； 除有妊娠、哺乳期妇女及严重并发症或伴有心、肝、肾、造血系统等严重疾病的患者。

2. 治疗方法

（1）治疗组：采用补肝通络法之补肝健膝方治疗。处方：白芍 30g，熟地黄 25g，当归 10g，牛膝 15g，生地黄 15g，僵蚕 10g，木瓜 15g，蜈蚣 3g，甘草 5g。每日 1 剂，煎药机煎后浓缩至400毫升（200毫升/袋），200毫升/次，2次/天，早晚分服。同时口服模拟帕歌斯片，2片/次，3次/天。

（2）对照组：采用通络止痛法之帕歌斯片（主要成分：魔鬼爪提取物）治疗，2片/次，3次/天，口服。同时口服模拟补肝健膝方，200毫升/次，2次/天。两组疗程均为4周，且两组治疗期间均不得使用任何与治疗本病有关的中西药物及方法。

3．疗效观察

（1）观察方法：参照《中药（新药）临床研究指导原则》及WOMAC（西安大略和曼彻斯特大学）骨性关节炎指数并结合健康评价问卷（HAQ）进行观察，主要观察两组疼痛、肿胀、关节活动、生活能力等积分变化情况（表7-38）。

表7-38　两组膝关节疼痛、关节活动、肿胀、生活能力积分标准

观察项目	0分	2分	4分	6分
疼痛	无痛	轻度疼痛但可耐受，不影响睡眠	中度疼痛，稍影响行动及睡眠	重度疼痛，难以忍受，明显影响活动及睡眠
关节活动	无关节活动受限	关节活动轻度受限	关节活动重度受限	关节活动明显受限
肿胀	无肿胀	轻度肿胀	中度肿胀	明显肿胀
生活能力	没有任何困难	有些困难	很困难	不能做

（2）疗效标准按计算公式（尼莫地平法）：[（治疗前积分－治疗后积分）÷治疗前积分]×100%而进行判定。临床控制：膝关节疼痛、僵硬、生活能力等积分减少≥95%；显效：膝关节疼痛、僵硬、躯体功能等积分减少≥70%，但＜95%；有效：膝关节疼痛、僵硬、生活能力等积分减少≥30%，但＜70%；无效：膝关节疼痛、僵硬、生活能力等积分减少＜30%。

（3）统计学方法 采用自身配对 t 检验及方差分析，运用SPSS16.0统计软件包对数据资料进行统计学处理。

（4）治疗结果（表7-39）。

表7-39　两组治疗结果及疗效比较

组别	例数	临床控制	显效	好转	无效	总有效率/%
治疗组	60	14	19	20	7	80.33*
对照组	60	8	12	27	13	78.33

注：与对照组比较，$^{*}p<0.05$

（5）两组治疗前后疼痛、肿胀、生活能力及关节活动积分改善情况比较（表7-40）。

表7-40　两组治疗前后疼痛、肿胀、生活能力及关节活动积分情况比较（$\bar{x}\pm s$）

组别	例数	时间	疼痛	肿胀	生活能力	关节活动
治疗组	60	治前	4.23±1.01	2.38±0.80	3.69±0.64	3.57±1.20
		治后	$0.67\pm0.45^{\#\triangle}$	$0.29\pm0.16^{\#\triangle}$	$0.03\pm0.45^{\#\blacktriangle}$	$1.24\pm1.01^{*}$
对照组	60	治前	3.95±1.12	2.43±0.66	3.26±1.05	3.17±0.91
		治后	1.39±0.82*	$0.97\pm0.49^{\#}$	$1.73\pm0.87^{\#}$	1.70±1.08*

注：与本组治疗前比较，$^{*}p<0.05$，$^{\#}p<0.01$，与对照组比较，$^{\triangle}p<0.05$，$^{\blacktriangle}p<0.01$

4．结论

根据中医理论和多年临床经验提出了“膝关节骨性关节炎发病为肝虚，治疗从肝论治”的观点，并以《医宗金鉴》中的“补肝汤”为基础方加味组成补肝健膝方。方中白芍养血补肝，缓急止痛，牛膝补肝肾，善治肝肾虚弱之膝痛，并能引药下行，共为君药；熟地黄、当归益肝肾之精血，生地黄养阴生津，共为臣药；僵蚕、蜈蚣搜风通络，化痰散结，祛风止痛，木瓜具有舒筋活络之效，并善走下肢，共为佐药；甘草调和诸药，为使药。全方共奏补肝养血柔筋、舒筋通络止痛之效。本临床观察结果显示，两组治疗前后患者症状评分均显著降低，且其症状和功能均得到了明显改善，治疗组优于对照组（$p<0.05$），表明补肝通络法治疗膝骨关节炎安全有效。（仇湘中、张信成、蒋盛昶、唐皓等整理）

（二）补肝通络法干预对兔膝骨性关节炎模型关节液 OPN、IL-1、TNF-α 表达的影响

1．材料与方法

（1）实验动物：清洁级健康成年新西兰大耳白兔共 30 只，雌雄各半，质量 2.0kg 左右，由湖南省中医药研究院动物实验室代购（新西兰兔 43006700007702），动物许可证号：SCXK（湘）2014-0010，使用 SYXK（湘）2015-0008。

（2）药物与试剂：补肝健膝方由湖南省中医药研究院中药所提供，药物由黄芪 15g、当归 10g、白芍 30g、熟地黄 25g、延胡索 10g、蜈蚣 1 条、全蝎 5g、杜仲 10g、白芷 10g、丹参 15g、川芎 12g、甘草 5g、酸枣仁 15g、木瓜 15g、党参 15g、三七 6g、桑枝 15g、牛膝 15g 等 18 味组成。仙灵骨葆胶囊（功效为滋补肝肾，活血通络，强筋壮骨，贵州同济堂制药有限公司国药准字 Z20025337）。

（3）动物分组及模型制备：将 30 只白兔按照体质量随机分为正常组 6 只，其余分为模型组。参照关节制动制作骨关节炎动物模型方法，采用石膏将兔右后膝关节伸直位固定，6 周后在正常组、模型组各随机选择 1 只白兔，处死，打开右膝关节，验证模型组白兔右后膝骨关节炎模型制备成功。将模型组剩余的白兔随机分为模型对照组、仙灵骨葆组、补肝健膝方组共 3 组，每组 8 只。造模后 1 周开始灌胃。

（4）药物干预：根据兔与人体表面积方法，给予补肝健膝方 11g/kg 灌胃，仙灵骨葆组给予 0.14g/kg 仙灵骨葆胶囊灌胃，正常对照组、模型对照组给予蒸馏水灌胃，5ml/kg。每日给药 1 次，连续给药 4 周。

（5）观察指标及方法

在造模 7 天（第一时间点，模型验证，各组治疗前的数据）、实验药物干预 4 周（第 2 时间点，各组实验干预后的数据）分别随机选择 3 只白兔，检查以下指标。

① 关节软骨及滑膜大体观察：耳缘静脉注射 10ml 空气栓塞处死白兔，并立即显露出右膝关节，从髌上囊打开右膝关节后，肉眼观察关节囊、滑膜、关节软骨、关节液一般表现，观察关节软骨及滑膜并记录（照片）。

② ELISA 法检测关节液 OPN、IL-1β、TNF-α：抽取各组兔关节液，将兔膝部毛剔干净，用 2.5ml 一次性无菌注射器进行膝关节穿刺，注入无菌生理盐水 1ml，并反复抽吸、注入 3～5 次，使冲洗液混匀，尽量抽尽膝关节腔内液体。将抽取的关节液以 3000r/min 离心，20min，收集上清液，最后获得关节液 0.5ml/ 膝，置于－20℃低温冰箱保存待检，

方法按照免疫组化试剂盒（取完标本后，交给试剂购买公司检测）。

（6）统计学方法：将实验结果按统计学要求作数学统计处理。计量资料组间比较，采用单因素方差分析（LSD 法），组内前后比较，采用配对 t 检验。所有的统计检验均采用双侧检验，以 $p<0.05$ 和 $p<0.01$ 为检验水准。所有数据均采用 SPSS14.0 软件包进行分析检验，总疗效按 Ridit 检验分析。

2．结果

（1）关节软骨及滑膜大体观察：打开右膝关节囊，发现正常对照组关节面完整，色泽正常，软骨表面光滑，无明显积液。模型对照组软骨关节面粗糙，软骨可见散在糜烂，色泽灰暗，关节积液明显，滑膜肿胀。仙灵骨葆组，关节面稍见粗糙，色泽较模型对照组明亮，少量积液，滑膜稍肿胀。补肝健膝方组关节面色泽可，无明显粗糙，关节腔内少量积液，滑膜稍肿胀（彩图 7-24～彩图7-27）。

各组模型验证时膝关节大体观察图（彩图 7-24，正常对照组；彩图 7-25，模型对照组；彩图 7-26，仙灵骨葆组；彩图 7-27，补肝健膝方组）

（2）关节软骨及滑膜大体观察比较：各组白兔均完成了 4 周时间的实验干预，实验期间无异常死亡。正常组膝关节内外侧间隙光滑平整，软骨色泽蓝白色透明，关节液量适中；模型组膝关节间隙变窄，滑膜肿胀，软骨面不光滑与滑膜纤维性粘连凹凸不平，软骨出现剥脱；镜下见软骨细胞大小不均深层排列，软化灶形成；实验组关节软骨大体观察呈淡蓝半透明白色，表面平整光滑，滑膜乳白色淡黄黏稠的关节液含量较正常组稍多，镜下仙灵骨葆组软骨细胞排列欠完整，簇状增生；补肝健膝方组关节面光滑平整，软骨细胞排列完整（彩图 7-28～7-31）。

各组白兔模型验证时关节软骨组织形态学图（彩图 7-28，正常对照组；彩图 7-29，模型对照组；彩图 7-30，仙灵骨葆组；彩图 7-31，补肝健膝方组）

（3）ELISA 法检测关节液 OPN、IL-1、TNF-α 比较：实验干预 4 周后，与正常对照组比较，模型对照组、仙灵骨葆组、补肝健膝方组（表 7-41）。

表 7-41　各组关节液 OPN、IL-1、TNF-α 含量比较（$\bar{x}\pm S$）

分组	OPN/（ng/L）		IL-1/（pg/ml）		TNF-α/（pg/ml）	
	干预前	干预后	干预前	干预后	干预前	干预后
正常组	252.87±160.2	249.77±158.3	24.6± 0.3	23.7± 0.3	8.45±1.5	8.61±0.7
模型组	446.39±160.8	327.75±187.1	45.4± 0.4	36.7± 0.4^{a}	50.31±2.9^{a}	52.81±4.3^{a}
仙灵骨葆组	459.42±139.9	357.14±153.7	47.4± 0.4	25.2± 0.3^{ab}	50.68±2.9^{ab}	43.30±4.4^{ac}
补肝健膝方	442.65±174.6	240.97±168.1^{abd}	49.2± 0.3	22.4± 0.3^{abd}	50.37±3.0^{abd}	41.11±3.0^{abd}

注：组间比较，与正常组比较，$^{a}p<0.05$，与模型对照组比较，$^{b}p>0.05$，$^{c}p<0.05$，与阳性药物组比较，$^{d}p>0.05$，$^{e}p<0.05$。组内与干预前比较，$^{f}p<0.05$

与正常对照组比较，实验干预前兔 KOA 模型 TNF-α 表达较正常白兔明显增加，经补肝健膝方干预后，TNF-α 表达较模型对照组下降，详细见彩图 7-32～彩图 7-35。

光镜下观察兔膝关节软骨病理变化（HE 染色）（×400）。

与正常对照组比较，实验干预前兔 KOA 模型 OPN 表达明显增加，经补肝健膝方干预后表达较模型对照组下降，详细见图示（彩图 7-36～彩图 7-39）。

光镜下观察兔膝关节软骨病理变化（HE 染色）（×400）。

3. 结论

本实验结果表明，补肝健膝方对兔膝骨关节炎模型有拮抗软骨退变的作用；能降低实验性兔膝骨关节炎模型关节液 OPN、IL-1、TNF-α 的表达。（张信成、仇湘中、唐皓、蒋盛昶等整理）

参 考 文 献

［1］ 凌一揆．中药学［M］．上海：上海科技出版社，1991．

［2］ 李飞．方剂学［M］．北京：人民卫生出版社，2002．

［3］ 高学敏．中药学［M］．北京：中国中医药出版社，2002．

［4］ 邓中甲．方剂学［M］．北京：中国中医药出版社，2017．

［5］ 仇湘中．骨伤科中西医诊疗套餐［M］．北京：人民军医出版社，2013．

［6］ 胡有谷．腰椎间盘突出症［M］．3 版．北京：人民卫生出版社，2004：185-186．

［7］ 莫新民，何清湖．实用中医辨病论治大全［M］．太原：山西科学技术出版社，2006．

［8］ 胥少汀，葛宝丰，徐印坎，等．实用骨科学［M］．北京：人民军医出版社，2004：1507-1540．

［9］ 胡有谷．腰椎间盘突出症［M］．4 版．北京：人民卫生出版社，2011．

［10］王和鸣，沈冯君，赵文海．中医骨伤科学［M］．2 版．北京：中国中医药出版社，2007：296．

［11］中华人民共和国卫生部．中药新药临床研究指导原则［M］．北京：人民卫生出版社，1993：145-146．

［12］蒋协远，王大伟．骨科临床疗效评价标准［M］．北京：人民卫生出版社，2005．

［13］吴谦．医宗金鉴［M］．2 版．北京：人民卫生出版社，1980：1067．

［14］中华医学会风湿病学分会．2010 骨关节炎诊断及治疗指南［J］．中华风湿病学杂志，2010，14（6）：416-419．

［15］国家中医药管理局．中医病证诊断疗效标准［M］．南京：南京大学出版社，1994：175．

［16］阎小萍．强直性脊柱炎［M］．北京：中国医药科技出版社，2004：23-36．

［17］仇湘中，夏爱民，阚利胜，等．胶原酶溶解术合养肝健腰方治疗腰椎间盘突出症 60 例［J］．湖南中医杂志，2009，25（11）：31-32．

［18］仇湘中，张信成，蒋盛昶，等．补肝通络法治疗膝关节骨性关节炎 60 例［J］．湖南中医杂志，2011，27（9）：35-36．

［19］仇湘中，蒋盛昶，张信成．补肝健腰方治疗腰椎间盘突出症疗效及对血清 TNF-α 的影响［J］．中医药导报，2015，21（14）：35-37．

［20］蒋盛昶，刘敏，唐皓，等．舒筋通络液离子导入治疗腰椎间盘源性腹股沟疼痛的临床观察［J］．中国中医骨伤科杂志，2015，23（8）：26-28．

［21］唐皓，蒋盛昶，陈坚，等．外热成像技术在膝关节骨性关节炎中医证型诊断中的意义［J］．湖南中医药大学学报，2015，35（2）：43-45，48．

［22］仇湘中．补肝通络法治疗膝关节骨性关节炎 60 例［J］．湖南中医杂志，2011，27（5）：35-36．

［23］吕厚山，孙铁铮，刘忠厚．骨关节炎的诊治与研究进展［J］．中国骨质疏松杂志，2004，10（1）：7-22．

［24］刘栋，仇湘中．仇湘中教授从肝论治膝骨关节炎经验［J］．湖南中医药大学学报，2016，36（8）：45-47．

［25］张旭桥．“颈复方”加减治疗颈椎病 376 例的回顾性分析［J］．医药前沿，2011，1（12）：72-73．

［26］蒋盛昶，刘敏，仇湘中，等．益颈超微方治疗神经根型颈椎病 33 例［J］．中国中医药科技，

2014，21（6）：702-703.

［27］王和鸣，黄桂成. 中医骨伤科学［M］. 9版. 北京：中国中医药出版社，2012.

［28］仇湘中，蒋益兰. 强骨冲剂治疗骨质疏松症骨痛59例疗效观察［J］. 湖南中医杂志，1999，15（3）：23-24.

［29］仇湘中. 补肾强骨汤治疗原发性骨质疏松症60例［J］. 湖南中医杂志，1994，10（2）：30-31.

［30］仇杰，仇湘中，谭旭仪，等. 仇湘中教授治疗原发性骨质疏松症经验［J］. 中医药导报，2018，24（3）：47-49.

［31］薛凡，邓豪，邓咪朗，等. 仇湘中教授治疗老年性骨关节炎经验浅析［J］. 中国中医骨伤科杂志，2018，26（8）：77-78.

［32］中华医学会风湿病学分会. 强直性脊柱炎诊断及治疗指南［J］. 中华风湿病学杂志，2010，14（8）：557-559.

［33］中国医师协会骨科医师分会显微修复工作委员会，中国修复重建外科专业委员会骨缺损及骨坏死学组，中华医学会骨科分会显微修复学组. 成人股骨头坏死临床诊疗指南（2016）［J］. 中华骨科杂志，2016（15）：945-954.

［34］张旭桥，匡建军，张信成，等. 仇湘中教授治疗脊柱退行性病变的经验［J］. 中医药导报，2013，19（5）：30-31.

［35］邓咪朗，薛凡，邓豪，等. 仇湘中教授"从肝论治"颈椎病经验浅析［J］. 中医药学报，2018，46（6）：52-54.

［36］赵迪民，仇湘中，谭旭仪，等. 仇湘中治疗腰椎间盘源性下腰痛经验［J］. 中医药导报，2018，24（16）：128-129.

［37］邓豪，薛凡，仇湘中. 仇湘中教授治疗神经根型颈椎病经验［J］. 湖南中医药大学学报，2018，38（4）：421-423.

［38］谭旭仪，仇杰，仇湘中，等. 补肝健腰方对腰椎间盘突出大鼠NF-κB信号通路的影响［J］. 中医药导报，2019，25（10）：37-39.

［39］尹晨东，薛凡，邓豪，等. 仇湘中教授治疗非创伤性股骨头坏死经验浅析［J］. 中国中医骨伤科杂志，2019，27（8）：79-80.

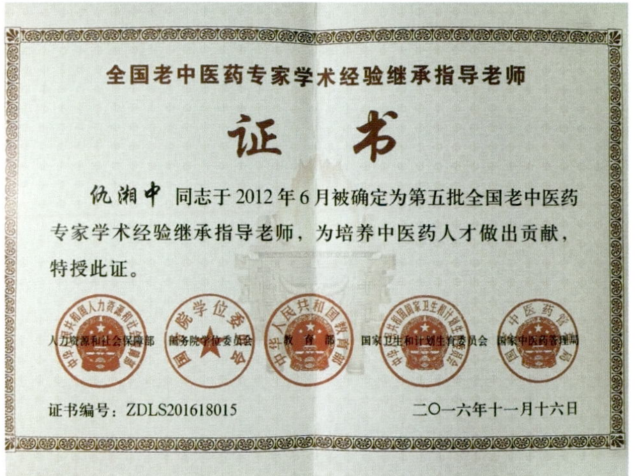

全国老中医药专家学术经验继承指导老师

证书

仇湘中 同志于2012年6月被确定为第五批全国老中医药专家学术经验继承指导老师，为培养中医药人才做出贡献，特授此证。

人力资源和社会保障部 国务院学位委员会 教育部 国家卫生和计划生育委员会 国家中医药管理局

证书编号：ZDLS201618015

二〇一六年十一月十六日

全国老中医药专家学术经验继承指导老师证书

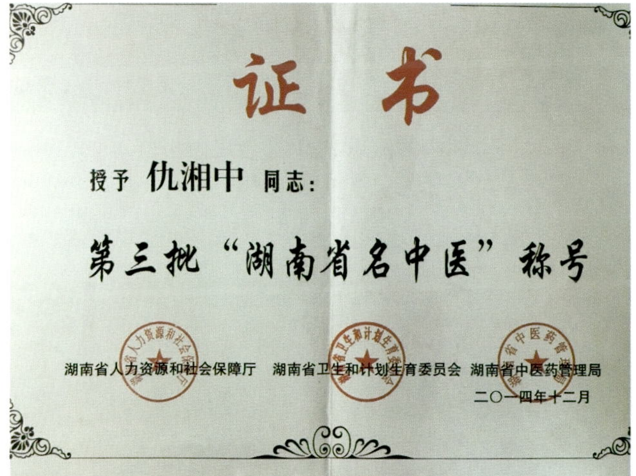

证书

授予 仇湘中 同志：

第三批“湖南省名中医”称号

湖南省人力资源和社会保障厅 湖南省卫生和计划生育委员会 湖南省中医药管理局

二〇一四年十二月

湖南省名中医证书

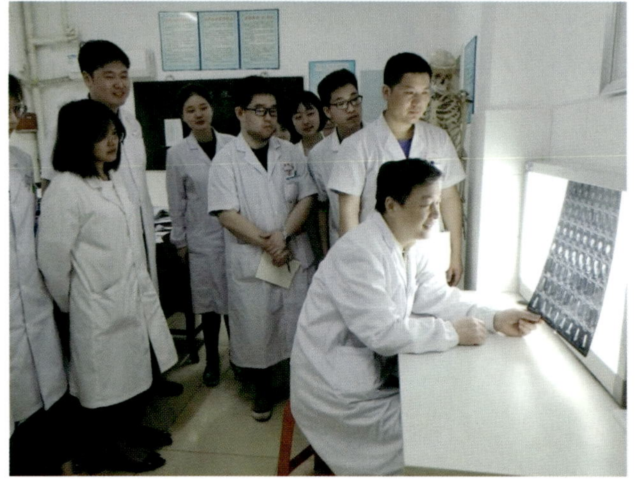

仇湘中教授指导学生学习工作照

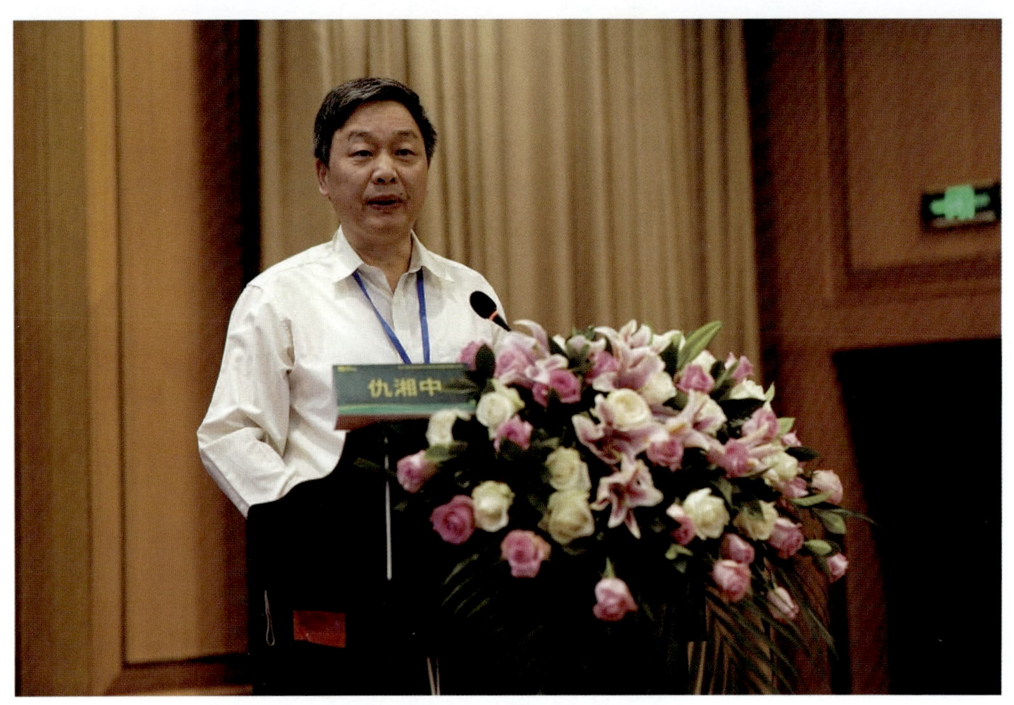

仇湘中教授参加学术会议做报告

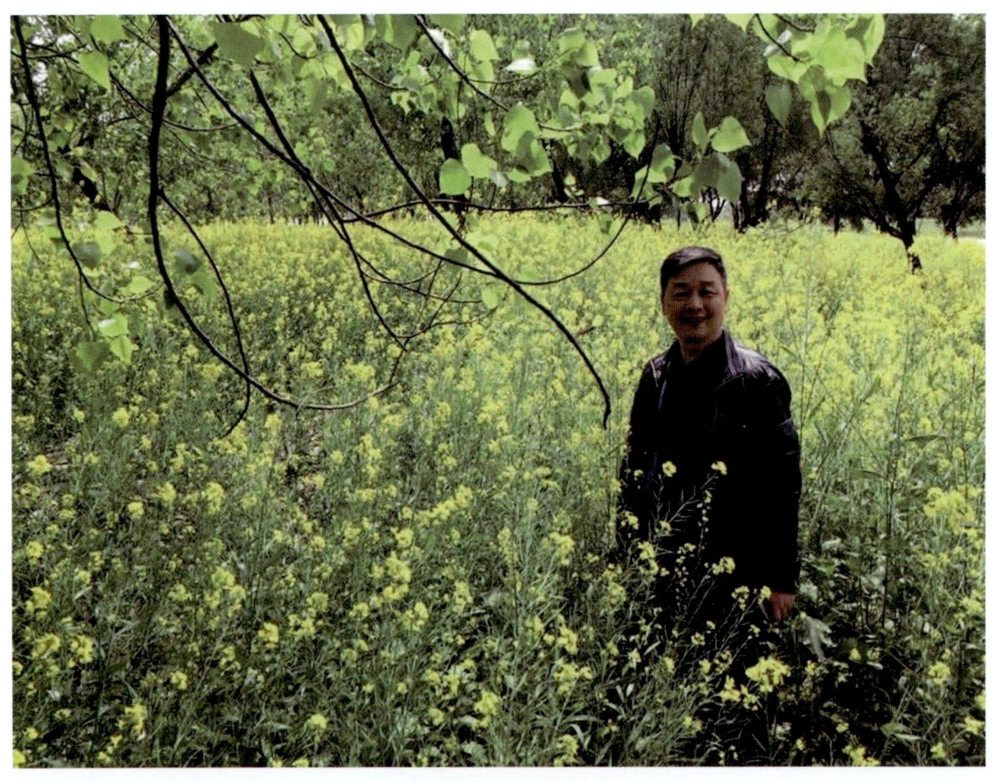

仇湘中教授生活照

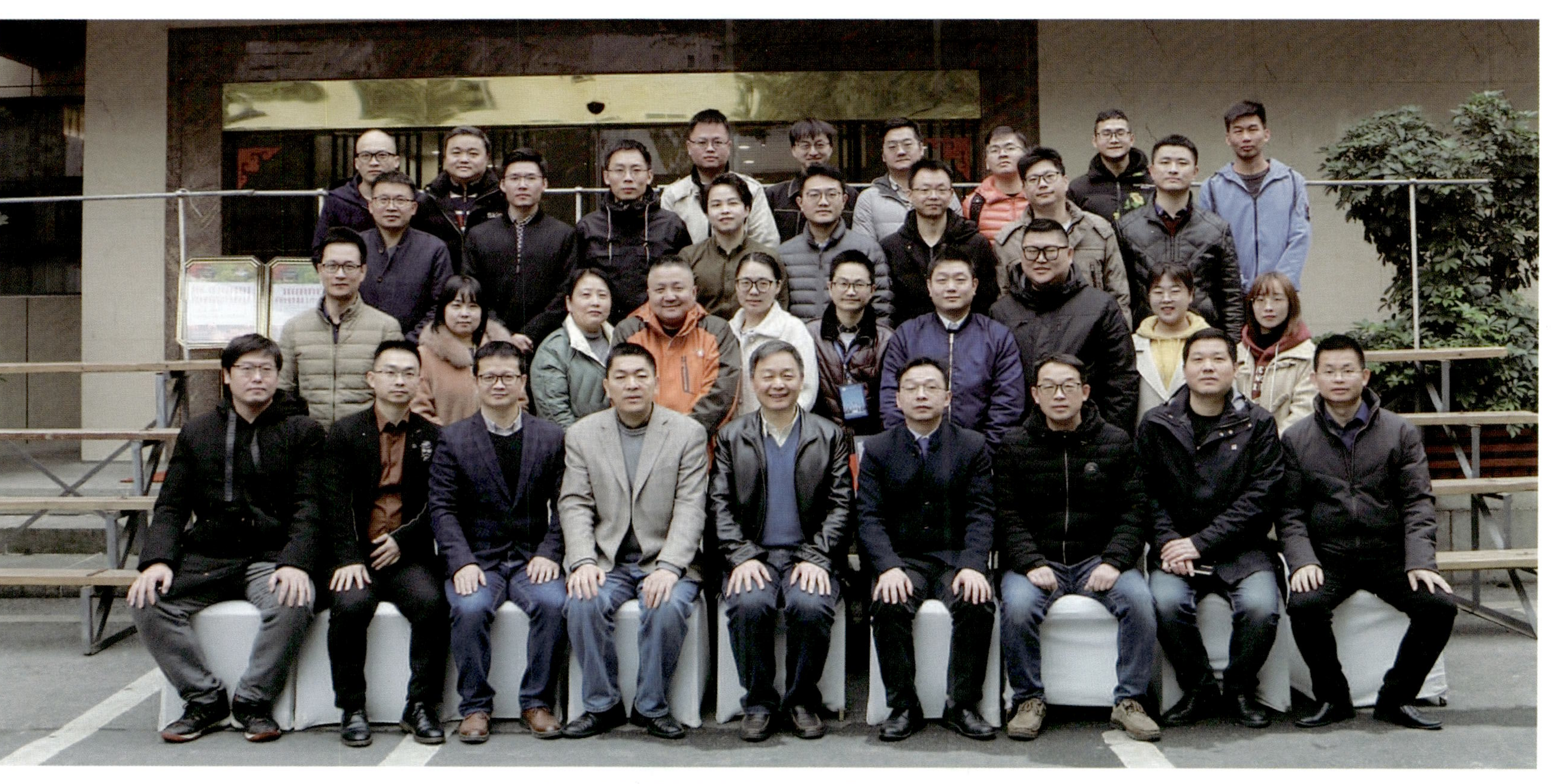

仇湘中教授和部分弟子及工作室同事合影

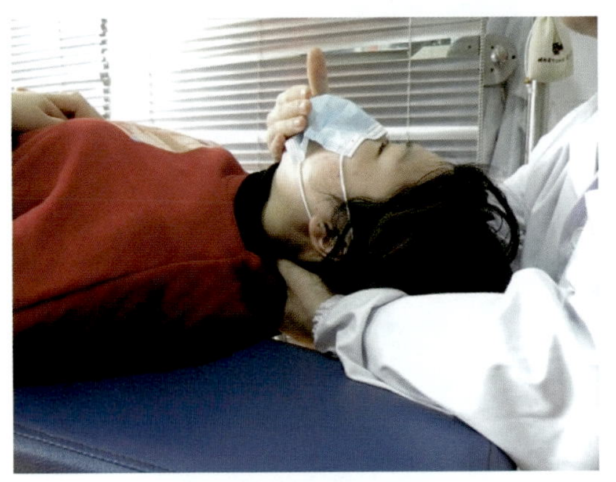

彩图 5-1　卧位操作方法

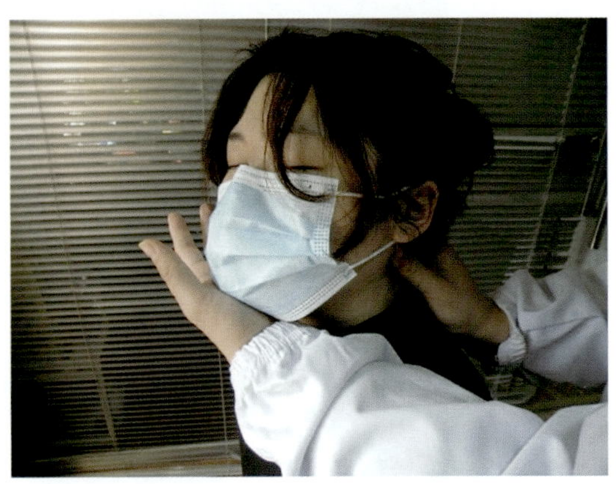

彩图 5-2　坐位操作方法

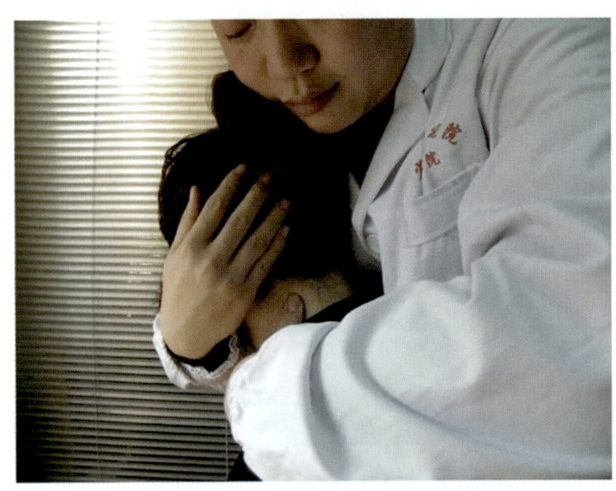

彩图 5-3　坐位旋转复位法

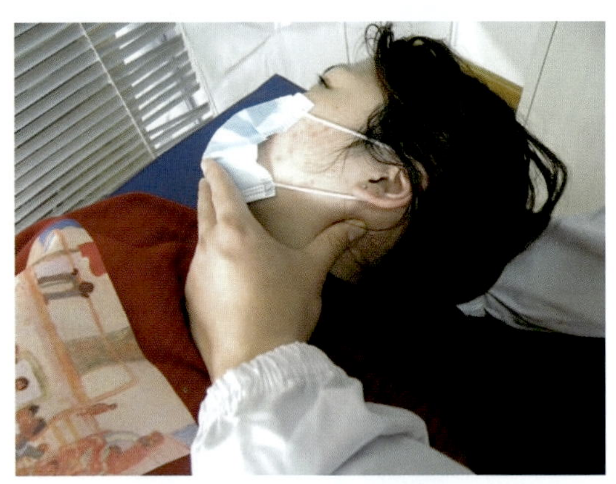

彩图 5-4　椎后关节旋转式错位复位法

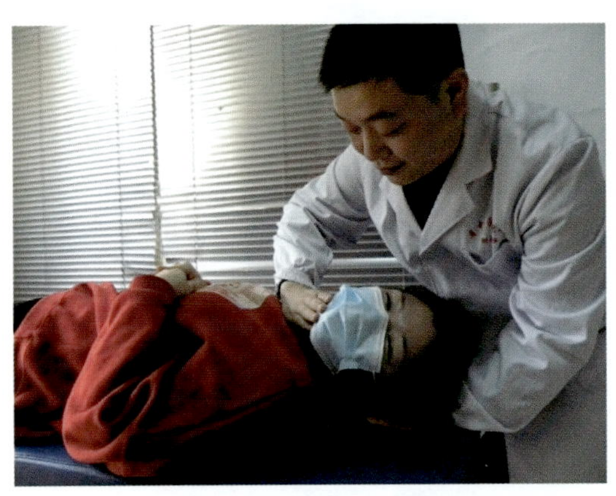

彩图 5-5　钩椎关节旋转式错位复位法

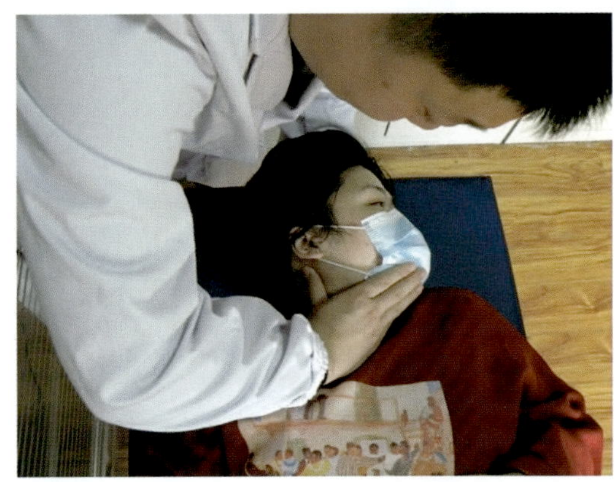

彩图 5-6　颈椎 2～4 后关节滑膜嵌顿并错位复位法

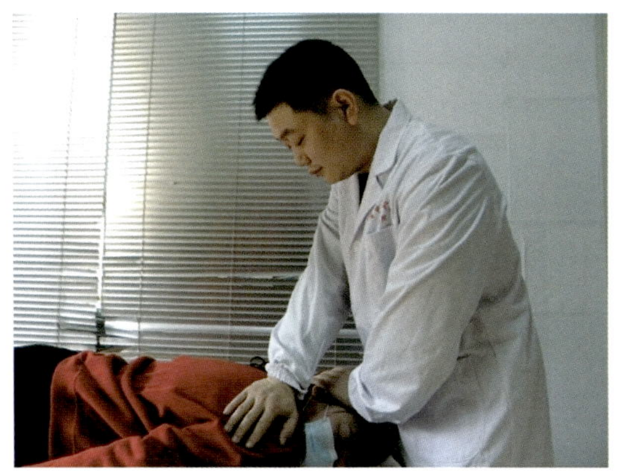

彩图 5-7　俯卧交叉冲压法

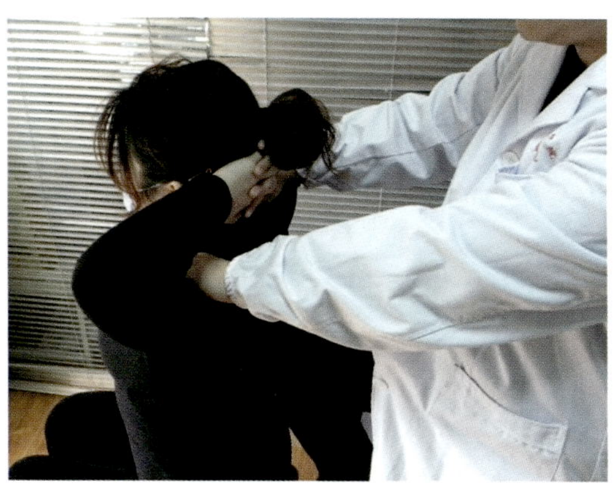

彩图 5-8　膝顶法

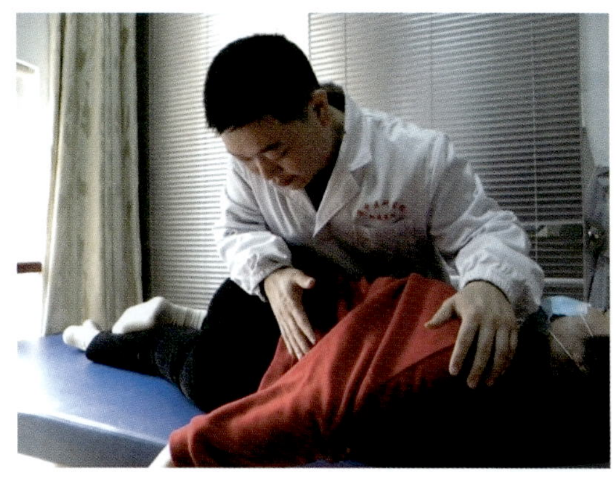

彩图 5-9　侧卧斜扳法

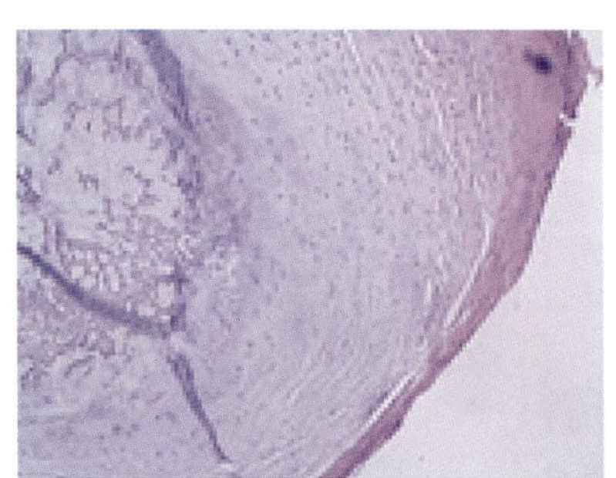

彩图 7-1　假手术组　光镜 ×200 倍

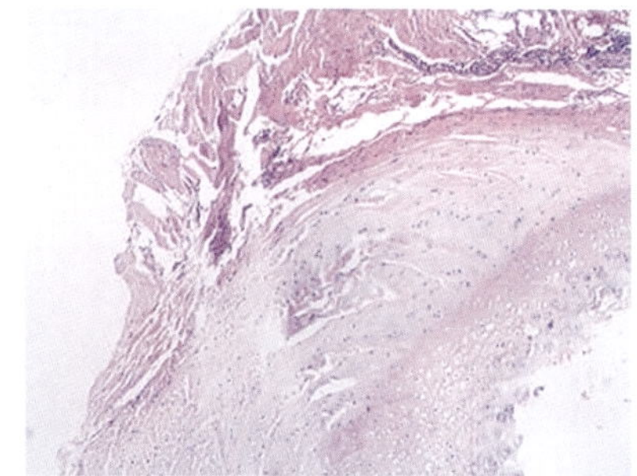

彩图 7-2　模型组　光镜 ×200 倍

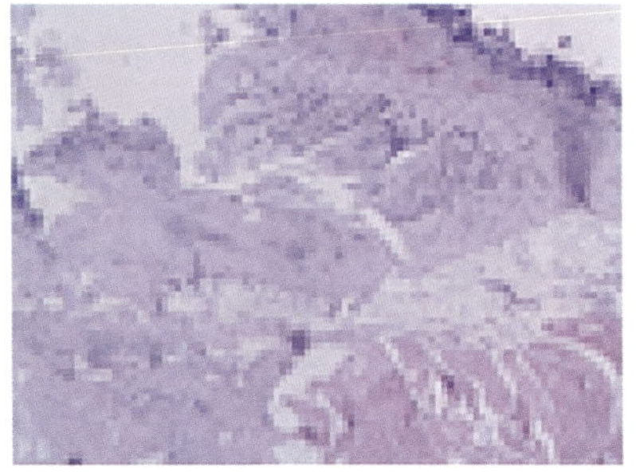

彩图 7-3　布洛芬组　光镜 ×200 倍

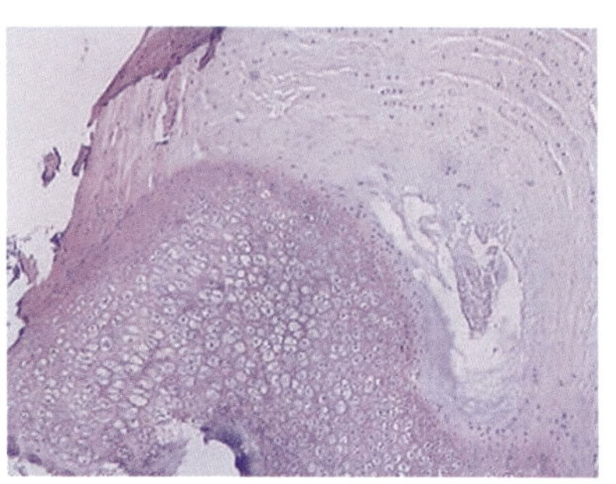

彩图 7-4　补肝健腰方组　光镜 ×200 倍

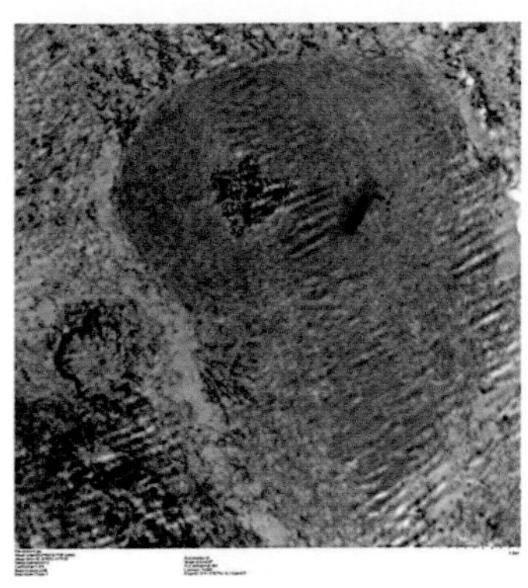

彩图 7-5　假手术组　透射电镜，细胞膜完整、光滑，细胞器正常

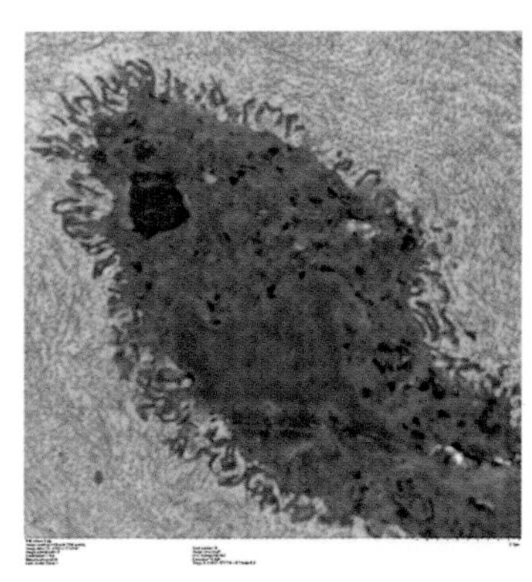

彩图 7-6　模型组　透射电镜，髓核细胞胞膜不完整，胞核尚可见，胞核内可见大小不一的空泡，线粒体少见（×5000）

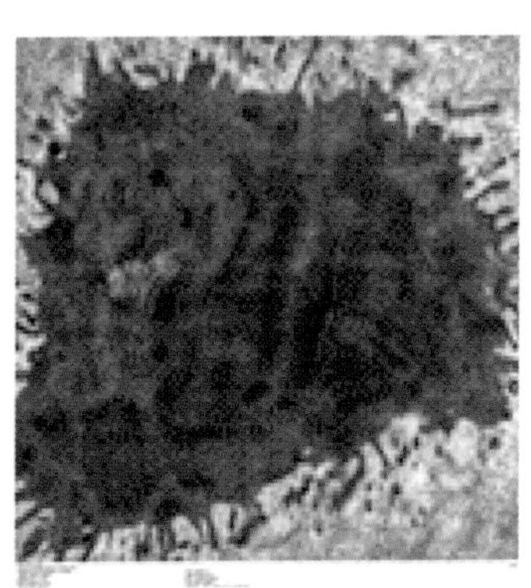

彩图 7-7　布洛芬组　透射电镜，髓核细胞胞膜周围可见绒毛状突起，胞质内细胞器尚完整，胞核内偶见空泡（×5000）

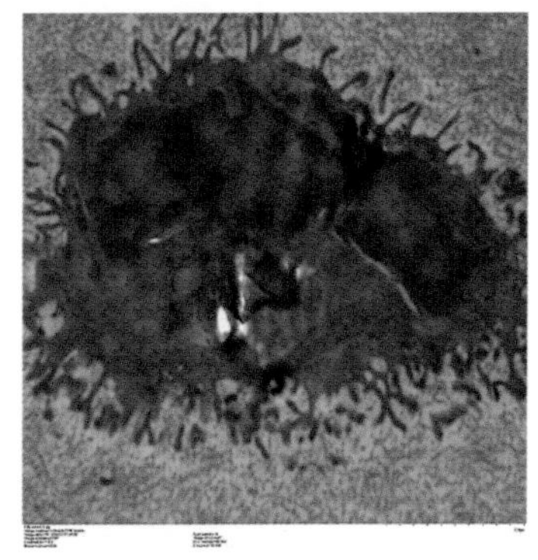

彩图 7-8　补肝健腰方组　透射电镜，髓核细胞胞膜周围有绒毛状突起，胞质内细胞器完整，胞核内异染色质占优势（×5000）

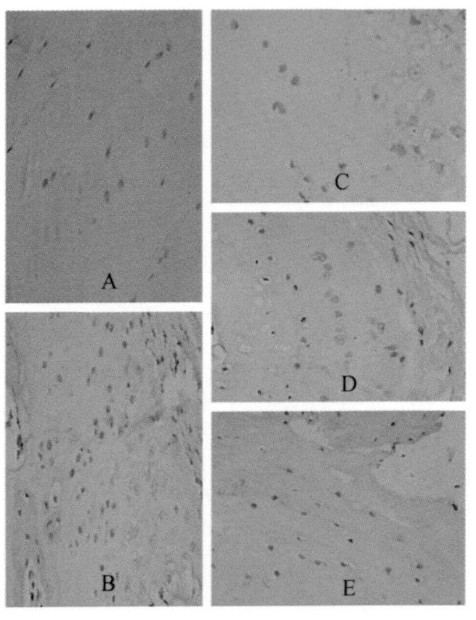

彩图 7-9　各组大鼠干预前腰椎间盘 MMP-3 免疫组化图 ×400（A：假手术组，B：模型组，C：补肝健腰组，D：腰痹通组，E：强力霉素组）

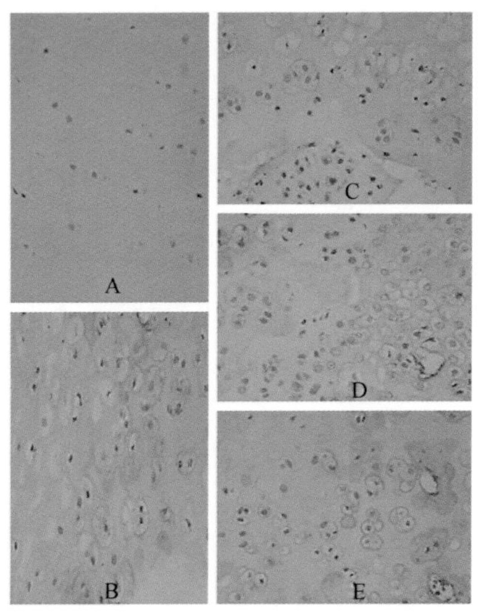

彩图 7-10　各组大鼠干预第 20 天腰椎间盘 MMP-3 免疫组化图 ×400（A：假手术组，B：模型组,C：补肝健腰组，D：腰痹通组，E：强力霉素组）

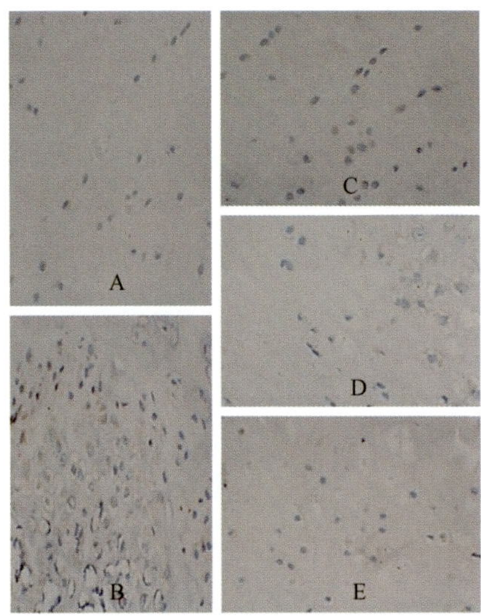

彩图 7-11　各组大鼠干预第 40 天腰椎间盘 MMP-3 免疫组化图 ×400（A：假手术组，B：模型组，C：补肝健腰组，D：腰痹通组，E：强力霉素组）

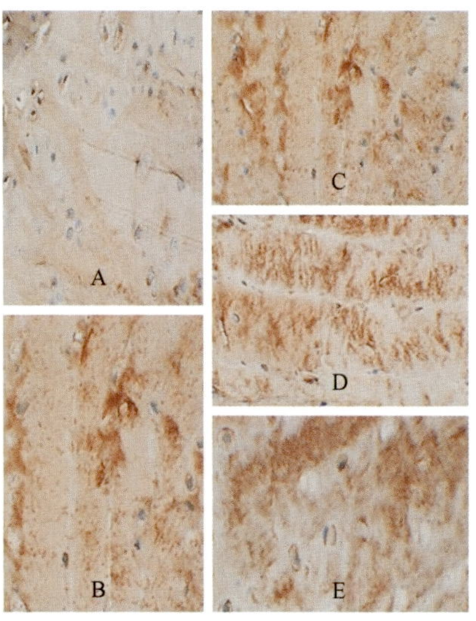

彩图 7-12　各组大鼠干预前腰椎间盘 TIMP-1 免疫组化图 ×400（A：假手术组，B：模型组，C：补肝健腰组，D：腰痹通组，E：强力霉素组）

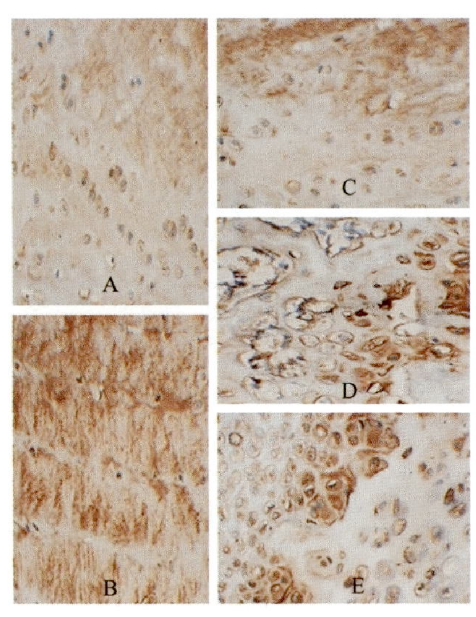

彩图 7-13　各组大鼠干预 20 天腰椎间盘 TIMP-1 免疫组化图 ×400（A：假手术组，B：模型组，C：补肝健腰组，D：腰痹通组，E：强力霉素组）

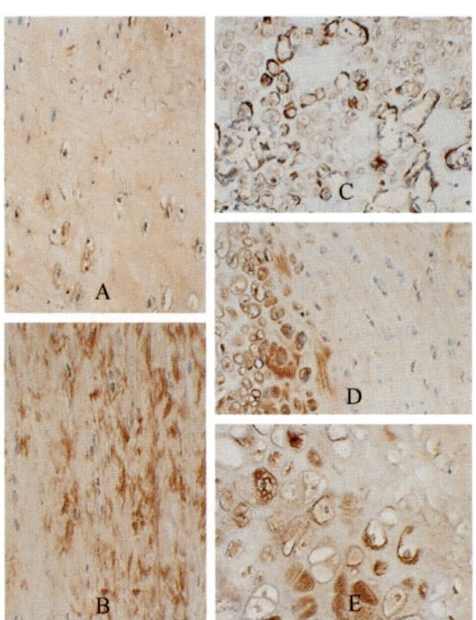

彩图 7-14　各组大鼠干预 40 天腰椎间盘 TIMP-1 免疫组化图 ×400（A：假手术组，B：模型组，C：补肝健腰组，D：腰痹通组，E：强力霉素组）

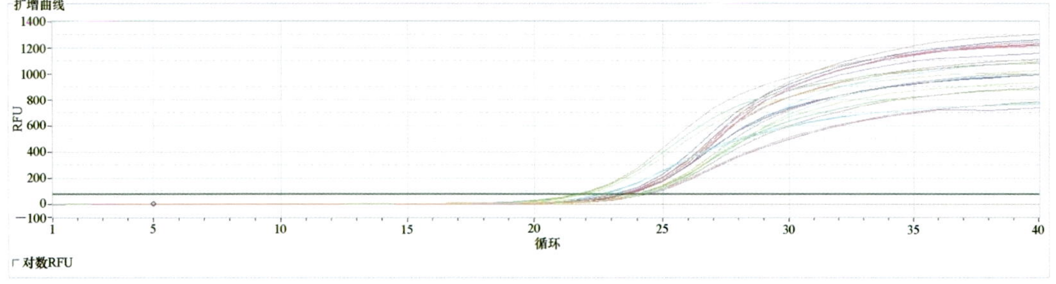

彩图 7-15　MMP-3 mRNA 扩张曲线图

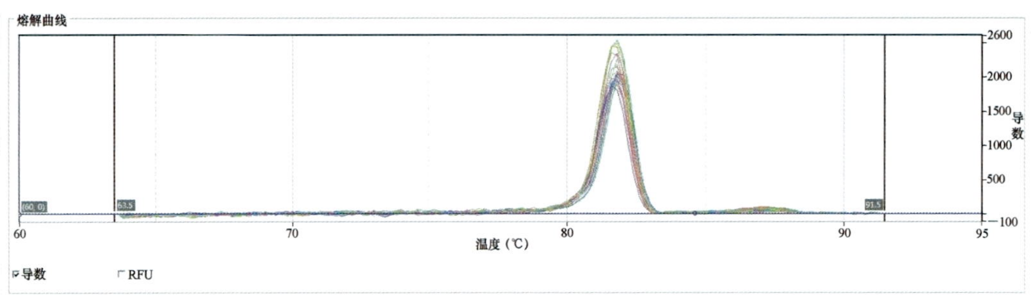

彩图 7-16　MMP-3 mRNA 溶解曲线图

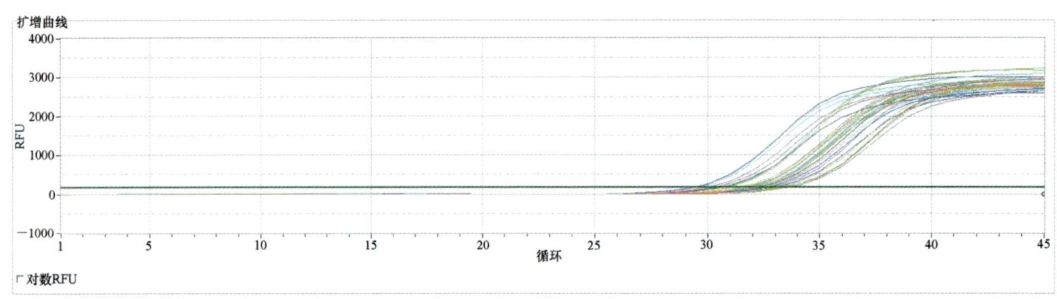

彩图 7-17　TIMP-1 mRNA 扩张曲线图

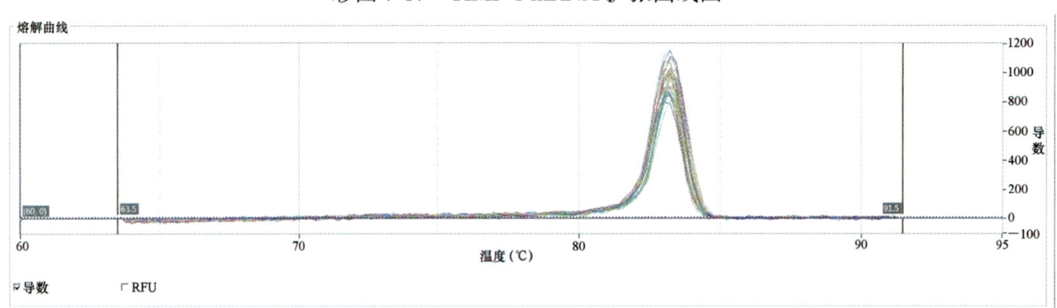

彩图 7-18　TIMP-1 mRNA 溶解曲线图

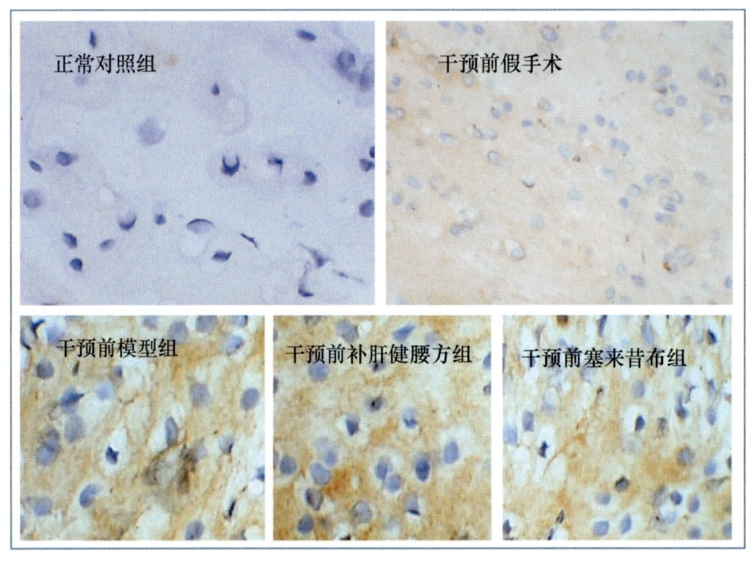

彩图 7-19　各组大鼠腰椎间盘突出组织干预前免疫组织化学图

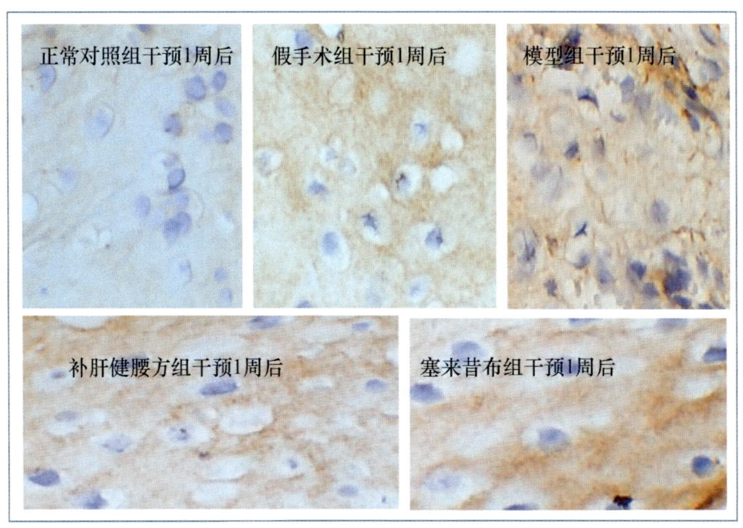

彩图 7-20　各组大鼠腰椎间盘突出组织第 1 周免疫组化图

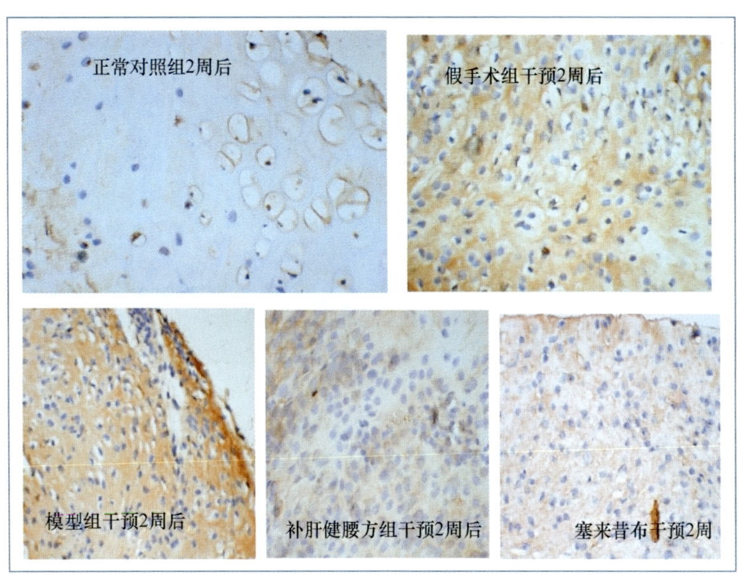

彩图 7-21　各组大鼠腰椎间盘突出组织第 2 周免疫组化图

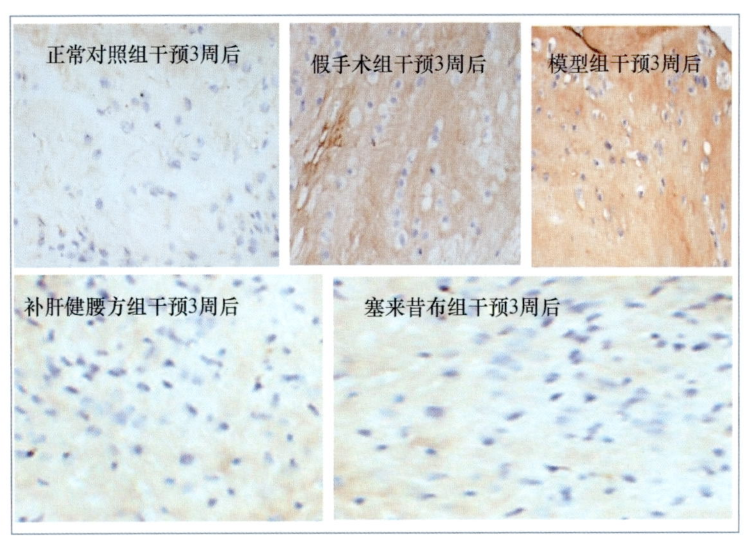

彩图 7-22　各组大鼠腰椎间盘突出组织第 3 周免疫组化图
（谭旭仪、仇杰、仇湘中、蒋盛昶、赵迪民、张信成、唐皓等整理）

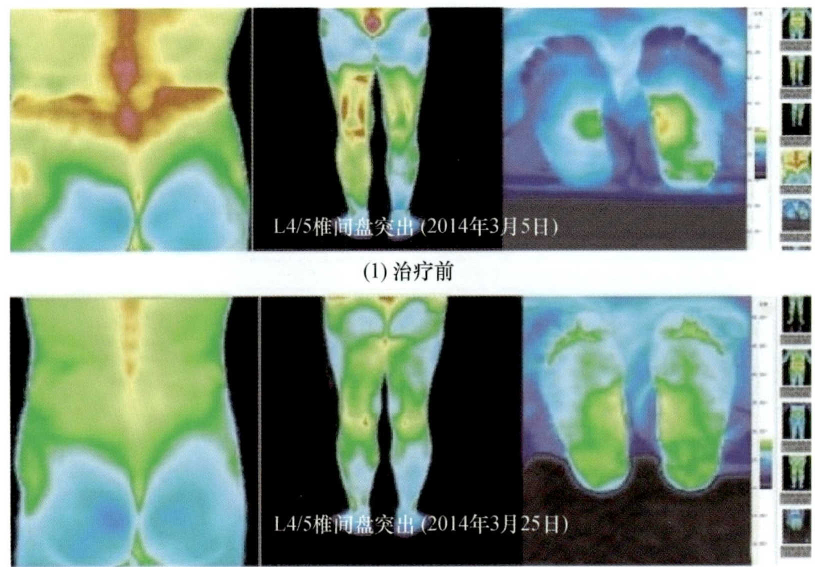

(1) 治疗前

(2) 治疗后

彩图 7-23　典型病例影像资料

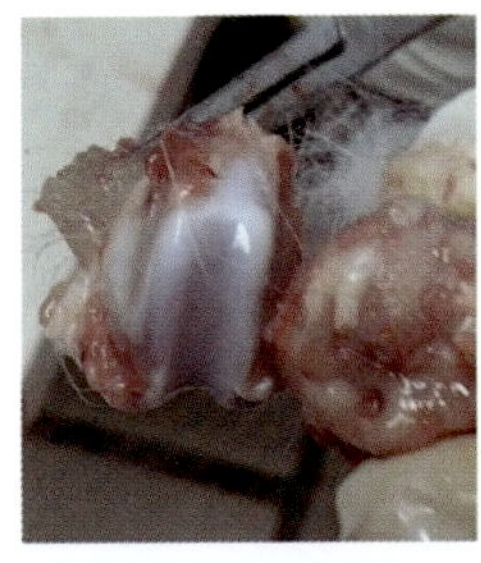

彩图 7-24　正常对照组关节面

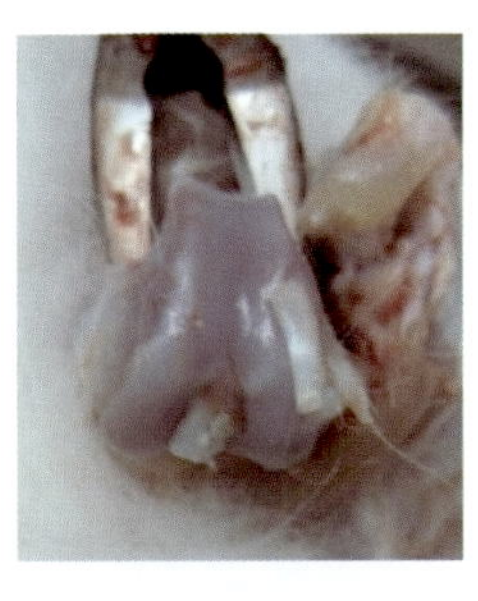

彩图 7-25　模型组关节面

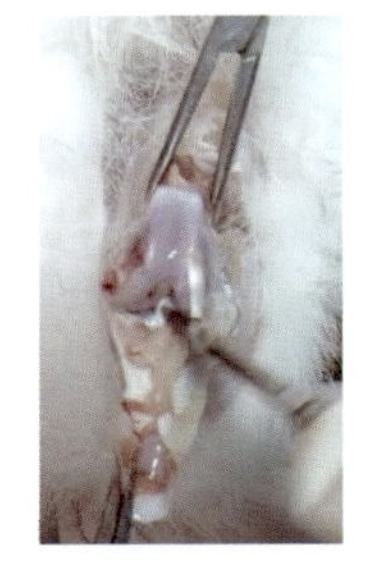

彩图 7-26　仙灵骨葆组关节面

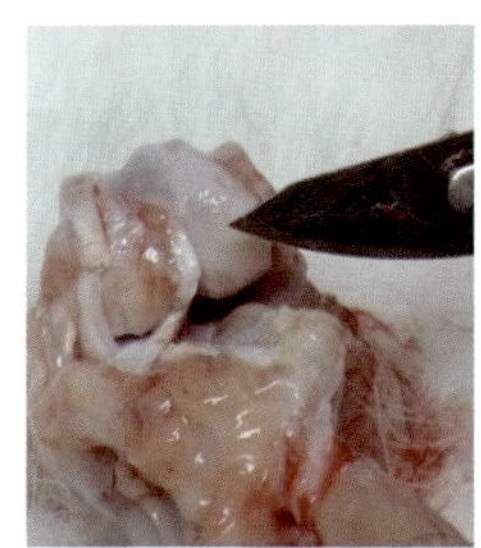

彩图 7-27　补肝健膝方组关节面

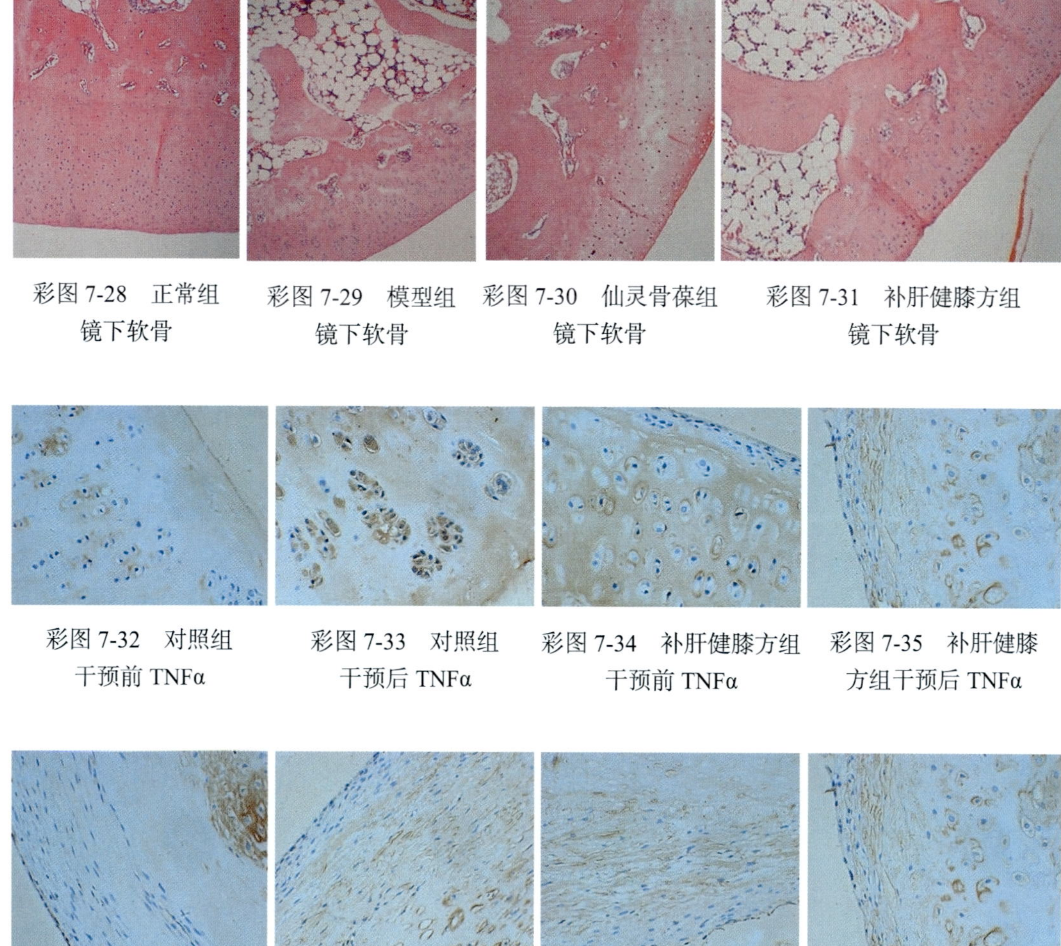

彩图 7-28　正常组镜下软骨

彩图 7-29　模型组镜下软骨

彩图 7-30　仙灵骨葆组镜下软骨

彩图 7-31　补肝健膝方组镜下软骨

彩图 7-32　对照组干预前 TNFα

彩图 7-33　对照组干预后 TNFα

彩图 7-34　补肝健膝方组干预前 TNFα

彩图 7-35　补肝健膝方组干预后 TNFα

彩图 7-36　对照组干预前镜下软骨病理

彩图 7-37　对照组干预后镜下软骨病理

彩图 7-38　补肝健膝方组干预前镜下软骨病理

彩图 7-39　补肝健膝方组干预后镜下软骨病理